孔源性视网膜脱离临床诊治

雷春灵　主编

陕西新华出版
陕西科学技术出版社
Shaanxi Science and Technology Press
西　安

图书在版编目（CIP）数据

孔源性视网膜脱离临床诊治 / 雷春灵主编 .—西安：
陕西科学技术出版社，2023.7
ISBN 978-7-5369-8741-8

Ⅰ . ①孔…　Ⅱ . ①雷…　Ⅲ . ①视网膜脱落 – 诊疗
Ⅳ . ① R774.1

中国国家版本馆 CIP 数据核字 (2023) 第 103303 号

孔源性视网膜脱离临床诊治
Kongyuanxing Shiwangmo Tuoli Linchuang Zhenzhi
雷春灵　主编

策划编辑　付　琨
责任编辑　潘晓洁
封面设计　曾　珂

出 版 者　陕西科学技术出版社
西安市曲江新区登高路 1388 号陕西新华出版传媒产业大厦 B 座
电话（029）81205187　传真（029）81205155　邮编 710061
http://www.snstp.com
发 行 者　陕西科学技术出版社
电话（029）81205180　81206809
印　　刷　西安五星印刷有限公司
规　　格　889mm × 1194mm　16 开本
印　　张　23
字　　数　513 千字
版　　次　2023 年 7 月第 1 版
2023 年 7 月第 1 次印刷
书　　号　ISBN 978-7-5369-8741-8
定　　价　268.00 元

《孔源性视网膜脱离临床诊治》

编 委 会

主　　编　雷春灵

编写人员　毕春潮　孙文涛　李　娟　白淑玮
龚　珂　卢毅娜　邵　娟　王丽萍
李凤至　邓　瑾

主编助理　李凤至

后期录像、字幕编辑　龚　珂

本书承

西安市人民医院（西安市第四医院）

陕西省眼科医院

西安市眼底病研究所

资助出版

西安市人民医院（西安市第四医院）简介

西安市人民医院（西安市第四医院）前身为西安市第四医院，始建于1889年，原名为“英华医院”，1951年更名为“西安市广仁医院”，1952年更名为“西安市第四人民医院”，1960年更名为“西安市第四医院”，2019年11月更名为“西安市人民医院（西安市第四医院）”。

西安市人民医院（西安市第四医院）是一所公立三级甲等综合医院，编制床位2300张。医院分为大差市和航天城2个院区，总占地面积204.7亩（1亩=667m^2），其中大差市院区31.4亩，航天城院区173.3亩。现有职工2969人，其中高级职称492人，博士、硕士711人，硕士生导师14人，博士生导师2人，享受国务院特殊津贴专家6人。

医院先后荣获全国文明单位、全国卫生系统先进集体、全国医院管理年活动先进单位、全国百姓放心示范医院、全国优质护理服务示范工程先进单位、全国优秀爱婴医院等多项荣誉称号。获批国家级儿童早期发展示范基地、中国静脉介入联盟单位、陕西省省级法治医疗卫生事业试点单位、陕西省眼科医院、西安市妇产医院、西安市产前筛查中心、西安市产前诊断机构、西安市危重孕产妇和新生儿救治与转诊中心、西安市首批急性脑卒中救治定点医院、西安市新冠病毒感染疑似或确诊孕产妇产检和住院分娩定点医院。

医院眼科、妇产科、儿童保健科、生殖医学科、肾脏内科、中医眼科、耳鼻喉科、新生儿科为陕西省、西安市重点学科和优势专科。在复旦大学医院管理研究所发布的《2019年度中国医院专科声誉和专科综合排行榜》中，医院眼科获得西北地区专科声誉排行榜第一名，2021年医院眼科获批“国家临床重点专科建设单位”。医院拥有领先的科技创新水平，是国家药物临床试验机构、国家医疗器械临床试验机构、国家眼部疾病临床医学研究中心陕西省分中心、国家肾脏疾病临床医学研究中心网络成员单位、陕西省眼视光疾病临床医学研究中心、陕西省儿童青少年近视防控技术指导中心、陕西省慢性肾脏病临床医学研究分中心、陕西省遗传性疾病临床医学研究分中心、西安市眼底病研究所、西安市生殖医学研究所等研究机构，相继成为国家博士后科研工作站，陕西省、西安市博士后创新基地。

近年来，医院不断细化专业方向，优化医疗流程，整合医疗资源，积极推行以“器官系统为中心”的临床诊疗模式，成立了眼科医院、妇产医院、消化病院、脑科病院、胸科病院、泌尿肾脏病院、心血管病院、骨科病院等病院，通过了创伤中心、卒中中心和胸痛中心的省市验收。在全省率先推行“多中心、集约化、全程化 + 平台化”日间手术新模式，组建全省第一家围产期保健门诊，开展无陪护病房服务，建成陕西省内第一家智能一体化影像阅片室。医院配备西部地区首台玻璃体视网膜手术平台、市级医院首台第四代达芬奇手术机器人、3.0T 核磁共振、Brainlab AB 骨科手术导航系统、神经外科高端荧光手术显微镜及全球领先的准分子激光系统阿玛仕 SCHWIND AMARIS 750S、卡尔蔡司全飞秒激光手术系统 VisuMax、卡尔蔡司术中 OCT 导航显微镜 RESCAN700、卡尔蔡司真彩眼底照相机等一大批先进的手术及检查医疗设备。

医院以国家三级公立医院绩效考核工作为抓手，不断调结构、控成本、提效率、保质量，推动医院高质量发展，连续两年在全国三级公立医院绩效考核中位列全省第五。2021 年，医院年门诊诊次 165.79 万人次，出院人数 8.99 万人次，手术操作达到 9.06 万人次，日间手术例数 4.35 万，日间手术占比 64.13%，平均住院日 3.72 天，整体运转保持稳步发展的良好态势。

医院教学机制健全，建立了临床教学工作委员会 – 教学科 – 教研室 – 教研组四级教学管理体系，是西北大学附属医院、西安医学院教学医院，同时也是 13 所高等医学院校的实习基地；是国家卫健委住院医师规范化培训基地（全科、妇产科、眼科）、中华医学会临床药师培训基地、中国妇幼保健协会全国首个“阴道镜培训基地”、陕西省眼科医师规范化培训基地，同时也是陕西省卫健委“县级骨干医师培训”基地、新生儿围产医学专科培训基地协同单位、陕西省出生缺陷防治培训基地协同单位。

为践行公立医院公益性，医院组建了西部眼科联盟（121 家成员单位）、广仁妇产专科联盟（59 家成员单位）、西部儿童早期发展联盟（66 家成员单位）、阴道镜技术专项联盟（20 家成员单位）、新城区城市医疗集团（新城区 20 家单位），并与莲湖区眼科、妇产科专科联盟及北关社区卫生服务中心共同组建“紧密型医联体”，积极整合区域医疗资源，落实分级诊疗，推动优质医疗资源下沉。

百年风华正青春，矢志建功新时代。

经过百年沉淀，西安市人民医院（西安市第四医院）将继续传承“广济苍生、仁爱天下、合作包容、勇毅前行”的院训精神，立足新发展阶段，贯彻新发展理念，构建新发展格局。坚持以国家“十四五”卫生健康事业发展规划为指引，以人民健康为中心，以质量强院为导向，以学科建设为重点，以人才培养为抓手，突出“四个创新”“三个转变”，打造临床研究高地，扩大优质资源辐射面，奋力开启“一院两区”高质量发展新局面。

陕西省眼科医院简介

西安市人民医院（西安市第四医院）陕西省眼科医院拥有陕西省和西安市医学重点学科和优势专科，经过多年来数代医务人员的不懈努力，已成为西北部地区临床规模最大，集临床、科研、教学、康复和护理为一体的大型综合型眼科医院。现为陕西省、西安医学会眼科分会主任委员，陕西省医师协会眼科医师分会，陕西省眼视光疾病临床医学研究中心主任单位，国家住院医师规范化培训眼科专科培训基地，陕西省眼科县级骨干医生培训基地，西安交通大学和西北工业大学博士研究生、陕西中医药大学和西安医学院硕士研究生带教点，西安医学院眼视光专业教学医院，国家住院医师规范化培训眼科专科培训基地。2019年眼科医院年门诊量达61万余人次，手术量3.9万余台，拥有一支医术精湛、医疗作风过硬的专业技术梯队。现有医务人员400余人，其中医师约180人，高级职称医师近70人，获博士和硕士研究生学历121人，博士研究生导师2名，硕士研究生导师5名，享受国务院政府特殊津贴4人，“三秦学者”1人。依托陕西省眼视光疾病临床医学研究中心和西安市眼底病研究所的优势，多年来完成百余项眼科科研课题，近5年获得国家自然科学基金和陕西省科技重大项目等8项，省级课题35项，市级课题22项，省市级科技奖励20余项，SCI收录论文50余篇。

20世纪50年代初在亚洲地区率先设计制作有机玻璃后房人工晶状体，开展了后房型人工晶状体植入术及角膜移植术；70年代初开展了视网膜脱离复位术；并建立眼病研究室，在全国率先开展了视觉电生理的眼功能检查及眼底荧光血管造影、氩激光眼底病治疗；80年代中期在西北率先开展了现代显微手术及玻璃体切除治疗玻璃体积血，以及复杂视网膜脱离、眼内异物取出等；90年代经西安市科技局批准，设立西安市眼底病研究所，2000年最先开展了预折式人工晶状体植入；2003年率先在西安地区引进可调节式人工晶状体植入手术，同年9月成立了世界眼科组织（WEO）西安眼科中心；2004年经陕西省卫生厅批准成立陕西省眼科医疗中心，同年开始与法国卫生部合作，引进大量先进眼科仪器设备，并多次派遣医务人员前往法国学习交流；2015年与陕西省13家医院成立了“陕西省眼科医疗集团”；2017 年作为牵头单位，联合西部地区 150 多家医疗机构眼科组成西部眼科联盟，并大规模开展眼科日间手术诊疗模式，现已涵盖 65 个病种 89 种术式，明显提高了工作效率，降低了患者就医的经济负担；2018 年成立陕西省眼科医院；2020 年获批国家眼部疾病临床医学研究中心陕西省分中心和陕西省眼视光疾病临床医学研究中心。

陕西省眼科医院在原有专业病区构架基础上，进行了现代化眼科专科医院的调整改革，现设有眼底疾病中心、白内障人工晶状体中心、眼视光中心、眼屈光中心、眼外伤中心、青光眼中心、眼整形眼眶病和泪道疾病中心、中西医结合眼病诊疗中心、眼表疾病中心、儿童眼病中心、葡萄膜炎和眼免疫疾病中心（筹建）等，眼部激光和眼库平台，眼科日间手术部，眼科病区，陕西省眼视光疾病临床医院研究中心和眼底病研究所，《西部眼科》杂志社等。眼科专业为国家认证 GCP 机构，主持多项国际和国内药物三期 / 四期临床研究项目。2019 荣获西安市第二届中国医师节“最美医师团队”称号，多名专家获得省市“最美医师”称号。

陕西省眼科医院积极开展防盲、治盲和扶贫工作，先后派遣医疗队至西藏阿里地区，陕西省偏远地区开展卫生支农工作。同时，响应国家近视防控政策要求，积极开展进社区和学校科普宣教、筛查和防治研究。各级领导的关心和支持，以及 2020 年航天城新院区（西安市人民医院）的启用，必将给陕西省眼科医院注入新的发展机遇和活力，医院全体同仁必将奋发进取，共同努力，为将陕西省眼科医院建成各眼科亚专业齐全，人才梯队合理，临床特色鲜明，西部一流、国内知名的眼科医院而努力。

主编简介

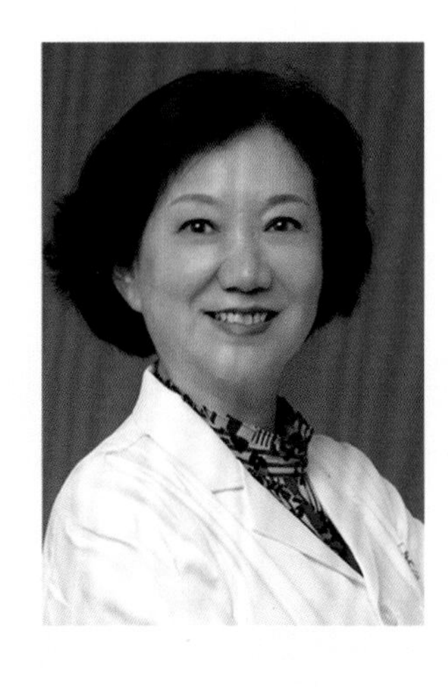

雷春灵，二级主任医师，中共党员。曾任西安市人民医院（西安市第四医院）陕西省眼科医院副院长、西安市眼底病研究所所长。担任陕西省医学会眼科分会第八届、第九届委员会常务委员，西安市医学会眼科分会第七届、第八届、第九届、第十届委员会副主任委员，中国女医师协会第三届眼科专业委员会常委，中国医药教育协会眼科专业委员会常委，西安医学会医疗事故技术鉴定专家。

2011 年获西安市突出贡献专家，2016 年获西安市“优秀共产党员”称号，2019 年获陕西省医师协会第二届“优秀医师奖”、陕西省卫健委第三届“三秦最美医务工作者”称号，2021 年获全国第五届“全国白求恩式好医师奖”。

1983 年毕业于西安医科大学医疗系医学专业（现西安交通大学医学院）；1983 年 8 月至 1990 年 12 月就职于延安医学院眼科（现延安大学医学院）；1991 年 1 月至今就职于西安市人民医院（西安市第四医院）陕西省眼科医院；1995 年 6 月—1997 年 7 月被国家卫生部组派参加陕西省第二十二批赴苏丹援外医疗队，在苏丹恩图曼友谊医院眼科工作 2 年。2000 年在北京同仁医院眼科玻璃体视网膜专业进修学习，2006 年在法国亚眠医疗教学集团眼科医院学习。

1983 年至今已从事临床眼科诊疗 39 年，在国家级及省级眼科杂志发表学术论文 50 余篇，其中 SCI 有 5 篇，主编专业书籍 1 本，主持并参与多项课题研究，获西安市科技进步奖三等奖 3 项、陕西省科技进步类三等奖 1 项。1997 年至今一直主攻玻璃体视网膜疾病，主要诊断和治疗各种类型的视网膜脱离、玻璃体疾病（混浊、积血等）、视网膜血管阻塞性疾病、糖尿病视网膜病变、黄斑部病变（黄斑裂孔、黄斑前膜等），具有丰富的临床经验。开展了微创玻璃体切割术联合其他手术治疗玻璃体积血、复杂性视网膜脱离、糖尿病性视网膜病变、黄斑部病变、眼外伤致眼内异物、眼内炎、牵拉性视网膜脱离等。

注重对青年医生的培养及传承，被评为 2017—2018 年度及 2019—2020 年度“西安市职业技能带头人”，在她培养的众多医生中，有许多已成为科室的学科带头人及骨干，为眼科学科建设及发展培养人才奠定基础。

编者简介

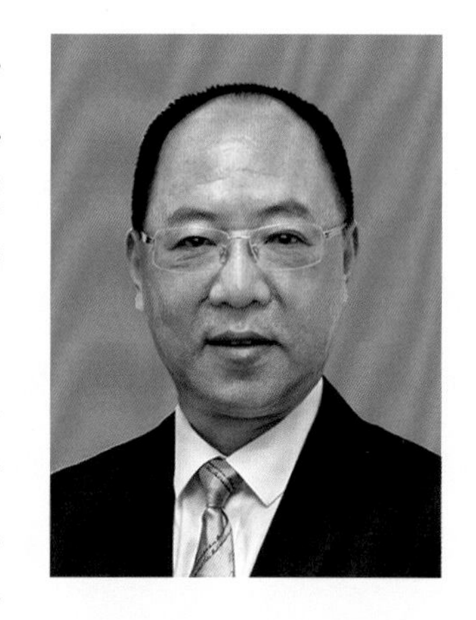

毕春潮，主任医师，本科，1992年毕业于青海医学院。现任西安市人民医院（西安市第四医院）陕西省眼科医院视网膜脱离中心主任，眼科工作30余年。专业特长：玻璃体视网膜病变及白内障。如玻璃体视网膜疾病（玻璃体积血、糖尿病视网膜病变），黄斑部疾病（黄斑裂孔、黄斑前膜），视网膜脱离，眼外伤，各类白内障的诊治与手术等。学会任职：陕西省妇幼保健与优生优育协会儿童眼病专业委员会主任委员，陕西省医学会眼科分会委员，陕西省保健协会青少年视力保健与眼视光专业委员会常务委员，中华医学会激光医学会分会眼科学会委员，中国医药教育协会医疗器械管理眼科分会委员，陕西省医学会激光医学会分会眼科学组委员。完成发表论文50余篇，参编出版著作3部，获西安市科技奖励4项。

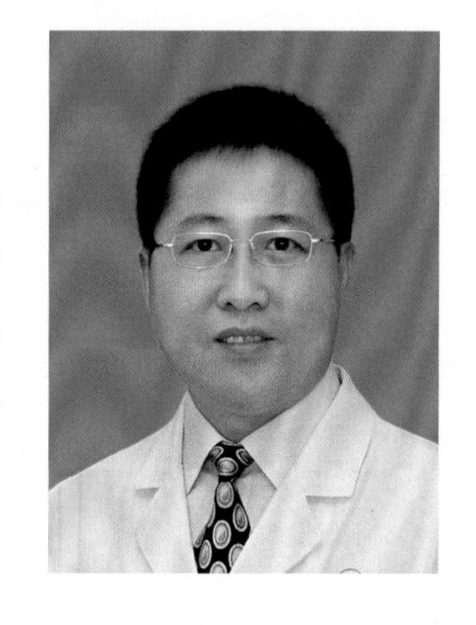

孙文涛，主任医师，硕士研究生，1997年本科毕业于西安医科大学医学系，2006年硕士研究生毕业于西安交通大学医学院。现任西安市人民医院（西安市第四医院）陕西省眼科医院黄斑疾病中心主任，眼科工作20余年。专长特长：眼底病。对于复杂视网膜脱离、糖尿病视网膜病变及眼底出血性疾病、复杂黄斑疾病、高度近视、复杂白内障及眼外伤等疾病的诊断和手术治疗具有丰富的临床经验。学术任职：中国老年医学学会眼科分会委员，陕西省国际医学交流促进会眼科分会主任委员，陕西省保健协会眼科防盲委员会副主任委员，陕西省医师协会眼科分会委员，西安市医学会眼科分会眼底病学组副组长，西安市中西医结合学会眼科分会常委。获得西安市科技进步三等奖1项，陕西省高等学校科学技术奖1项，在国内核心期刊发表专业论文20余篇，其中以第一作者发表SCI论文7篇，参编眼科著作5部。

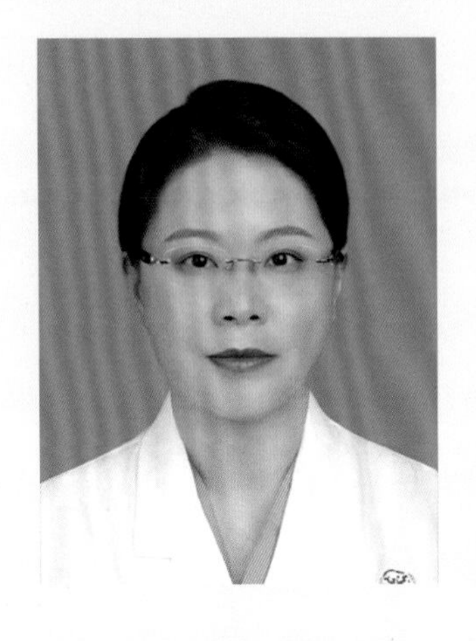

李娟，主任医师，博士，2011 年毕业于中山大学中山眼科中心。现任西安市人民医院（西安市第四医院）陕西省眼科医院任屈光中心副主任，眼科工作 11 年。专业特长：角膜屈光手术、近视防控角膜及眼表疾病的临床及科研工作。学会任职：西安医学会视光学分会副主任委员，陕西省医师协会视光医师分会副会长、陕西省妇女健康促进会视光与视觉健康专业委员会副主任委员、陕西省国际医学交流促进会眼科专业委员会副主任委员、中国医师协会眼科学分会青年委员会委员、陕西省医学会眼科学分会青年委员会委员、陕西省医学会激光医学分会青年委员会委员、中国女医师协会屈光学组委员及青年委员会委员。科研获奖：获“陕西省青年科技新星”“西安市青年科技人才”称号，获陕西省科学技术奖三等奖 2 项、西安市科学技术奖二等奖 1 项、西安市科学技术奖三等奖 1 项，获第十七届西安市自然科学论文一等奖。

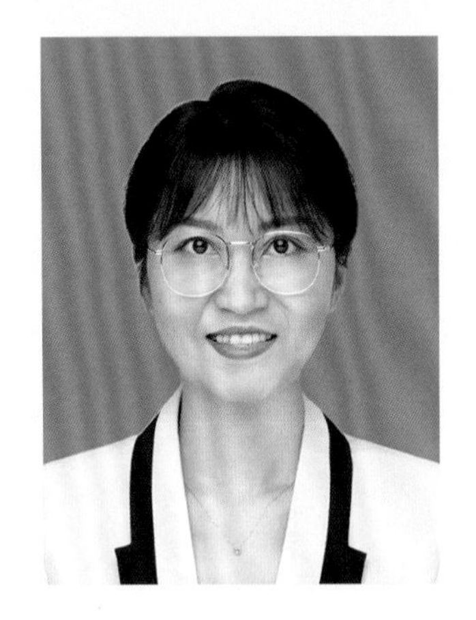

白淑玮，副主任医师，博士，2010 年毕业于首都医科大学附属北京同仁医院。在西安市人民医院（西安市第四医院）陕西省眼科医院工作 12 年。专业特长：玻璃体视网膜疾病。学会任职：陕西中西医结合学会眼科专委会委员，陕西省妇幼保健与优生优育协会儿童眼病专委会委员。主持国家自然科学基金 1 项，参与多项省市级课题，发表 SCI 及核心期刊 20 余篇。

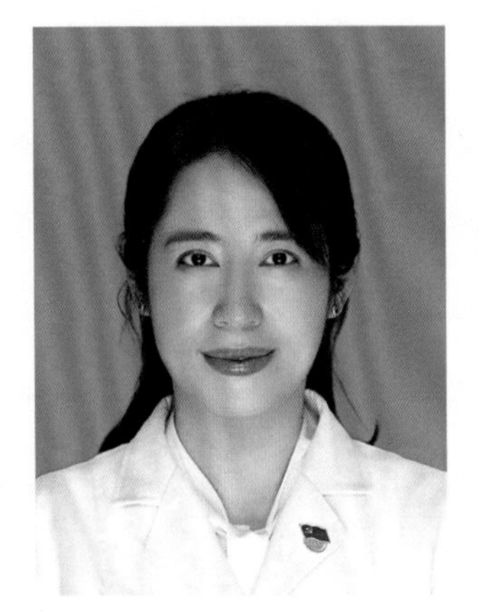

龚珂，副主任医师，硕士研究生，2005 年毕业于西安交通大学医学院。现任西安市人民医院（西安市第四医院）陕西省眼科医院黄斑疾病中心副主任，眼科工作 17 年。专业特长：黄斑疾病，玻璃体视网膜疾病，白内障。学会任职：陕西省国际医学交流促进会眼科专委会秘书长，西安市医学会眼科分会眼底病学组秘书。2019 年赴北京同仁医院眼科玻璃体视网膜专业进修学习。发表 SCI 及核心期刊论文 10 余篇，参编专著 1 部。

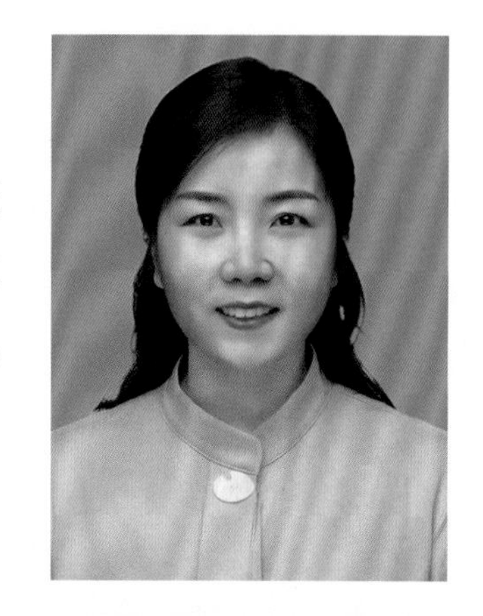

卢毅娜，主治医师，本科，2010 年毕业于宁夏医科大学医疗系。在西安市人民医院（西安市第四医院）陕西省眼科医院工作 17 年。专业特长：眼科疾病的超声诊断及超声生物显微镜检查。

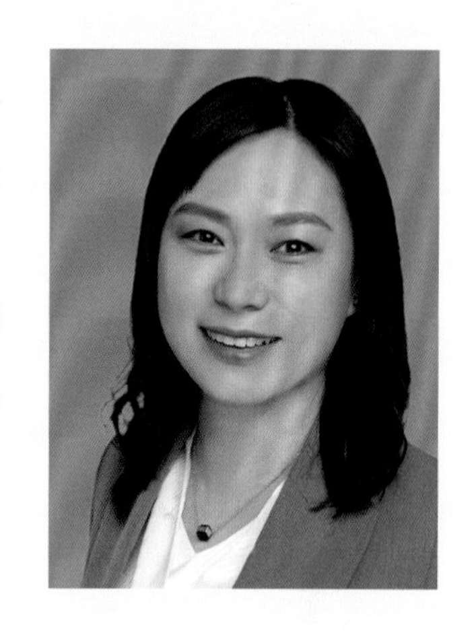

邵娟，主任医师，硕士学历，2007 年毕业于中山大学中山眼科中心。现任西安市人民医院（西安市第四医院）陕西省眼科医院视网膜脱离中心副主任，眼科工作 15 年。专业特长：擅长视网膜脱离，糖尿病视网膜病变，玻璃体视网膜交界面疾病，白内障及晶状体位置异常的手术治疗。学会任职：陕西省妇幼保健与优生优育协会儿童眼病专委会秘书，西安市中西医结合学会眼底病专业委员会委员，中国女医师协会会员。

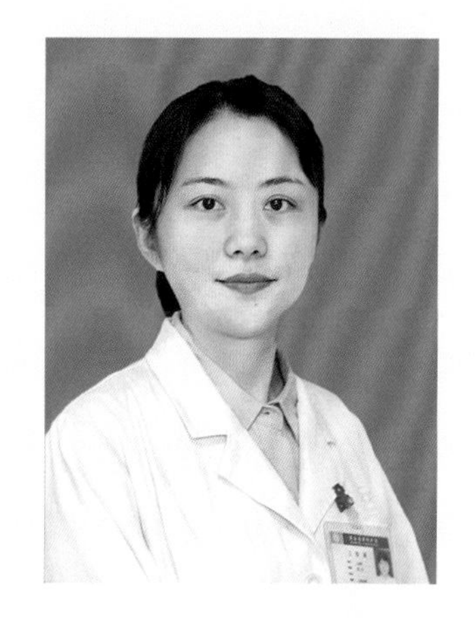

王丽萍，副主任医师，硕士学位，2011 年 6 月毕业于重庆医科大学。在西安市人民医院（西安市第四医院）陕西省眼科医院工作 11 年余。专业特长：眼底疾病，玻璃体视网膜疾病，白内障的诊治及手术。学会任职：陕西省国际医学交流促进会眼科分会委员，西安市中西医结合学会眼底病专业委员会委员，陕西省医师协会眼科分会委员。研究生期间参与国家自然科学基金项目研究，工作后参与多项省市级课题研究。

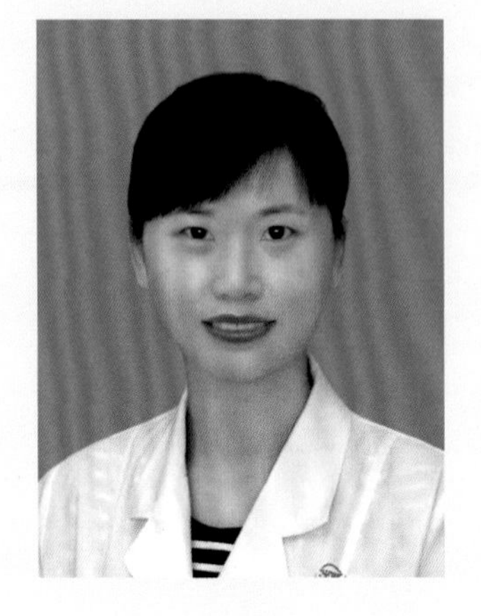

李凤至，副主任医师，眼科学硕士，2011 年 6 月毕业于吉林大学白求恩医学部。在西安市人民医院（西安市第四医院）陕西省眼科医院工作 11 年余。专业特长：擅长玻璃体视网膜疾病的诊断及手术治疗。学术任职：陕西省国际医学促进会眼科专业委员会委员，西安市中西医结合学会眼底病专业委员会委员。

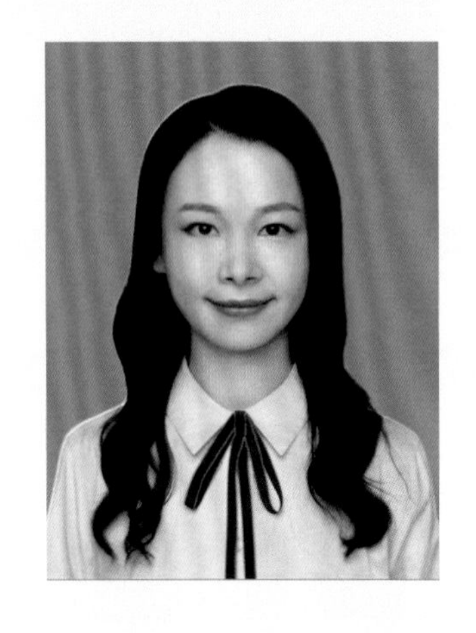

邓瑾，副主任医师，眼科学硕士，2011 年 6 月毕业于西安交通大学。在西安市人民医院（西安市第四医院）陕西省眼科医院工作 11 年。专业特长：黄斑疾病，高度近视眼底病变，玻璃体视网膜疾病。学会任职：陕西省国际医学促进会眼科分会委员，中西医结合学会眼底病专业会委员。主持省级课题 1 项，发表 SCI 及核心期刊论文 10 余篇。

序　一

现代科学技术成果日新月异，推动眼科新技术、新设备不断更新，大大提高了疾病的诊断水平，拓展了手术适应范围，改善了手术治疗效果，也大大缩短了眼后节医生的成长周期，使有志于眼底病事业的年轻医生少走了许多弯路。

20 世纪 70 年代，西安市第四医院眼科在老前辈刘忠人主任带领下，率先在西北地区开展了视网膜脱离复位手术，90 年代开展了玻璃体手术，2000 年开始开展了微创玻璃体手术，为我院眼科眼底病诊疗技术迅速发展奠定了良好的基础。在此过程中，不断培养专业人才，建立专业梯队，细化专业建设，2019 年成立眼科医院眼底病院，并根据专业特点，细化分为黄斑疾病中心、视网膜脱离中心、糖尿病性视网膜疾病中心、视网膜血管疾病中心、神经眼科中心、眼底影像中心。依托医联体，这些专业在西北地区乃至全国都享有良好声誉。多年来，我们医院接纳了许多基层眼科进修医生及县级眼科骨干医生来院学习，为基层医院培养了许多优秀的眼科医生。

近年来，有关眼底疾病的专业书籍很多，可以让临床眼科医生在视网膜脱离、微创玻璃体手术的基础理论、前沿动态、最新技术方面紧跟最新潮流，拓展眼界，不断更新知识，不至于故步自封。而且随着术前检查的丰富完善，学习方式也更加多样便捷。但是，作为基层眼科医生，可能还需要更多的病例来认识眼底疾病，这样才能够给予患者正确的诊断及合理的治疗，这正是我们医院眼科大量的病源及临床资料能为基层临床医生提供的。我作为曾经带教过雷春灵医生的老主任，看到雷春灵主任带领的团队完成了前辈们多年夙愿，倍感欣慰。

目前，巩膜扣带手术仍是治疗视网膜脱离的基础手术方法，书中将视网膜脱离的临床表现、诊断、治疗原则、手术技巧、典型病例及手术录像剪辑整理出来，将宝贵的临床经验总结成文字和影像，给眼后节医生深入学习提供参考。愿每一位致力于本专业的年轻医师都能够本着奉献的精神，潜心钻研、刻苦磨砺，为患者留住更多的光明。

西安市人民医院（西安市第四医院）眼科原主任　朱赛林

2022 年 8 月

序　二

认识雷春灵主任已经有20多年了，她作为西安市人民医院（西安市第四医院）玻璃体视网膜手术专业骨干医生，我们经常在各种学术会议上见面，也时常一起讨论遇到的临床问题及具体病例。令我印象最深刻的是，她曾于2000年年底在北京同仁医院眼科进修，跟随我学习眼底病尤其是玻璃体视网膜手术，她临床功底深厚、技术娴熟、勤奋刻苦、广受好评。雷春灵主任现如今已从事眼底病临床工作20余年，她既是一位眼科管理者，更是受患者欢迎和同行好评的专家，尤其是在眼底病外科领域具有深厚的功底和丰富的经验。获悉由她牵头带领团队主编的《孔源性视网膜脱离临床诊治》一书即将出版，我特别高兴。该书通过大量精美的图片和简练精要的文字内容，详细介绍了视网膜脱离手术的各个环节，图文并茂，通俗易懂。目前巩膜扣带术仍是治疗视网膜脱离的基础手术方法，这本书包含了700多张图片，26个手术视频，配合文字内容，能让年轻医生初学视网膜脱离手术更加简单，易于理解并学习。本书还有另一特色，即每章末尾附有典型病例，包括病例的基本资料、术前各种影像学检查、手术视频与截图、术后复查的各种影像学检查以及病例解析等资料，系统全面，有利于刚入门的眼底外科医师通过生动的病例更好地学习掌握巩膜扣带技术。本书值得眼科临床医师，尤其是眼底病外科专业的初学者学习与参考。

在本书即将出版之际，对曾经在北京同仁医院眼科进修学习的雷春灵主任表示祝贺！

首都医科大学附属北京同仁医院　魏文斌

2022年8月

序　三

西安市人民医院（西安市第四医院）始建于1889年，原名为“英华医院”，是国内最早建立的西医医院之一。新中国成立后更名为“西安市第四人民医院”，1960年更名为“西安市第四医院”，2019年11月更名为“西安市人民医院（西安市第四医院）”，至今已经走过了130多年的风风雨雨，秉承“广济苍生、仁爱天下”的院训，为西安市、陕西省乃至西北地区人民群众的健康提供了坚强保障。多年来，经过数代眼科人的不懈努力，我院眼科已成为目前西部地区规模最大，集临床、科研及教学为一体的眼科机构，是陕西省、西安市医学重点学科。为践行公益性，2017年作为核心单位牵头成立西部眼科联盟，至今已有陕甘青川晋蒙藏宁等地150多家单位加入。2018年获批“陕西省眼科医院”。2020年，我院航天城院区正式投入使用，我们也将迎来再一次鲲鹏展翅的机遇和挑战。眼底病专业是西安市人民医院（西安市第四医院）陕西省眼科医院的重点专业，现拥有1所（西安市眼底病研究所）、6个中心、8大亚专业（黄斑疾病、视网膜脱离、视网膜血管疾病、糖尿病视网膜病变、神经眼科、小儿眼底病、高度近视、眼底影像），多年来在临床及科研上取得了丰硕的成果，尤其是在长期的临床实践中积累了大量眼底疾病诊疗及手术的临床资料，这些资料是医院和医生最大的财富。为了让更多眼科基层医生能够更好、更快地学习眼底疾病的诊疗及手术技能，雷春灵主任带领的团队在临床工作非常繁重的情况下，仍坚持牵头眼底病的中青年医生共同编写《孔源性视网膜脱离临床诊治》，书中记载了大量丰富的、宝贵的临床手术经验、影像资料，内容翔实，形式直观，对临床医生尤其是有志于学习眼底病医生的培训及提高、基层眼底病诊疗的开展，提供了重要的参考和帮助。眼科学科的发展，离不开省市领导的关心及支持，离不开数代专家薪火相传的努力，更离不开造福大众的初心和决心。未来医院将一如既往，优化学科设置，创新服务模式，在市卫生健康委的坚强领导下，奋力奔跑，发挥区域医疗服务优势，实现医院高质量发展，共同为患者的光明和健康贡献力量！为祝贺《孔源性视网膜脱离临床诊治》的出版，特为序。

西安市人民医院（西安市第四医院）党委书记

2022年8月于西安

前 言

眼底病专业是西安市人民医院（西安市第四医院）陕西省眼科医院的重点专业，20世纪70年代初在老前辈刘忠人主任带领下开展视网膜脱离复位术，80年代中期朱赛林主任率先在西北地区开展了现代显微手术及玻璃体切割术，90年代由西安市科技局批准设立西安市眼底病研究所，2000年开展微创玻璃体手术。多年来我院眼科玻璃体视网膜专业的玻璃体视网膜手术及联合白内障超声乳化摘除人工晶体植入术、视网膜脱离复位术等手术量逐年增加，在视网膜脱离诊疗及手术技巧上积累了丰富的临床经验及大量的临床资料。为了解决初学视网膜脱离手术眼科医生的困惑，使他们更好、更快地理解学习孔源性视网膜脱离手术，我们特意编写了本书，包括孔源性视网膜脱离手术的基本操作及临床常见的各种类型视网膜脱离手术治疗方法。本书从临床一线出发进行编写，力求手术操作规范化，文字简短，图片翔实，内容实用，深入浅出，简单明了，通过大量使用眼底照片、手术截图、视频及典型病例诊治随访等临床资料，为年轻眼底病医生提供参考，便于他们学习。全书共分为18章，文字约16万字，图片700余张，视频26个，其中手术剪辑视频10个（扫描二维码即可观看），附临床病例37例。由于编写人员较多，语言表述风格尽量统一，但难免会有不一致的感觉，对于书中不妥之处，敬请各位眼科同道提出宝贵意见。

由于临床工作繁忙，编写时断时续，在编委会人员的共同努力下，历时2年余终于完成编写。在编写过程中，得到了眼科手术室护理团队及眼底病院广大医护技人员的支持和帮助，并为本书提供了大量影像资料，在此表示感谢！

雷春灵

2022年8月

目　录

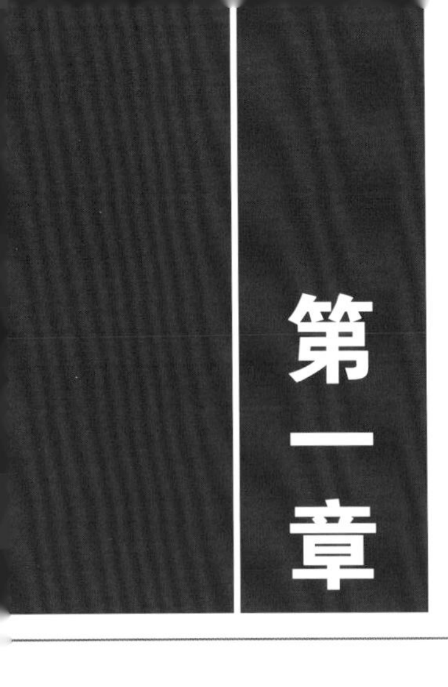

第一章 视网膜脱离简介

第一节　视网膜脱离及分型

视网膜脱离（retinal detachment, RD）指视网膜神经上皮与色素上皮的分离，即视网膜内九层与外一层之间的分离。

根据发病原因，分为孔源性、牵拉性、渗出性与其他类型。

一、孔源性视网膜脱离

孔源性视网膜脱离（rhegmatogenous retinal detachment, RRD）指由于各种原因导致视网膜裂孔形成，液化玻璃体通过裂孔进入视网膜神经上皮下，引起视网膜脱离。常见引起的原因是视网膜周边变性、玻璃体视网膜异常粘连、眼球钝挫伤等。临床上多见于高度近视、老年人玻璃体后脱离、眼外伤等（图 1-1-1A~C）。

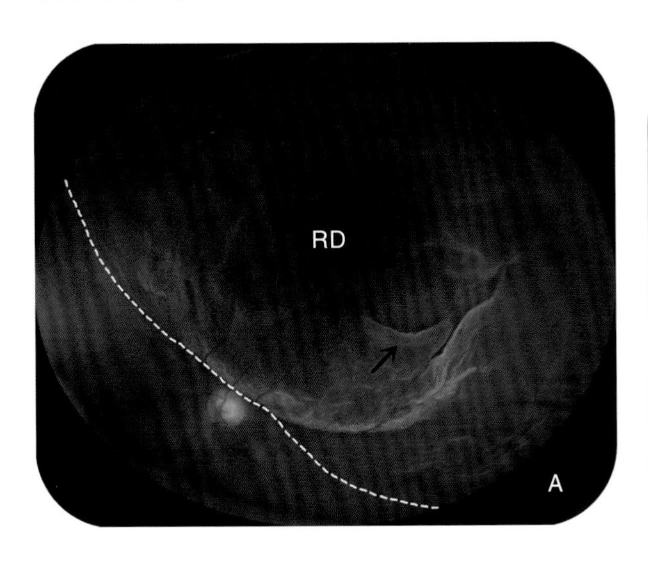

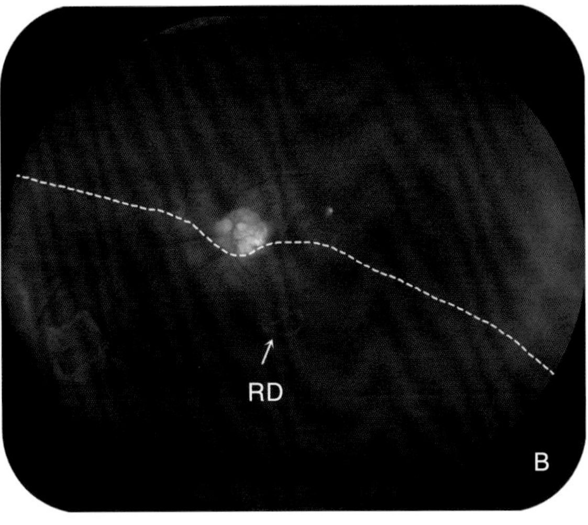

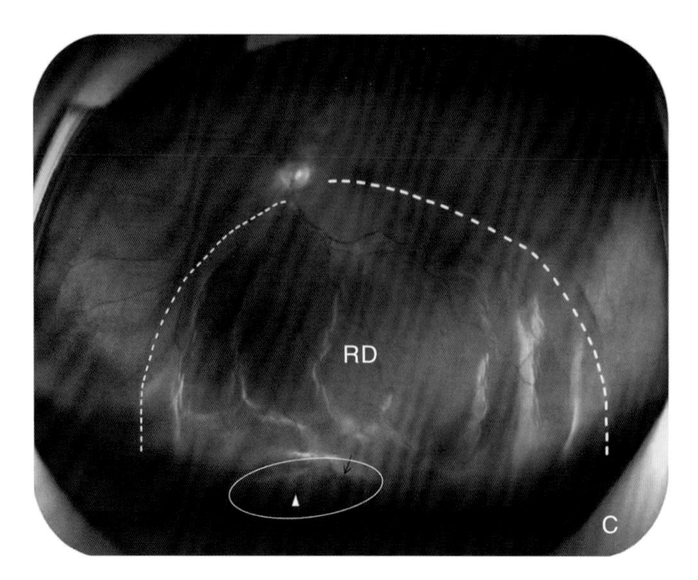

图 1-1-1　孔源性视网膜脱离

A. Optos 超广角成像彩图：左眼底 10:00-4:00 视网膜青灰色隆起（白色虚线），累及黄斑区，2:00 见 2PD 马蹄形裂孔（黑色箭头）；B. Optos 超广角成像彩图：玻璃体后部见 WEISS 环（白色箭头），左眼底 4:00-10:00 视网膜青灰色隆起（白色虚线），8:00 见 2PD 马蹄形裂孔（黑色箭头）；C. Optos 超广角成像彩图：左眼底下方 4:00-7:00 视网膜青灰色隆起（白色虚线），6:00 见 1/3PD 圆形裂孔（黑色箭头），格子样变性（白色实线）。

二、牵拉性视网膜脱离

牵拉性视网膜脱离（tractional retinal detachment,TRD）指各种原因导致玻璃体视网膜组织增殖牵拉引起视网膜脱离。常见于增殖性糖尿病视网膜病变、视网膜血管病变（如视网膜静脉阻塞、视网膜静脉周围炎等）、早产儿视网膜病变、眼外伤等（图 1-1-2 至图 1-1-4）。

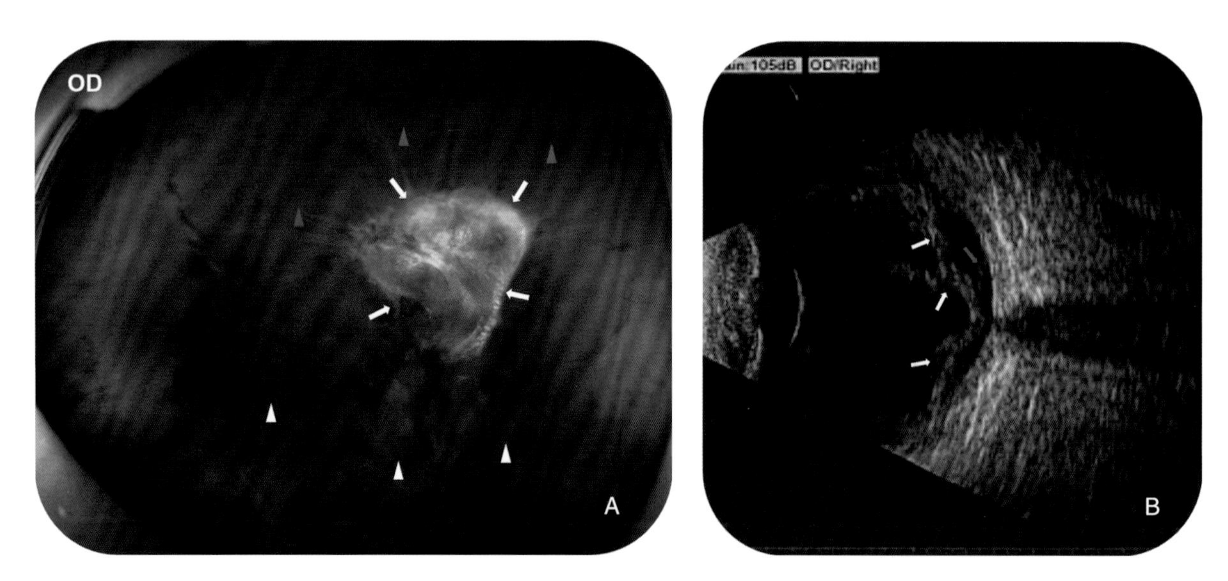

图 1-1-2　右眼增殖性糖尿病视网膜病变

A. Optos 超广角成像彩图：下方玻璃体积血（白色三角），后极部增殖膜形成（白色箭头），牵拉局限性视网膜脱离（蓝色三角）；B. 右眼 B 超：较粗不规则增殖膜光带（白色箭头）及视网膜脱离光带（蓝色箭头）。（病例信息：患者男性，46 岁，糖尿病史 5 年，2019 年 12 月就诊，右眼视力 CF/ 眼前，诊断为右眼糖尿病视网膜病变Ⅵ期。）

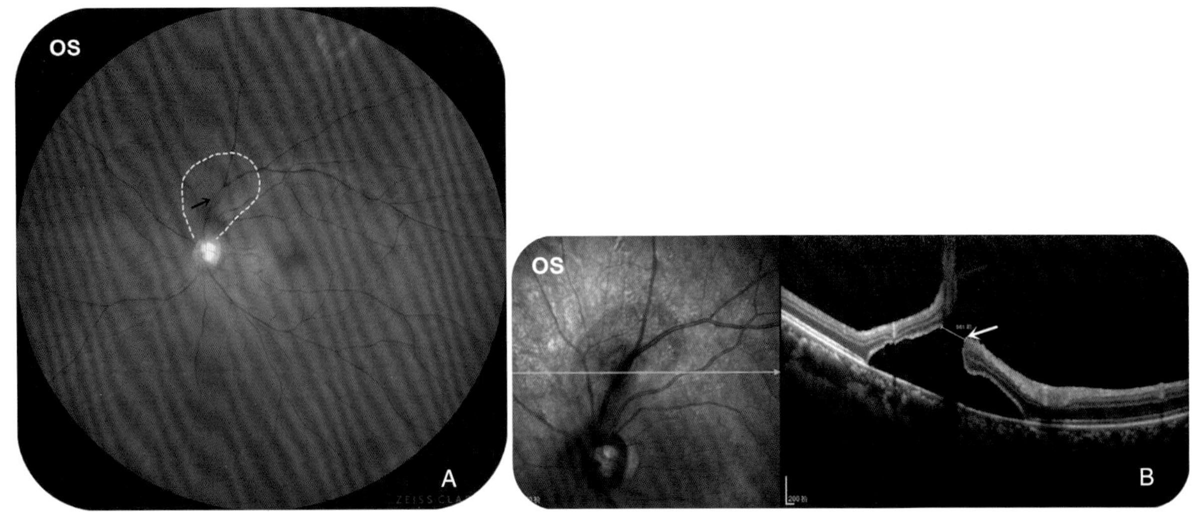

图 1-1-3　左眼牵拉孔源性视网膜脱离

A. CLARUS 超广角成像彩图：视盘上方血管旁牵拉裂孔（黑色箭头），局部视网膜脱离（白色虚线）；B. OCT：视盘上方扫描见局部视网膜神经上皮脱离，视网膜裂孔（白色箭头），牵拉条（红色箭头）。（病例信息：患者女性，47 岁，左眼视力下降半年，曾被诊为“葡萄膜炎”给予口服激素治疗，2021 年 9 月就诊，左眼视力 0.3。）

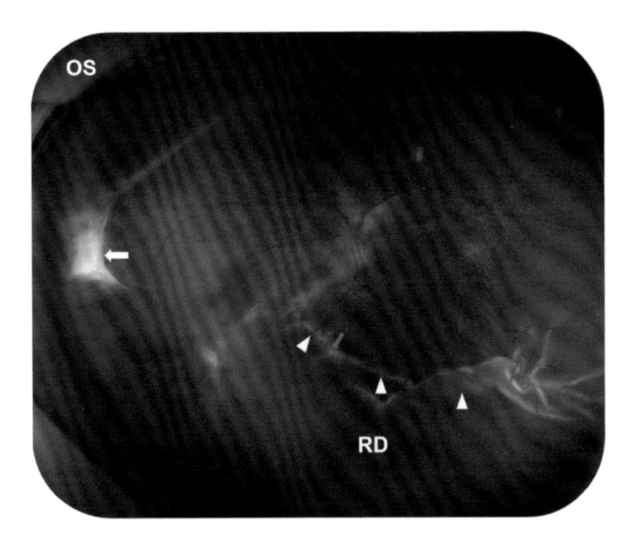

图 1-1-4　左眼外伤性视网膜脱离伴外伤性玻璃体视网膜病变

Optos 超广角成像彩图：2:00–12:00 视网膜青灰色隆起，8:00–9:00 周边约 2PD 黄白色瘢痕灶牵拉视网膜形成皱褶（白色箭头），下方视网膜下见增殖条（白色三角）形成“晾衣绳”样改变（蓝色箭头）。（病例信息：患者男性，26 岁，左眼被钢筋打伤 1 个月。2022 年 9 月 20 日就诊，左眼视力 CF/ 眼前。）

三、渗出性视网膜脱离

渗出性视网膜脱离（exudative retinal detachment, ERD）指无视网膜裂孔及牵拉的视网膜脱离。多继发于炎性疾病（如葡萄膜炎、急性视网膜坏死）、视网膜血管性疾病（如 Coats 病）、视网膜脉络膜肿瘤、视网膜下出血（如 PCV）等（图 1-1-5 至图 1-1-10）。

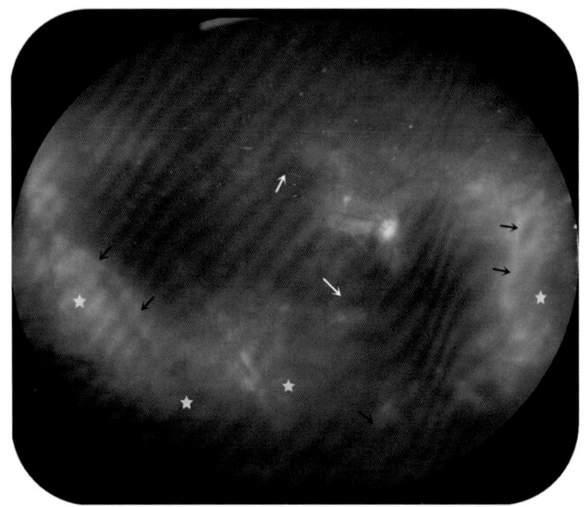

图 1-1-5　右眼急性视网膜坏死继发视网膜脱离

Optos 超广角成像彩图：视网膜血管部分呈白线（白色箭头），视网膜坏死灶及视网膜脱离（白色星），坏死边缘（黑色箭头）。

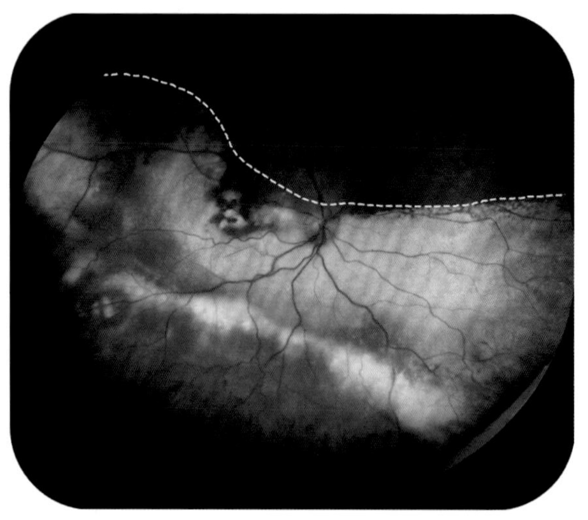

图 1-1-6　右眼 Coats 病 3 期

Optos 超广角成像彩图：后极部及下方视网膜下见大量黄白色渗出，导致下方形成渗出性视网膜脱离。

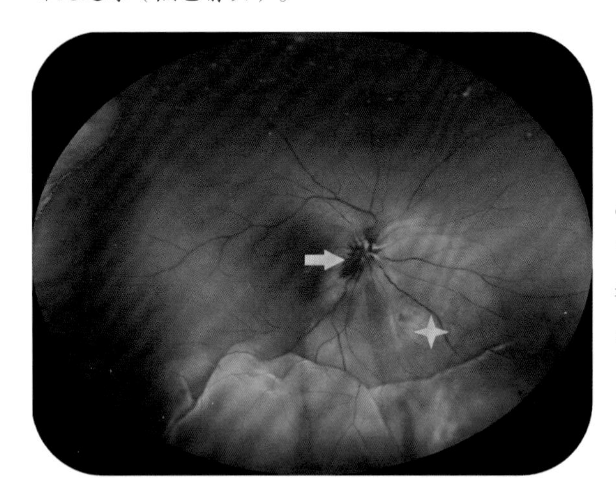

图 1-1-7　右眼脉络膜肿瘤继发视网膜脱离

Optos 超广角成像彩图：视盘出血（白色箭头），视盘下方见 5~6PD 实性隆起，边界清楚（白色星），下方视网膜脱离。（病例信息：患者男性，62 岁，右眼视力下降半个月，既往有甲状腺癌、肺癌病史。）

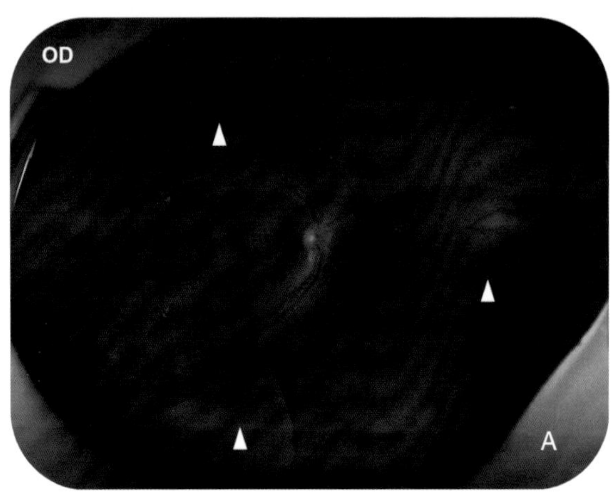

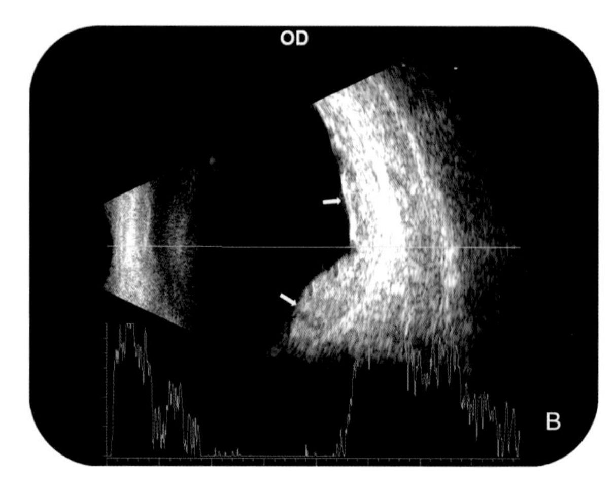

图 1-1-8　右眼 PCV- 出血性视网膜脱离

A. Optos 超广角成像彩图：右眼底见颞侧及鼻下红黑色隆起（白色三角示出血性视网膜脱离）；B. 右眼 B 超：球壁朝内隆起呈密集光点（白色箭头）。（病例信息：患者男性，73 岁，右眼视力下降 1 个月，右眼视力 HM/ 眼前。）

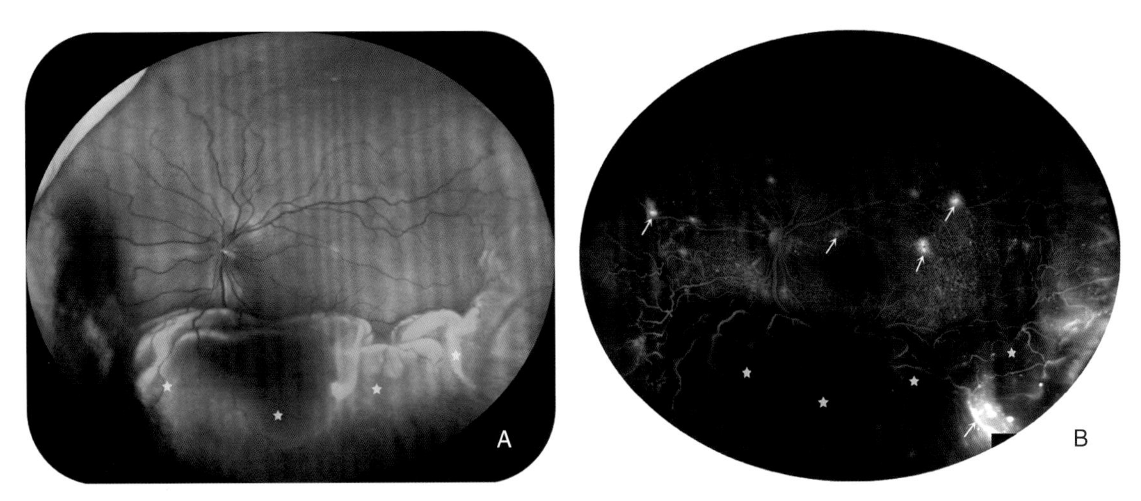

图 1-1-9　左眼大泡性视网膜脱离

A. Optos 超广角成像彩图：左眼下方视网膜脱离（白色星）；B. Optos 超广角成像 FFA：多发渗漏点（白色箭头），下方视网膜脱离（白色星）。

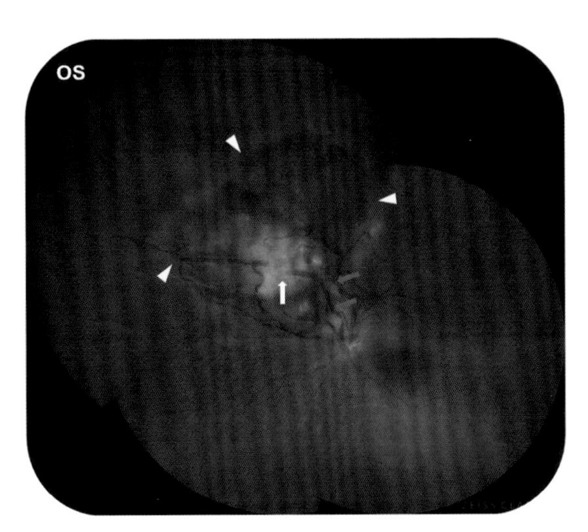

图 1-1-10　视网膜血管瘤并发视网膜脱离

CLARUS 超广角成像彩图：左眼底鼻上红色结节样瘤体约 3PD，边界清楚（白色箭头），扩张扭曲的供养血管（蓝色箭头），瘤体周围视网膜脱离（白色三角）。（病例信息：患者男性，40 岁，左眼视力下降 2 年。）

四、其他——先天眼底异常伴随视网膜脱离（图 1-1-11 至图 1-1-16）

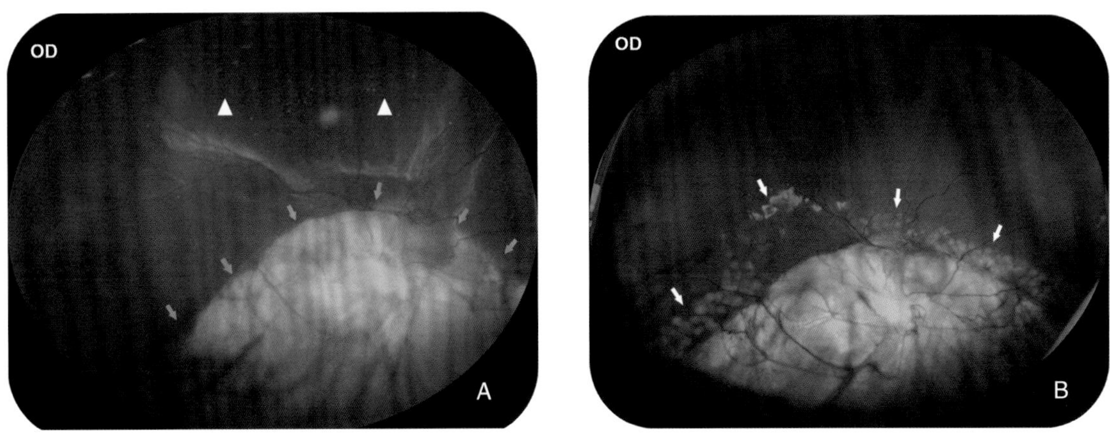

图 1-1-11　右眼先天性脉络膜缺损伴视网膜脱离

Optos 超广角成像彩图：A. 下方脉络膜缺损包括视盘（蓝色箭头），上方视网膜脱离（白色三角）；B. 术后视网膜平伏，脉络膜缺损边缘可光凝斑（白色箭头）。

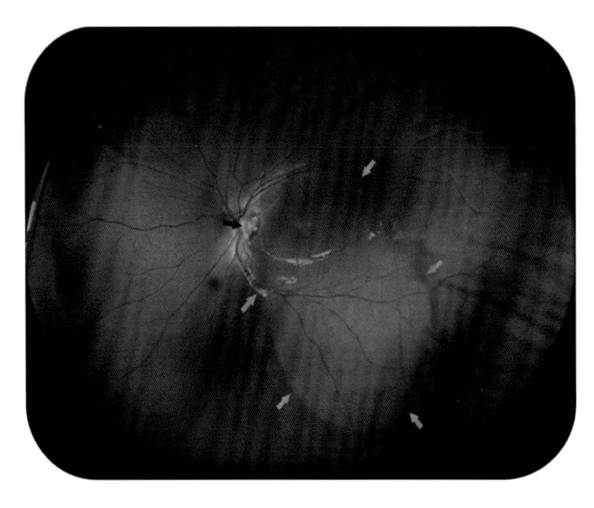

图 1-1-12　左眼先天性视盘小凹伴视网膜脱离

Optos 超广角成像彩图：视盘颞侧见 1/5PD 小凹（黑色箭头），后极部局限性视网膜脱离（蓝色箭头）。

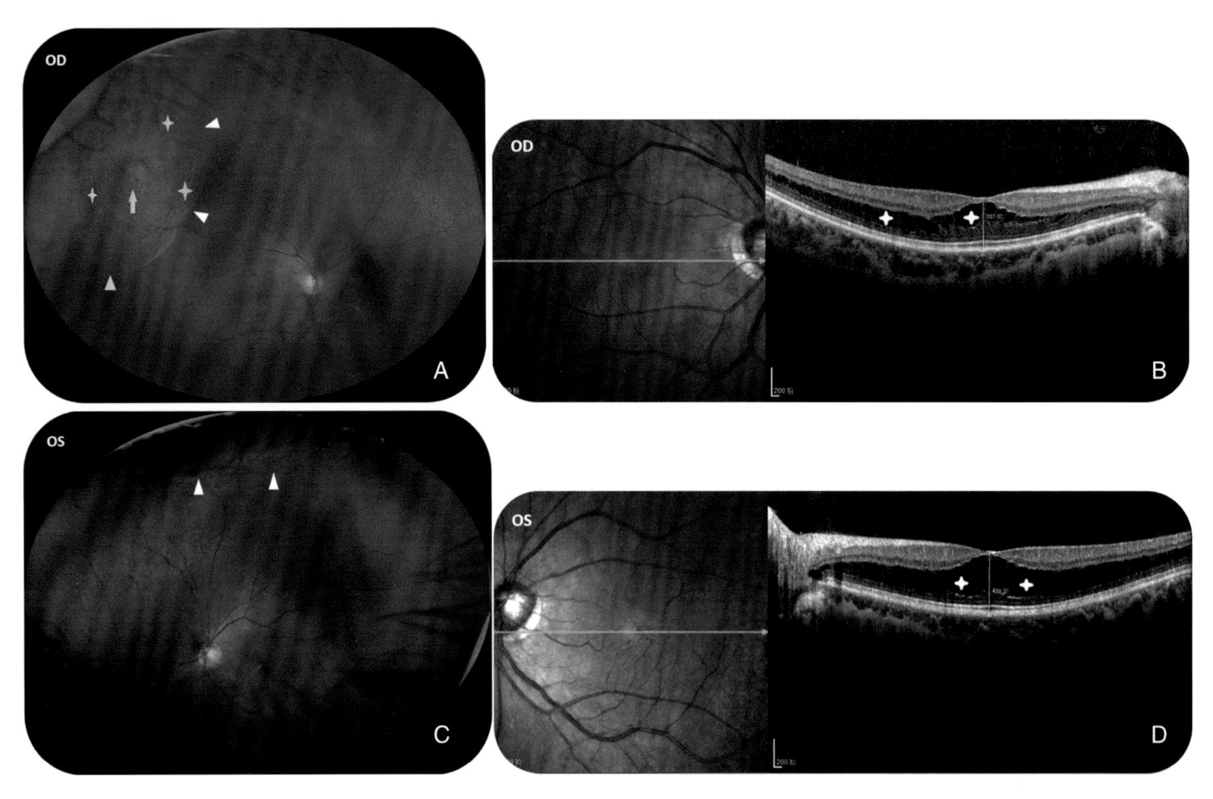

图 1-1-13　双眼遗传性视网膜劈裂症伴右眼视网膜脱离

A. 右眼底 Optos 超广角成像彩图：颞上周边视网膜脱离（白色三角），视网膜脱离区中央 1/4PD 萎缩圆孔（白色箭头），孔周见色素沉着（白色星示陈旧性光凝斑）；B. 右眼黄斑 OCT：视网膜神经上皮层增厚，高度 367μm，被垂直的桥状组织分割成多个囊腔（白色星）；C. 左眼底 Optos 超广角成像彩图：视网膜平伏，黄斑中反不清，上方周边视网膜囊样变性（白色三角）；D. 左眼黄斑 OCT：视网膜神经上皮层增厚，高度 439μm，被垂直的桥状组织分割成多个囊腔（白色星）。（病例信息：患者男性，13 岁，自幼视力差，视力右眼 0.2，左眼 0.1。）

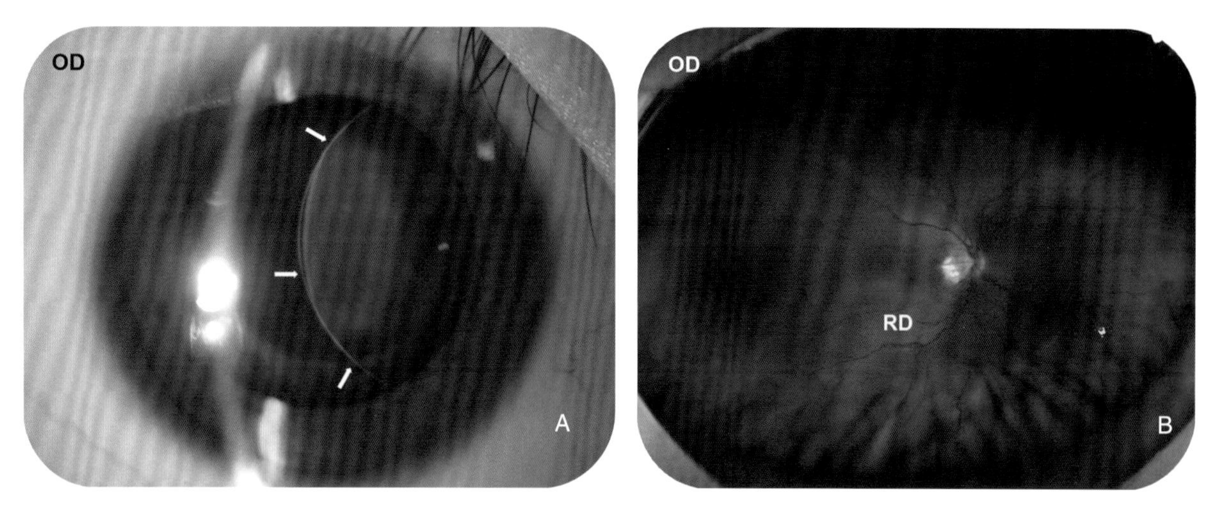

图 1-1-14　Marfan 综合征 (Marfan syndrome, MFS)

A. 右眼前节照相：晶状体鼻侧移位（白色箭头）；B. 右眼底 Optos 超广角成像彩图：下方视网膜青灰色隆起。

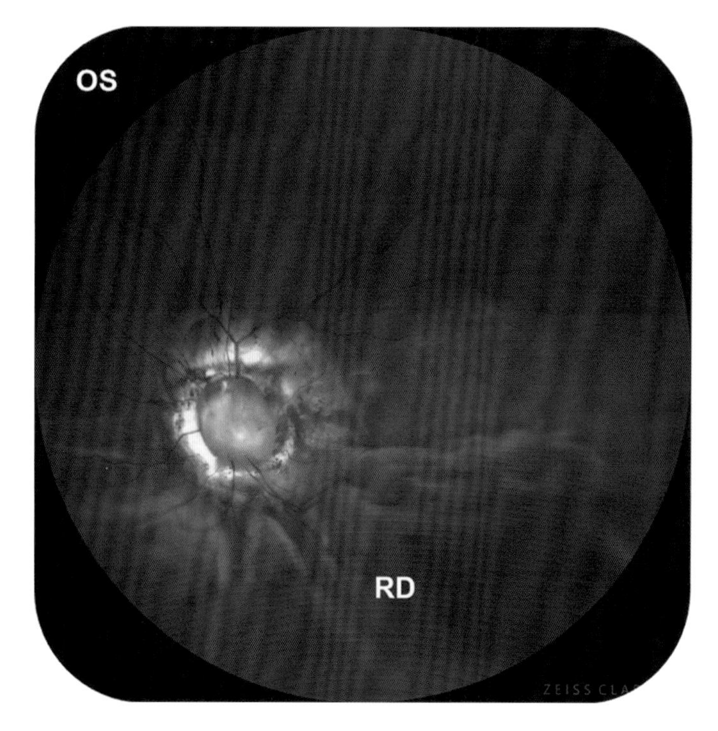

图 1-1-15　左眼牵牛花综合征并发视网膜脱离

CLARUS 超广角成像彩图：下方视网膜脱离，视盘明显扩大，2~3PD 大小，中央凹陷，其周见萎缩环及色素沉积，有数支粗细不等的血管自视盘边缘穿出，径直走向周边部，动静脉较易分清，属于牵牛花综合征Ⅱ型。

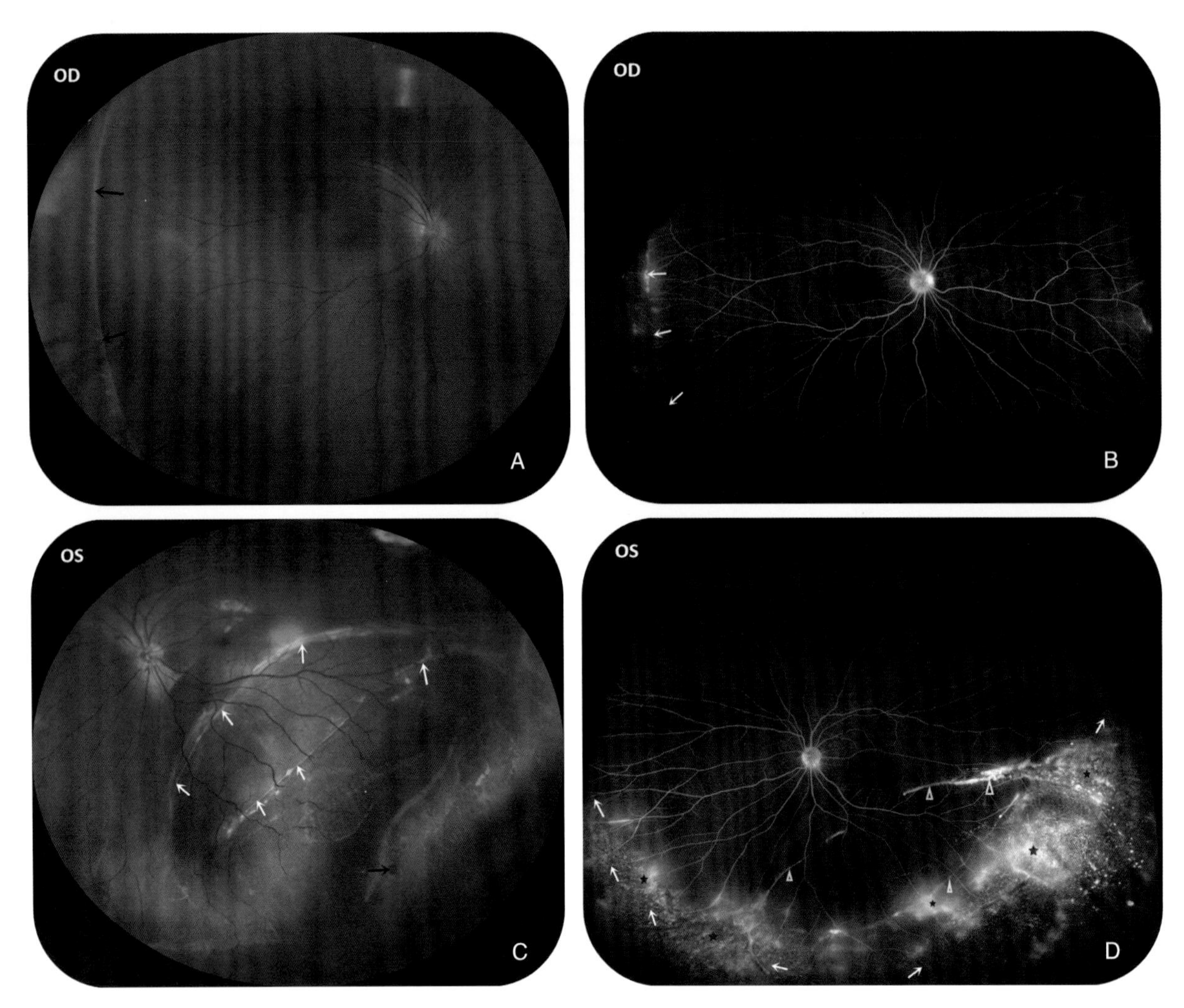

图 1-1-16 家族性渗出性玻璃体视网膜病变

Optos 超广角成像彩图及 FFA：A. 右眼彩图：颞侧周边灰白色嵴样稍隆起（黑色箭头）；B. 造影见周边末梢血管渗漏（白色箭头）；C. 左眼彩图：视网膜脱离 3:00–7:00，周边 5:00 可见圆形裂孔（黑色箭头），后极部及赤道部可见视网膜下增殖条（白色箭头）；D. 造影见周边血管呈毛刷样（白色箭头），伴渗漏、血管壁着染（黑色星），视网膜下增殖条（白色三角）。

第二节 视网膜脱离的临床表现

一、症状

视力下降或伴视物变形，眼前漂浮物、闪光感及固定黑影遮挡逐渐扩大。

二、眼部检查

（1）眼前节大部分无异常，部分患者伴有睫状体脉络膜脱离，可有前房浮游细胞及房闪阳性，虹膜后粘连，瞳孔不圆，晶状体晃动（图 1–2–1，视频 1–2–1）。

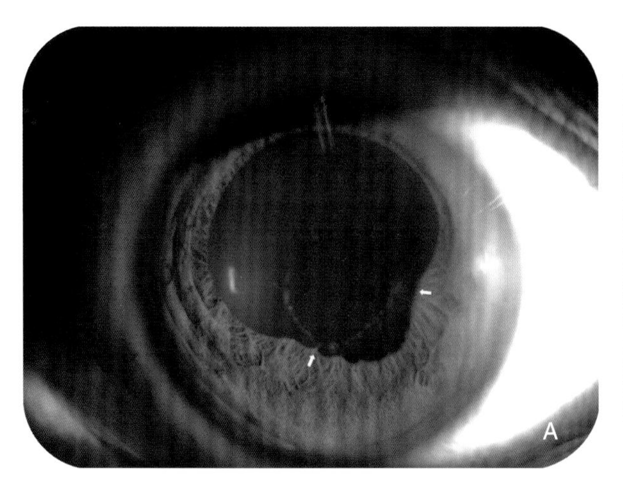

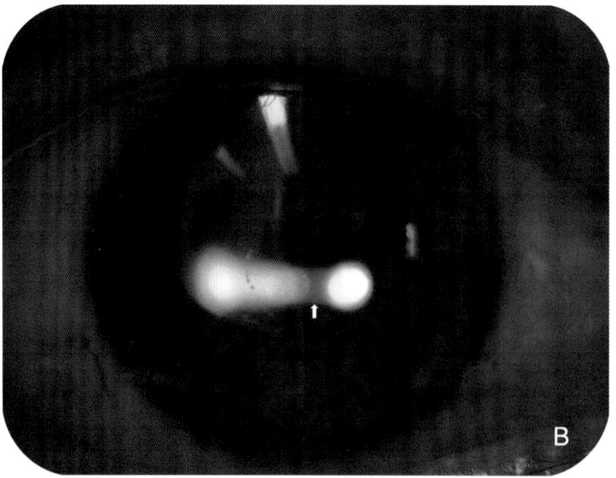

图 1-2-1　脉络膜脱离型视网膜脱离患者的眼前节照相
A. 虹膜部分后粘连（白色箭头），瞳孔不圆；B. 房闪阳性（白色箭头）。

视频 1-2-1　晶状体晃动录像

（2）玻璃体可有色素颗粒及灰白色细小混浊，Weiss 环（图 1-2-2）。

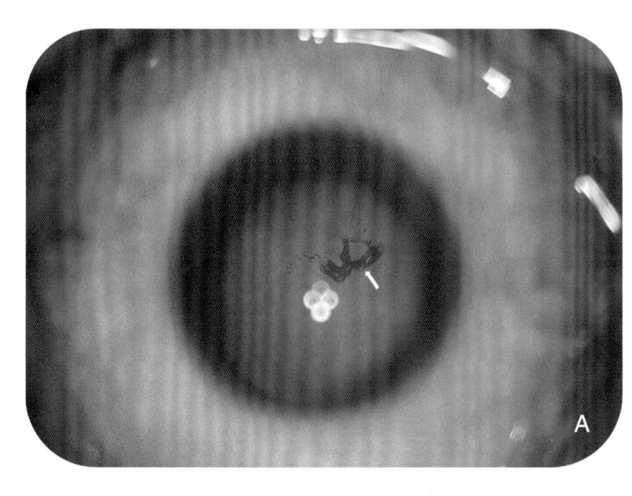

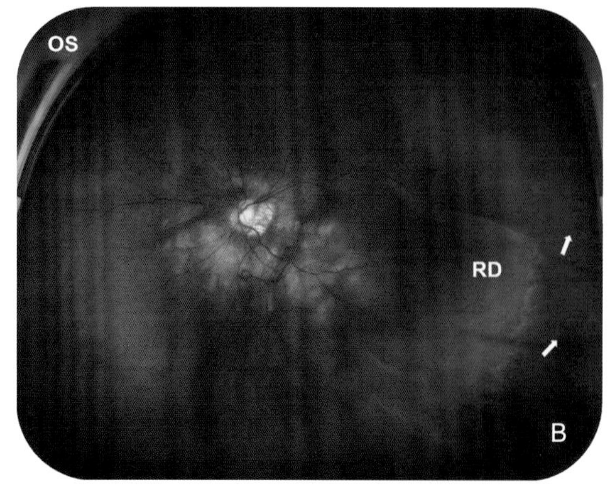

图 1-2-2　玻璃体 WEISS 环
A. 术中手术显微镜下见不规则环形混浊（白色箭头）；B. 左眼孔源性视网膜脱离，Optos 超广角成像彩图：玻璃体后部不规则环形混浊（红色箭头），颞侧视网膜脱离，周边 3:00 及 4:00 各见 1 个马蹄形裂孔（白色箭头）。

（3）眼底视网膜呈青灰色隆起，局限于某一象限或全脱离；可见大小不一、形态不同、数目不等的视网膜裂孔，部分伴有棕色呈偏平或球形脉络膜脱离，视网膜前及视网膜下增殖呈星状、条状、片状，视网膜下渗出或出血（图 1-2-3 至图 1-2-9）。

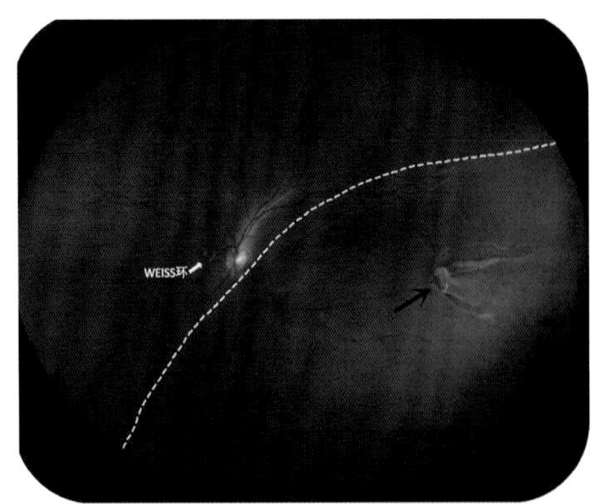

图 1-2-3　左眼孔源性视网膜脱离

Optos 超广角成像彩图：左眼周边部分视网膜脱离 2:00−7:00（白色虚线），2:00 见 1 个 2PD 马蹄形裂孔（黑色箭头）。

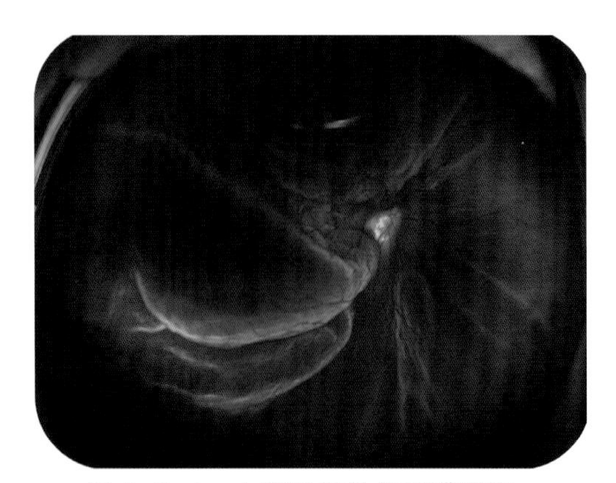

图 1-2-4　右眼孔源性视网膜脱离

Optos 超广角成像彩图：全视网膜脱离。

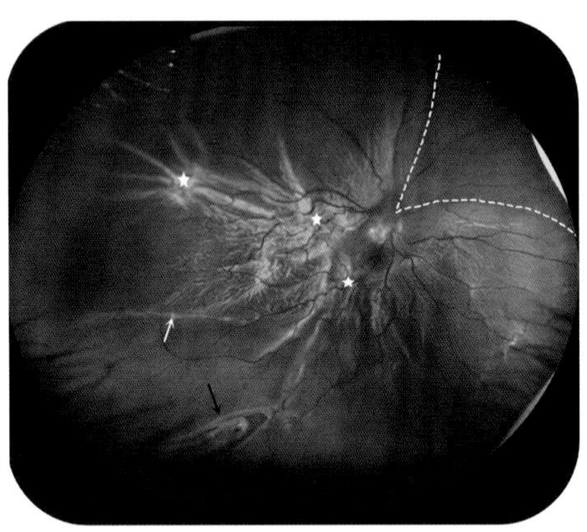

图 1-2-5　右眼孔源性视网膜脱离伴 PVR

Optos 超广角成像彩图：视网膜近全脱离，视网膜下增殖条（白色箭头），视网膜前增殖（白色星状），马蹄形裂孔（黑色箭头）。

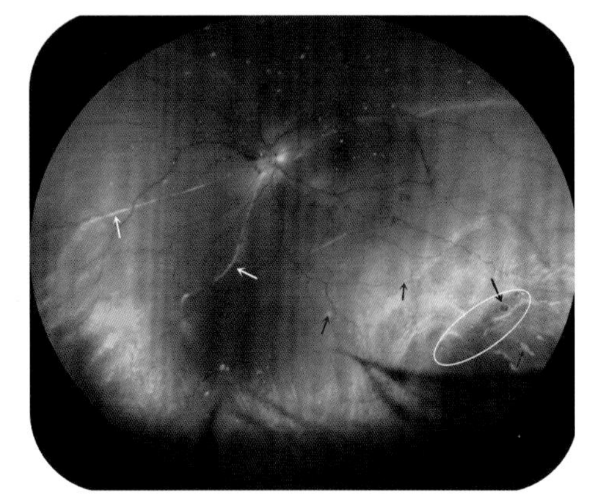

图 1-2-6　左眼孔源性视网膜脱离伴 PVR

Optos 超广角成像彩图：玻璃体色素颗粒（红色箭头），视网膜下增殖条（白色箭头），4:00 见视网膜圆形裂孔（黑色箭头），格子样变性（白色实线圈）。

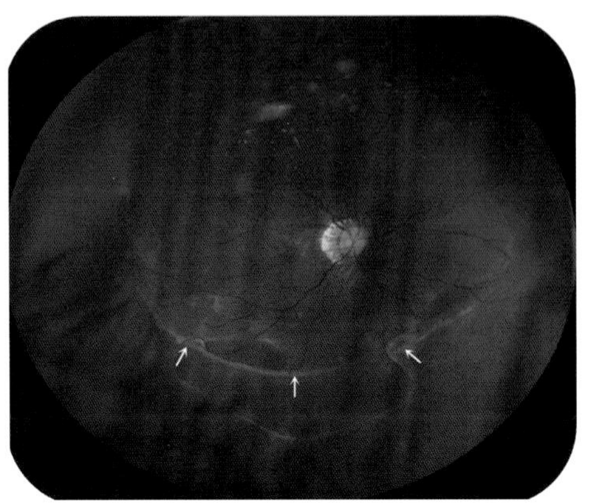

图 1-2-7　右眼孔源性视网膜脱离伴 PVR

Optos 超广角成像彩图：下方视网膜脱离，视网膜下增殖条呈“晾衣绳样”改变（白色箭头）。

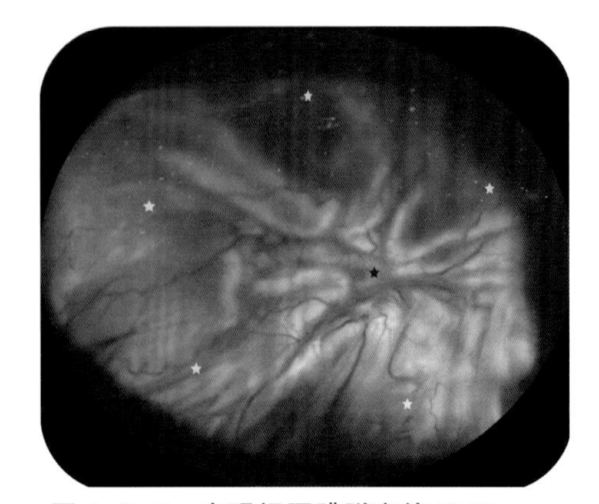

图 1-2-8　右眼视网膜脱离伴 PVR

Optos 超广角成像彩图：视网膜全脱离（白色星状），后极部视网膜前增殖形成闭斗状（黑色星状）。

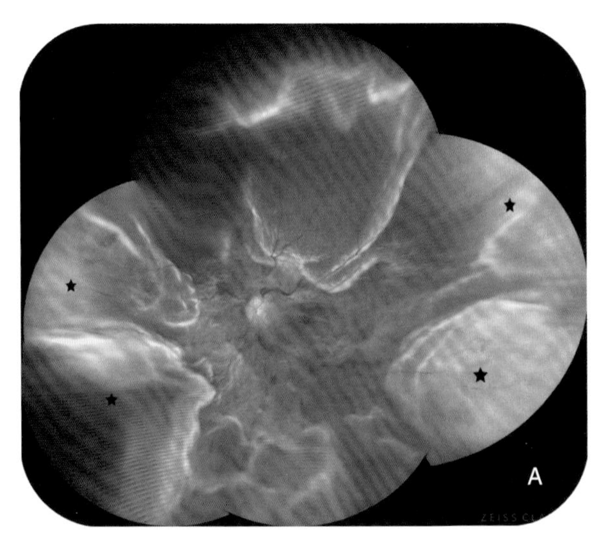

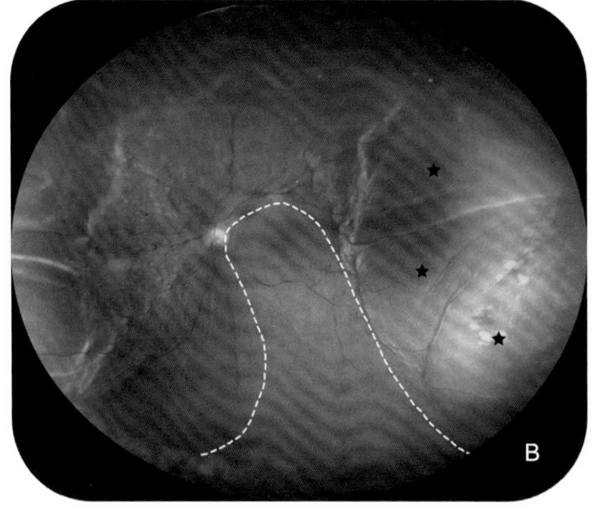

图 1-2-9　左眼视网膜脱离伴脉络膜脱离

A. CLARUS 超广角成像彩图：左眼视网膜全脱离，脉络膜呈球形棕色隆起（黑色星状）；B.Optos 超广角成像彩图：左眼视网膜脱离 7:00–5:00（白色虚线），颞侧脉络膜呈球形棕色隆起（黑色星状）。

第三节　视网膜裂孔

一、按裂孔形态

撕裂孔或称马蹄形裂孔（tear），萎缩孔或称圆孔（hole），锯齿缘截离孔（retinal dialysis）（图 1-3-1 至图 1-3-3）。

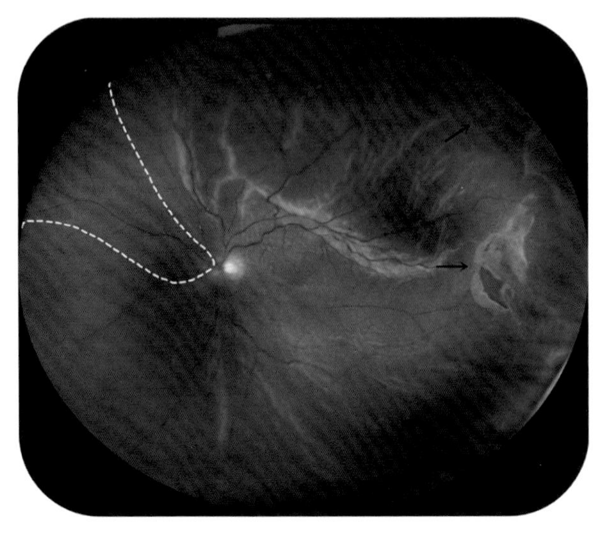

图 1-3-1　马蹄形裂孔

Optos 超广角成像彩图：左眼视网膜脱离 11:00–10:00（白色虚线），2:00 见 1PD 马蹄形裂孔，3:00 见 2PD 马蹄形裂孔（黑色箭头）。

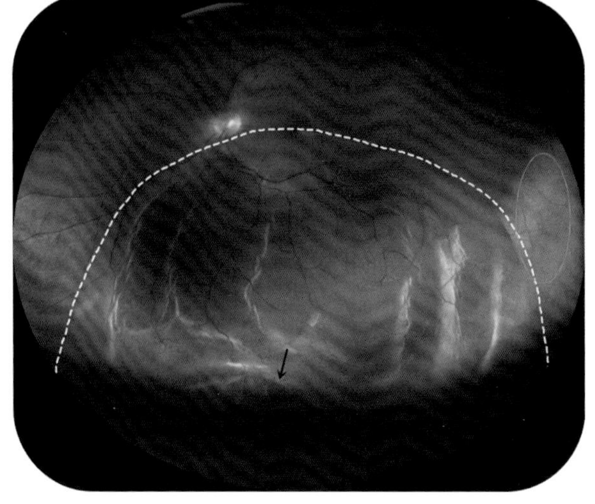

图 1-3-2　萎缩孔或圆孔

Optos 超广角成像彩图：左眼视网膜脱离 4:30–7:30（白色虚线），周边 6:30 见 2/3PD 圆形裂孔（黑色箭头），非压迫白（绿色实线）。

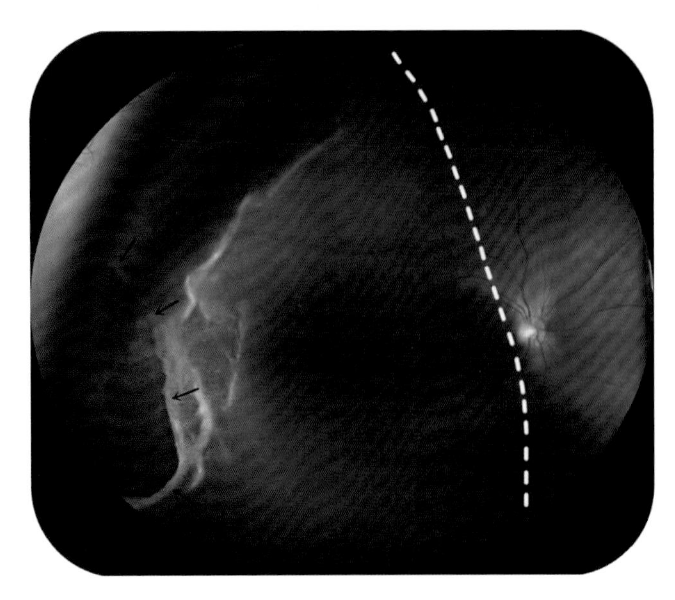

图 1-3-3 锯齿缘截离孔

Optos 超广角成像彩图：右眼颞侧视网膜脱离（白色虚线），7:30–9:00 锯齿缘截离（黑色箭头）。

二、按裂孔位置

周边部裂孔，后极部裂孔（如黄斑裂孔），象限性裂孔（如鼻上、鼻下、颞上、颞下）（图 1-3-4 至图 1-3-6）。

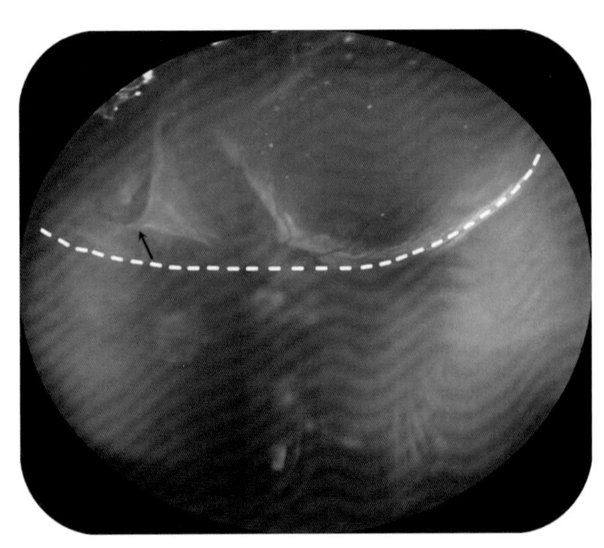

图 1-3-4 周边部裂孔

Optos 超广角成像彩图：左眼玻璃体后中下血性混浊，上方视网膜脱离（白色虚线），鼻上见 2PD 马蹄形裂孔（黑色箭头）。

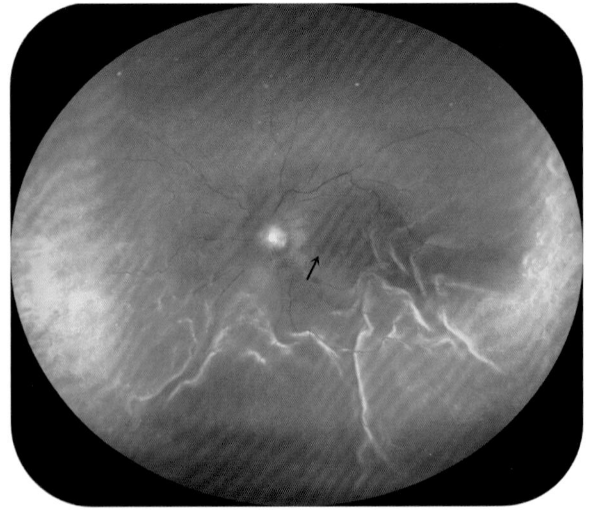

图 1-3-5 后极部裂孔

Optos 超广角成像彩图：左眼视网膜近全脱离，黄斑区 1/3PD 圆形裂孔（黑色箭头）。

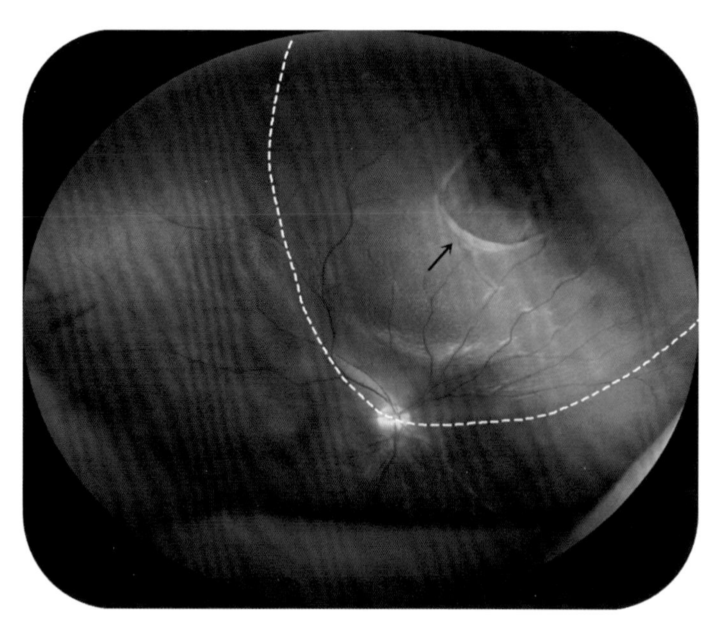

图 1-3-6　象限性裂孔

Optos 超广角成像彩图：右眼鼻上视网膜脱离（白色虚线），1:30 见 3PD 马蹄形裂孔（黑色箭头）。

三、按裂孔大小

小裂孔（小于 3PD），大裂孔（大于 3PD），巨大裂孔（大于 90°）（图 1-3-7 至图 1-3-9）。

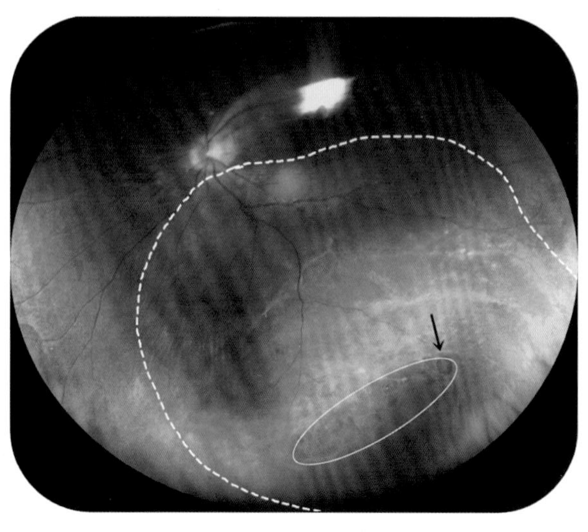

图 1-3-7　小裂孔

Optos 超广角成像彩图：左眼颞下视网膜脱离（白色虚线），4:30 周边视网膜见 1/2PD 圆形裂孔（黑色箭头），格子样变性（白色实线圈）。

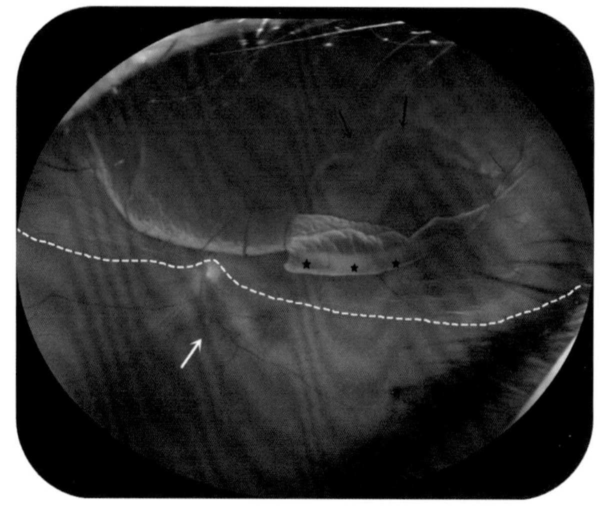

图 1-3-8　大裂孔

Optos 超广角成像彩图：左眼上方视网膜脱离（白色虚线），大于 3PD 马蹄形裂孔（黑色箭头），血管骑跨（红色箭头），裂孔后缘内卷（黑色星状），Weiss 环（白色箭头）。

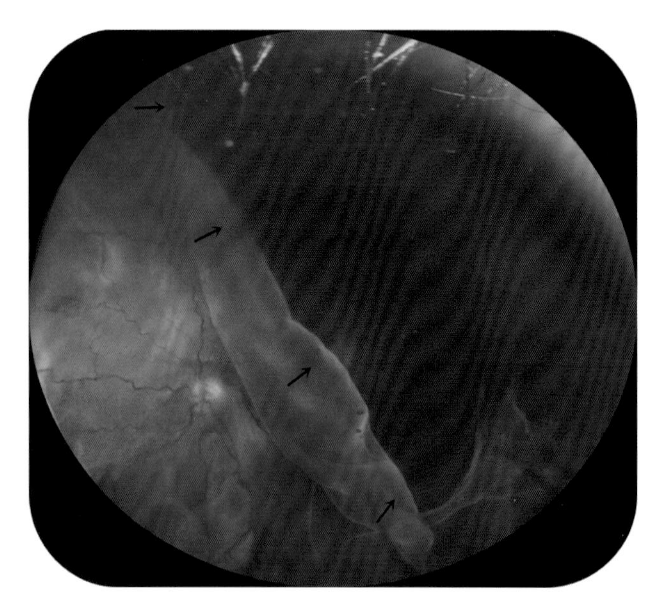

图 1-3-9　巨大裂孔

Optos 超广角成像彩图：左眼周边视网膜 11:00–5:00 形成巨大裂孔，孔后缘内卷（黑色箭头）。

四、按裂孔数目

单个裂孔，多发裂孔（图 1-3-10 至图 1-3-12）。

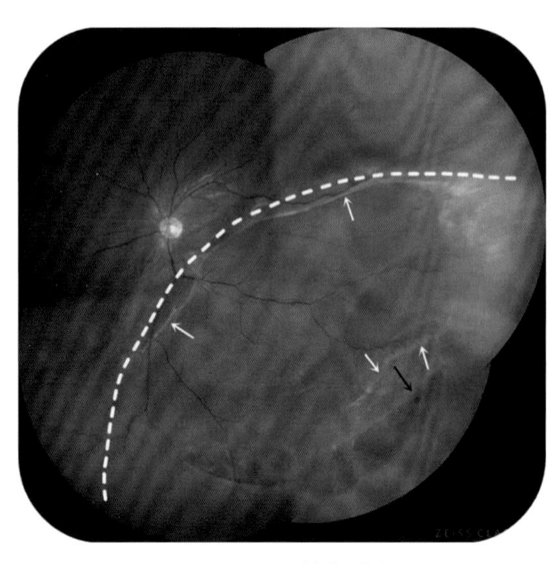

图 1-3-10　单个裂孔

CLARUS 超广角成像彩图：左眼视网膜脱离 3:00–7:30（白色虚线），周边 4:00 小圆孔（黑色箭头），视网膜下增殖（白色箭头）。

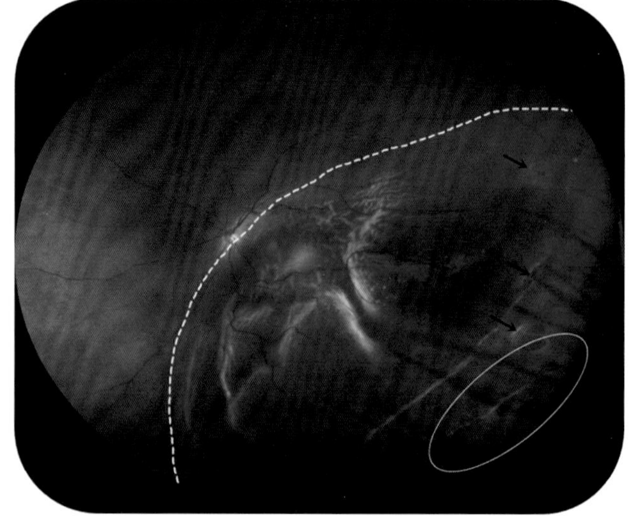

图 1-3-11　多发裂孔

Optos 超广角成像彩图：左眼颞下视网膜脱离（白色虚线），多发圆形裂孔（黑色箭头），格子样变性（白色实线）。

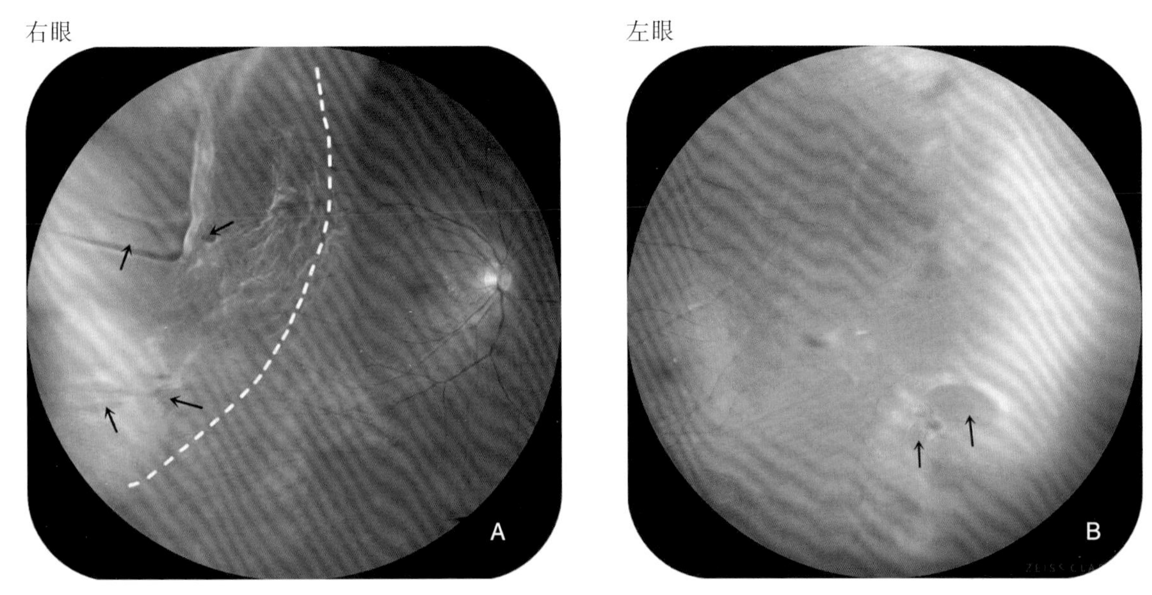

图 1-3-12 双眼多发马蹄形裂孔

CLARUS 超广角成像彩图：右眼视网膜脱离 8:00–12:00（白色虚线），多发大小不一的马蹄形裂孔（黑色箭头）；左眼视网膜未见脱离，可见 2 个马蹄形裂孔（黑色箭头）。

第四节 视网膜周边变性

临床上认识周边视网膜变性非常重要。据报道，中度近视视网膜脱离伴周边视网膜变性发生率更高，应注意双眼（患眼及对侧眼）的检查，及时发现视网膜变性及视网膜裂孔，早发现早治疗。

一、格子样变性（lattice degeneration）

周边视网膜可见格子样白色交叉网及色素紊乱呈带状或岛状，长轴多与锯齿缘平行（图 1-4-1）。

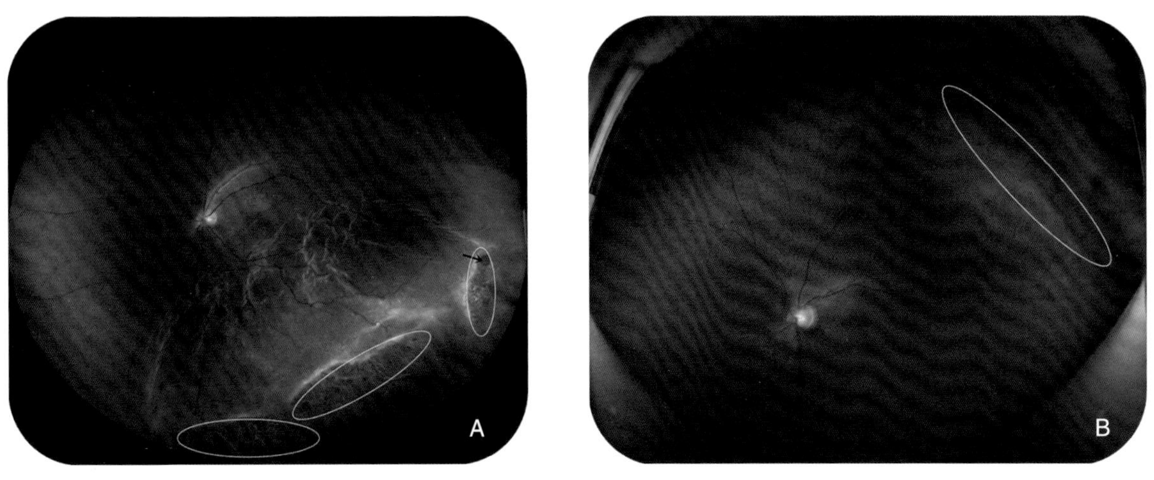

图 1-4-1 格子样变性

Optos 超广角成像彩图：A. 左眼孔源性视网膜脱离，颞下方格子样变性（白色线圈）；B. 左眼孔源性视网膜脱离，颞上方局限性视网膜脱离，格子样变性（白色线圈）。

病理特点：①视网膜内界膜中断，由神经胶质细胞构成一附加内界膜；②表面玻璃体液化；③局部视网膜血管硬化伴色素上皮的减少或增生；④变性区边缘玻璃体浓缩与视网膜粘连紧密，可发生牵拉形成马蹄形裂孔；⑤变性区视网膜内层萎缩变薄，可发生萎缩圆形裂孔。

主要多见于近视眼。

二、蜗牛迹样变性（snail tract degeneration）

周边视网膜可见密度不均的细小灰白斑点和略带亮色的纤细条纹聚集成带状。有人称之为霜样变性（图 1-4-2）。

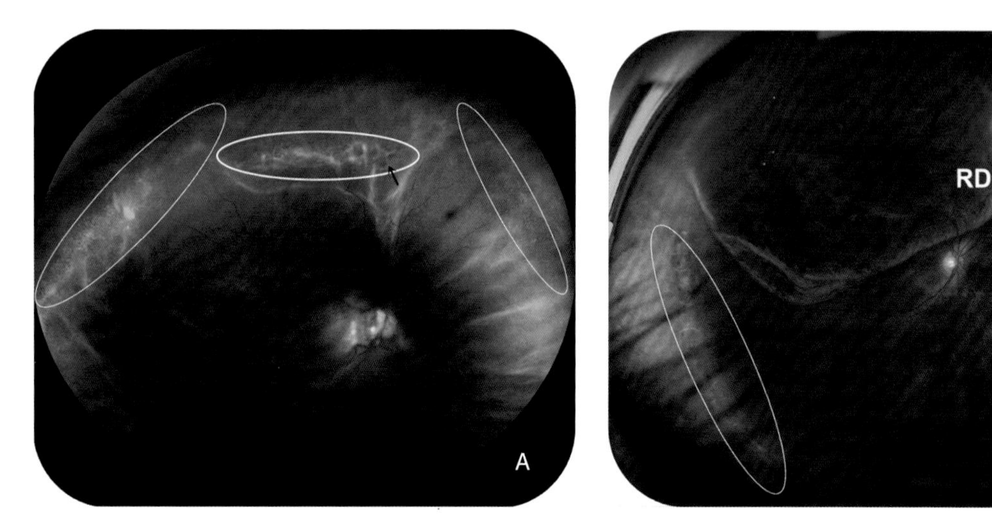

图 1-4-2 蜗牛迹样变性

Optos 超广角成像彩图：A. 右眼孔源性视网膜脱离，1:00 见圆形裂孔（黑色箭头），上方格子样变性（白色宽线圈），鼻上及颞上蜗牛迹样变性（白色窄线圈）；B. 右眼孔源性视网膜脱离，上方视网膜青灰色隆起，见 2 个马蹄形裂孔（黑色箭头），颞下蜗牛迹样变性（白色线圈）。

病理特点：视网膜内层变薄，表面玻璃体液化，可产生无盖的萎缩性圆孔。

90% 为近视，属常染色体隐性遗传。

三、压迫变白（white with pressure）与非压迫白（white without pressure）

压迫变白：压迫巩膜后，受压巩膜处视网膜呈现灰白色即为压迫变白。常见于近视眼周边变性区。

非压迫白：不压迫巩膜，也可见周边视网膜呈灰白色，边界清楚即为非压迫白，其区域可呈不规则的地图状轮廓（图 1-4-3）。

病理特点：压迫变白与非压迫白均见视网膜内层萎缩，小动脉闭锁，玻璃体与视网膜异常粘连，边缘视网膜内界膜消失。

压迫变白与非压迫白可见于正常人、老年人、高度近视者。

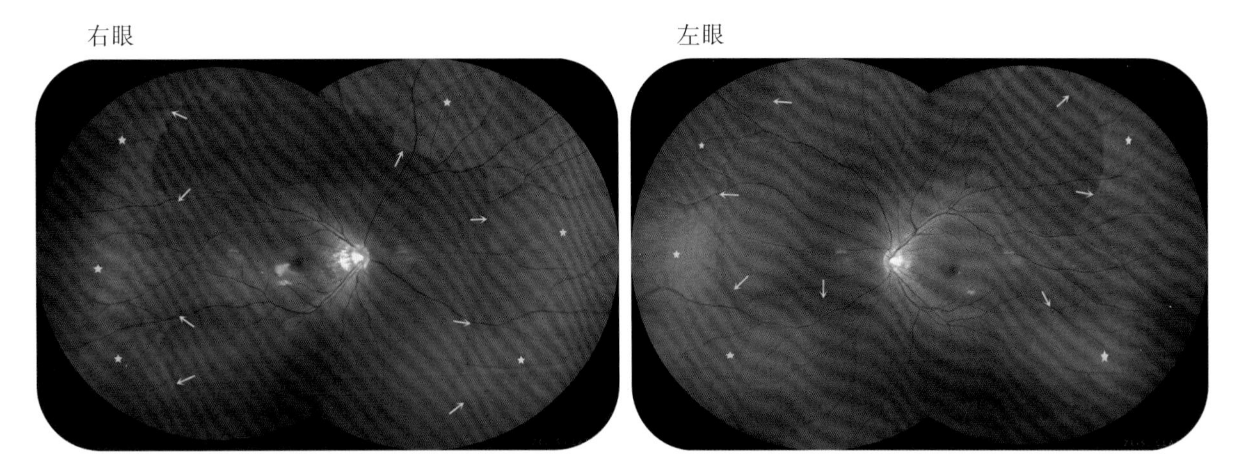

图 1-4-3　非压迫白（双眼）

CLARUS 超广角成像彩图：周边 360° 非压迫白区域（白色星状），非压迫白边界清晰可见（白色箭头）。（病例信息：患者女性，21 岁，双眼屈光不正，双眼视网膜非压迫白。）

四、铺路石样变性（pavingstone degeneration）

周边视网膜可见局灶性视网膜脉络膜萎缩，表现为边界清楚的黄白色斑块状病灶，边缘色素沉着，中央透见脉络膜血管，常为多发病灶（图 1-4-4）。

病理特点：①脉络膜毛细血管变稀、闭锁或缺失，导致视网膜外层和色素上皮萎缩；②视网膜外核层与 Bruch 膜粘连，而玻璃体视网膜的内界膜正常，无产生视网膜裂孔的危险。见于近视，25% 可见正常眼。

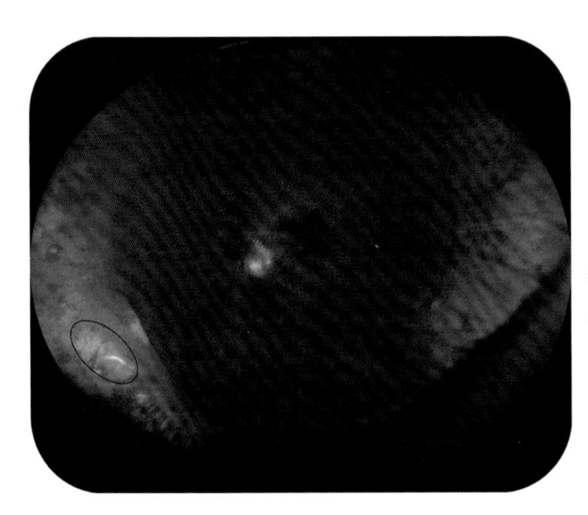

图 1-4-4　铺路石样变性

Optos 超广角成像彩图：左眼视网膜脱离复位术后，鼻下术嵴上可见铺路石样变性（黑色线圈）。

五、周边囊样变性（peripheral cystoid degeneration）

临床上囊样变性都有可能发展成视网膜劈裂，当劈裂腔的内壁或外壁均有裂孔时，可引起视网膜脱离。临床常见 2 种形式：

1. 典型微囊样变性

表现为边缘模糊的红色、半透明小囊泡。

病理特点：囊泡位于视网膜外丛状层和内核层之间，内含透明质酸。囊泡相互融合≥ 1.5mm 或 1PD 直径则称为变性性视网膜劈裂（图 1–4–5，图 1–4–6）。

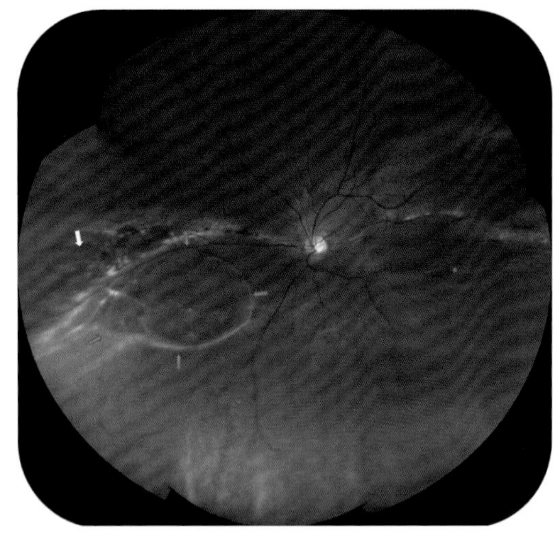

图 1–4–5　囊样变性（一）

CLARUS 超广角成像彩图：左眼下方视网膜脱离，视网膜变性性劈裂（蓝色箭头），视网膜脱离边缘大量色素沉着（白色箭头）。

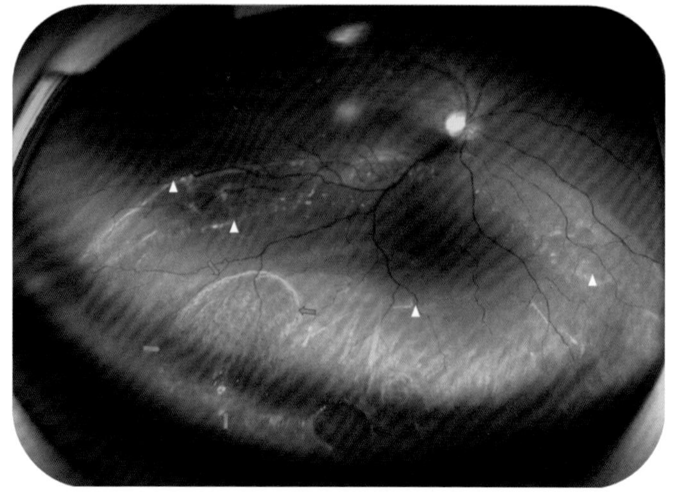

图 1–4–6　囊样变性（二）

Optos 超广角成像彩图：左眼下方视网膜脱离伴视网膜下增殖，视网膜变性性劈裂（蓝色箭头），视网膜下增殖条（白色三角），周边视网膜 6:00 见 1PD 圆形裂孔（黑色箭头）。

几乎存在于所有成人眼，多分布在颞侧，双眼对称。

2. 网状囊样变性

表现为圆形，欠透明略带金属光泽，位于视网膜血管前（图 1–4–7）。

病理特点：囊腔位于视网膜神经纤维层。

临床少见，双眼发生率为 46%。

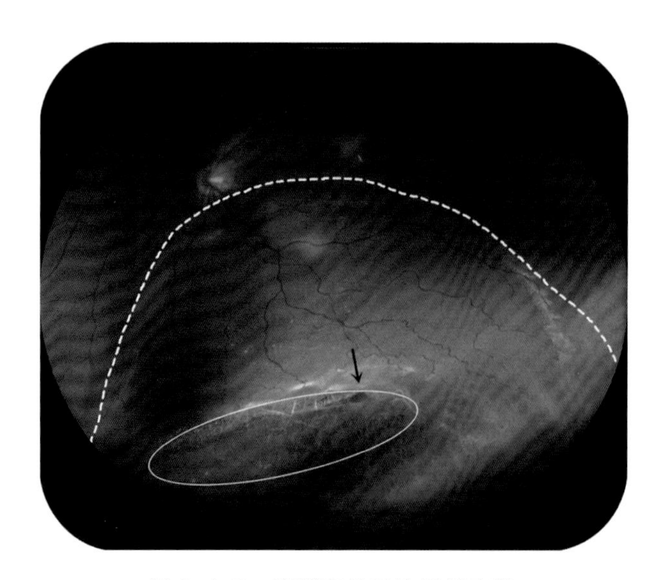

图 1–4–7　囊样变性及格子样变性

Optos 超广角成像彩图：左眼孔源性视网膜脱离，5:30 见 1/3PD 圆形裂孔（黑色箭头），下方格子样变性及囊样变性（白色线圈）。

六、色素积聚（pigment clumping）

周边视网膜可见小而局限的不规则色素积聚，表面常有玻璃体浓缩粘连，牵拉可引起视网膜裂孔（图 1-4-8）。

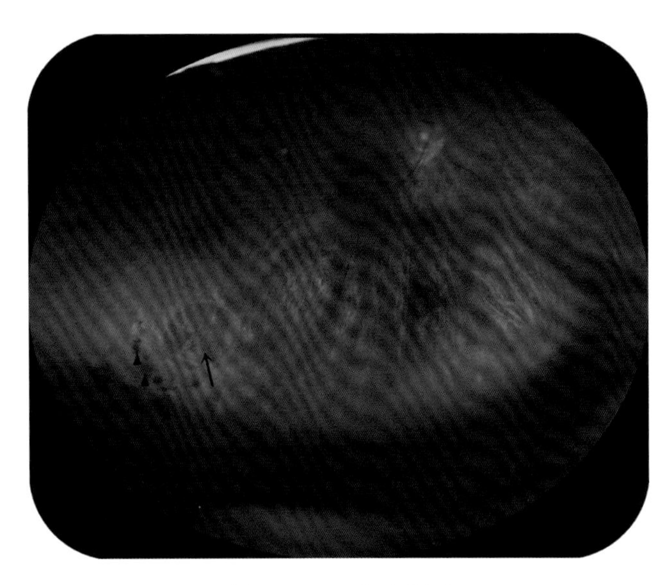

图 1-4-8　色素积聚

Optos 超广角成像彩图：右眼视网膜裂孔（黑色箭头），周边色素沉着（黑色三角）。

临床上，非压迫白和格子样变性是最常见的周边视网膜变性，1/3 高度近视患者的格子样变性大于 1 个钟点以上，随着近视眼轴增长，格子样变性及视网膜裂孔也相应增加。

（雷春灵）

参考文献

[1] 杨倍增，范先群 . 眼科学［M］. 第 9 版 . 北京：人民卫生出版社，2018,200-202.

[2] 李凤鸣，谢立信 . 中华眼科学［M］. 第 3 版 . 北京：人民卫生出版社，2014,2335-2351.

[3] 秦廷玉，高莎莎，王文战 . 伴视网膜脱离的中度与高度近视周边视网膜变性的比较［J］. 中华眼外伤职业眼病杂志，2016，38（6）：401-404.

[4] 刘文 . 临床眼底病 . 内科卷［M］. 北京：人民卫生出版社，2015,206-208, 884-888.

[5] David Z.Chen, Victor Koh,Marcus Tan, et al. Peripheral retinal changes in highly myopic young Asian eyes ［J］. Acta Ophthalmologica, 2018:96:e846-e851.

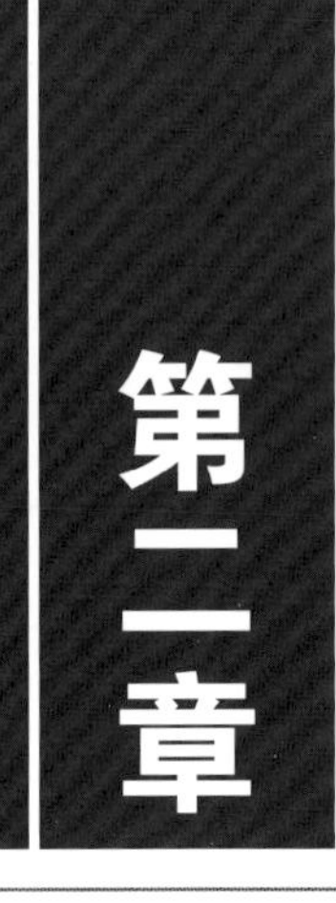

第二章 视网膜脱离的检查及诊断

第一节　视网膜脱离的检查

一、眼底检查

1. 直接检眼镜

检查方法（图 2-1-1，视频 2-1-1）：

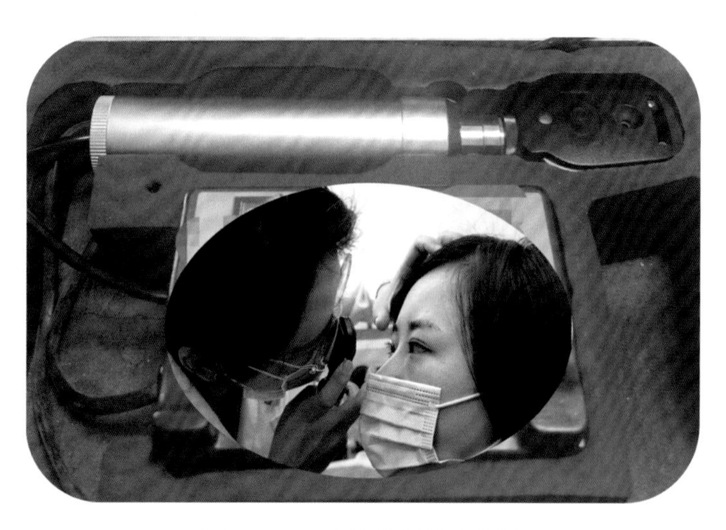

图 2-1-1　直接检眼镜检查图

视频 2-1-1　直接检眼镜检查演示录像

（1）医生手持检眼镜，将转盘调至“0”，站在患者一侧（被检右眼，医生位于右侧；被检左眼，医生位于左侧），距被检眼 2cm，将光线经瞳孔照入眼内，调整转盘至看清眼底。

（2）检查眼底时，先嘱被检眼正视前方，查看后极部；然后再嘱被检眼上下左右转动，查看周边视网膜。

（3）所看眼底像为正像，放大倍数约 16 倍，视野小观察范围有限，单眼检查缺乏立体感。

2. 间接检眼镜

1）间接检眼镜的检查方法（图 2-1-2，视频 2-1-2）。

患者：被检眼需充分散大瞳孔，坐位或平躺位。

医师：头戴间接镜，调整瞳距；左手或右手食指和拇指分别放置于物镜边框把持物镜，中指和无名指放在被检眼上、下眼睑辅助撑开上、下眼睑；将物镜放置于被检眼前 3~4cm；先检查后极部，再检查中周部，检查中周部时，需患者转动眼球配合。

常用物镜：20D，30D。

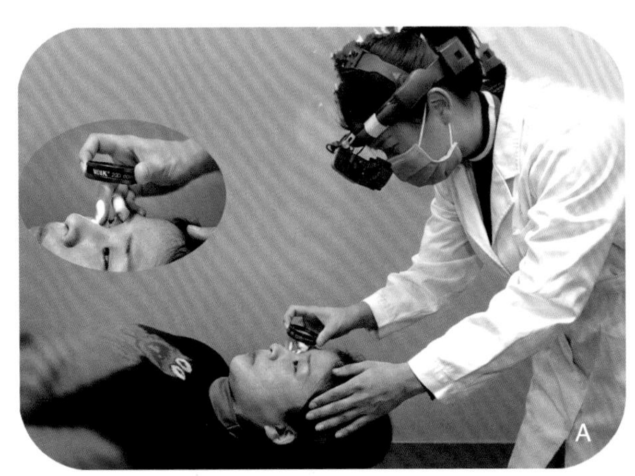

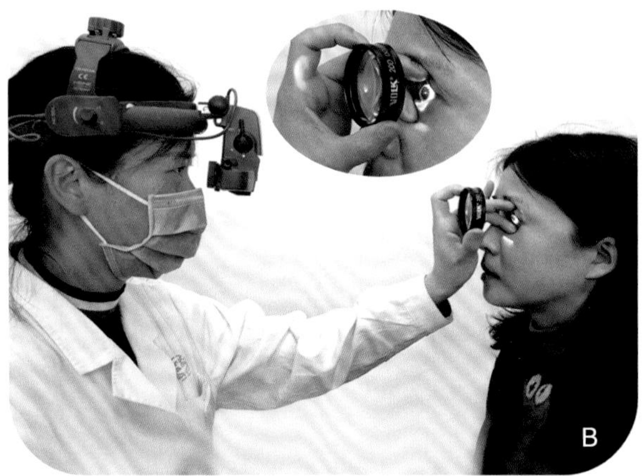

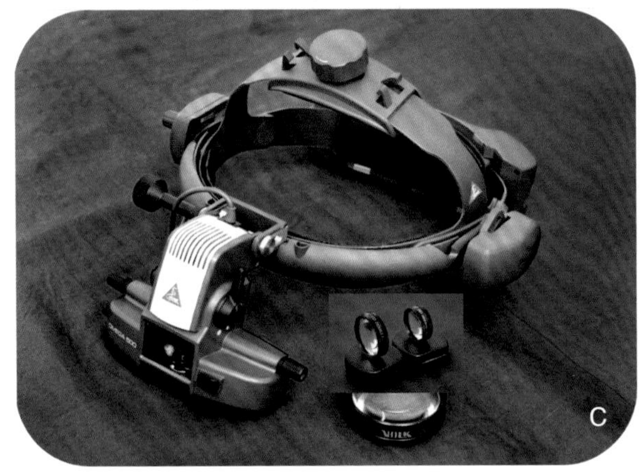

图 2-1-2　间接检眼镜检查图

A. 检查被检眼（平躺位）；B. 间接检眼镜（坐位）；C. 间接检眼镜。

视频 2-1-2　间接检眼镜检查演示录像

2）术前标准眼底图的绘制（同心圆由外到内：角膜缘、锯齿缘、赤道部）。

（1）间接镜下眼底图像：倒置图像。检查眼底的部位不变（上方即是上方），但是图像上下倒置，左右倒置。

（2）眼底分区：

后部眼底：后极部，黄斑区及视盘颞侧上下血管弓之间，分界即涡静脉巩膜管内口后缘连线。

周边眼底：涡静脉巩膜内口后缘连线至锯齿缘。

中周部（赤道部）——赤道前后 2PD 环形带状区域，宽约 4PD。

远周边部——赤道前 2PD 至锯齿缘之间约 2PD 环形区域。

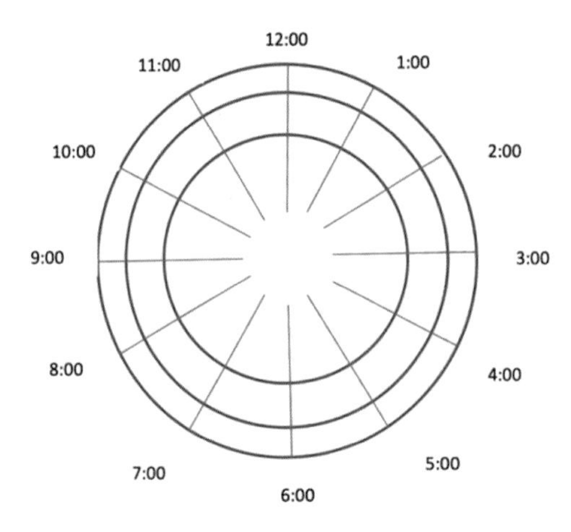

图 2-1-3 术前标准眼底图

（3）眼底病变测量：视盘直径平均约 1.5mm，以此作为标准描述眼底病变。

3）所见眼底像为倒像，放大倍数为 3~4 倍，视野大，立体感强。缺点：为倒像，学习曲线长。

3. 裂隙灯 + 非接触前置镜（90D、78D）

检查方法（如图 2-1-4，视频 2-1-3）。

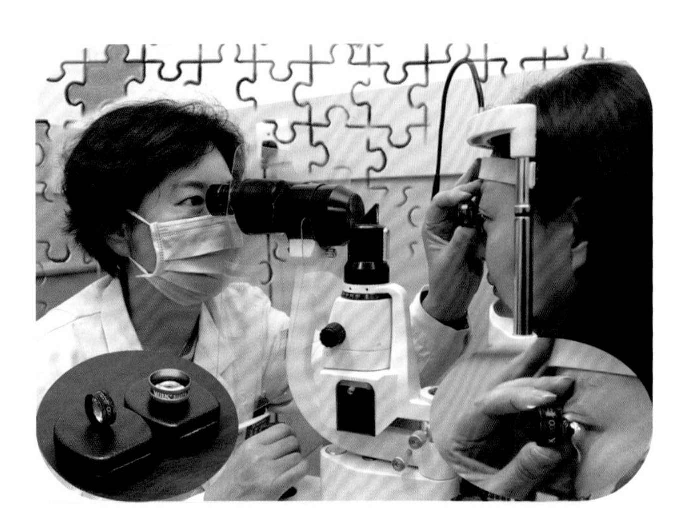

图 2-1-4 裂隙灯 + 非接触前置镜检查

视频 2-1-3　裂隙灯 + 非接触前置镜检查演示录像

（1）被检眼充分散大瞳孔，患者坐于裂隙灯前，下颌置于托架上，摆好头位及眼位。

（2）医师先将裂隙灯焦点对到被检眼角膜表面，左手持非接触前置镜放置于被检眼前约 1cm 处，右手扶持裂隙灯操作把手调整，然后逐渐朝后（医师方向）移动裂隙灯至通过裂隙灯及非接触前置镜查看玻璃体后段及眼底。

（3）所见眼底呈倒像，常用于后极部检查，有立体感。也可嘱被检眼上下左右转动检查周边视网膜。

4. 裂隙灯 + 三面镜检查

三面镜为圆锥形，大的一端呈平面，小的一端呈凹面；中央接触镜为 -58°，检查眼底后极部 30° 范围，周边 3 个反光斜面镜分别为 75° ——梯形镜（检查赤道部至 30° 视网膜即角膜缘后 13~17mm 范围）、67° ——长方形镜（检查赤道部至周边部视网膜即角膜缘后 10~15mm 范围）、59° ——舌形镜（检查锯齿缘及房角、角膜缘后 9mm 以前范围）。

检查方法（图 2-1-5，视频 2-1-4）：

（1）被检眼充分散大瞳孔，结膜囊滴入表面麻醉眼药水 1 滴；患者坐于裂隙灯前，下颌置于托架上，摆好头位及眼位。

（2）医生将三面镜角膜面滴入甲基纤维素或透明质酸钠或透明眼用凝胶，放置于被检眼；医师左手扶持及旋转三面镜，右手扶持裂隙灯操作把手调整并通过裂隙灯查看眼底。

（3）所见眼底像，中央镜呈正像，周边 3 个斜面镜为所看镜面位置对面的正像（如镜面位于 3:00 的像实际是对侧 9:00 的正像）。

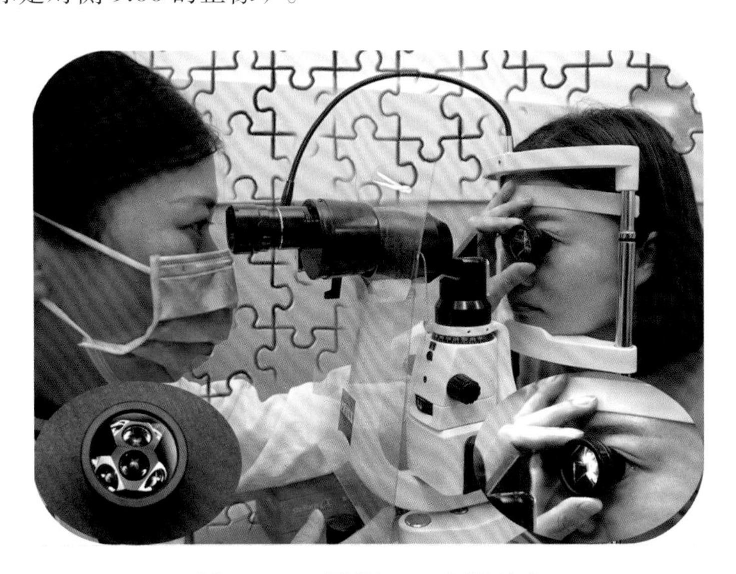

图 2-1-5　裂隙灯 + 三面镜检查

视频 2-1-4　裂隙灯 + 三面镜检查演示录像

二、影像检查

1. 普通眼底照相

普通眼底照相使用白光光源拍摄，成像聚集在眼底后极部，无法一次获得周边视网膜影像，一般是 45°～55° 成像，范围占视网膜面积的 15%（图 2-1-6）。

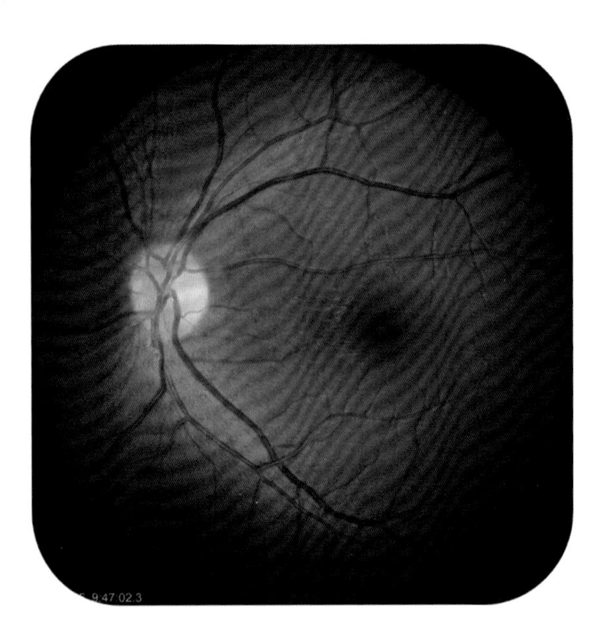

图 2-1-6　普通眼底彩色照片 55°

2. 超广角眼底照相

超广角眼底成像术是一项新的眼底影像采集技术。传统眼底照相技术的成像范围聚焦在后极部（包括视盘、黄斑及血管弓），对于中周部（赤道部以后）及远周部（赤道部以前至锯齿缘部分）的视网膜则无法成像。眼球正位一次成像可达到赤道前部至锯齿缘范围的技术，称为超广角眼底成像技术。具有免散大瞳孔、拍摄范围广、成像快等特点，但对细节的观察仍有欠缺，如周边部影像轻度变形及不易定量测量等问题。

临床常见有 2 种超广角眼底照相：

（1）超广角眼底成像技术——欧堡（Optos）：使用红、绿激光同时扫描，绿激光（波长 532 nm）穿透力弱，可以获得视网膜神经上皮层到视网膜色素上皮（RPE）的信息；红激光（波长 633 nm）穿透力强，可以获得从 RPE 到脉络膜的信息。叠加 2 种激光分别获取的图像，得到最终的复合眼底伪彩色图像。一次成像 200° 眼底图，范围占视网膜面积的 80%，通过眼位引导还可以获得 220°～240° 范围的视网膜影像图（图 2-1-7 和图 2-1-8）。

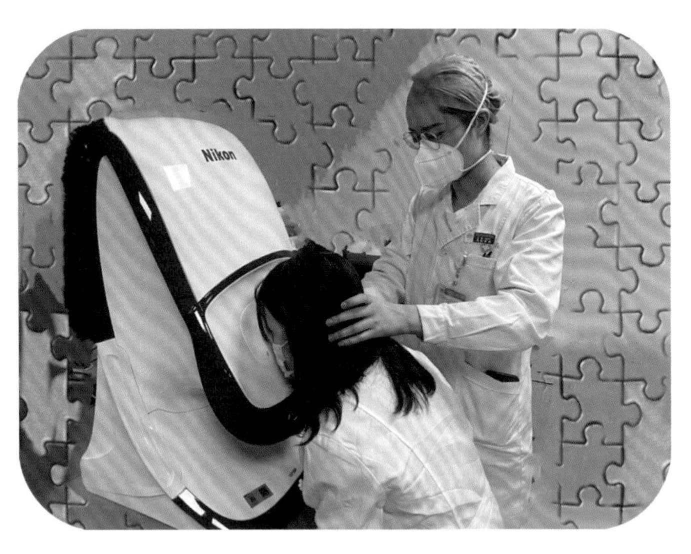

图 2-1-7 Optos 超广角成像仪器

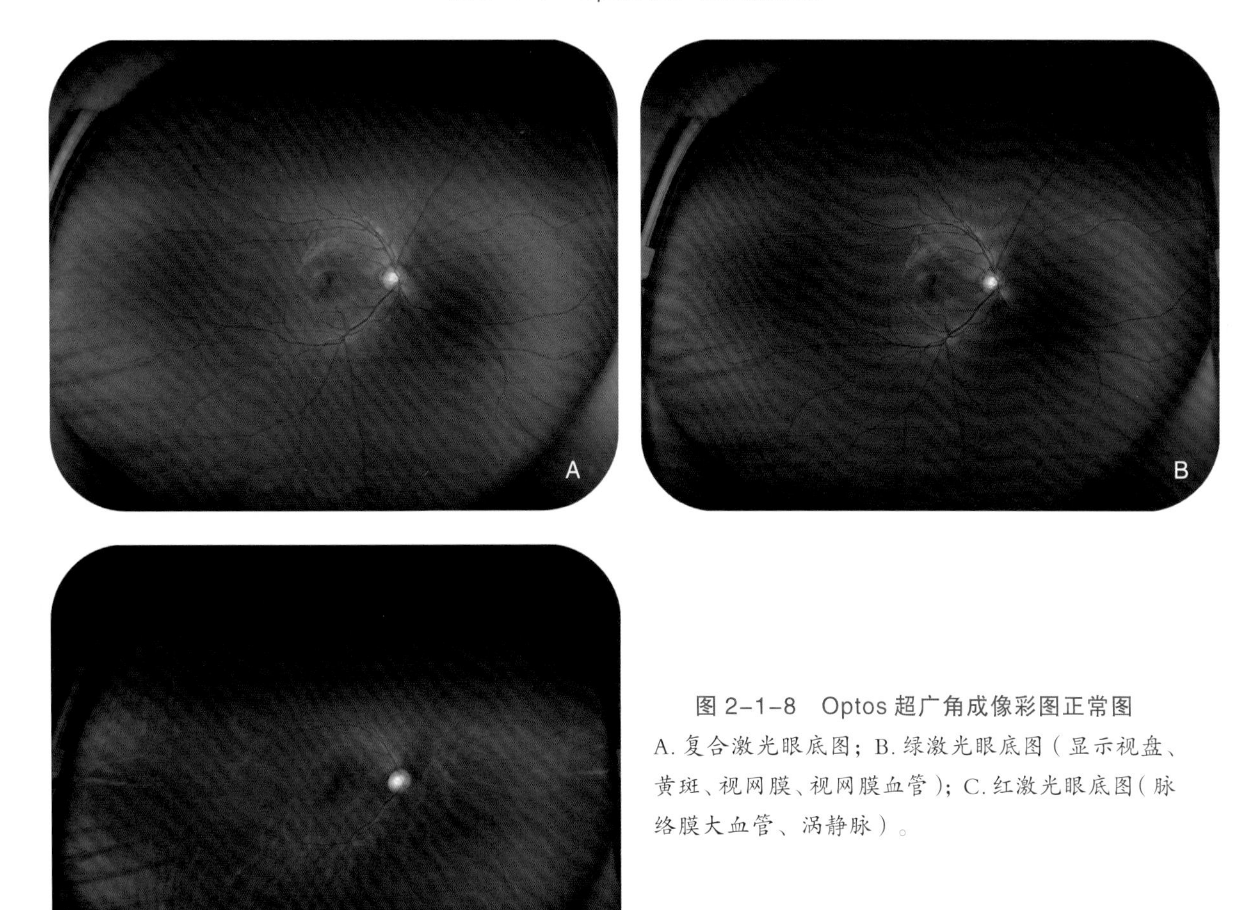

图 2-1-8 Optos 超广角成像彩图正常图

A. 复合激光眼底图；B. 绿激光眼底图（显示视盘、黄斑、视网膜、视网膜血管）；C. 红激光眼底图（脉络膜大血管、涡静脉）。

（2）宽线眼底成像技术——ZEISS CLARUS 500：使用一束宽的矩形光带，用广谱的红、绿、蓝连续波长的激光扫描眼底，并用单色相机探测形成真实色彩的图像。一次成像 133° 眼底影像图，通过引导眼位拼图达 267° 范围的眼底影像图（图 2-1-9 和图 2-1-10）。

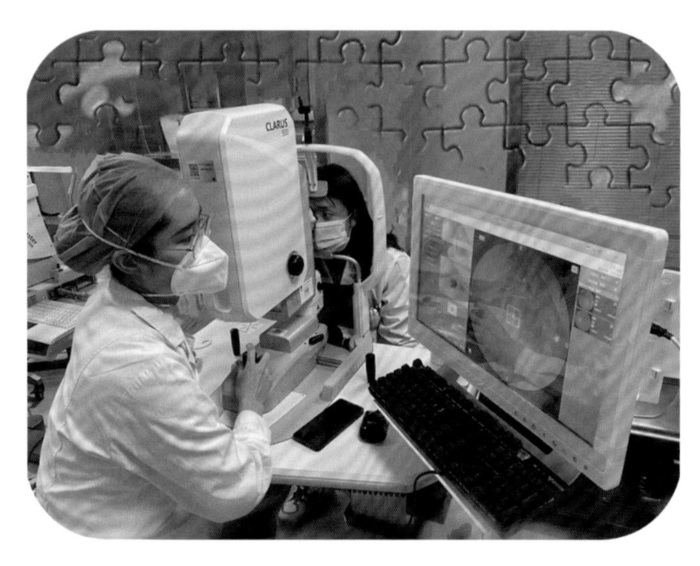

图 2-1-9　CLARUS 500 眼底照相仪器

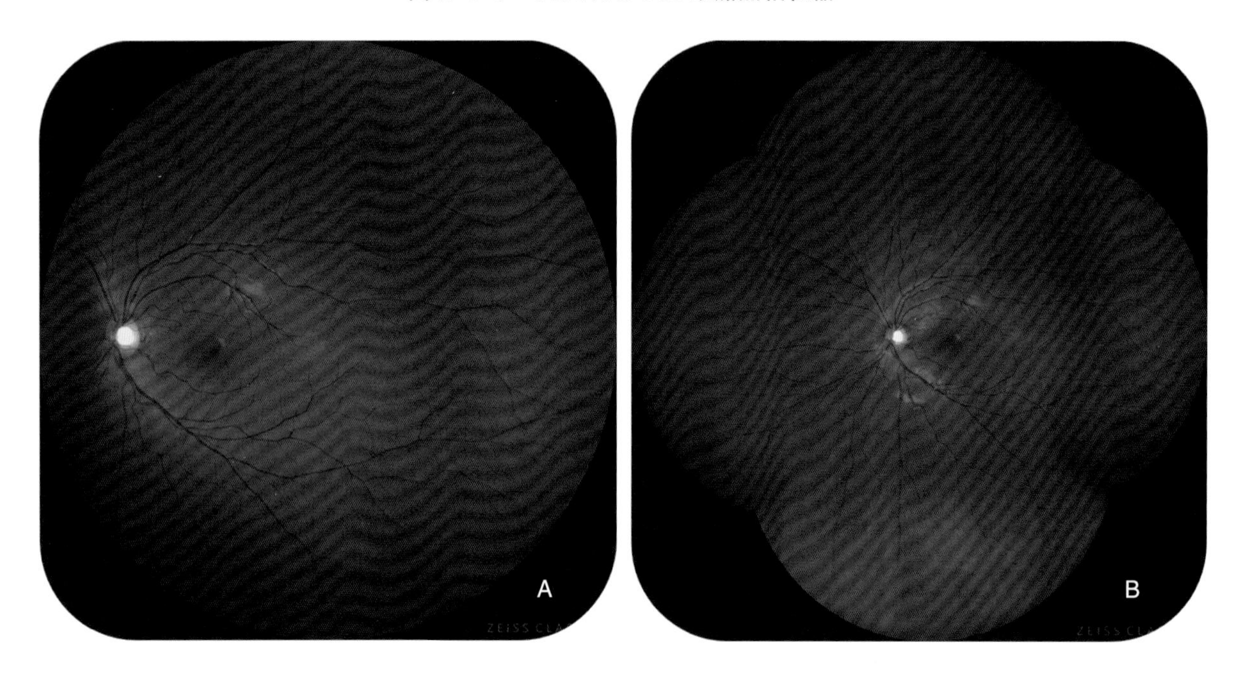

图 2-1-10　CLARUS 超广角成像彩图

A. 133° 眼底；B. 拼图眼底。

3. 超声检查

眼内超声检查可显示玻璃体、视网膜、脉络膜的情况，如混浊（出血、炎症、眼内异物等）、占位病变、视网膜脱离、脉络膜脱离、玻璃体后脱离、眼轴等，尤其是在屈光间质混浊时，可以提供眼后段的状况，辅助临床对疾病的诊断。

（1）A 型超声（A-scan ultrasonography）：超声探测组织每个声学界面，回声按返回时间以波峰形式排列在基线上，构成与探测方向一致的一维图像。临床上常用于眼轴的测量，因为部分患者晶体混浊明显，眼底不易窥入，常规人工晶体度数不易测算，选用 A 超测量眼轴有助于白内障 IOL 度数的测定（图 2-1-11）。

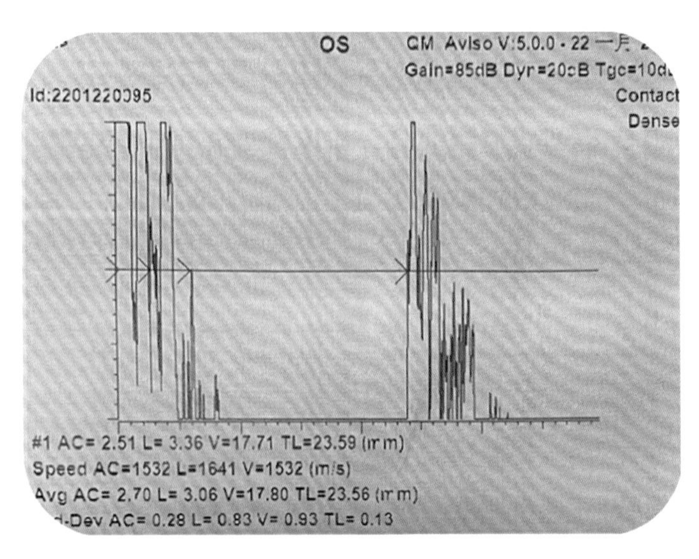

图 2-1-11　A 型超声图

（2）B 型超声（B-scan ultrasonography）：以扇形或线阵扫描探测组织，将界面反射回声转为大小不等、亮度不同的光点形式显示，构成二维图像。用于屈光间质混浊查看眼后段结构，了解玻璃体、视网膜、脉络膜状态。

B 型超声对眼部扫描有 3 种方式：轴向、横向、纵向。

轴位扫描：探头置于角膜上（或眼睑上）指向眼轴，从前到后依次为晶状体后界弧形回声或人工晶体伪影—玻璃体无回声暗区—眼球壁（视网膜、脉络膜、巩膜）弧形光带回声—球后组织（中央三角形无回声区为视神经）横“W”中强回声。主要用于后极部病变的显示（图 2-1-12）。

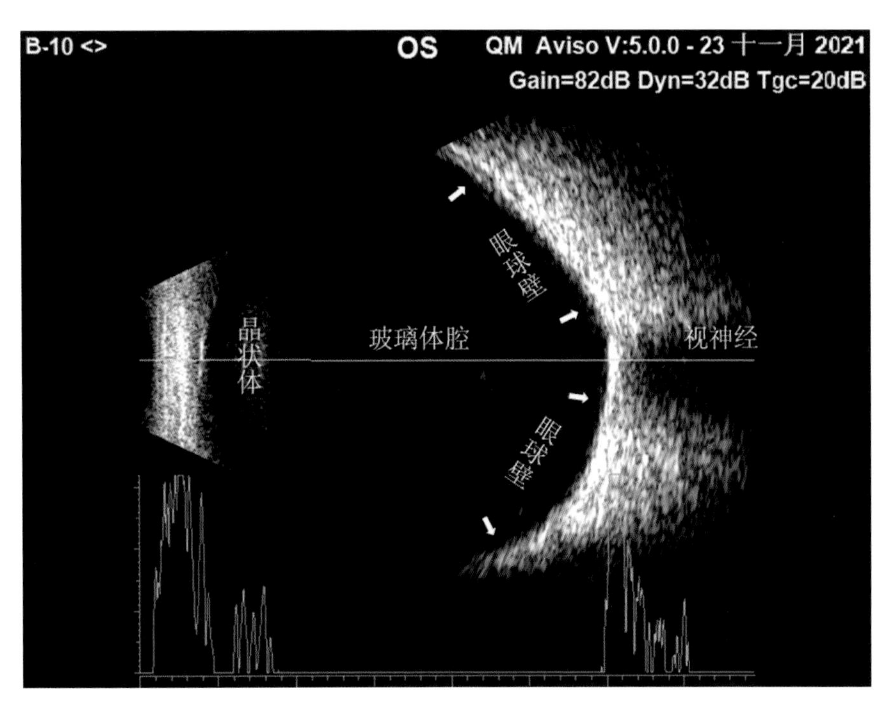

图 2-1-12　B 型超声像图——轴向扫描正常图

横向扫描：探头置于角膜缘平行位置指向对侧，检查对侧眼底病变。用于眼底周边病变的显示。

纵向扫描：探头方向与横向扫描垂直，用于显示眼底病变的前后界与视神经的关系。

（3）彩色多普勒成像（color doppler imaging, CDI）：用 B 型超声模式加多普勒技术检查眼部血管的血流动力学变化，红色表示动脉，蓝色表示静脉。临床用于检查眼部的血管及占位病变的血流（图 2-1-13）。

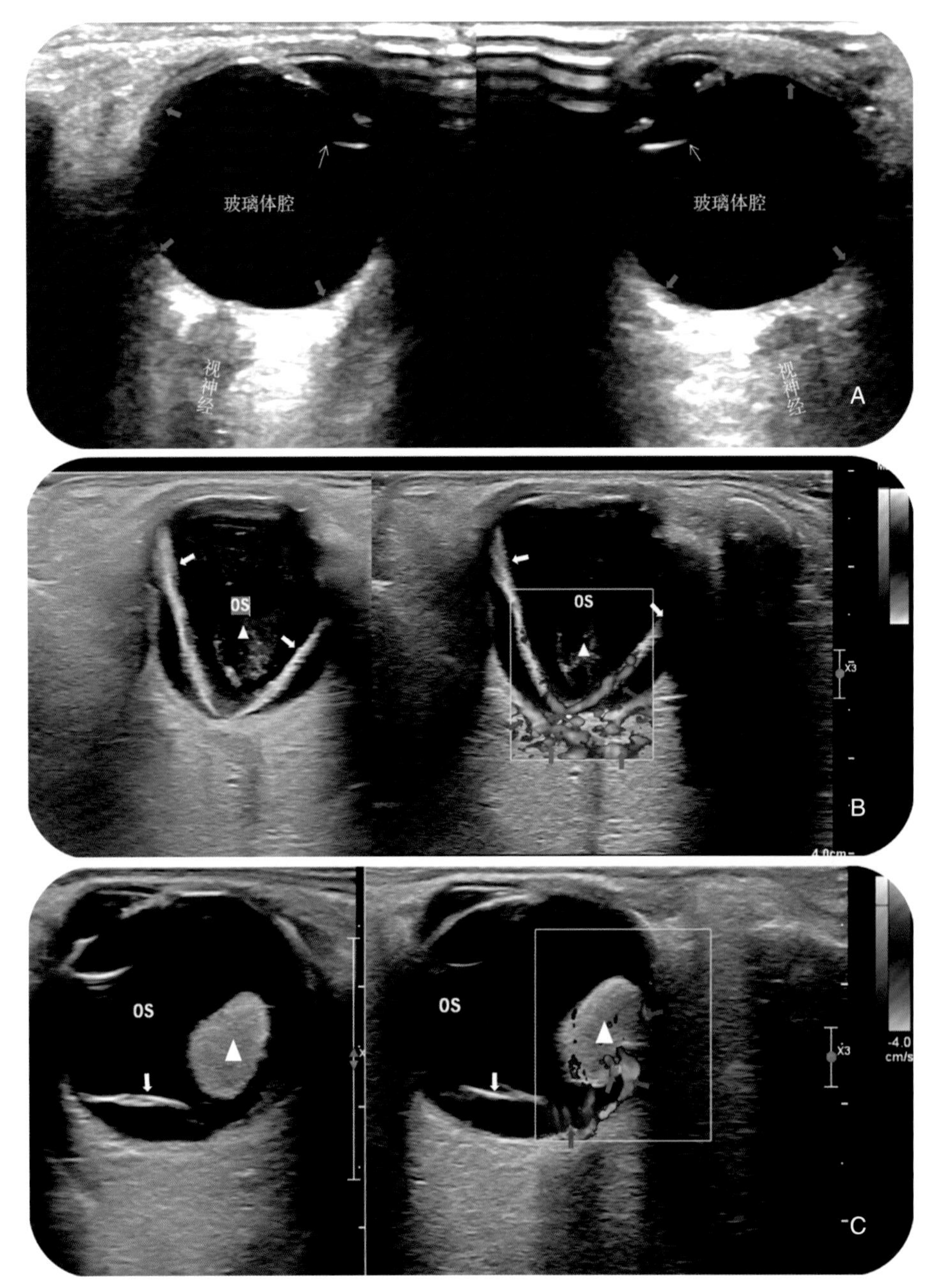

图 2-1-13　彩色多普勒成像图

A. 正常眼部成像图；B. 视网膜脱离成像图：视网膜脱离光带（白色箭头），视网膜脉络膜血流（动脉：红色箭头，静脉：蓝色箭头），玻璃体混浊（白色三角）；C. 脉络膜占位性病变继发视网膜脱离：视网膜脱离光带（白色箭头），致密大光团伴血流（白色三角）。

（4）超声生物显微镜（ultrasound biomicroscopy，UBM）：是一种高频超声成像检查，用于眼前段检查，了解角膜、前房、房角及睫状体、基底部玻璃体的结构。临床上在青光眼的诊断中广泛应用，在眼底疾病诊断中如视网膜脱离同时伴有脉络膜脱离或睫状体脉络膜疾病，通过 UBM 检查了解睫状体是否脱离及其程度，以及经药物治疗或手术后睫状体恢复的情况，观察治疗效果（图 2-1-14）。

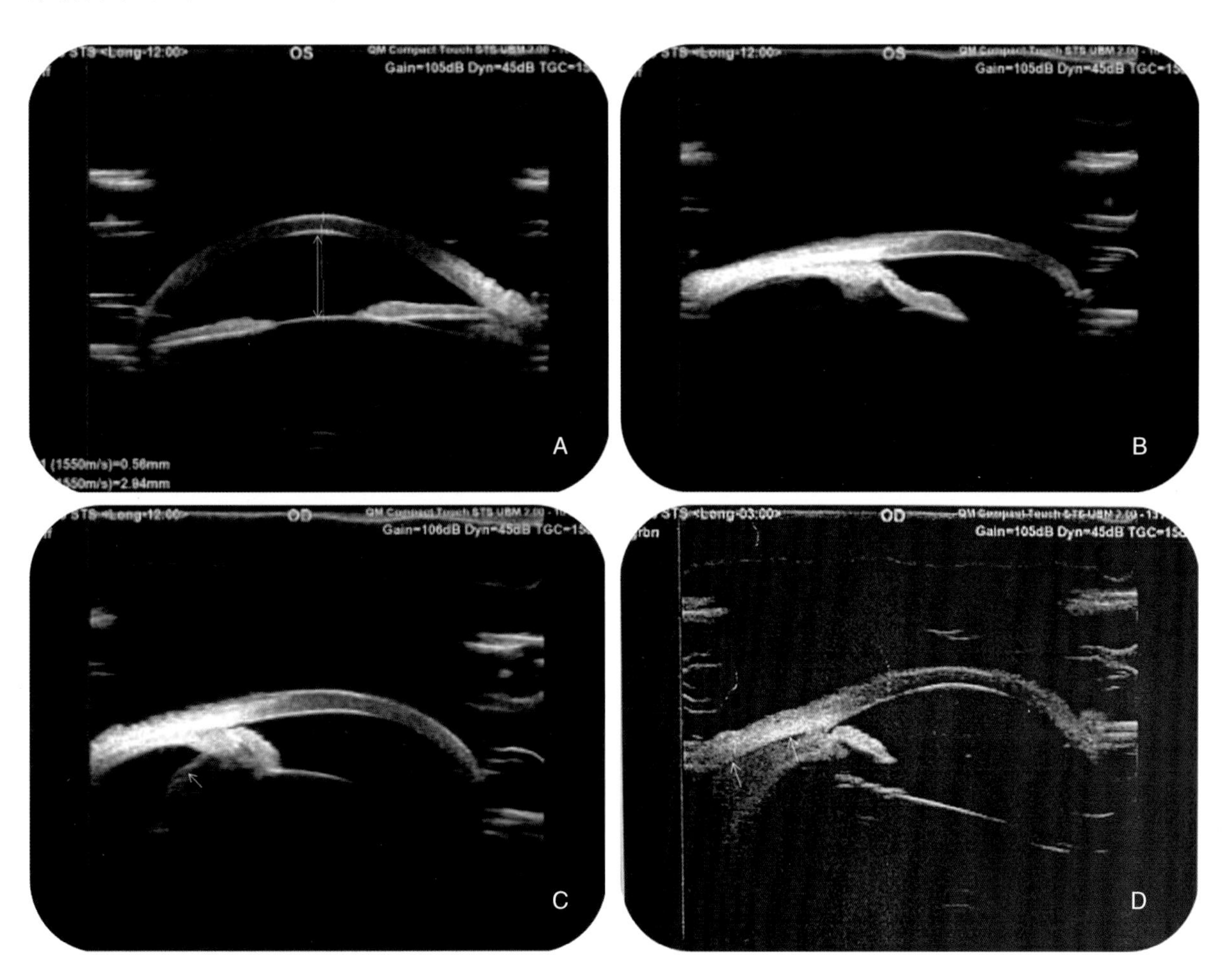

图 2-1-14 UBM 图

A. 眼前段全景 UBM 图像；B. 正常眼前段，左眼 12:00 矢状切面图像：显示角膜、前房角、虹膜、睫状体、晶体等；C. 右眼前段 12:00 矢状切面图像：显示睫状体上皮脱离（白色箭头）；D. 右眼前段 3:00 矢状切面图像：显示睫状体脱离（白色箭头）。

（5）常见视网膜脱离 B 超声像图及动态图。临床上视网膜脱离多采用 B 型超声检查，了解视网膜脱离的范围、程度、活动度，裂孔大小，是否伴随玻璃体混浊、玻璃体后脱离、脉络膜脱离、视网膜劈裂形成变性囊肿、视网膜前及下增殖等（图 2-1-15 至图 2-1-27）。

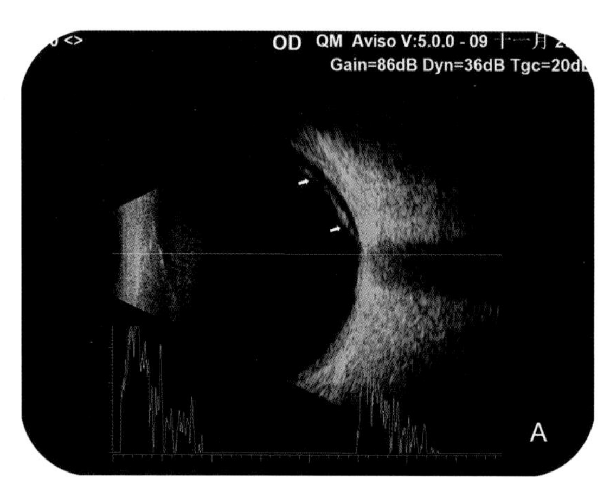

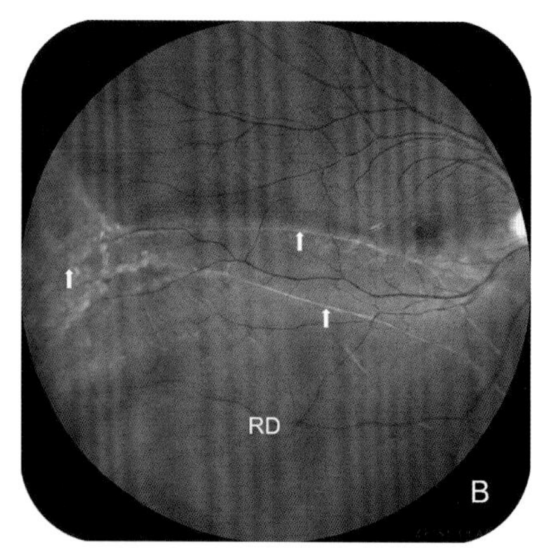

图 2-1-15　右眼陈旧性视网膜脱离（部分）

A. B 超声像图：一条光带呈弧形，凹面朝球心，一端与视盘相连（白色箭头）；B. CLARUS 超广角成像彩图：下方视网膜脱离，视网膜下增殖条（白色箭头）。

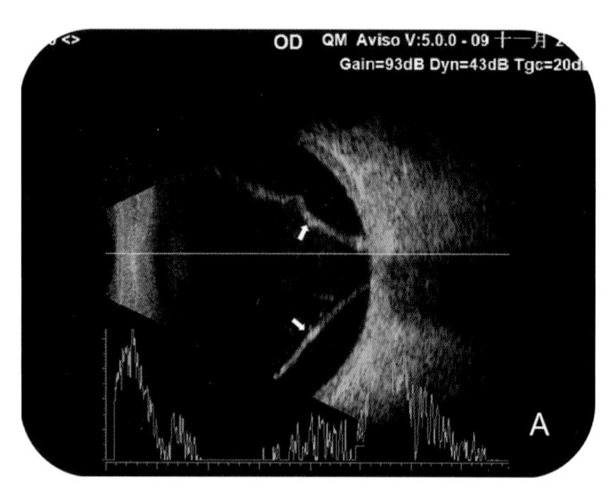

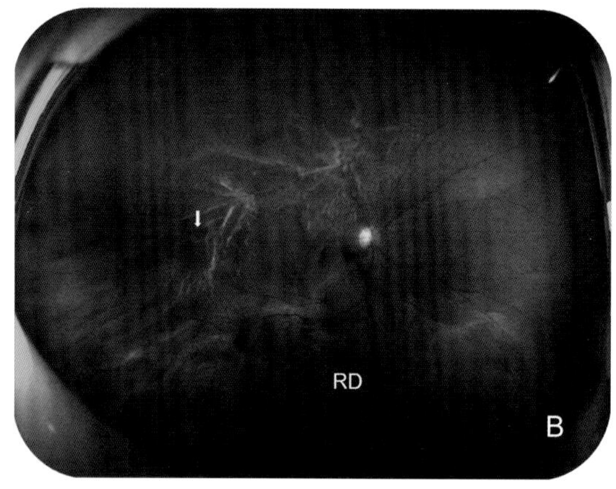

图 2-1-16　右眼孔源性视网膜脱离

A. B 超声像图：玻璃体内见“V”形光带，一端与视盘相连，一端与锯齿缘相连（白色箭头）；B. Optos 超广角成像彩图：视网膜全脱离，颞侧赤道部见 1/2 PD 马蹄形裂孔（白色箭头）。

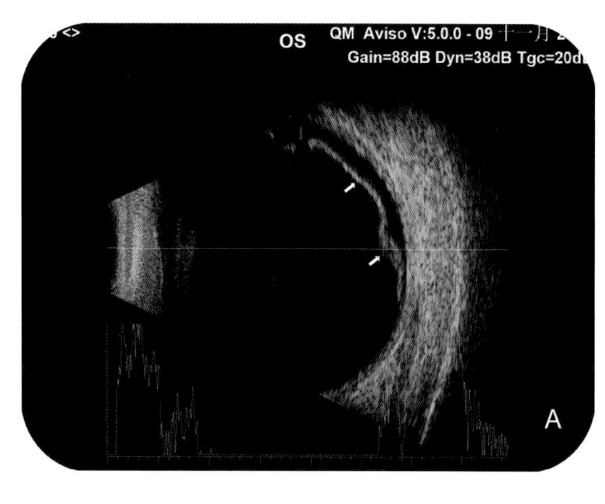

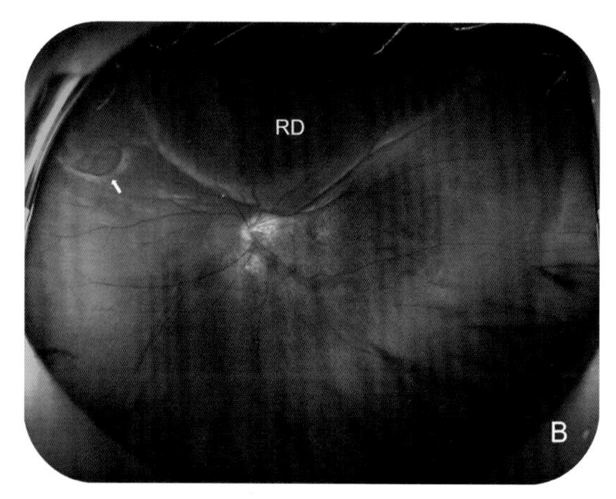

图 2-1-17　左眼孔源性视网膜脱离

A. B 超声像图：视网膜脱离条形光带（白色箭头），光带中断提示视网膜裂孔（红色箭头）；B. Optos 超广角成像彩图：上方视网膜脱离，鼻上 1.5 PD 马蹄形裂孔（白色箭头）。

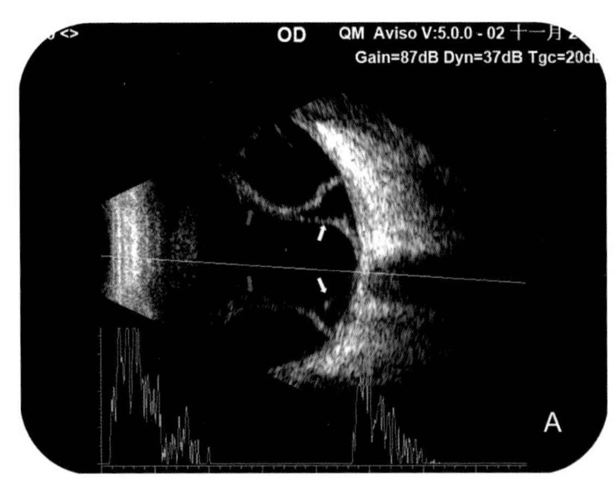

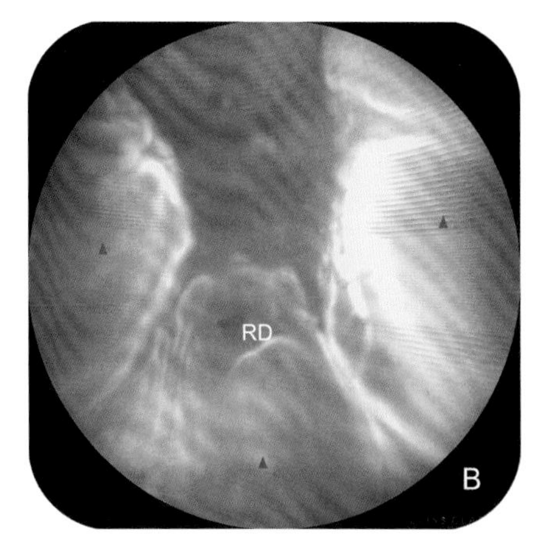

图 2-1-18　右眼视网膜脱离伴脉络膜脱离

A. B 超声像图：玻璃体内见双光带，脉络膜脱离光带凸面向球心（蓝色箭头），视网膜脱离光带凹面向球心（白色箭头）；B. CLARUS 超广角成像彩图：视网膜脱离，脉络膜呈棕色隆起（蓝色三角）。

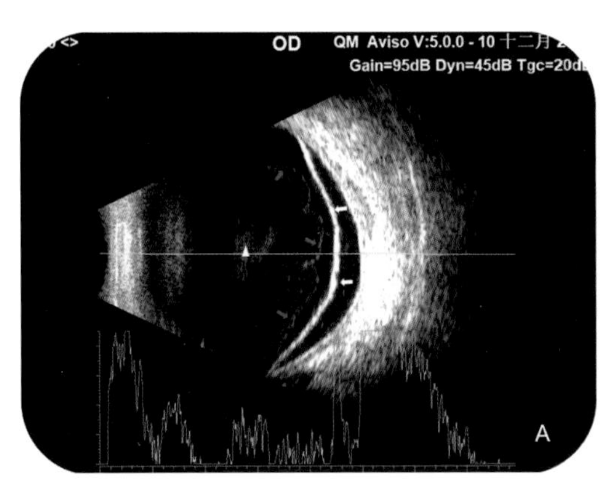

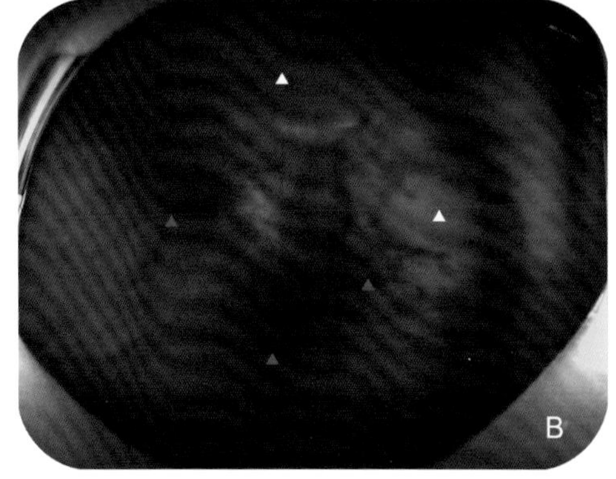

图 2-1-19　右眼视网膜脱离伴玻璃体后脱离

A. B 超声像图：稍宽视网膜脱离光带（白色箭头），玻璃体后脱离为较细光带（蓝色箭头），玻璃体腔光团提示玻璃体混浊（白色三角）；B. Optos 超广角成像彩图：玻璃体大量色素颗粒及灰白色点絮状混浊（蓝色三角），鼻上视网膜脱离（白色三角）。

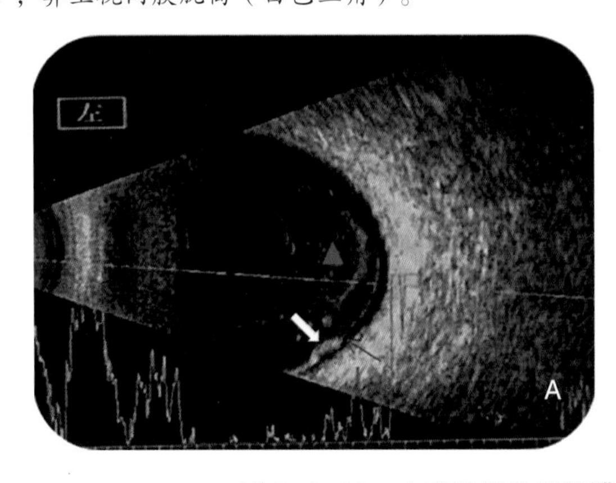

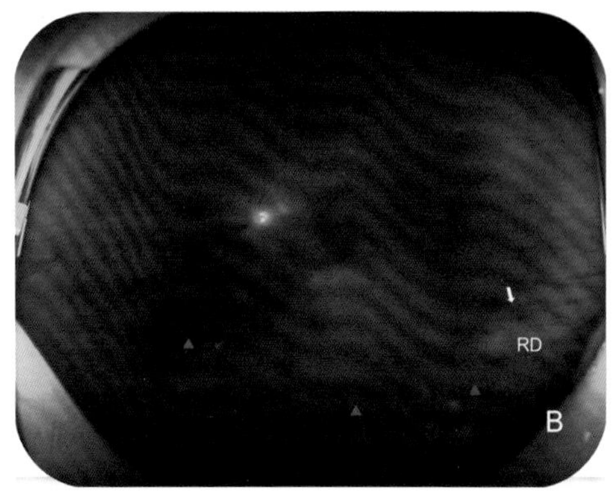

图 2-1-20　左眼孔源性视网膜脱离伴玻璃体积血（少量）

A. B 超声像图：视网膜脱离光带（白色箭头），玻璃体腔较密集光斑（蓝色三角），玻璃体后脱离细光带牵拉视网膜形成裂孔（红色箭头）；B. Optos 超广角成像彩图：左眼玻璃体少量血性混浊（蓝色三角），眼底颞下视网膜见 1.5PD 马蹄形裂孔（白色箭头），局部视网膜浅脱离。

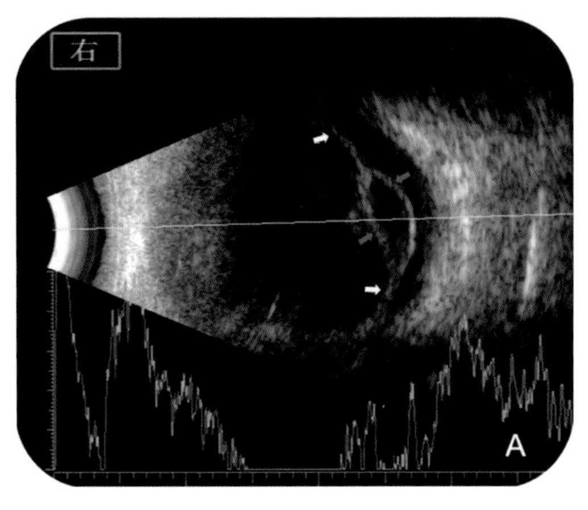

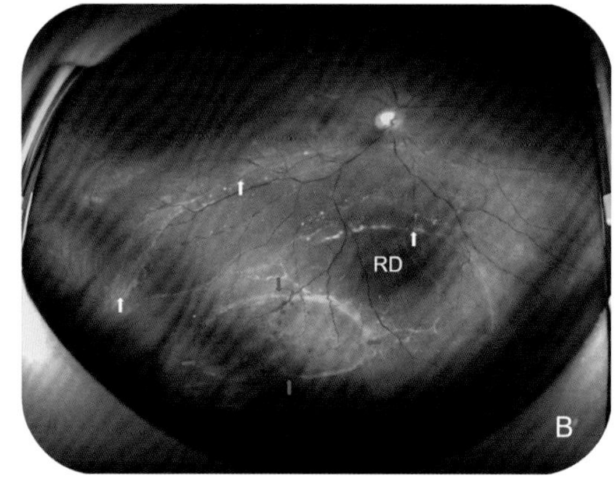

图 2-1-21　右眼陈旧性视网膜脱离伴视网膜变性劈裂（视网膜囊肿）

A. B 超声像图：视网膜脱离光带（白色箭头），中央呈椭圆形无回声区（蓝色箭头）；B.Optos 超广角成像彩图：下方视网膜脱离，视网膜下条形增殖（白色箭头），下方视网膜脱离区见视网膜囊肿（蓝色箭头）。

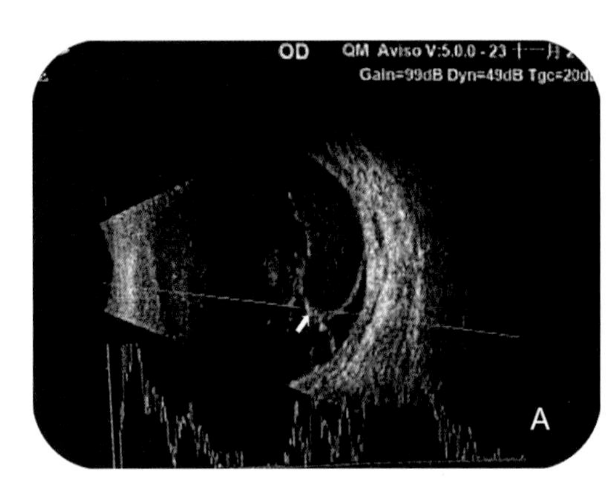

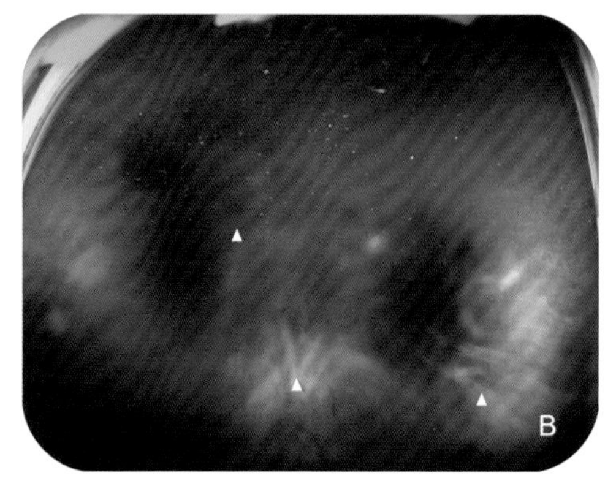

图 2-1-22　右眼牵拉性视网膜脱离（PDR）

A. B 超声像图：玻璃体腔密集斑点状光斑，下方见分支状光带牵拉视网膜脱离（白色箭头）；B.Optos 超广角成像彩图：玻璃体黄白色混浊（白色三角），眼底窥不清。

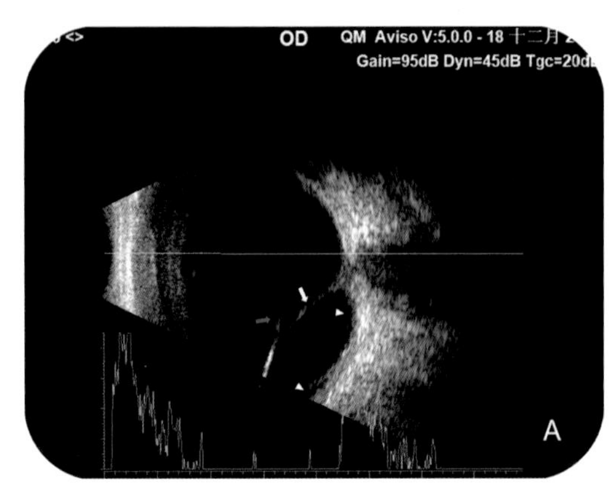

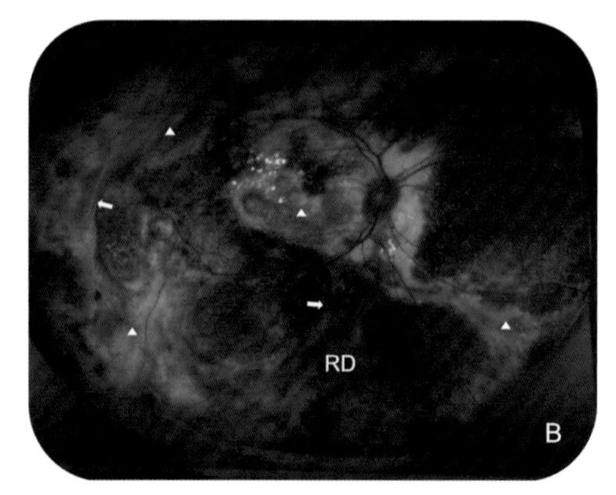

图 2-1-23　渗出性视网膜脱离

A. B 超图像玻璃体腔牵拉条光带（蓝色箭头）；视网膜脱离光带（白色箭头），一端与视盘相连；视网膜脱离下见较多光点（白色三角）；B.Optos 超广角成像彩图：下方视网膜脱离；视网膜下广泛黄白色渗出（白色三角），后极部见胆固醇结晶；下方及颞侧视网膜前增殖形成（白色箭头）。（病例信息：患者男性，11 岁，右眼 Coats 病 3 期。）

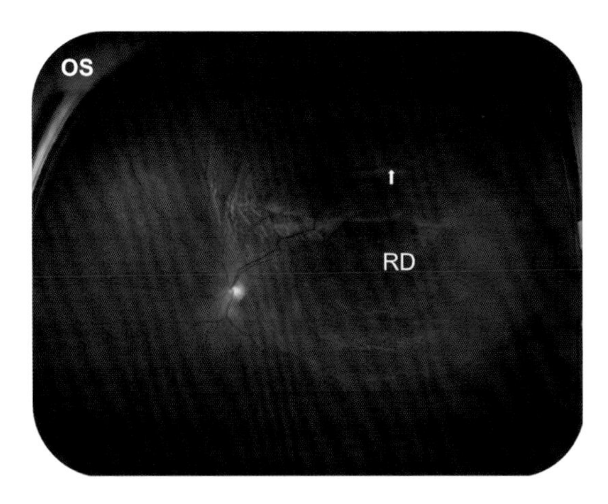

图 2-1-24　Optos 超广角成像彩图

左眼孔源性视网膜脱离：玻璃体腔见 Weiss 环（红色箭头），11:00–4:00 视网膜青灰色隆起，颞上赤道部见 2PD 马蹄形裂孔（白色箭头）。动态 B 超影像见视频 2-1-5。

视频 2-1-5　动态 B 超

见视网膜脱离光带，光带中断提示视网膜裂孔。

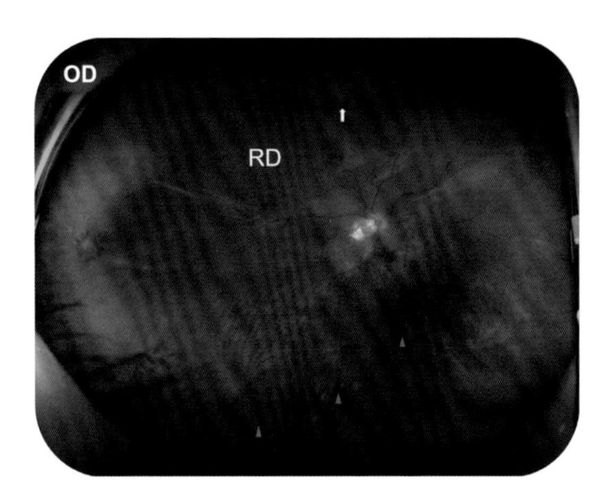

图 2-1-25　Optos 超广角成像彩图

右眼孔源性视网膜脱离伴玻璃体积血：玻璃体腔后下方见少量血性混浊（蓝色箭头），9:00–2:00 视网膜青灰色隆起，12:00 赤道部见 2PD 马蹄形裂孔（白色箭头）。动态 B 超影像见视频 2-1-6。

视频 2-1-6　动态 B 超

下方玻璃体腔见点团状光点，视网膜脱离光带，光带中断。

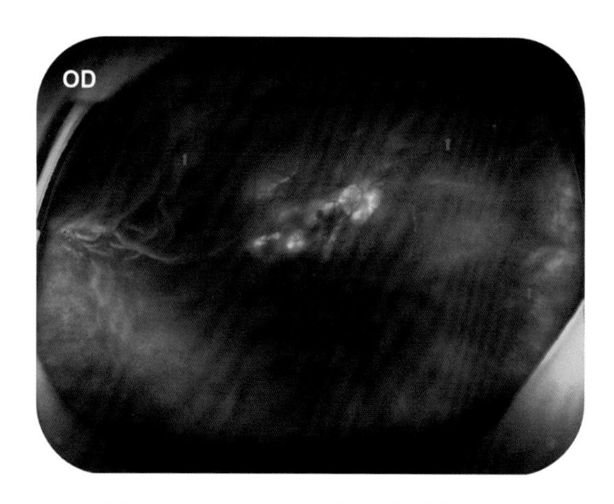

图 2-1-26　Optos 超广角成像彩图

右眼视网膜脱离伴脉络膜脱离：视网膜全脱离，周边见棕色隆起（蓝色箭头）。动态 B 超影像见视频 2-1-7。

视频 2-1-7　动态 B 超

见 2 条光带，一条弯曲视网膜脱离光带，一条凸向玻璃体腔脉络膜脱离光带。

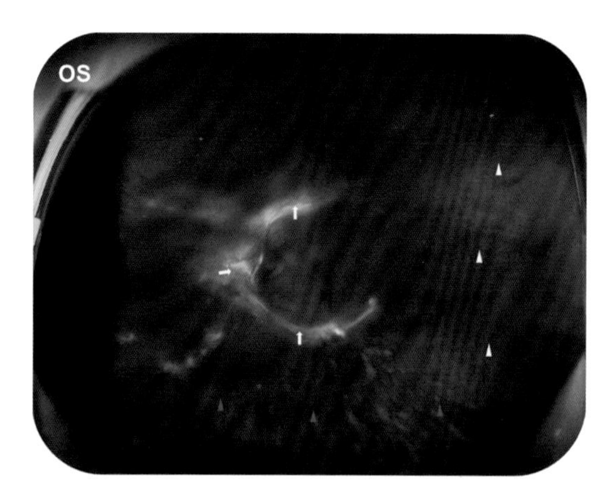

图 2-1-27　Optos 超广角成像彩图

左眼增殖性糖尿病视网膜病变：玻璃体下方见少量玻璃体积血（蓝色三角），后极部新生血管增殖膜形成牵拉视网膜（白色箭头），颞侧周边视网膜较多光凝斑（白色三角）。动态 B 超影像见视频 2-1-8。

视频 2-1-8　动态 B 超

玻璃体腔见光点及光斑，树枝状光带牵拉视网膜局部脱离。

（雷春灵　卢毅娜）

4. 光学相干断层扫描（OCT）

光学相干断层扫描（optical coherence tomography，OCT）是一种高分辨率的、非接触的、能对眼前后节进行扫描成像的技术。从 1996 年临床的时域（time domain，TD）OCT 应用，到谱域（spectral domain，SD）OCT，再到扫频（Swept Source，SS）OCT 应用，OCT 技术得到快速发展，轴向分辨率达到 3 μm 超高分辨率，尤其是 SS-OCT 所用的扫频激光器在不同时刻输出不同频率的激光，超高的扫描速度可以通过密集的光栅扫描，得到 3D-OCT 数据集，从而获得清晰的视网膜显微结构。因此，近来许多学者利用谱域 OCT 或扫频 OCT 追踪观察视网膜脱离术前及复位术后黄斑区视网膜形态及结构的变化，评估视功能及预后。

1）OCT 图像可用伪彩图及灰度图显示。伪彩图中以红白色表示最强反光，代表对光的反射或反向散射较高的区域；以蓝黑色表示最弱反光，代表对光的反射性弱的区域（图 2-1-28）。

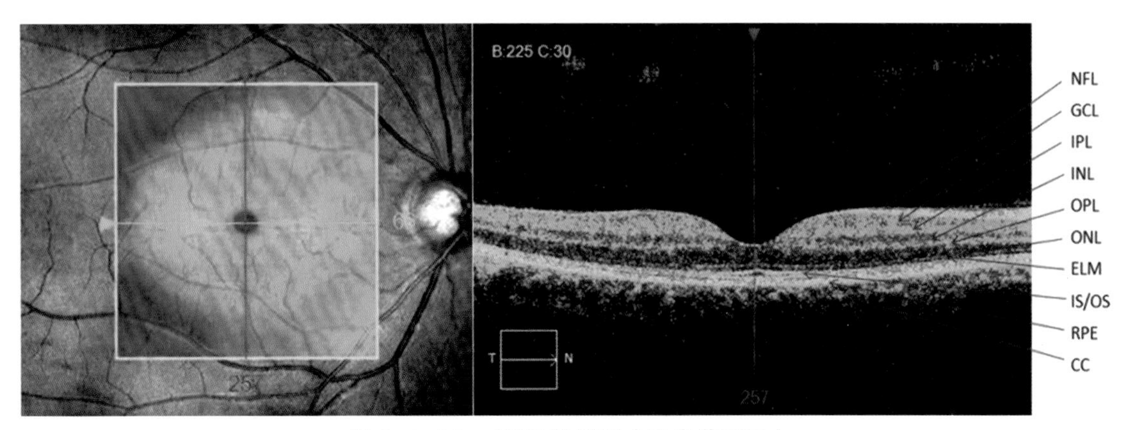

图 2-1-28　OCT 伪彩图（正常黄斑区）

灰度图较能清晰分辨细节。灰度图中，灰阶代表了由最暗到最亮之间不同亮度的层次级别（图 2-1-29）。

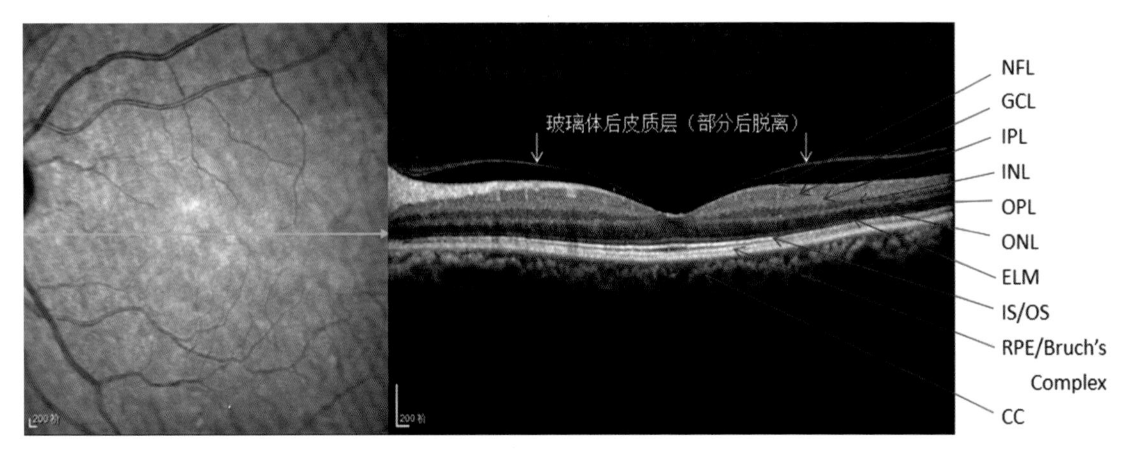

图 2-1-29　OCT 灰度图（正常黄斑区）

NFL：神经纤维层（Nerve Fibre Layer）；ONL：视网膜外核层 (Outer Nuclear Layer)；GCL：神经节细胞层 (Ganglion Cell Layer)；ELM：视网膜外界膜 (External Limiting Membrane)；IPL：视网膜内丛状层 (Inner Plexiform Layer)；IS/OS: 感光细胞的内节和外节 (Ellipsoid Zone)；INL：视网膜内核层 (Inner Nuclear Layer)；RPE：视网膜色素上皮层 (retinal pigment epithelium）；OPL：视网膜外丛状层 (Outer Plexiform Layer)；CC：脉络膜毛细血管层 (Choriocapillaries)。

2）OCT 检查所得图像或数据的临床分析有定量分析及定性分析 2 种，前者包括视网膜、脉络膜厚度，容积及地形图；后者主要包括视网膜形态与反射性质分析（图 2-1-30，图 2-1-31）。

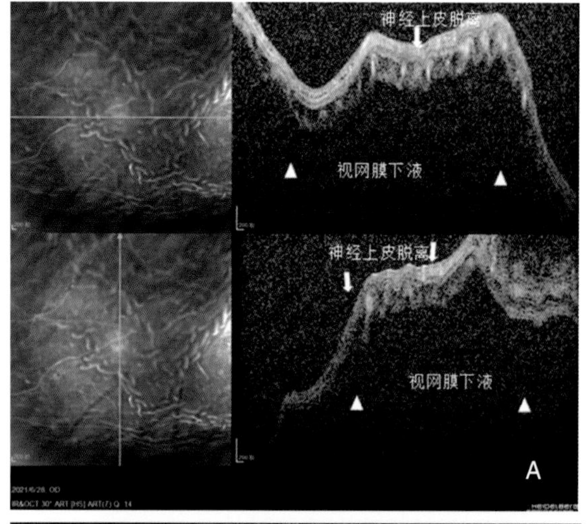

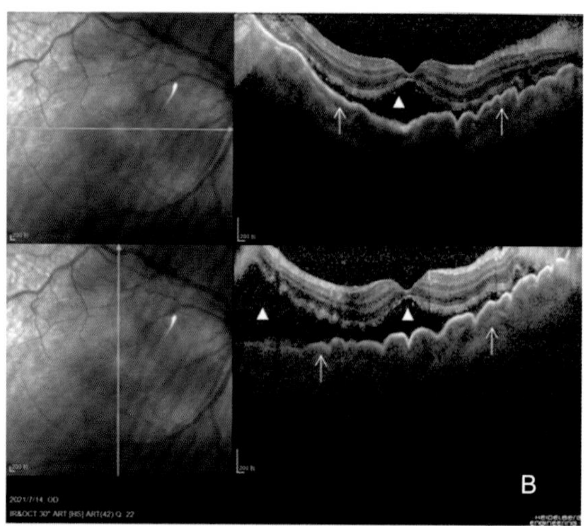

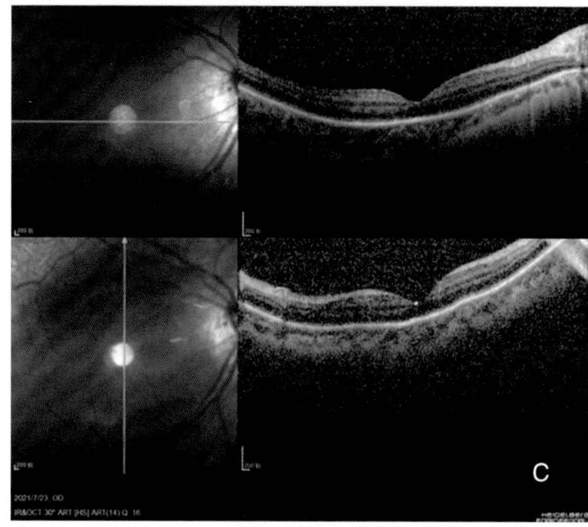

图 2-1-30　右眼孔源性视网膜脱离伴脉络膜脱离

OCT：A. RD 术前见视网膜神经上皮明显脱离（白色箭头）弥漫性水肿，大量视网膜下液（白色三角），脉络膜未扫出；B. RD 术后 2 周见视网膜下液明显减少（白色三角），脉络膜增厚呈锯齿状（白色箭头）；C. RD 术后 3 周见黄斑区视网膜复位，IS/OS 稍有毛糙。

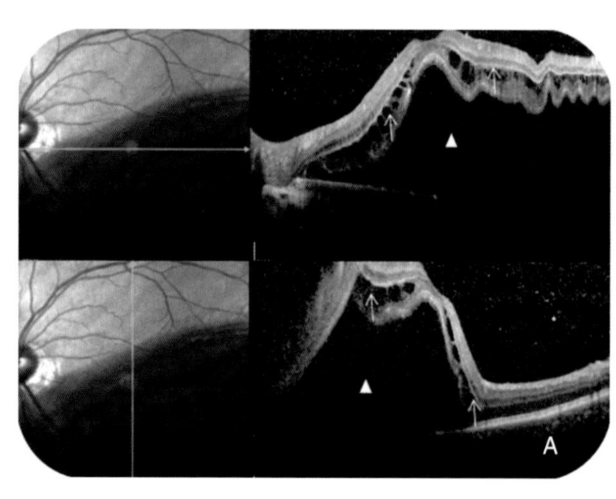

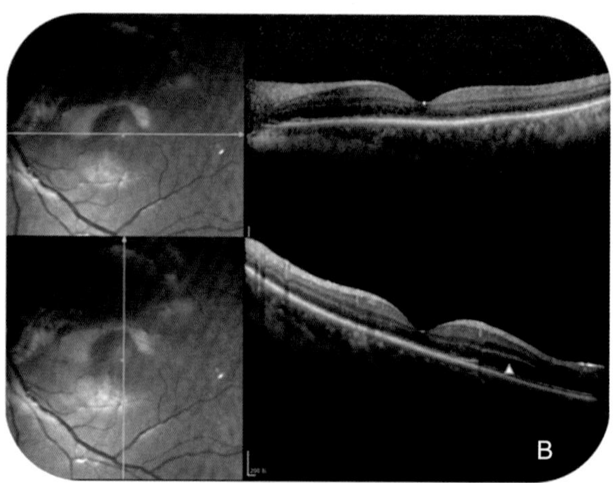

图 2-1-31　左眼孔源性视网膜脱离

OCT：A. RD 术前见视网膜神经上皮脱离，较多视网膜下液（白色三角），神经上皮外丛状层囊样水肿（白色箭头）；B. RD 术后 2 周见黄斑区中心凹下方视网膜神经上皮下残留少量积液（白色三角）。

（1）视网膜脱离术前 OCT：孔源性视网膜脱离患者如果视网膜脱离累及黄斑区，视力可以明显下降伴视物变形 。术前通过黄斑区 OCT 检查了解视网膜脱离患者黄斑区的情况 ，有助于评估视网膜的功能及判断视力预后。OCT 显示黄斑区视网膜神经上皮脱离形态（视网膜神经上皮水肿、层间分离、囊样变性）、程度与波及范围。

（2）视网膜脱离术后 OCT：视网膜脱离复位术后 OCT 检查可以判断黄斑区视网膜神经上皮是否复位及黄斑区微结构变化，如视网膜下微量积液、视网膜前膜、黄斑囊样水肿、外界膜及光感受器内 / 外节 (IS/OS) 连接带形态异常等，尤其是在频域 OCT 图像上反映感光细胞功能的 IS / OS 连接带以及 ELM 已被作为重要的标志来预测不同疾病的预后。因此，通过 OCT 检查可以长期追踪观察、判断预后。

三、视功能检查

1. 视力（visual acuity）

视力包括远视力及近视力，临床上常用灯箱视力表。由于视网膜脱离常伴有屈光不正，常规需查矫正视力。

2. 视野（visual field）

视野是指眼向正前方固视时所见的空间，相对于视力的中心视锐度而言，它反映了周边视敏度。分中心视野及周边视野，中心视野指注视点 30° 以内范围的视野，周边视野指 30° 以外的范围视野。

视野检查有对照法、平面视野计、弧形视野计、Goldmann 视野计、自动视野计、Amsler 表。目前临床上多用自动视野计——电脑控制的静态定量视野计，用于青光眼、黄斑疾病、视神经疾病视野的检查，辅助诊断及追踪治疗。

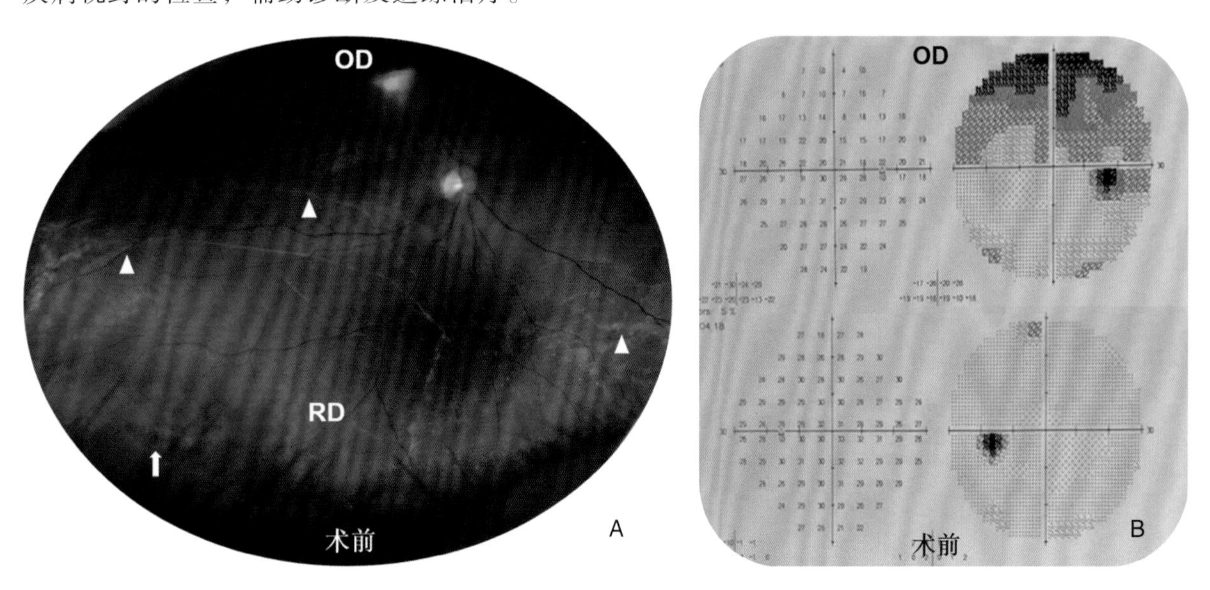

图 2-1-32　右眼孔源性视网膜脱离（陈旧性）

A. 术前 Optos 超广角成像彩图：下方视网膜脱离，颞下见 1/3PD 圆形裂孔及蜗牛迹样变性（白色箭头），视网膜下广泛增殖形成（白色三角）；B. 术前视野图：与眼底下方视网膜脱离相对应的右眼上方视野缺损。

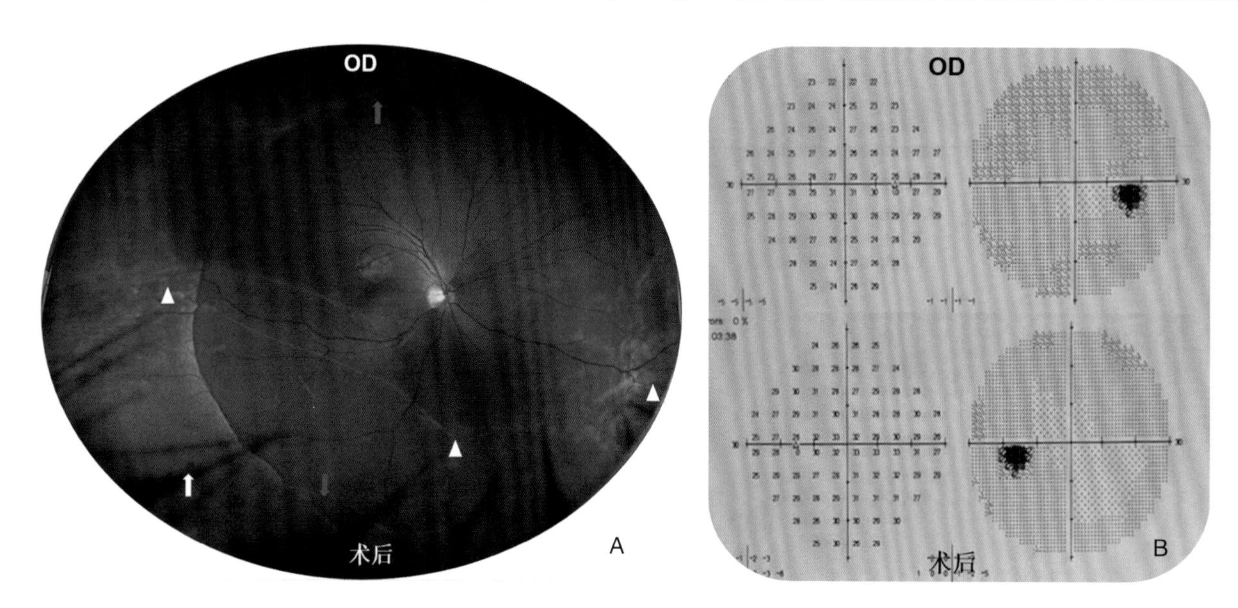

图 2-1-33　右眼孔源性视网膜脱离（陈旧性）

A. 术后 Optos 超广角成像彩图：视网膜复位，周边术嵴可见（蓝色箭头），圆形裂孔及蜗牛迹样变性位于术嵴（白色箭头），视网膜下广泛增殖形成（白色三角）；B. 术后视野图：与眼底下方视网膜脱离相对应的右眼上方视野缺损消失。（病例信息：患者女性，21 岁。右眼视力下降伴视物变形半年。诊断：右眼陈旧性视网膜脱离，行环扎外垫压术。）

视网膜脱离患者的视野改变为与视网膜脱离区相对应的视野缺损，尤其是对视网膜浅脱离患者的视野进行检查有助于确定视网膜脱离的范围。

3. 视觉电生理

视觉电生理包括：视网膜电图（electroretinogram, ERG），视觉诱发电位（visual evoked potential, VEP），眼电图（electro-oculogram, EOG）。

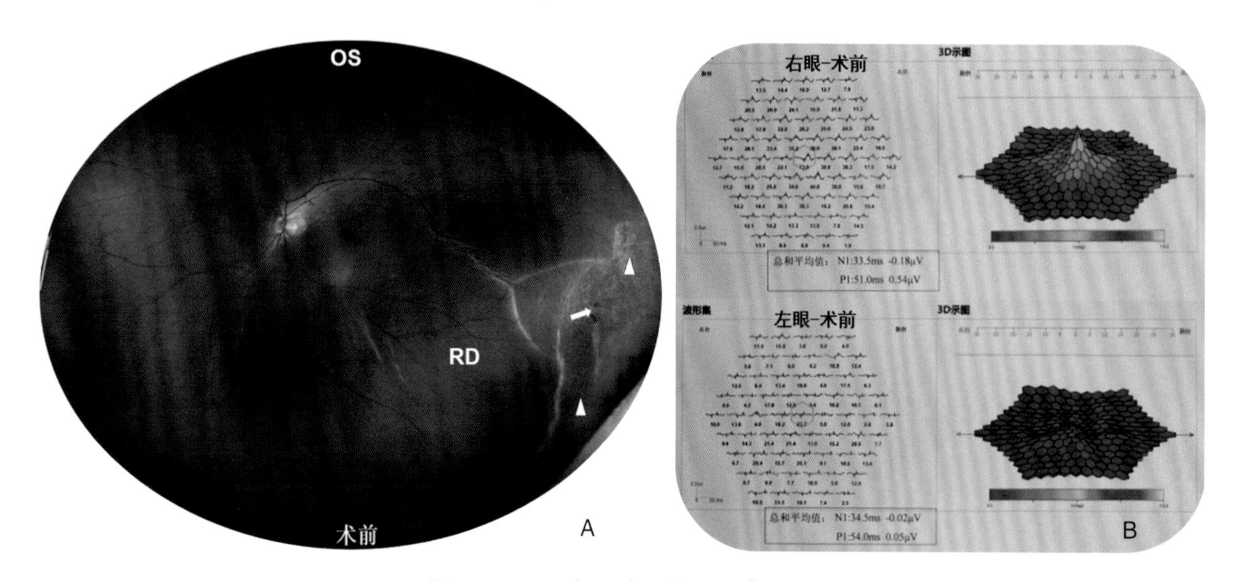

图 2-1-34　左眼孔源性视网膜脱离

A. 术前 Optos 超广角成像彩图：左眼底 2:00–7:00 视网膜青灰色隆起，3:30 见 2 个圆形视网膜裂孔约 1/4PD（白色箭头），3:00–6:00 格子样变性（白色三角）；B. 术前双眼 mERG：左眼多焦 ERG 各环振幅均较右眼降低。

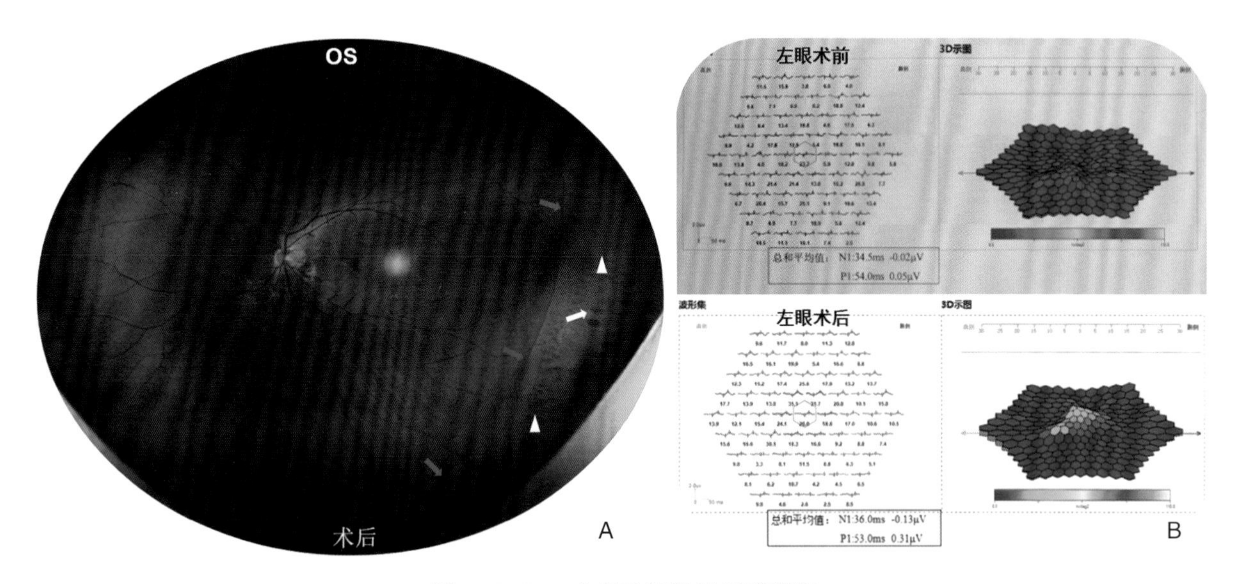

图 2-1-35　左眼孔源性视网膜脱离

A. 术后 1 个月 Optos 超广角成像彩图：左眼底视网膜复位，颞下术嵴明显（蓝色箭头），视网膜裂孔（白色箭头）及视网膜变性（白色三角）位于嵴上；B. 术后 1 个月左眼 mERG：左眼多焦 ERG 各环振幅均较术前升高。（病例信息：患者男性，27 岁，左眼视力下降 1 周。诊断：左眼孔源性视网膜脱离，行左眼外垫压术。）

（1）ERG：用闪光或图形刺激视网膜，然后通过角膜电极记录一组视网膜电位波形，是从光感受器到无长突细胞的视网膜各层细胞对光刺激电反应的总和。临床上可辅助部分视网膜疾病的诊断及预后判断，如视网膜色素变性、玻璃体积血、视网膜脱离、视网膜脉络膜炎、全视网膜光凝后、药物中毒等。

（2）VEP：是视网膜受闪光或图形刺激后在枕叶视皮层诱发出的电信号，从视网膜神经节细胞到视皮层任何部位的神经纤维病变都可导致 VEP 异常，临床常用于视神经及视路疾病的辅助诊断。

（3）EOG：是眼的静息电位，产生于视网膜色素上皮，其异常可见于视网膜色素上皮、光感受器细胞疾病、中毒性视网膜疾病。

临床上视网膜脱离多选 ERG 检查，累及黄斑区的视网膜脱离可选闪光 ERG+mERG 评估视网膜及黄斑区功能及术后视功能恢复，未累及黄斑区视网膜脱离可选闪光 ERG 评估视网膜功能。

第二节　视网膜脱离的诊断及鉴别诊断

一、诊断

1. 病史

眼前飘动的黑絮及闪光，视力下降伴视物变形，眼前固定逐渐扩大的黑影，部分有外伤史、屈光不正史及家族史。

2. 眼部检查

（1）一般眼前节无明显异常，如伴有睫状体及脉络膜脱离的患者可查及眼前节房闪及浮游细胞（+~+++），晶体晃动（图 2-2-1A，视频 2-2-1）。

（2）玻璃体可见色素颗粒、灰白色颗粒或血性混浊？（图 2-2-1B）。

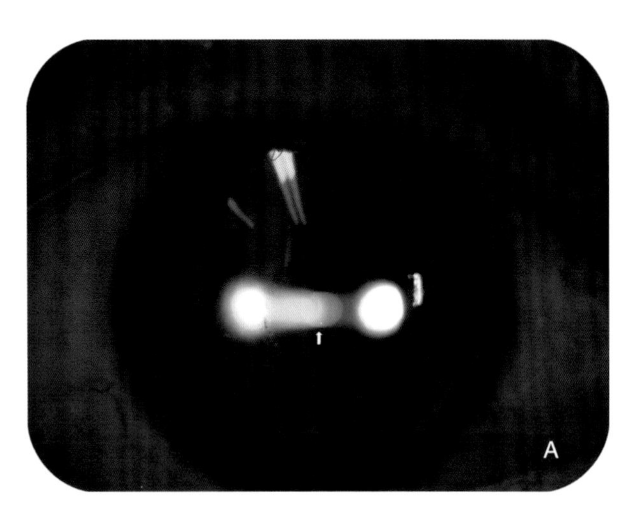

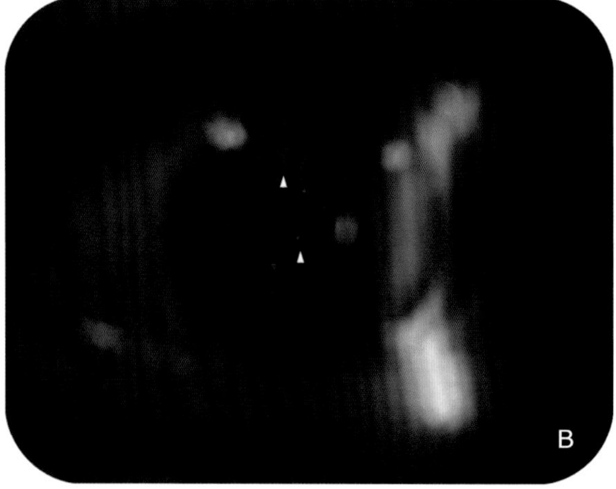

图 2-2-1 眼前节照相

A. RD 伴脉络膜脱离患者房闪（+++）；B. 视网膜脱离患者眼前部玻璃体见色素颗粒（白色三角）。

视频 2-2-1 视网膜脱离伴脉络膜脱离的晶状体晃动

（3）眼底视网膜呈青灰色隆起，若伴有脉络膜脱离则呈棕色隆起，可见大小不一、形态不同、数目不等视网膜裂孔，视网膜周边各类变性；可借助直接检眼镜、间接检眼镜、三面镜及非接触全视网膜镜 + 裂隙灯检查眼底。

（4）裂孔的寻找：①根据视网膜下液分布的形态寻找。A. 上方象限性视网膜脱离，裂孔多位于脱离上缘附近；B. 上方一半视网膜脱离，裂孔位于 12:00；C. 下方象限性视网膜脱离，裂孔位于脱离上缘附近；D. 下半视网膜脱离，如果是对称的裂孔位于下方任一部位，如果是不对称裂孔位于脱离高的一侧；E. 视网膜全脱离，裂孔位于 10:00–2:00。②陈旧性视网膜脱离伴视网膜下增殖及带有色素性或非色素性分水线，裂孔一般较小，多位于下方。③下方视网膜脱离或视网膜全脱离不伴明显增殖病变，周边未见裂孔，注意黄斑区可能有裂孔。④格子样变性区内多为圆孔或变性区两侧圆孔或马蹄形裂孔。⑤有外伤史，一般锯齿缘离断多见。⑥先天性脉络膜缺损伴视网膜脱离，裂孔多位于缺损区。⑦无晶体眼，人工晶体眼裂孔不易查找（应为瞳孔不易散大，周边后囊膜混浊影响对眼底的检查）（图 2-2-2- ①至图 2-2-2- ⑤）。

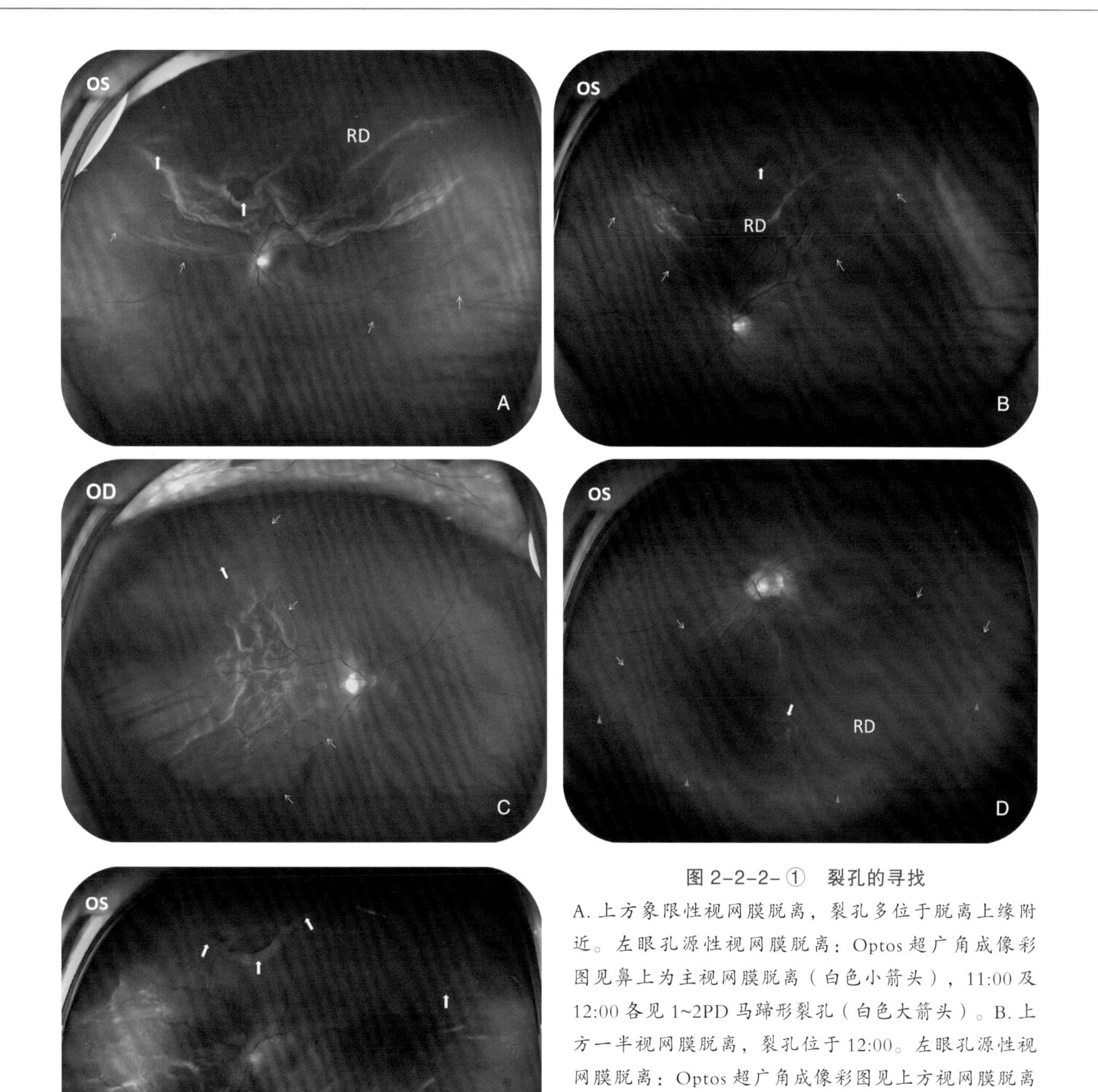

图 2-2-2-① 裂孔的寻找

A. 上方象限性视网膜脱离，裂孔多位于脱离上缘附近。左眼孔源性视网膜脱离：Optos 超广角成像彩图见鼻上为主视网膜脱离（白色小箭头），11:00 及 12:00 各见 1~2PD 马蹄形裂孔（白色大箭头）。B. 上方一半视网膜脱离，裂孔位于 12:00。左眼孔源性视网膜脱离：Optos 超广角成像彩图见上方视网膜脱离（白色小箭头），12:00 见 1/2PD 圆形裂孔（白色大箭头）。C. 下方象限性视网膜脱离，裂孔位于脱离上缘附近。右眼孔源性视网膜脱离：Optos 超广角成像彩图见颞侧及颞下视网膜脱离（白色小箭头），1PD 马蹄形裂孔位于 11:00（白色大箭头）。D. 下半视网膜脱离，如果是对称的裂孔位于下方任一部位，如果是不对称裂孔位于脱离高的一侧。左眼孔源性视网膜脱离：Optos 超广角成像彩图见下方视网膜脱离（白色小箭头），6:30 见 1.5PD 马蹄形裂孔（白色大箭头），周边蜗牛迹样变性（蓝色三角）。E. 视网膜全脱离，裂孔位于 10:00–2:00。左眼孔源性视网膜脱离：Optos 超广角成像彩图见视网膜全脱离，上方及颞上可见数个视网膜裂孔（白色箭头）。

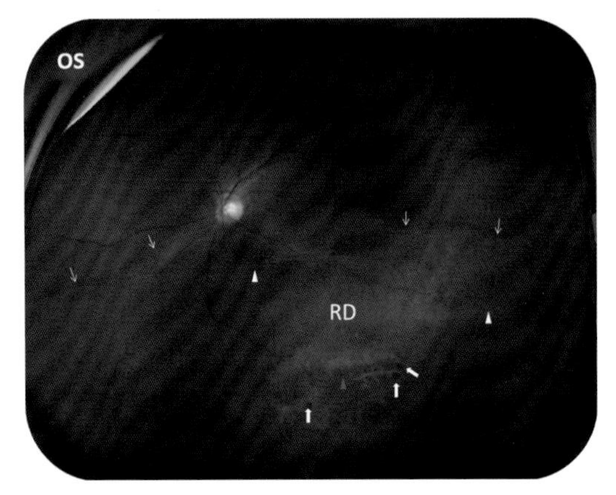

图 2-2-2- ② 裂孔的寻找

陈旧性视网膜脱离，裂孔较小，多位于下方。左眼孔源性视网膜脱离：Optos 超广角成像彩图见下方视网膜脱离（白色小箭头），4:30–6:00 见格子样变性（蓝色三角），变性区内有 3 个 1/3PD 圆形裂孔（白色大箭头），视网膜下增殖条（白色三角）。

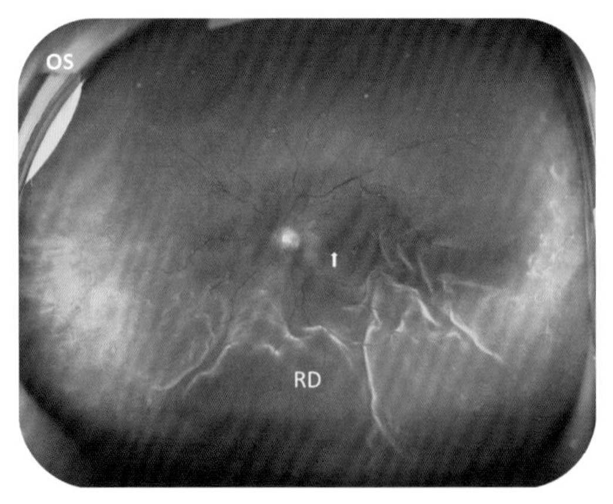

图 2-2-2- ③ 裂孔的寻找

下方视网膜脱离或全视网膜脱离，无周边裂孔时注意黄斑裂孔。左眼黄斑裂孔性视网膜脱离：Optos 超广角成像彩图见视网膜近全脱离，黄斑区见 1/3PD 圆形裂孔（白色箭头）。

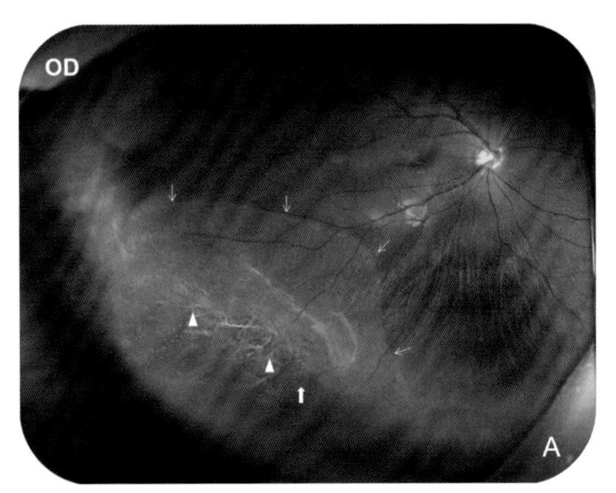

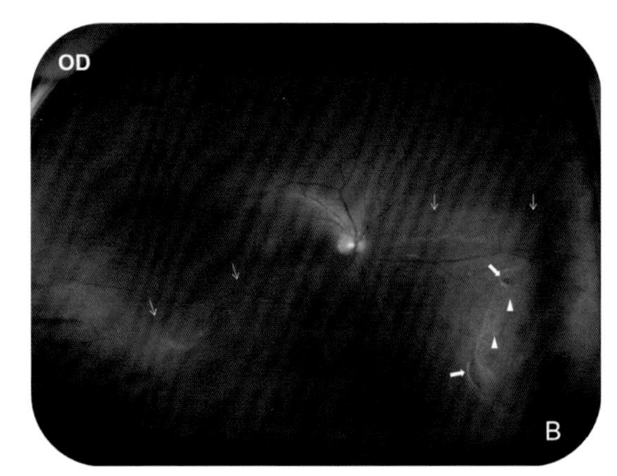

图 2-2-2- ④ 裂孔的寻找

格子样变性区及两侧圆形裂孔、马蹄形裂孔。A. 右眼孔源性视网膜脱离：Optos 超广角成像彩图见颞下视网膜脱离（白色小箭头），6:30–8:00 见格子样变性（白色三角），变性区两侧见圆形小裂孔（白色大箭头）；B. 右眼孔源性视网膜脱离：Optos 超广角成像彩图见鼻下视网膜脱离（白色小箭头），3:30–5:00 格子样变性（白色三角），变性区两侧见马蹄形裂孔（白色大箭头）。

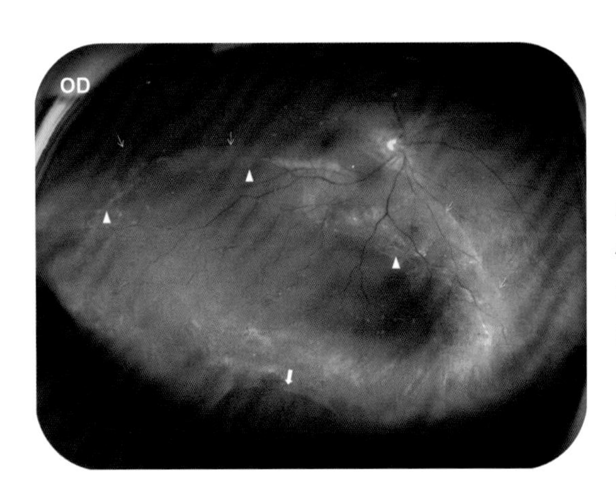

图 2-2-2- ⑤ 裂孔的寻找

右眼锯齿缘离断视网膜脱离：Optos 超广角成像彩图见 4:30–9:00 视网膜青灰色隆起，6:00–7:00 锯齿缘离断（白色箭头），视网膜下增殖（白色三角）。（病例信息：患者男性，15 岁，半年前有篮球碰伤史。）

3. 影像检查

（1）眼底照相：普通彩色照相，超广角眼底照相。

（2）超声检查：A 型超声，B 型超声，彩色多普勒超声，超声生物显微镜（UBM）。

（3）光学相干断层扫描（OCT）。

（4）眼底荧光血管造影（FFA），特殊情况下需要辅助明确诊断时。

影像检查结果有助于诊断、随访、评估预后。

4. 视功能检查

包括视力、视野、视电生理，评估术前术后视功能，其中视力检查尤为重要。

二、鉴别诊断

孔源性视网膜脱离在临床上需注意与牵拉性视网膜脱离（PDR、ROP、视网膜血管疾病、眼外伤等并发增殖性玻璃体视网膜病变牵拉视网膜引起脱离）及渗出性视网膜脱离（葡萄膜炎、原田氏病、葡萄膜渗漏综合征、大泡性视网膜脱离、Coats 病、脉络膜肿瘤、妊娠高血压视网膜病变等）相鉴别。

（雷春灵）

病例 1

孔源性视网膜脱离——巩膜外垫压 + 视网膜下液放出术（附手术录像剪辑）。

基本信息：男性，26 岁。　　就诊时间：2022-01-25

主诉：左眼上方视物遮挡 1 周。

既往史：双眼屈光不正史。

眼部检查：

表病例 1-1　眼部检查结果

	右眼	左眼
视力	0.12	0.1
矫正视力	1.0	0.2
眼压	14.2mmHg	15.2mmHg
眼前节	角膜清，前房（-），双眼晶状体透明	
玻璃体	无明显混浊	下方较多色素颗粒
眼底	视网膜未见明显异常	3:00-7:00 视网膜呈青灰色隆起，累及黄斑区，视网膜下增殖条形成，4:30-6:30 约 3PD 裂孔

注：1mmHg=0.133kPa，下同

影像检查：

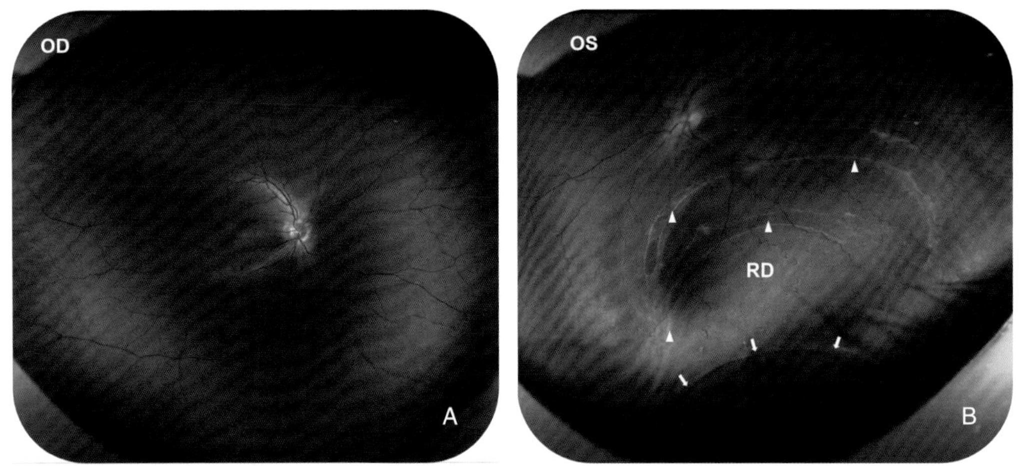

图病例 1-1　Optos 超广角成像彩图（2022-01-26）

A. 右眼底视网膜呈豹纹状，周边未见视网膜裂孔及变性；B. 右眼底颞下视网膜青灰色隆起，4:30-6:30 约 3PD 裂孔（白色箭头），视网膜下广泛增殖条形成（白色三角）。

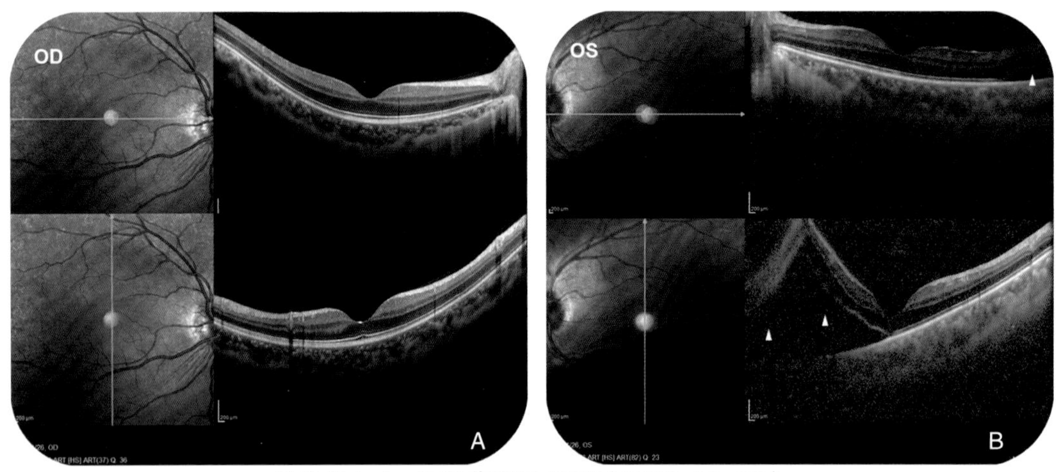

图病例 1-2　双眼黄斑区 OCT（2022-01-26）

A. 右眼黄斑区结构清晰，无异常；B. 左眼黄斑区中心凹颞侧及下方视网膜神经上皮脱离（白色三角）。

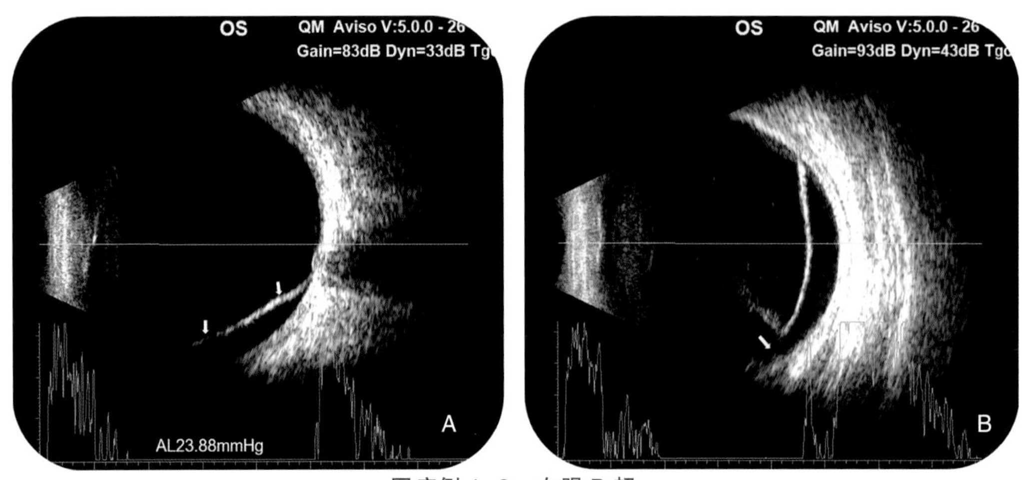

图病例 1-3　左眼 B 超

A. 左眼正位显示与视盘相连视网膜脱离光带（白色箭头）；B. 眼球下转位显示视网膜脱离光带中断，提示视网膜裂孔（白色箭头）。

右眼

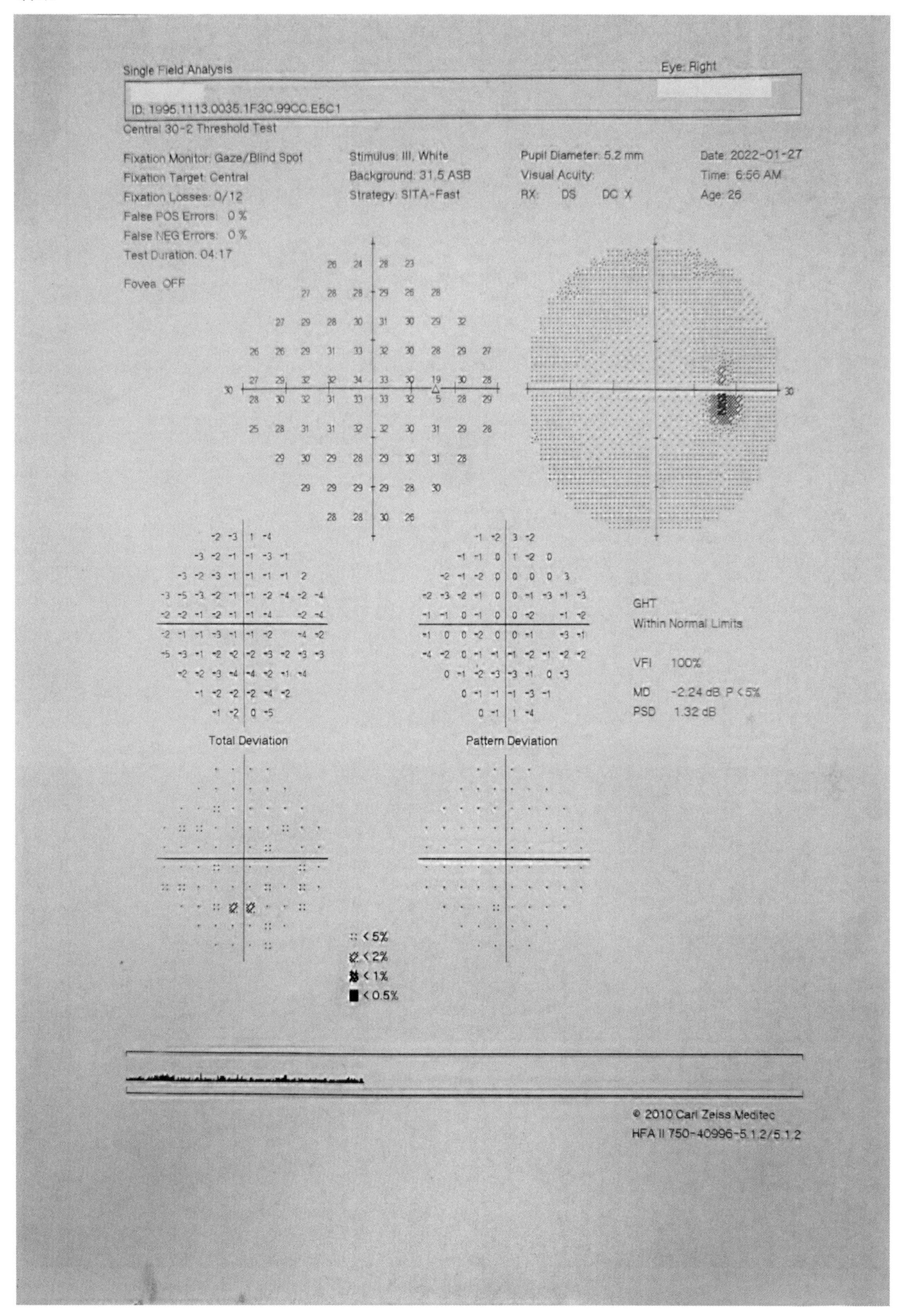

Single Field Analysis
Eye: Right
ID: 1995.1113.0035.1F3C.99CC.E5C1
Central 30-2 Threshold Test
Fixation Monitor: Gaze/Blind Spot
Fixation Target: Central
Fixation Losses: 0/12
False POS Errors: 0 %
False NEG Errors: 0 %
Test Duration: 04:17
Fovea: OFF
Stimulus: III, White
Background: 31.5 ASB
Strategy: SITA-Fast
Pupil Diameter: 5.2 mm
Visual Acuity:
RX: DS DC X
Date: 2022-01-27
Time: 6:56 AM
Age: 26
GHT
Within Normal Limits
VFI 100%
MD -2.24 dB P < 5%
PSD 1.32 dB
Total Deviation
Pattern Deviation
:: < 5%
< 2%
< 1%
< 0.5%
© 2010 Carl Zeiss Meditec
HFA II 750-40996-5.1.2/5.1.2

左眼

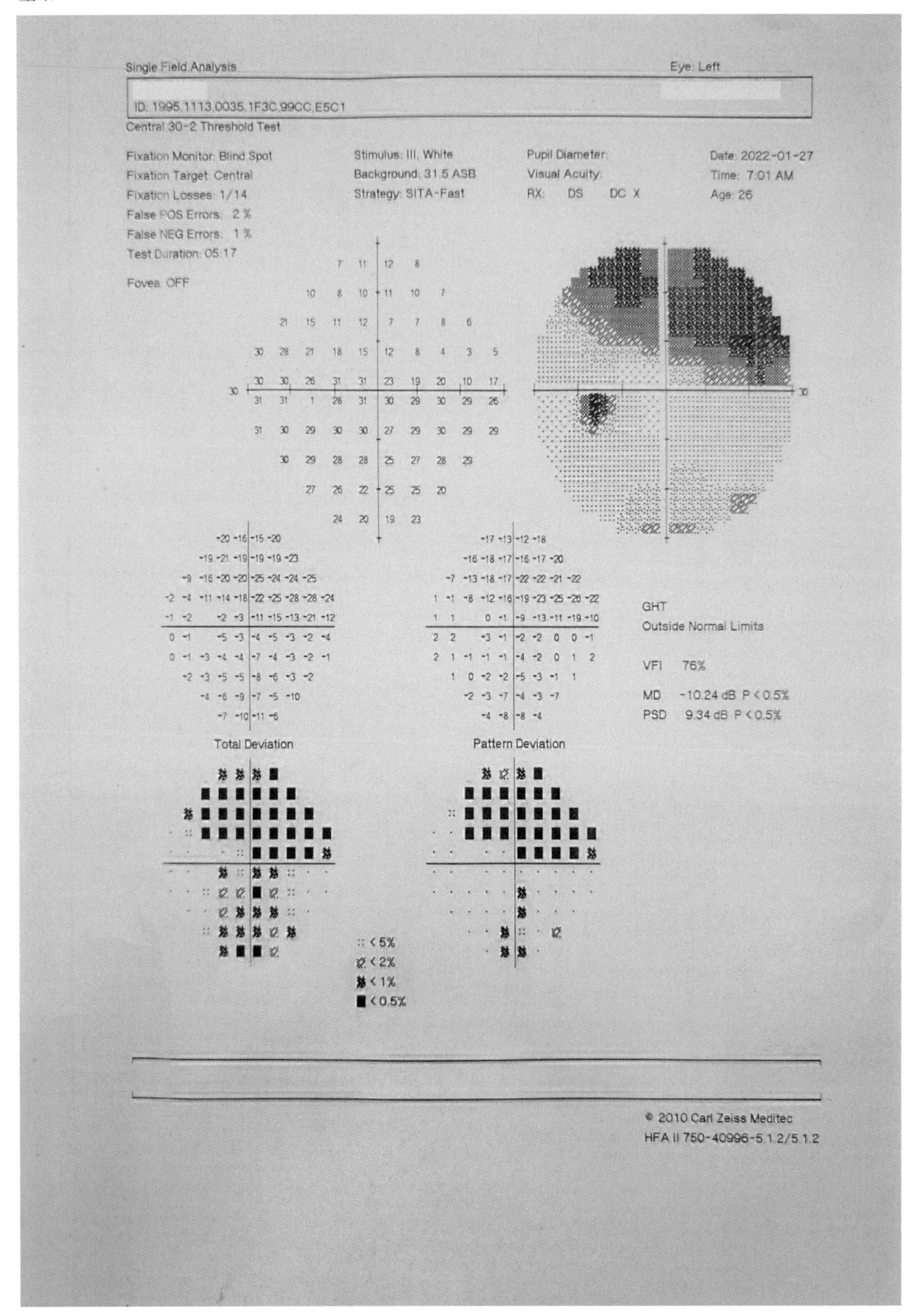

图病例 1-4 双眼视野检查

左眼颞下视网膜脱离相对应鼻上视野缺损。

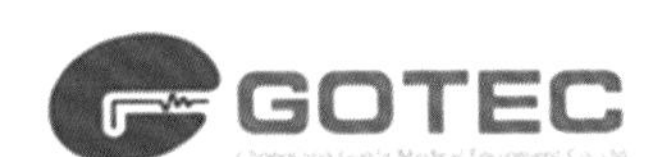

西安市第四医院

FERG 检查报告

年龄：26岁　　性　别：男　　检 查 号：20220126

OD　　OS

项目	参数	OD	OS
FERG(1)_dRod b白色光:5.0cd.m-2,5ms b背景光 关:0.0cd.m-2	a:	30.4ms -24.9uv	35.2ms -10.5uv
	b:	68.8ms 50.3u	67.6ms 33.9u
FERG(2)_dMax b白色光:600.0cd.m-2,5ms b背景光 关:0.0cd.m-2	a:	24.0ms -177.8uv	26.0ms -88.2uv
	b:	51.6ms 201.5u	54.8ms 108.4u
FERG(3)_dOps b白色光:600.0cd.m-2,5ms b背景光 关:0.0cd.m-2	∑O:	139.1u	77.0u
FERG(4)_lCone b白色光:600.0cd.m-2,5ms b白色光:30.0cd.m-2	a:	19.2ms -18.2uv	16.4ms -14.6uv
	b:	36.8ms 104.1u	39.2ms 63.9u
FERG(5)_lFlicker b白色光:600.0cd.m-2,5ms b白色光:30.0cd.m-2	幅值:	75.2uv	27.5uv
	相位:	-21.4	-37.3

（各波形图：500.0uv，40.0ms/Div）

提示： 右眼F-ERG暗反应Rod波/3.0Max波振幅降低.
左眼F-ERG各波振幅降低.

注:本报告只做临床参考,不做任何证明材料（报告中如遇文字打印错误请与本科室联系）

检查时间：2022/01/26　　1/1页　　检查医生:

A

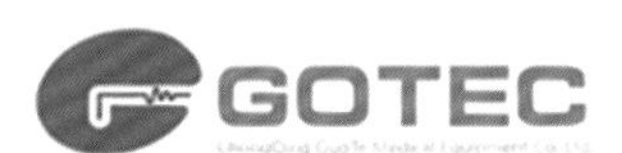

西安市第四医院

mFERG 1st 检查报告

右眼 OD

检查号：20220126	住院号：	刺激单元:61
出生日期:	裸眼视力:	放大器：40K 5-75Hz
性　别: 男	矫正视力:	视野角度:27.7°波形

波形集

颞侧　鼻侧

15.9 12.6 15.3 10.7 10.2
15.1 16.7 19.9 12.4 12.7 14.7
18.3 18.3 22.3 27.6 23.3 17.7 19.1
20.1 18.1 30.2 42.3 54.6 34.7 18.0 17.9
16.7 18.3 29.4 60.0 125.4 66.1 26.8 21.9 22.3
17.1 17.8 32.1 57.5 53.3 40.0 24.1 19.4
17.1 16.3 25.9 40.7 33.9 23.4 22.6
14.7 17.9 29.1 21.1 17.0 18.4
10.3 9.7 13.6 9.8 12.3

2.0uv　50 ms

3D示图

颞侧　鼻侧

总和平均值：N1:32.0ms -0.26μV
P1:50.0ms 0.70μV

2D示图

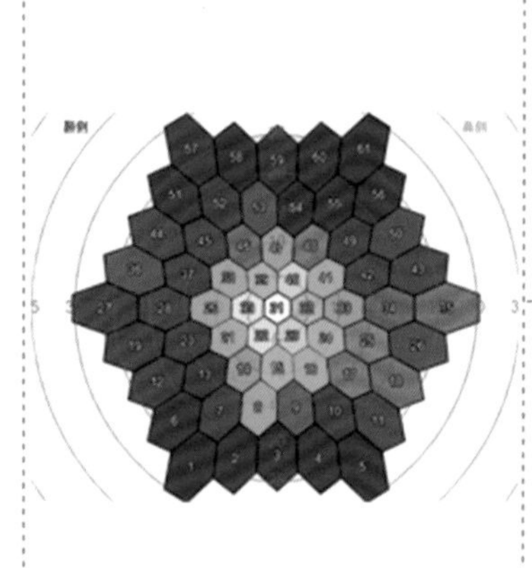

组平均

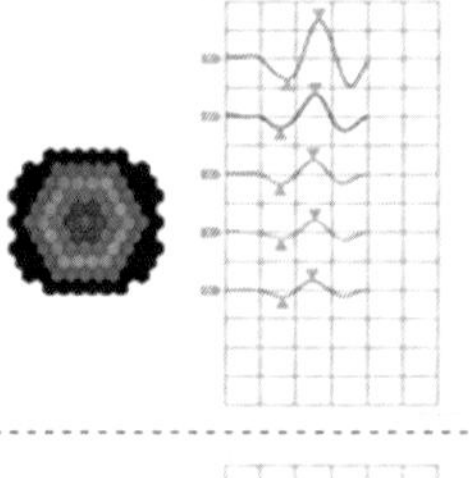

Num	P1(nv/deg2)	P1(uv)	P1(ms)	N1(uv)	N1(ms)
1	125.4	2.1	52.5	-0.7	35.0
2	55.0	1.2	50.5	-0.4	31.0
3	29.0	0.8	49.5	-0.3	31.0
4	17.6	0.6	50.5	-0.2	31.5
5	13.8	0.6	49.0	-0.2	32.5

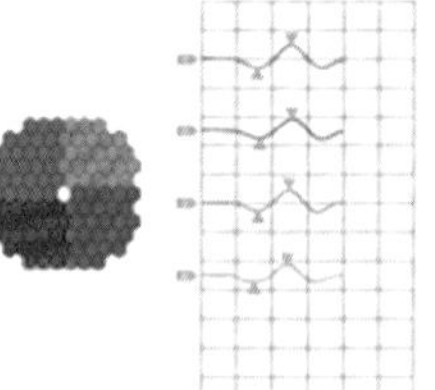

Num	P1(nv/deg2)	P1(uv)	P1(ms)	N1(uv)	N1(ms)
1	22.7	0.8	50.5	-0.3	31.5
2	19.2	0.7	51.0	-0.2	33.0
3	20.6	0.7	49.5	-0.3	32.0
4	17.5	0.6	48.5	-0.2	30.0

提示： 左眼Mf-ERG各环振幅密度降低.

注:本报告只做临床参考,不做任何证明材料（报告中如遇文字打印错误请与本科室联系）

检查时间: 2022/01/26　　1/2页　　检查医生:

B

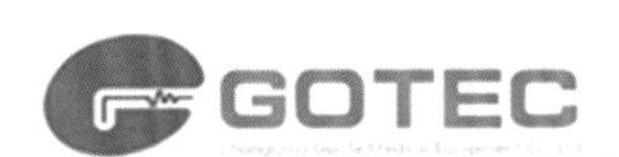

西安市第四医院

mFERG 1st 检查报告

左眼 OS

检 查 号: 20220126	住 院 号:	刺激单元:61
出生日期:	裸眼视力:	放 大 器: 40K 5-75Hz
性　　别: 男	矫正视力:	视野角度:27.7°波形

波形集　　　　**3D示图**

总和平均值: N1:32.5ms -0.11μV
P1:49.5ms 0.31μV

2D示图　　　　**组平均**

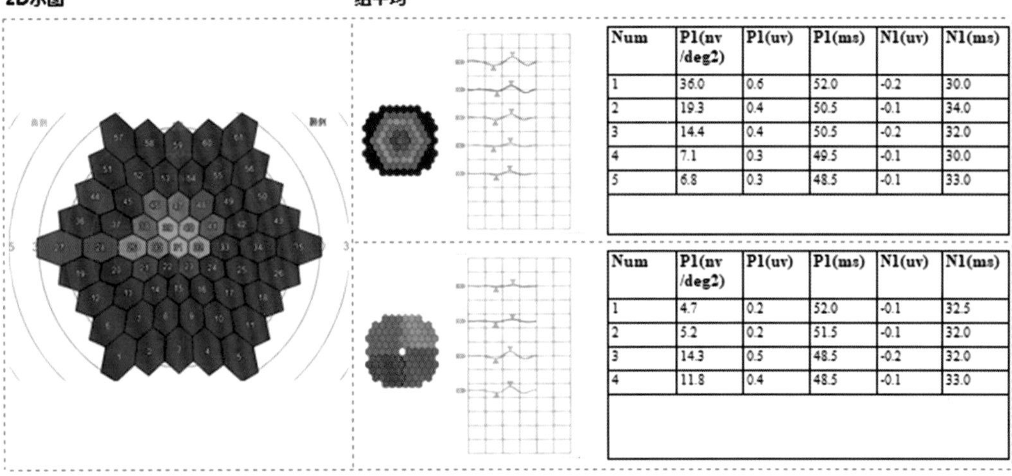

Num	P1(nv/deg2)	P1(uv)	P1(ms)	N1(uv)	N1(ms)
1	36.0	0.6	52.0	-0.2	30.0
2	19.3	0.4	50.5	-0.1	34.0
3	14.4	0.4	50.5	-0.2	32.0
4	7.1	0.3	49.5	-0.1	30.0
5	6.8	0.3	48.5	-0.1	33.0

Num	P1(nv/deg2)	P1(uv)	P1(ms)	N1(uv)	N1(ms)
1	4.7	0.2	52.0	-0.1	32.5
2	5.2	0.2	51.5	-0.1	32.0
3	14.3	0.5	48.5	-0.2	32.0
4	11.8	0.4	48.5	-0.1	33.0

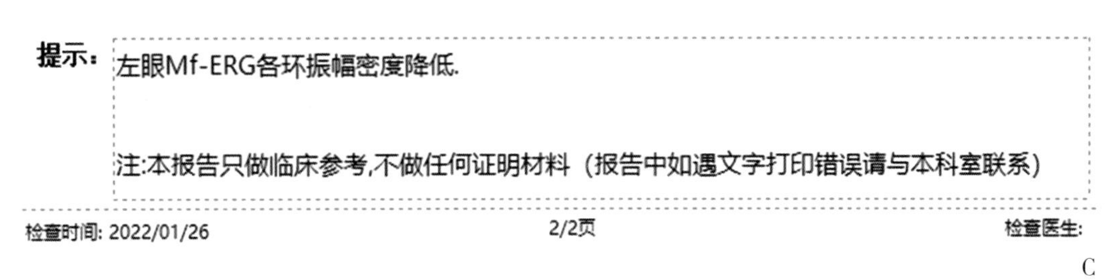

提示: 左眼Mf-ERG各环振幅密度降低.

注:本报告只做临床参考,不做任何证明材料（报告中如遇文字打印错误请与本科室联系）

检查时间: 2022/01/26　　　2/2页　　　检查医生:

C

图病例 1-5　双眼视电生理

A. 双眼 ERG 检查，左眼 F-ERG 各波幅均降低，提示视网膜功能较差；B. 右眼 mERG，各环振幅密度大致正常；C. 左眼 mERG，各环振幅密度降低，提示黄斑区功能较差。

诊断：①左眼孔源性视网膜脱离；②双眼屈光不正。

治疗：2022 年 1 月 27 日在局部麻醉下行左眼巩膜外垫压 + 放液术（视频病例 1-1）。

术中 276# 硅胶轨道 3:30-7:30，508# 硅海绵 1/2 厚度放置于 276# 下 4:00-7:00，4:00 巩膜切开放出视网膜下液（图病例 1-6）。

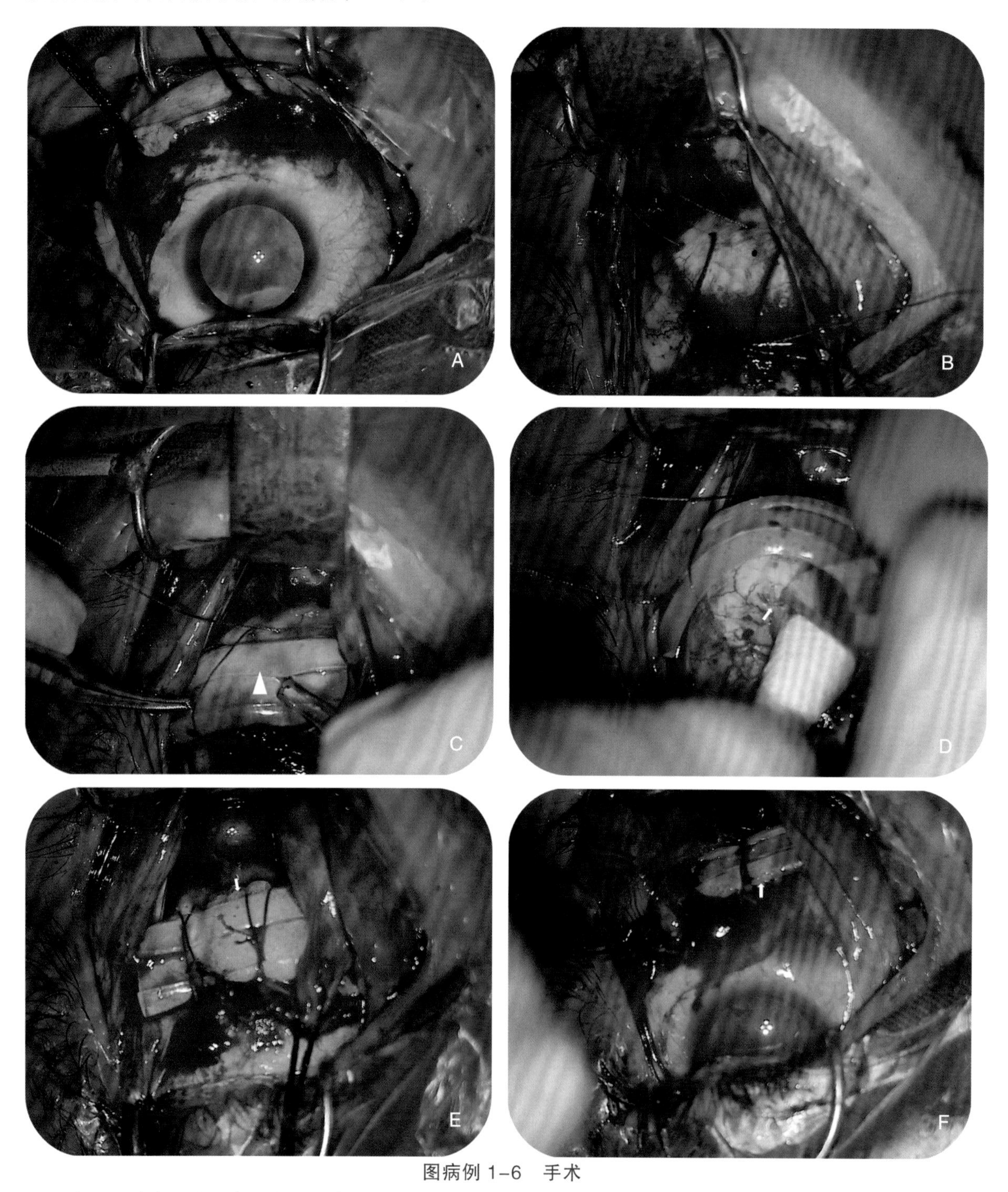

图病例 1-6　手术

A. 下直肌及外直肌放置牵引线；B. 裂孔后缘定位记号笔标记，做 2 组缝线；C. 放置 276# 硅胶轨道 3:30-7:30；D. 外垫压下巩膜切开放液；E.276# 硅胶轨道下放置 1/2 厚度 508# 硅海绵 4:00-7:00，结扎预置 2 组缝线；F. 鼻下缝线固定 1 组。

视频病例 1-1　手术录像

复诊：

（1）2022 年 1 月 28 日左眼外垫压术后第 1 天。

视力：OS 0.12，眼前节（-），眼底视网膜平伏，下方术嵴明显，裂孔位于术嵴。

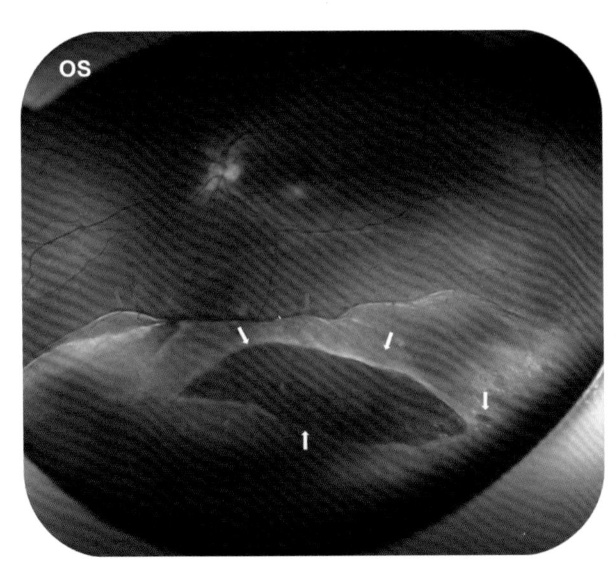

图病例 1-7　Optos 超广角成像彩图（2022-01-28）
左眼视网膜复位，下方术嵴明显（蓝色箭头），裂孔位于术嵴，大裂孔旁 4:30 见 1/4PD 小裂孔（白色箭头）。

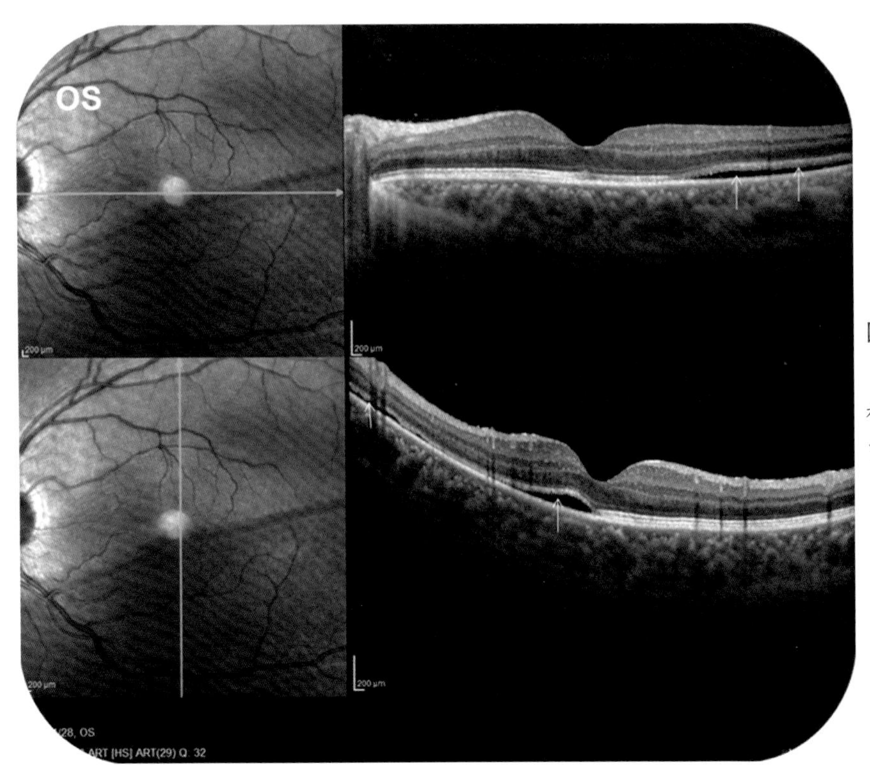

图病例 1-8　左眼黄斑区 OCT（2022-01-28）
视网膜神经上皮基本复位，残留少量积液（白色箭头）。

（2）2022 年 2 月 8 日左眼外垫压术后第 10 天。

左眼检查同前，给予眼底视网膜裂孔光凝处理。

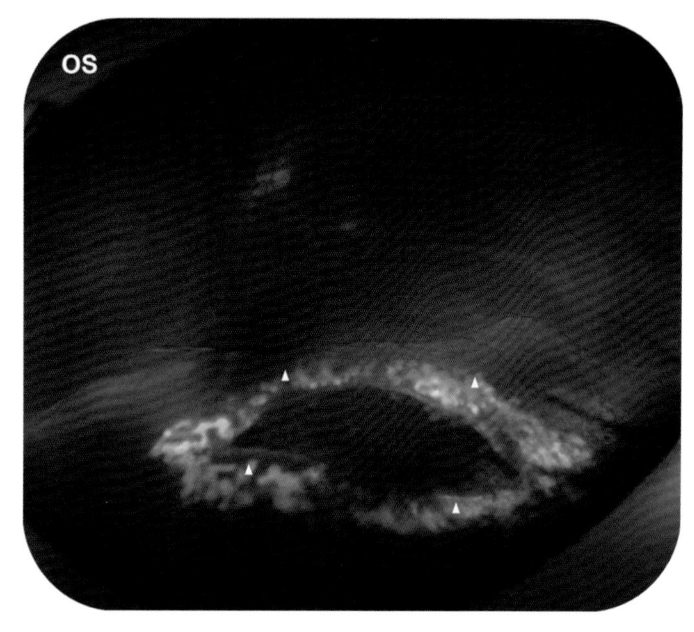

图病例 1-9　Optos 超广角成像彩图（2022-02-08）

左眼视网膜复位，下方术嵴上裂孔周围光凝斑包绕（白色三角）。

（3）2022 年 3 月 8 日左眼外垫压术后第 40 天。

视力：OS 0.12-2.50DS/-0.50*90° →0.6。眼前节（-），眼底视网膜平伏，下方术嵴可见，裂孔周围色素沉着。

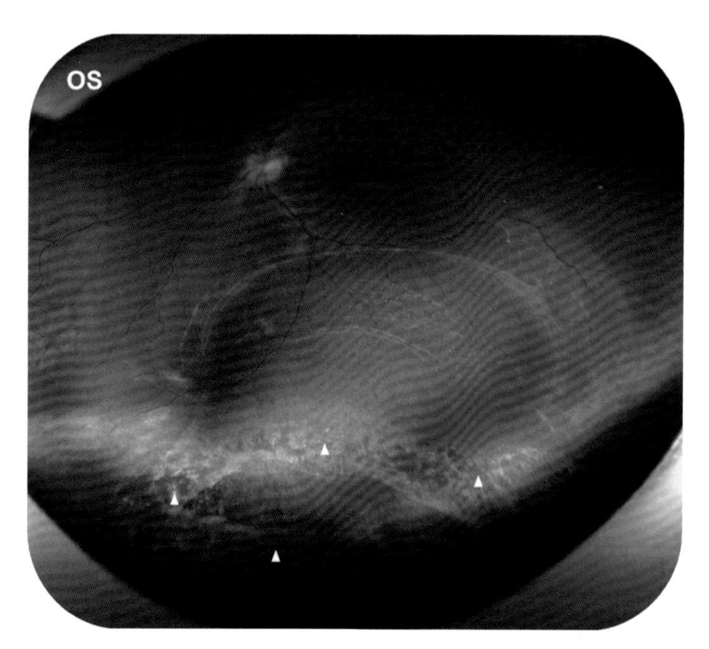

图病例 1-10　Optos 超广角成像彩图（2022-03-08）

左眼底视网膜平伏，下方术嵴上视网膜裂孔周围色素沉着（白色三角）。

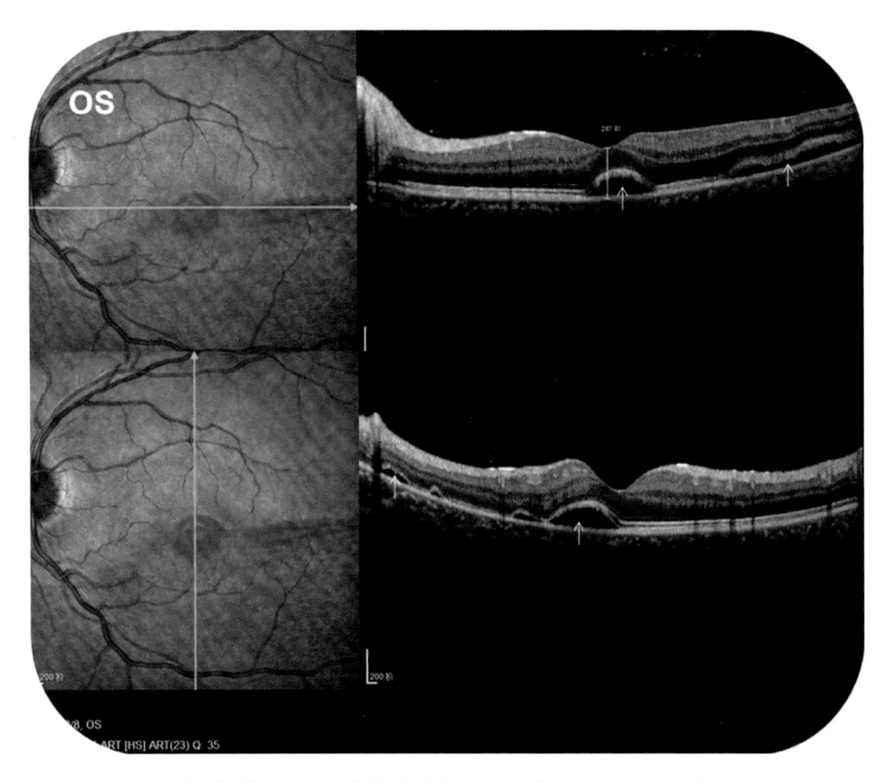

图病例 1-11　左眼黄斑区 OCT（2022-03-08）

左眼黄斑区神经上皮下仍残留少量积液（白色箭头）。

解析：

该患者下方视网膜脱离，裂孔较大，伴有视网膜下增殖条形成。术前各种检查包括眼底照相、OCT、视野、视觉电生理等检查评估视网膜脱离范围不广且限于下方，故选择单纯外垫压。设计手术重点：①由于裂孔较大，为保证术后有足够高且实的术嵴，在硅胶轨道下再加硅海绵，增加术嵴；②由于裂孔较大，为减少术后的反应，术中未对裂孔进行冷凝处理，拟术后给予裂孔光凝包绕；③由于裂孔较大，为达到术毕垫压顶实裂孔，采用巩膜切开放出视网膜下液。术后 1 月余复查，视网膜裂孔被封闭，矫正视力 0.6。因此，对于此类患者视网膜裂孔较大，视网膜脱离范围局限，虽伴有视网膜下增殖，建议首选外路术（巩膜扣带术）。

（病例提供医师：雷春灵　李凤至）

参考文献

[1] 傅守静．视网膜脱离诊断治疗学［M］．北京科学技术出版社，1999, 6-17.

[2] 杨倍增，范先群．眼科学［M］．第 9 版．北京：人民卫生出版社，2018,50-52,56-58,35-39,42-44.

[3] 中华医学会眼科学分会眼底病学组，中国医师协会眼科医师分会眼底病专业委员会．我国超广角眼底成像术的操作和阅片规范（2018 年）［J］．中华眼科杂志，2018，54（8）：565-569.

[4] 吴德正，马红婕，张静琳．200° 超广角眼底像图谱［M］．北京：人民卫生出版社，2017,9-11.

[5] 刘杏．光学相干断层成像学［M］．广州：广东科技出版社，2006,1-6.

[6] 黄定国，黄惠春，张安琳，等．频域 OCT 观察两种类型视网膜脱离术后黄斑中心凹结构变化［J］．眼科新进展，

2016,36(12)：1176-1179.

［7］Adrian R, Lorenz W, Matthias S, et al. Morphologic and Functional Assessment of Photoreceptors After Macula-Off Retinal Detachment With Adaptive-Optics OCT and Microperimetry ［J］. American Journal Of Ophthalmology, 2020,214:73-85.

［8］刘刚，贾万程，王静，等. 累及黄斑的孔源性视网膜脱离患者手术前后黄斑区多焦视网膜电图及中心视野比较［J］. 中华眼底病杂志，2014, 30:566-570.

［9］Daniel Brinton C P Wilkinson. 视网膜脱离：原理与实践［M］. 第 3 版 . 马凯，杨庆松，徐军，主译 . 北京：人民卫生出版社，2011,78-87.

［10］李立新 . 眼部超声诊断图谱［M］. 第 2 版 . 北京：人民卫生出版社，2013,8-20,47-75.

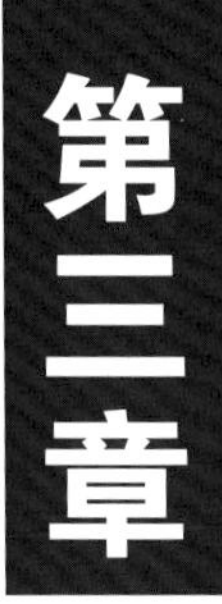

第三章 视网膜脱离手术的适应证及手术方式

孔源性视网膜脱离确诊后应尽快手术治疗。手术方式的选择需根据视网膜脱离的范围，视网膜裂孔形态、大小、数目，是否伴有脉络膜脱离、增殖性玻璃体视网膜病变（PVR）及玻璃体状态，选择巩膜扣带术（外路手术）或玻璃体切除手术联合眼内填充（内路手术）。

第一节 手术适应证的选择依据

手术的关键是封闭视网膜裂孔，缓解视网膜变性及玻璃体视网膜牵拉，促使视网膜复位。

选择依据：

（1）视网膜脱离的范围及部位。

（2）视网膜裂孔的大小、形态、数目、位置。

（3）是否伴有脉络膜脱离及其严重程度。

（4）玻璃体状态，色素颗粒多少、有无增殖、积血程度等。

（5）是否伴有增殖性玻璃体视网膜病变（PVR）。1983 年视网膜学会术语委员会依据血眼屏障损害、视网膜表面膜、视网膜脱离的严重程度将 PVR 分级（表 3-1-1，图 3-1-1 至图 3-1-7），1991 年对 PVR 的收缩及分型更为详细分级（表 3-1-2，图 3-1-8）。

表 3-1-1 增殖性玻璃体视网膜病变分级（1983）

分级	程度	临床表现
A	轻度	玻璃体混浊，可见色素颗粒
B	中度	视网膜内表面皱褶，裂孔缘内卷，视网膜僵硬，血管扭曲
C	重度	视网膜固定皱褶
		C1　1 个象限
		C2　2 个象限
		C3　3 个象限
D	极重度	4 个象限固定视网膜皱褶和 3 种不同形态的漏斗
		D1　宽漏斗形
		D2　窄漏斗形
		D3　闭漏斗形（视盘不可见）

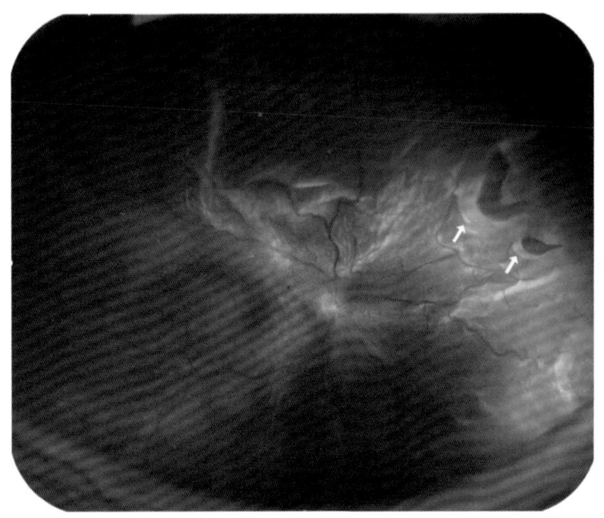

图 3-1-1　孔源性视网膜脱离

PVRB：Optos 超广角成像彩图见右眼底 10:00-7:00 视网膜呈青灰色隆起，鼻上 2 个马蹄形裂孔，裂孔缘内卷（白箭头）。

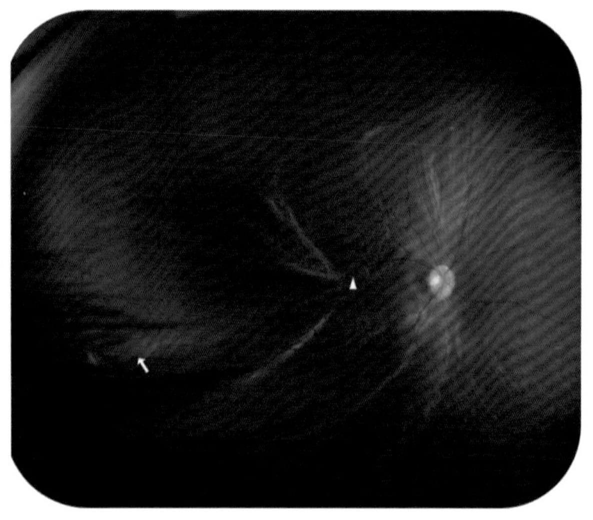

图 3-1-2　孔源性视网膜脱离

PVRC1：Optos 超广角成像彩图见右眼底 7:00-1:00 视网膜呈青灰色隆起，1 个象限固定皱褶（马蹄形裂孔：白色箭头，固定皱褶：白色三角）。

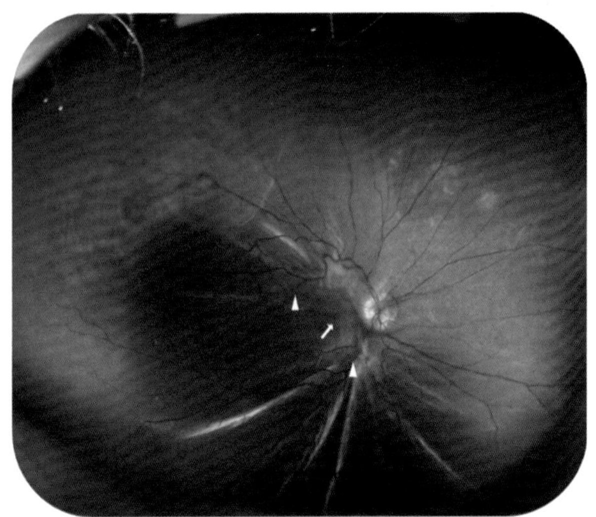

图 3-1-3　孔源性视网膜脱离

PVRC2：Optos 超广角成像彩图见右眼底 4:00-12:00 视网膜呈青灰色隆起，2 个象限固定皱褶（黄斑裂孔：白色箭头，固定皱褶：白色三角）。

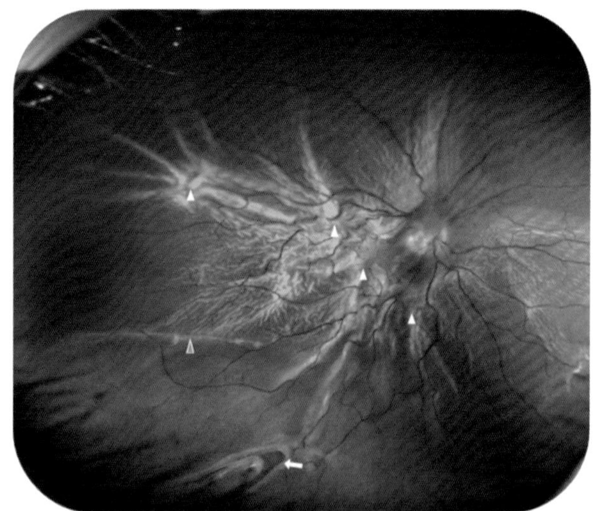

图 3-1-4　孔源性视网膜脱离

PVRC3：Optos 超广角成像彩图见右眼底 3:00-1:00 视网膜呈青灰色隆起，3 个象限固定皱褶（马蹄形裂孔：白色箭头，固定皱褶：白色三角，视网膜下条索：蓝色三角）。

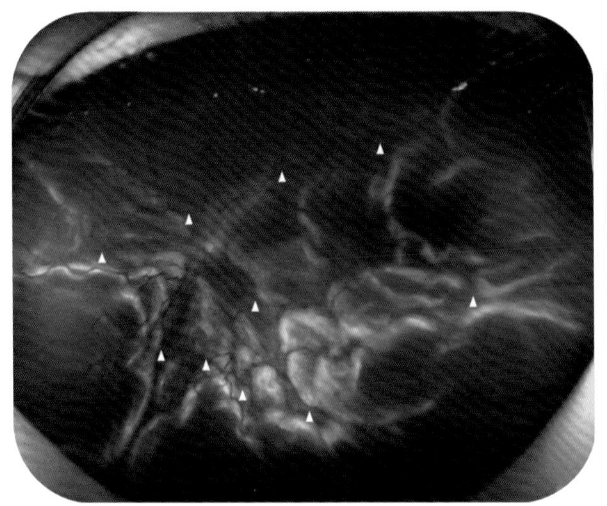

图 3-1-5　孔源性视网膜脱离

PVRD1：Optos 超广角成像彩图见左眼底视网膜全脱离呈宽斗状，4 个象限固定皱褶（白色三角）。

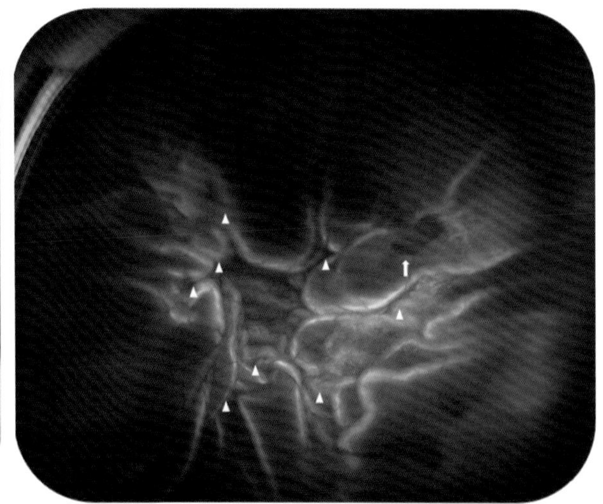

图 3-1-6　孔源性视网膜脱离

PVRD2：Optos 超广角成像彩图见左眼底视网膜全脱离呈窄斗状，视网膜 4 个象限固定皱褶（马蹄形裂孔：白色箭头，固定皱褶：白色三角）。

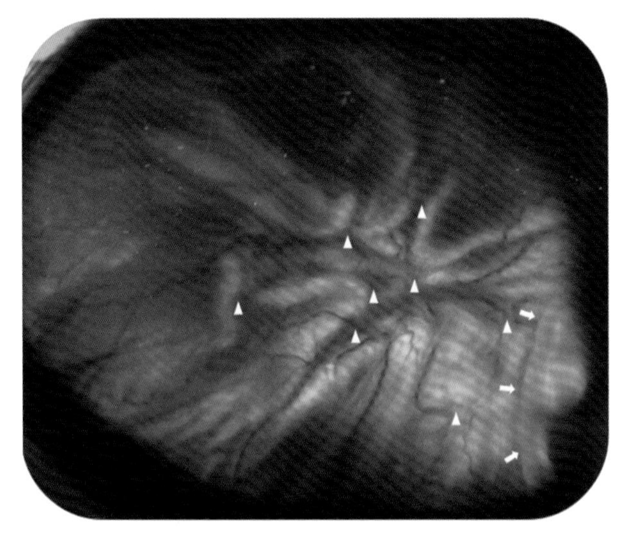

图 3-1-7　孔源性视网膜脱离

PVRD3：Optos 超广角成像彩图见右眼底视网膜全脱离呈闭斗状，视网膜 4 个象限固定皱褶（鼻下巨大视网膜裂孔：白色箭头，固定皱褶：白色三角）。

表 3-1-2　增殖性玻璃体视网膜病变分级（1991）

分级	特征
A	玻璃体混浊，可见色素颗粒，下方视网膜色素沉积
B	视网膜内表面皱褶，视网膜僵硬，血管扭曲，裂孔边缘内卷，玻璃体活动度降低
CP1-12	后极到赤道部：局部、弥漫性或环形视网膜固定皱褶 *，视网膜下条索 *
CA1-12	前部到赤道部：局部、弥漫性或环形视网膜固定皱褶 *，视网膜下条索 *，前移位 *，玻璃体浓缩伴增殖条索
类型	PVR 收缩范围被分为 5 型
1 型	局部收缩（星状皱褶）
2 型	弥漫性收缩（一组星状皱褶）
3 型	视网膜下增殖
4 型	环形收缩
5 型	由收缩引起的前移

注：* 为按累及的钟点数进行描述

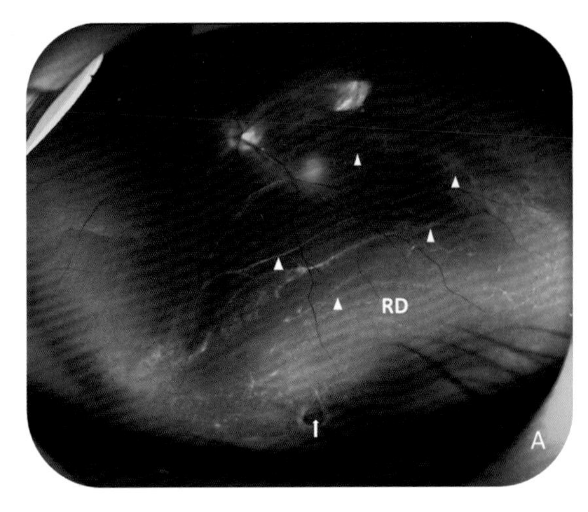

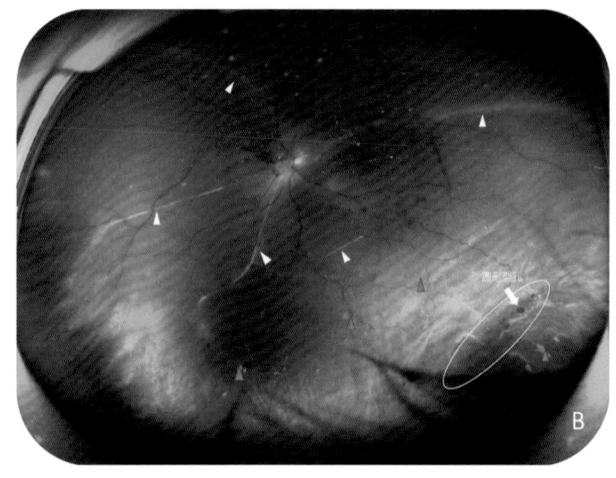

图 3-1-8　Optos 超广角成像彩图

A. 左眼孔源性视网膜脱离：PVRCP3-7,3 型（5:30 圆形裂孔：白色箭头，视网膜下条索：白色三角）；B. 左眼孔源性视网膜脱离：PRV：CP2-10，CA3-6,3 型（4:00 圆形裂孔：白色箭头，颞下格子样变性：白色实线圈，广泛视网膜下增殖条索：白色三角，玻璃体大量色素颗粒：蓝色三角）。

临床上如果视网膜裂孔小于 3PD、位于周边脱离的视网膜区域、数目较多但位于 1~2 象限，PVR B 级以下，伴局限脉络膜脱离，少量玻璃体积血常选择外路手术。反之，如果视网膜裂孔大于 3PD、位于后极部、数目较多且位于 2 个象限以上，伴有广泛的玻璃体视网膜病变，严重脉络膜脱离，玻璃体中度或大量积血常选内路手术。

第二节　视网膜脱离的手术方式选择

一、巩膜外垫压术（节段性巩膜扣带）

1. 单一裂孔视网膜脱离（图 3-2-1）

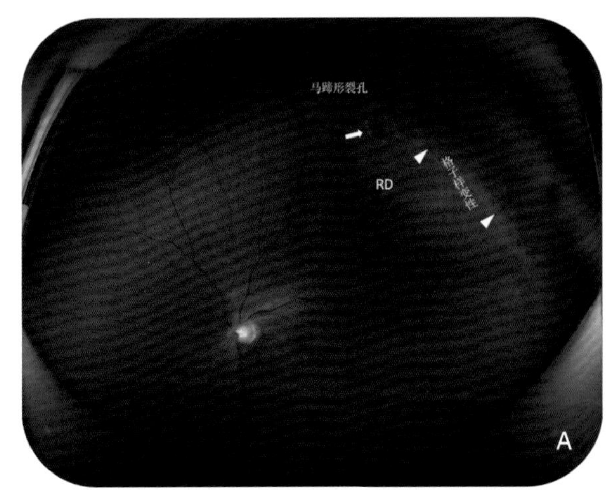

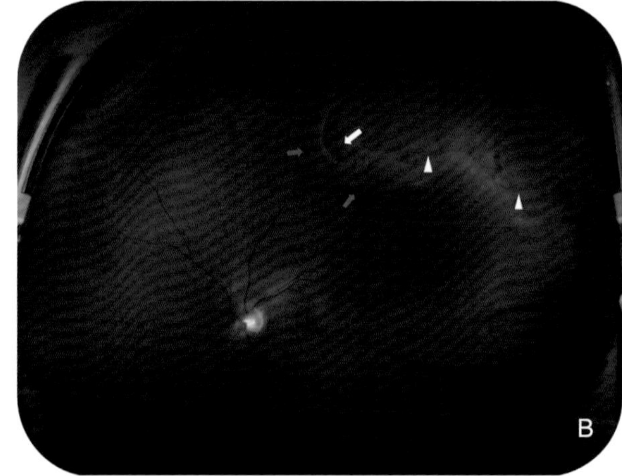

图 3-2-1　左眼孔源性视网膜脱离

Optos 超广角成像彩图：A. 术前（马蹄形裂孔：白色箭头，格子样变性：白色三角）；B. 外垫压术后（马蹄形裂孔：白色箭头，术嵴：蓝色箭头，格子样变性：白色三角）。

2.1个象限同一径线上多个裂孔视网膜脱离（图 3-2-2）

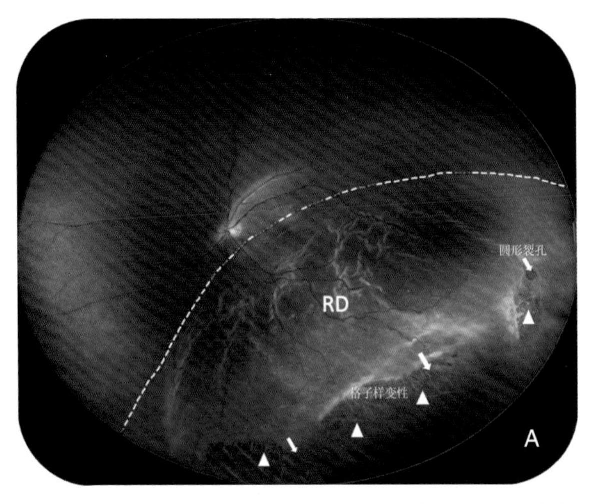

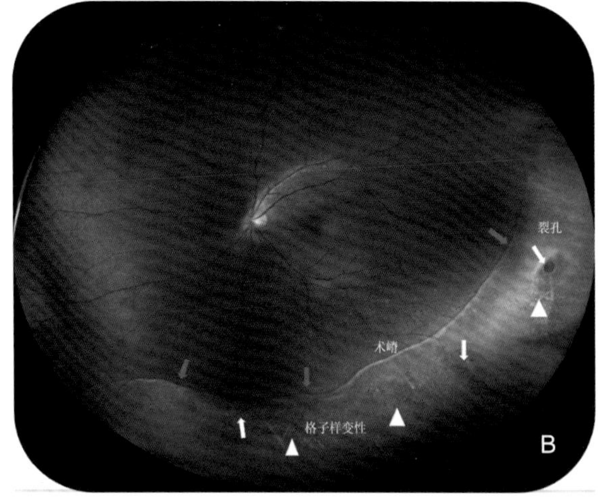

图 3-2-2　左眼孔源性视网膜脱离

Optos 超广角成像彩图。A. 多孔视网膜脱离术前（多个圆形裂孔：白色箭头，格子样变性：白色三角）；B. 多孔视网膜脱离外垫压术后（裂孔位于术嵴：白色箭头，术嵴明显：蓝色箭头，格子样变性位于术嵴：白色三角）。

二、巩膜环扎术（360° 巩膜扣带）或联合巩膜外垫压术（节段性巩膜扣带）（图 3-2-3）

（1）在不同象限内有多个视网膜裂孔。

（2）无晶状体眼及人工晶状体眼。

（3）周边视网膜广泛变性。

（4）长期视网膜脱离伴视网膜下增殖。

（5）PVRB 级。

（6）曾行外垫压术，视网膜再脱离。

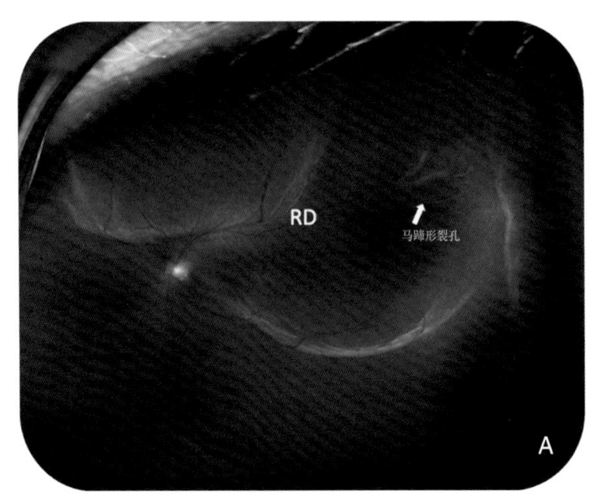

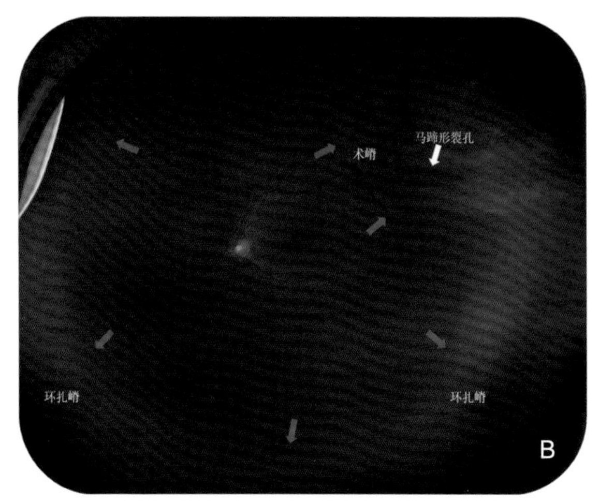

图 3-2-3　左眼孔源性视网膜脱离 Optos 超广角成像彩图

A. 术前（马蹄形裂孔：白色箭头，10:00—4:00 视网膜脱离）；B. 术后（马蹄形裂孔位于术嵴：白色箭头，术嵴及环扎嵴可见：蓝色箭头）。

三、裂孔凝固处理

术中对裂孔进行冷凝或术中及术后光凝（后面会详细论述）。

第三节　手术材料及器械

一、手术材料

目前临床常用垫压材料有 2 种：硅胶和硅海绵，有多种规格及形状，适应不同手术方式术中垫压的需求。

1. 硅胶

是由交联的聚二甲基硅氧烷组成的医用级硅橡胶（表 3-3-1，图 3-3-1）。

（1）直的硅胶带：常用 240#（120mm × 2.5mm × 0.6mm），套袖 72#，用于巩膜外 360° 环扎。

（2）带轨道的硅胶：可以根据视网膜裂孔及变性区的位置放置在环扎带下或单用外垫压。

表 3-3-1　常用硅胶型号及规格

型号	规格
直形 240#	120mm × 2.5mm × 0.6mm
直形 219#	116mm × 4.5mm × 1.5mm(G2.5mm)
对称的轮胎形 277#	直径 31.7mm × 7.0mm × 1.2mm(G2.5mm)
不对称的轮胎形 276#	直径 31.7mm × 7.0mm × 1.5mm(G2.5mm)

注：G 为 2.5mm 带轨道

2. 硅海绵

也是由硅橡胶制成，有许多气孔，具有极大的压缩性及弹性，手术后感染率及脱出率较实性硅胶高，规格及型号较多。用于单个视网膜裂孔外垫压术中垫压裂孔（表 3-3-2，图 3-3-2）。

表 3-3-2　常用硅海绵型号及规格（可根据术中垫压需求修剪）

型号	规格
505	90mm × 5.50mm（圆形直径）
506	90mm × 5.50mm × 3.5mm
507/507G	90mm × 7.5mm × 5.5mm/90mm × 7.5mm × 5.2mm
508/508G	90mm × 12.0mm × 4.0mm/90mm × 12.0mm × 4.0mm

注：G 为 2.5mm 带轨道

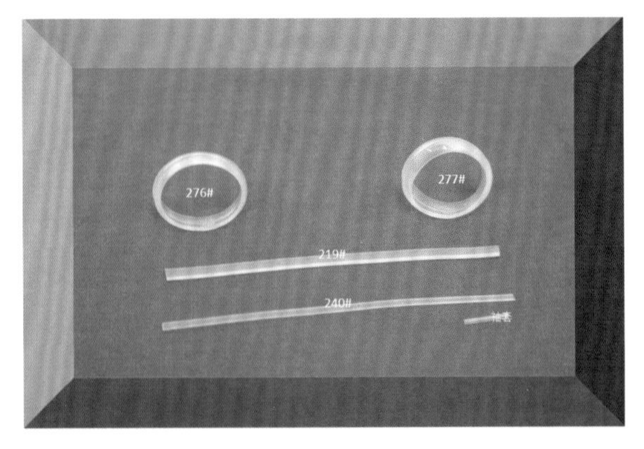

图 3-3-1　常用硅胶型号及规格

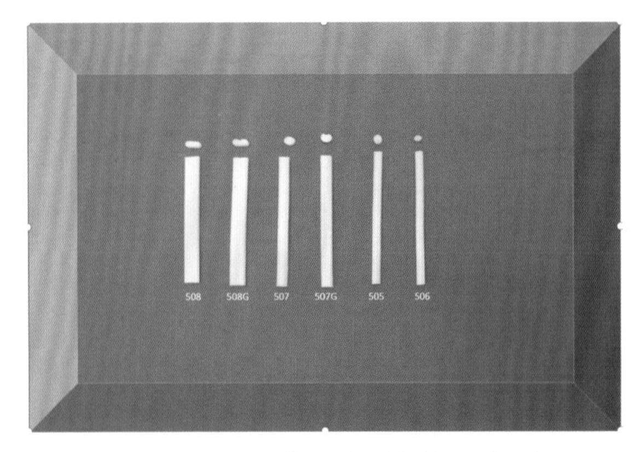

图 3-3-2　常用硅海绵型号及规格

二、手术器械及设备

1. 常用手术器械

直尺、剪刀、直有齿镊、弯有齿镊、开睑器、缝线、刀柄及 11 号刀片、血管钳、针持、斜视钩、拉钩、记号笔、缝线 [5-0 不可吸收缝线 -（聚酯）、尼龙或聚丙烯的铲针]（图 3-3-3）等。

2. 间接检眼镜（图 3-3-4，见第二章间接检眼镜检查及使用）

3. 冷冻机（图 3-3-5，见本章视网膜裂孔冷凝处理）

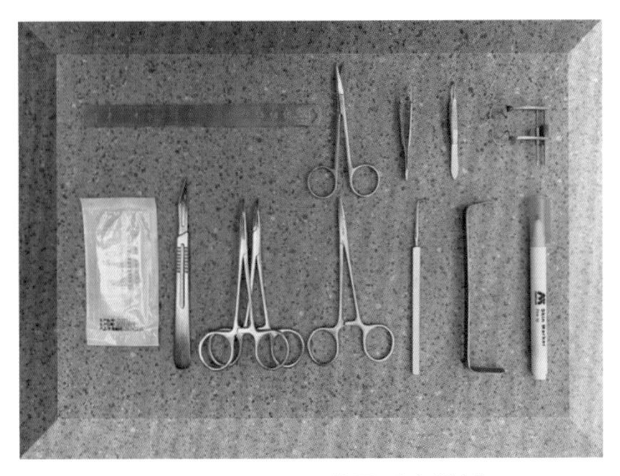

图 3-3-3　常用手术器械

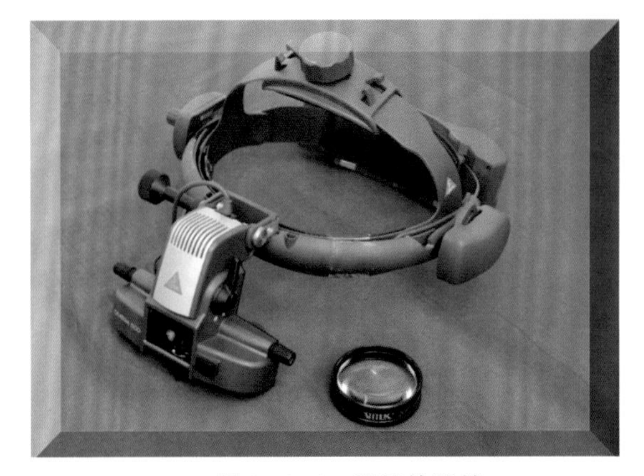

图 3-3-4　间接检眼镜

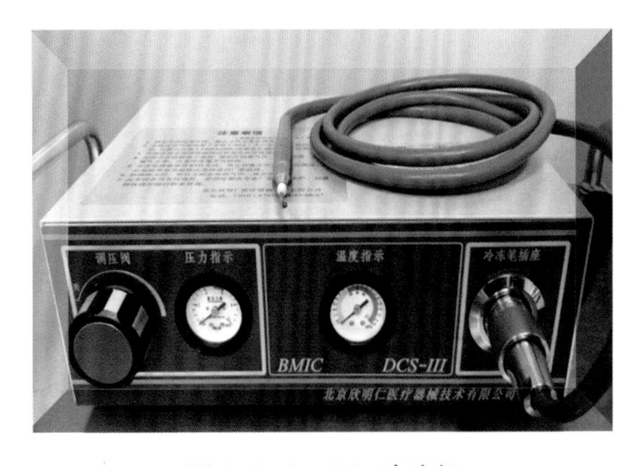

图 3-3-5　CO_2 冷冻机

第四节　术前准备

一、术前检查

术前需要做各种眼部及全身检查，明确诊断，制订手术方案；与患者及家属沟通，告知诊疗计划。

二、科室会诊

若伴有全身病处理，需相关科室会诊协治，控制全身病。

1. 糖尿病患者

了解糖尿病病程、用药情况、血糖控制、血压状态、肾功状态；监测血糖，控制在 5.5~10mmol/L 范围内。如血糖控制不佳、病程较长、合并急慢性并发症，需请内分泌或心血管或肾内科协助会诊治疗。围手术期血糖控制原则及风险提示如下（表 3-4-1）。

表 3-4-1　围手术期血糖控制原则及风险提示

糖化血红蛋白	风险提示
HbAlc ≤ 7%	血糖控制良好，血糖异常的风险较低
HbAlc>7.0% ~8.5%	血糖控制不佳，血糖异常的风险增高
HbAlc>8.5%	建议考虑推迟非急诊手术

2. 高血压患者

高血压的定义：血压升高幅度大于基础血压的 30%，或收缩压≥ 140mmHg（或）舒张压≥ 90mmHg。围手术期高血压控制原则如下（表 3-4-2）。

表 3-4-2　围手术期高血压控制原则

患者状态	年龄	血压
	≥ 60 岁	血压 < 150/90mmHg
	< 60 岁	血压 < 140/90mmHg
糖尿病和慢性肾病患者		血压控制目标 < 140/90mmHg
进入手术室血压（为抢救生命）		< 180/110mmHg
择期手术患者——建议推迟手术		> 180/110mmHg

3. 心脏疾病患者

心电图异常，接受心脏支架或搭桥手术，合并心血管疾病的患者术前已长期应用各类抗栓药物［抗血小板药物和（或）抗凝药物］，对于长期接受抗栓治疗且需要外科手术的患者，抗栓药物可能会增加围手术期出血的风险，停药又增加血栓栓塞性事件的发生率。2021 版共识中术前对出血风险进行评估，仅对眼科白内障手术评为极低。临床常用抗血小板药物特性如阿司匹林肠溶片，口服每天 1 次，末次剂量药物持续时间 7 天，术前建议停药时间 0~5 天。

4. 贫血患者

增加手术风险、术后感染率，影响患者术后活动和功能恢复，增加术后并发症。根据 Hb

浓度贫血分级（表 3-4-3）及需输血指南（表 3-4-4）。

表 3-4-3　贫血分级的 WHO 标准和中国标准

贫血分级	WHO 标准 /（$g \cdot L^{-1}$）	中国标准 /（$g \cdot L^{-1}$）
0 级（正常）	成年男性≥ 130	成年男性≥ 120
	成年女性≥ 120	成年女性≥ 110
1 级（轻度贫血）	110~ 正常参考值下限	91~ 正常参考值下限
2 级（中度正常）	80~109	61~90
3 级（重度贫血）	< 80	31~60
4 级（极重度贫血）	—	≤ 30

表 3-4-4　根据《2014 围手术期输血指南》采用限制性输血策略

血红蛋白	输入
Hb<70g/L	应考虑输红细胞
Hb 为 70~100g/L	根据患者心肺代偿功能、有无代谢率增高以及有无活动性出血等因素决定是否输红细胞
Hb>100g/L	不需输注红细胞

5. 胸部疾病患者

X 线或胸部 CT 检查排除肺部炎症、占位、结核等，如肺部炎症及结核活动期需相关科室会诊协治先控制，在病情稳定后再考虑眼部手术；如占位性病变，必须手术的则先行肺部手术。

6. 孕妇患视网膜脱离

孕期行非产科手术仍然可以获得较满意的妊娠结局。对于病情稳定的患者，不同孕期进行手术、不同麻醉方式和不同手术方式对妊娠结局影响没有差别，但对于合并感染的患者，病情本身的进展可能会影响妊娠结局。

三、围手术期药物使用

1. 局部抗菌药的使用

术前及术后规范使用抗生素有效避免术后感染的发生（表 3-4-5）。

表 3-4-5　局部抗菌药使用

手术	使用
术前	（1）将局部应用抗菌药作为预防眼内炎的重要措施； （2）选用包括氟喹诺酮类和氨基糖苷类等的广谱抗菌滴眼液； （3）建议常规术前连续使用 1~3 天，每天 4 次；若仅使用 1 天，则采用频繁点眼 6~8 次
术后	首选氟喹诺酮类滴眼液，使用 1~2 周

2. 局部激素及非甾体药的使用

糖皮质激素具有较强抗炎作用，使用时需注意掌握好适应证；非甾体类辅助糖皮质激素的抗炎作用，减少糖皮质激素用量（表 3-4-6）。

表 3-4-6　局部激素及非甾体药物使用

手术	使用
术前	根据术眼情况决定是否使用
术后	建议局部联合使用2周，每天4次；术后2周后停用糖皮质激素，仅用非甾体类一般至术后6周。

3. 全身药物使用

眼部视网膜脱离复位手术后，如无眼部并发症无须全身用药；如有严重的眼部并发症（如眼内感染、眼压增高、眼内严重出血等）可根据病情需要选择用药。

四、术前患者制动

孔源性视网膜脱离的患者原则上应尽快手术治疗，但毕竟是手术，术前需做全身及眼局部的检查及评估。局部术前用药，医患沟通等可能会使视网膜脱离加重，因此手术实施前尽可能：①包扎双眼，卧床休息；②调整头位，将视网膜裂孔放在低位；促使视网膜下液吸收或使视网膜脱离进展缓慢，有利于手术方式的选择及良好的视力预后。

第五节　手术步骤

一、麻醉

1. 局部麻醉

球后麻醉及球旁麻醉。视网膜脱离的患者大部分伴有近视，眼轴长，球后麻醉时操作不慎有可能发生：

（1）眼球穿孔引起出血。

（2）直肌损伤引起术后复视。

（3）损伤眶内血管引起球后出血。

（4）麻醉药物误入血管引起呼吸、心搏骤停等意外。

临床上一般选球旁麻醉，其相对球后麻醉风险会降低。

常用局部麻醉药 2% 利多卡因和 0.75% 布比卡因等量混合，临床使用效果最佳。利多卡因为中效局麻药，具有起效快、穿透性强、弥散广、无明显扩张血管的作用，局部麻醉持续时间 60~240 分钟（1~4 小时）；布比卡因为长效局麻药，起效慢，局部麻醉维持时间为 120~480 分钟（2~8 小时），其麻醉作用比利多卡因强 3~4 倍，浓度 0.5% 时对感觉神经阻滞良好。

注意事项：

（1）麻醉药物注射时切记注射角度及回抽观察有无回血，发现异常立即停止注射，拔出注射针头。

（2）眼球穿破引起眼内出血及眶内血管损伤引起出血需暂停手术。

（3）麻醉药物误入血管引起呼吸、心搏骤停立即托起下颌、开放气道、吸氧、建立静脉通道，急呼麻醉科医生参与抢救。

（4）如果局部麻醉效果不佳，可以请麻醉科协助给予静脉镇静镇痛辅助完成手术。

2. 全身麻醉

患者不能耐受局部麻醉手术（如儿童、不严重的心脑血管疾病），为避免局部麻醉的刺激有可能引起心脑血管意外，精神高度紧张对手术恐惧，精神疾患及智障等，请麻醉科会诊评估，并请麻醉协助完成手术。

二、消毒铺巾

术中认真仔细核对后对术眼局部皮肤、睫毛、结膜囊消毒，严格无菌操作是保障手术顺利进行，避免术后感染非常重要的环节。

（1）术眼核对后聚维酮碘局部及睑缘消毒（图 3-5-1）。

（2）铺巾后先将手术贴膜完全包裹睑缘睫毛（图 3-5-2，避免术眼睫毛可能对术眼手术的污染及干扰手术操作，避免术前剪睫毛及术后短睫毛对眼表的刺激）。

（3）将 5% 聚维酮碘滴入结膜囊（图 3-5-3，注意不要滴到角膜，避免角膜损伤影响手术中对眼底的观察），停留 1 分钟后，进行完全彻底的清洗。

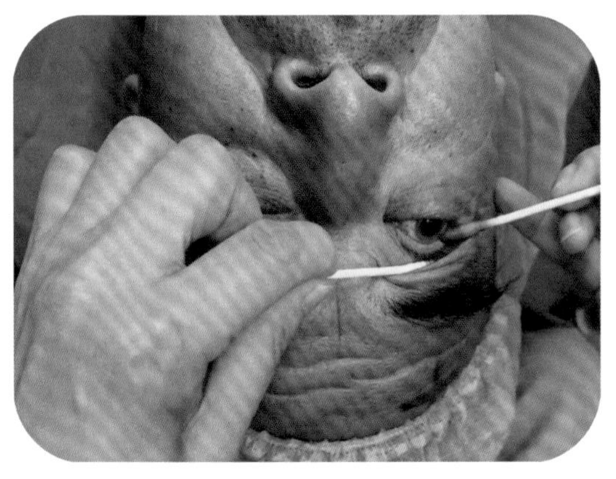

图 3-5-1　聚维酮碘局部及睑缘消毒

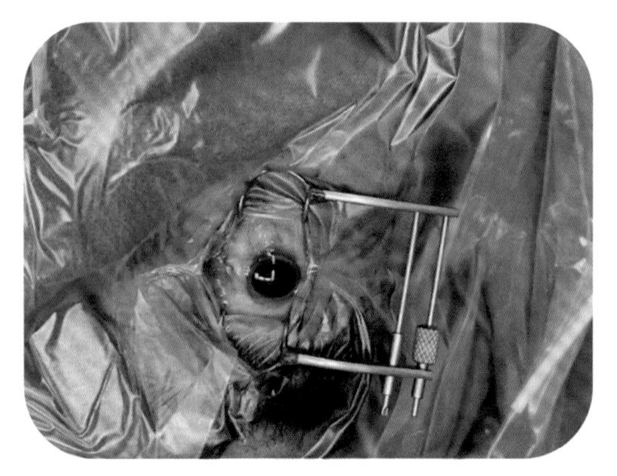

图 3-5-2　手术贴膜完全包裹睑缘睫毛

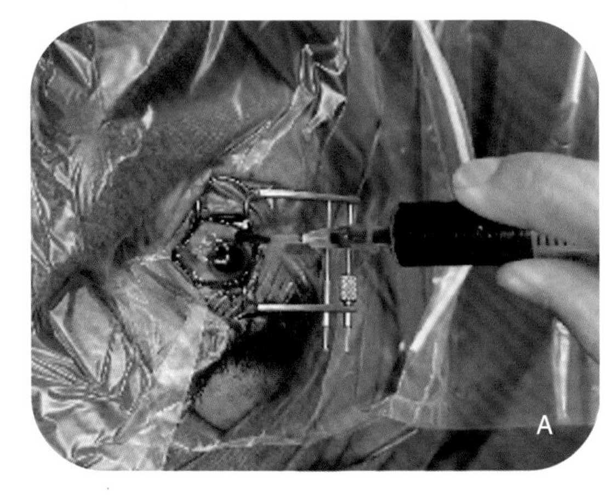

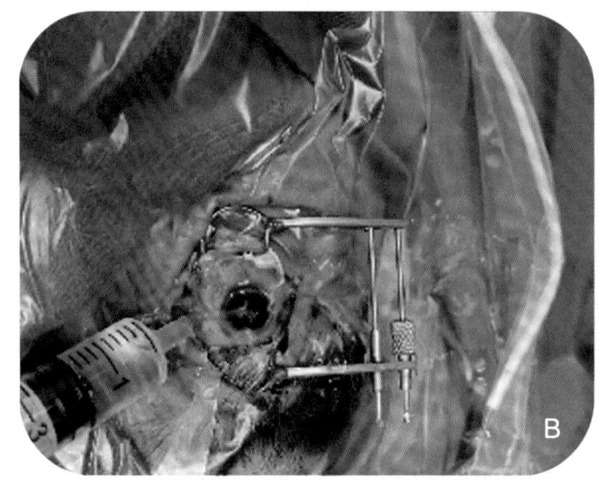

图 3-5-3　术眼消毒铺巾

A.5% 聚维酮碘滴入结膜囊；B. 生理盐水反复冲洗。

三、结膜切口

1. 沿角膜缘剪开球结膜

切缘距角巩膜缘距离均匀保留 1mm，切缘光滑整齐，然后使用弯剪钝性分离球结膜及筋膜。根据手术方式可以 120° 或 180° 或 360° 剪开球结膜，切口两侧做 3~5mm 放射状切开，避免牵拉暴露巩膜时撕裂球结膜（图 3-5-4）。

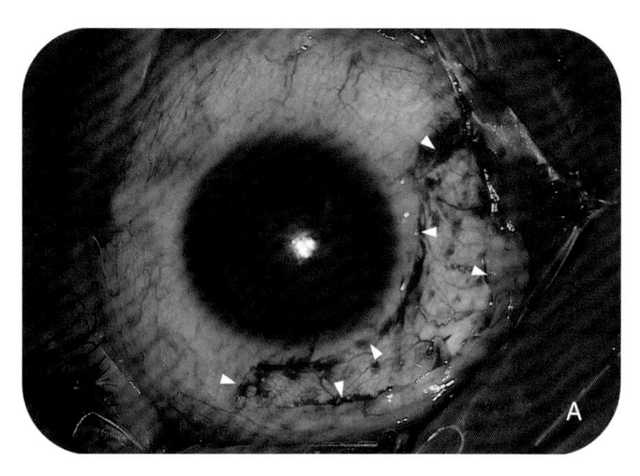

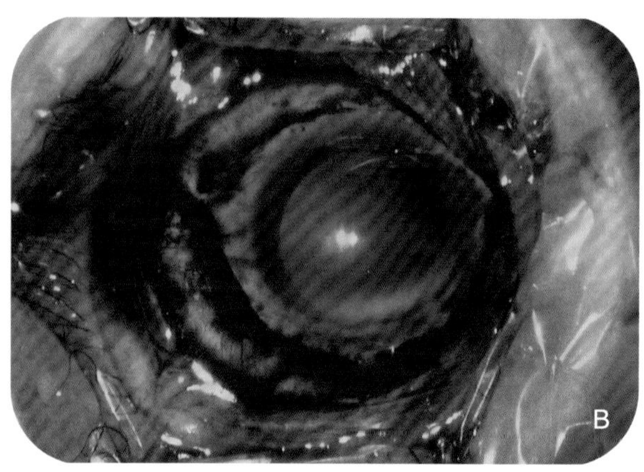

图 3-5-4　结膜切口

A. 沿角膜缘 120° 切口；B. 结膜切口：沿角膜缘 360° 切口（3:00 及 9:00 各 3~5mm 放射性切口）。

2. 结膜放射状剪开

鼻上、鼻下、颞上及颞下垂直角膜缘放射状剪开球结膜，适合象限裂孔单一外垫压手术（图 3-5-5）。

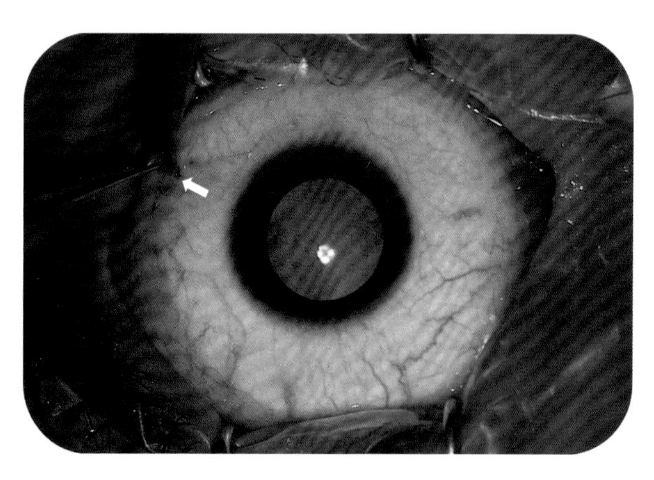

图 3-5-5　结膜切口：结膜放射状剪开

注意：避免结膜撕裂伤或破口及切口不规整。

四、放置肌肉牵引线

1. 结膜下置直肌牵引线

沿角膜缘剪开球结膜切口后，用有齿镊夹住直肌止端，斜视钩于直肌附着点后勾取直肌，用带孔穿线斜视钩或穿线的大弯针（顺针孔方向）经直肌下置入直肌牵引线，根据手术方式分别于内、外、上、下直肌放置牵引线（图 3-5-6A，C，D）。

2. 经结膜置直肌牵引线

结膜放射状切开，有齿镊经结膜夹住直肌，用穿线大弯针缝穿直肌置牵引线（图 3-5-6B）。

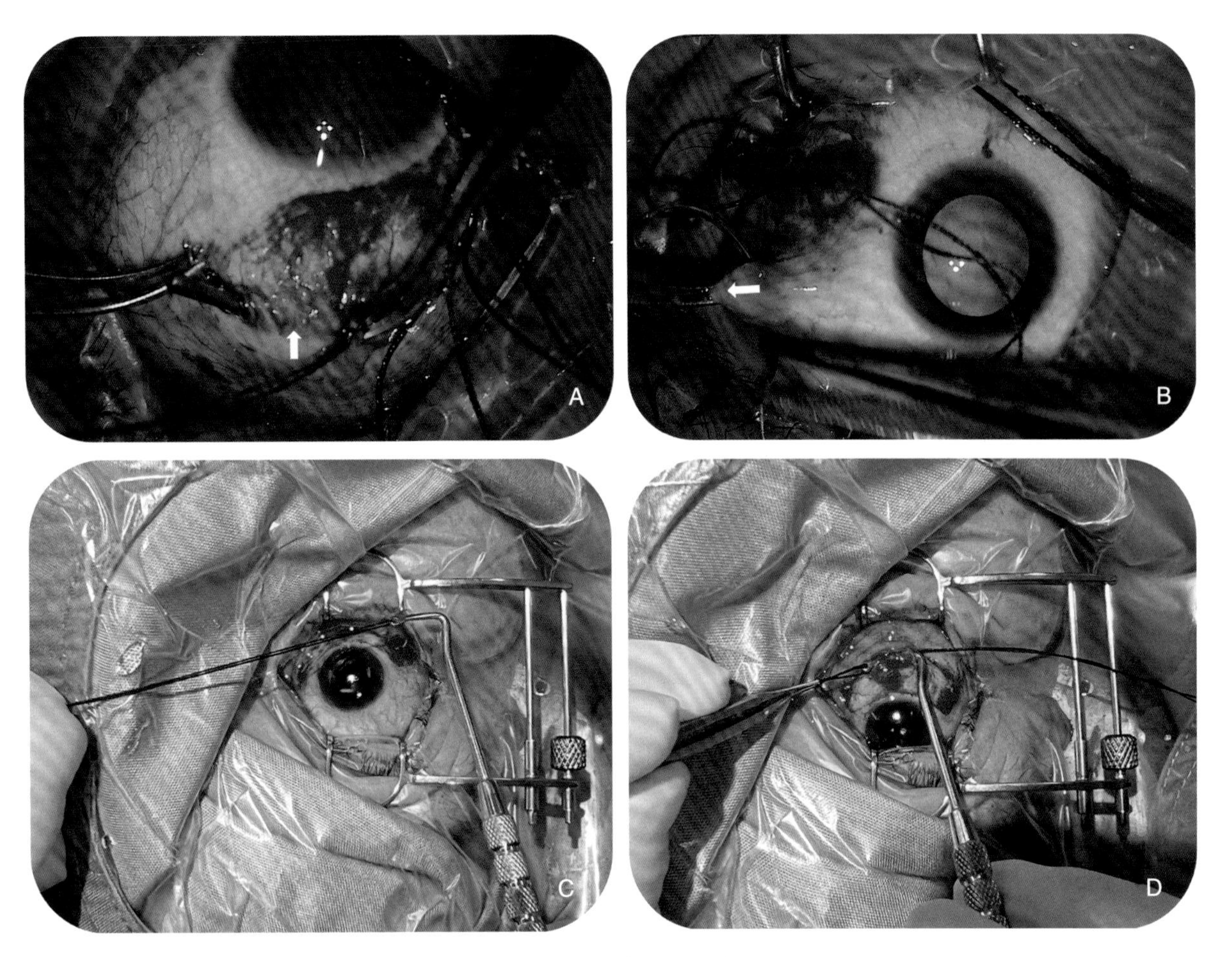

图 3-5-6　直肌牵引线

A. 结膜下分离直肌用斜视钩及带线针尾穿直肌下置牵引线；B. 经结膜缝线置牵引线；C、D. 用带孔斜视钩穿线经直肌下置牵引线。

注意：避免过度向后分离直肌，有可能损伤涡静脉引起出血及术后粘连；经结膜缝置牵引线时注意深度，避免过深缝穿巩膜。

五、裂孔定位

1. 间接镜下巩膜表面定位视网膜裂孔

可用巩膜顶压器或有齿弯镊顶压定位，用缝线或记号笔标记（图 3-5-7）。

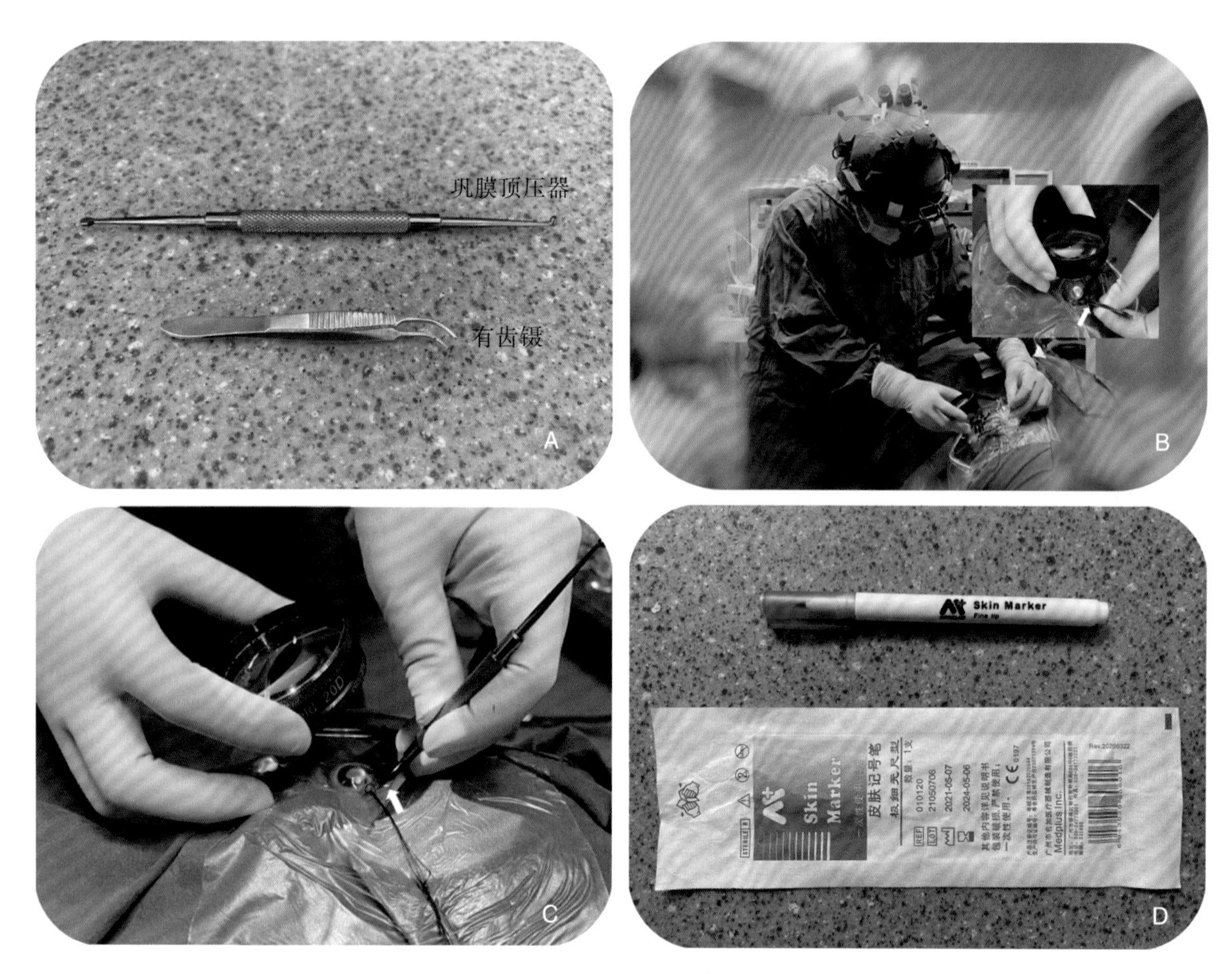

图 3-5-7　间接镜下视网膜裂孔定位

A. 巩膜顶压器和有齿弯镊；B. 有齿弯镊顶压定位裂孔；C. 巩膜顶压器顶压定位裂孔；D. 记号笔。

2. 裂孔标记

小裂孔做 1 个裂孔后缘标记即可，大裂孔需标记裂孔前后缘及两侧，锯齿缘截离标记裂孔后缘，不同象限裂孔需分别标记（图 3-5-8）。

注意：定位前先观察巩膜表面有无巩膜葡萄肿，避免顶压引起眼球破裂。

六、裂孔的处理

对孔源性视网膜脱离如选择外路术的视网膜裂孔的处理，目前临床上多采用术中巩膜外冷凝，术中或术后裂孔周围激光光凝。目的是促使裂孔处视网膜神经上皮与视网膜色素上皮粘连，形成永久性封闭。

1. 术中对裂孔冷凝

（1）冷凝操作：用 CO_2 冷冻治疗仪。左手持冷冻手柄将冷冻头（2.5mm 圆形头）放置于裂孔标记处巩膜并适度压陷巩膜，右手持 20D 或 30D 镜头，在间接检眼镜下观察裂孔及变性区冷凝反应，踩脚踏开关见裂孔处视网膜呈灰白色混浊，即可松开脚踏解冻（图 3-5-9，图 3-5-10，视频 3-5-1）。

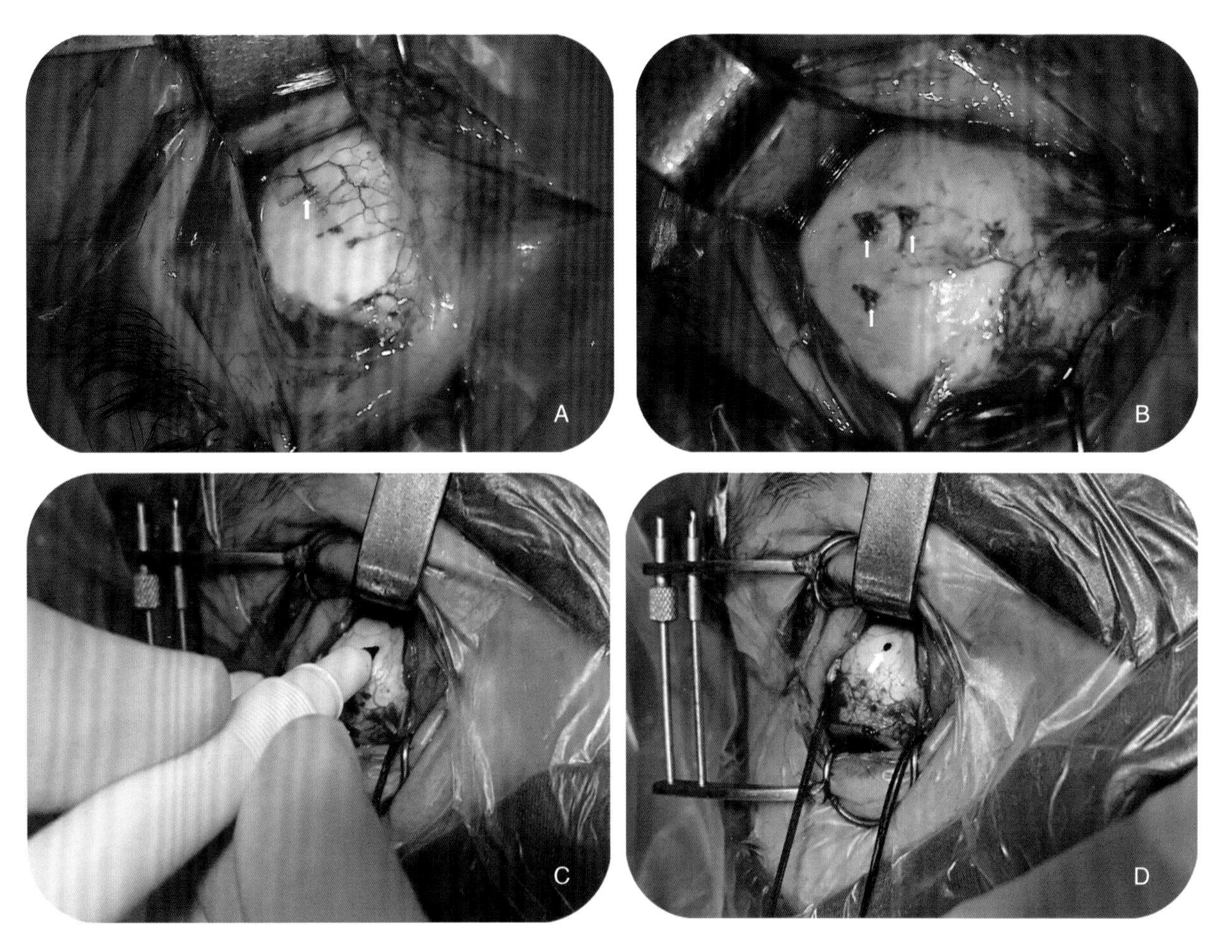

图 3-5-8　视网膜裂孔定位

A. 小裂孔 1 个标记；B. 大裂孔 3 个标记；C. 使用记号笔标记；D. 记号笔标记裂孔定位点。

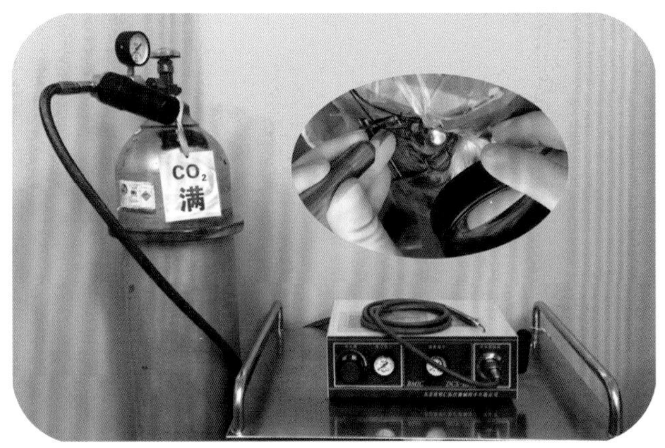

图 3-5-9　CO_2 冷冻机

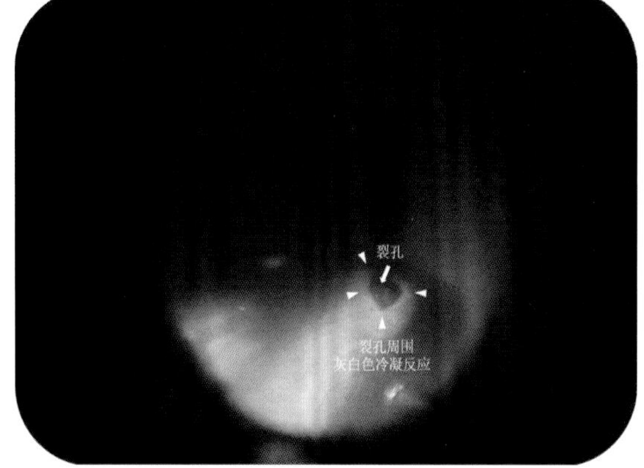

图 3-5-10　视网膜裂孔冷冻反应（采用术者玻璃体手术中图）

视网膜裂孔（白色箭头），孔周视网膜呈灰白色（白色三角）。

（2）裂孔冷凝注意：小裂孔应准确放在冷冻头顶端冷凝裂孔；大裂孔应包绕裂孔冷凝；避免局部重复冷凝；大裂孔内无须冷凝；如视网膜下液较多不易冷凝，可以先放出视网膜下液再对裂孔冷凝。

（3）并发症：①因过度冷凝，色素上皮细胞播散，可引起增殖性玻璃体视网膜病变，可能导致视网膜再脱离；②血－眼屏障破坏，术后可能会发生黄斑囊样水肿、渗出性视网膜脱离；③冷凝会引起局部脉络膜充血，影响视网膜下液引流，选择视网膜下液引流部位应避开冷凝区域。

视频 3-5-1　视网膜裂孔－巩膜外冷凝录像

2. 术中及术后对裂孔光凝

（1）激光操作：用氩激光波长 532nm 绿激光。术中对视网膜裂孔垫压后见裂孔处视网膜神经上皮与色素上皮已贴合；借助可连激光的带有激光滤过片间接检眼镜，左手牵拉直肌牵引线旋转眼球，右手持 20D 或 30D 镜头，查看眼底视网膜裂孔；经瞳孔对视网膜裂孔进行激光光凝，包绕裂孔周围 2~3 排，光凝斑紧密连接呈 2~3 级光凝反应即可并通过脚踏开关控制激光。如果术中不易激光处理，可以在术后 1~2 周视网膜复位，裂孔贴合，给予视网膜裂孔周围光凝处理（表 3-5-1，图 3-5-11 和图 3-5-12）。

表 3-5-1　视网膜激光光斑反应表

级别	光斑反应
1 级	依稀可辨，适用于色素上皮渗漏性疾病（CSC、ME）
2 级	淡灰色，适用于黄斑区微血管瘤（DR）
3 级	灰白色，常用。适用于视网膜血管性疾病（DR/RVO/Eales）、视网膜裂孔
4 级	熟蛋白样白色反应，较少用，用于脉络膜肿瘤

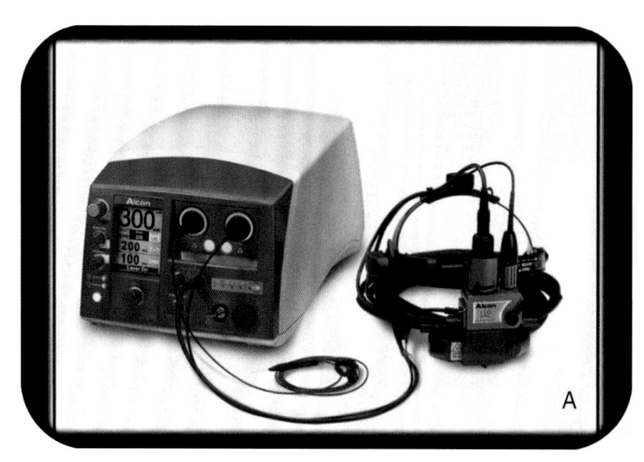

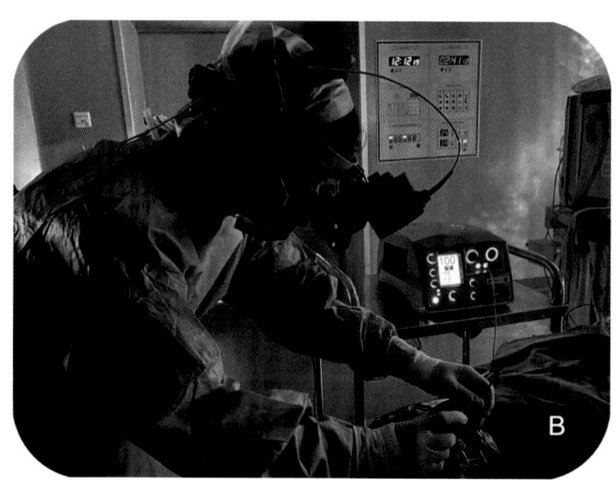

图 3-5-11　术中眼底视网膜裂孔激光处理

A.Lio 激光间接检眼镜；B. 术中使用激光间接检眼镜对视网膜裂孔进行光凝处理。

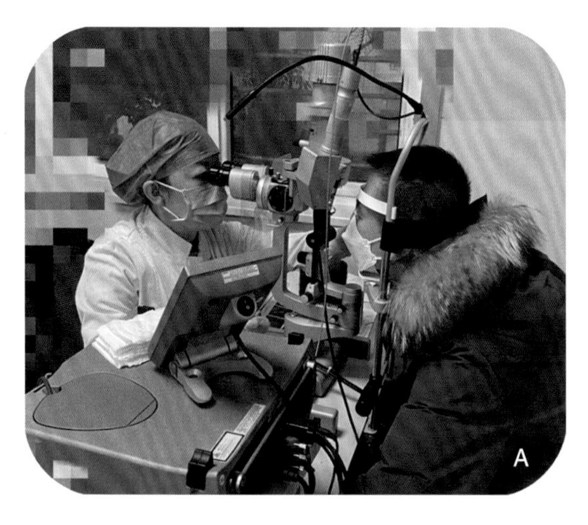

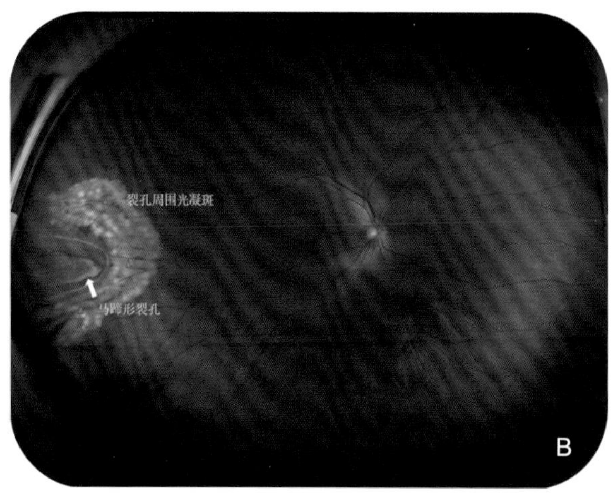

图 3-5-12　术后视网膜裂孔激光处理

A. 用多波长激光治疗机对视网膜裂孔行光凝治疗；B. 右眼视网膜裂孔光凝后，Optos 超广角成像彩图：马蹄形裂孔（白色箭头），周围 4 排灰白色光凝斑（蓝色三角）。

（2）光凝注意：如果术中瞳孔缩小，屈光间质混浊，眼底不易清晰可见，视网膜下液较多，裂孔处视网膜未贴合，可以选择术后查看视网膜下液吸收情况。如视网膜裂孔已贴合，择期再对视网膜裂孔进行激光处理。

（3）并发症：如果光凝能量太大，可能引起 Bruch 膜和色素上皮层破裂，导致脉络膜出血。术中激光花费时间较长，但对血 - 眼屏障破坏较小，在 24 小时内就可以引起视网膜和色素上皮的粘连效应。

七、巩膜外垫压或环扎（节段性巩膜扣带或环形巩膜扣带）

巩膜外垫压目的：封闭裂孔，用于单个视网膜裂孔或间隔很近，在 1 钟点或 1 个象限内的多个视网膜裂孔视网膜脱离。

巩膜环扎目的：支撑视网膜裂孔、视网膜变性及缓解玻璃体视网膜牵拉。如无特殊病理改变，环扎支撑玻璃体基底部的后缘。

1. 垫压物位置

根据视网膜裂孔的大小、形态、位置选择硅胶或硅海绵，水平状或垂直状放置在巩膜表面。以定位视网膜裂孔后缘为中心或视网膜变性区，通过在巩膜表面板层缝合固定于巩膜上；确保裂孔后缘在术嵴前坡距术嵴顶 1/2~1PD，超过视网膜裂孔及变性区两端约 1 钟点。

2. 缝线固定

用 5-0 不可吸收缝线（聚酯）、尼龙或聚丙烯的铲针，采用与垫压物平行褥式或“8”字缝合，缝线穿过巩膜厚度 1/2~3/4 及潜行 3~5mm。根据视网膜裂孔选择，如垫压物与角膜缘平行放置需水平缝合固定，如垫压物与角膜缘垂直放置需垂直缝合固定；缝线跨度超过垫压物宽度的一半，即 276# 硅胶宽度 7mm，与巩膜接触宽度以外至少两边 2mm 外缝合，保证有足够可见垫压术嵴（图 3-5-13，图 3-5-14）。

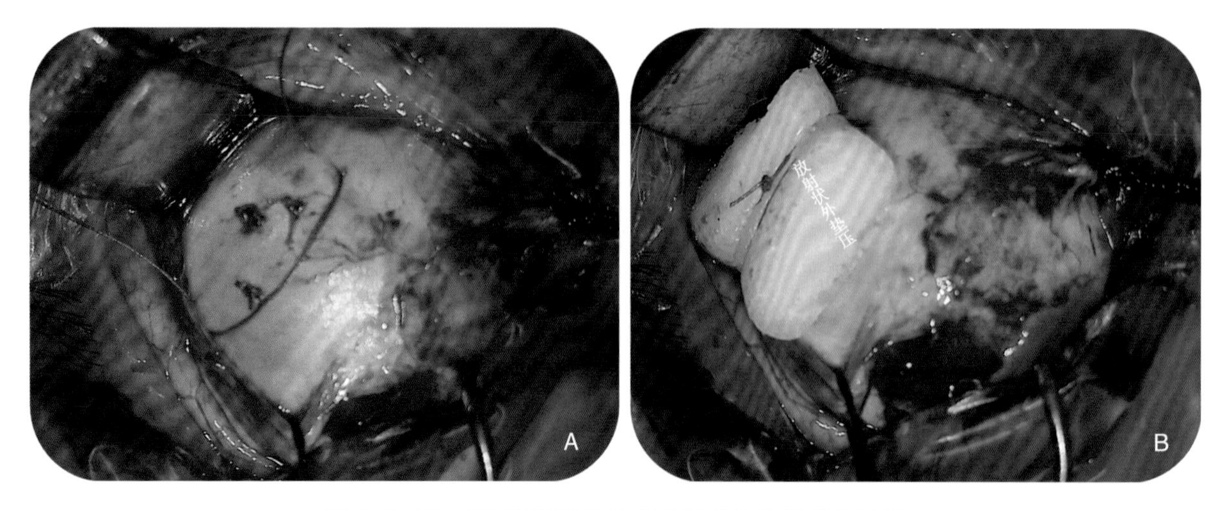

图 3-5-13　视网膜裂孔定位及放射状外垫压缝合固定
A. 大裂孔定位及垂直褥式缝合；B. 硅海绵放射状垫压，缝线固定。

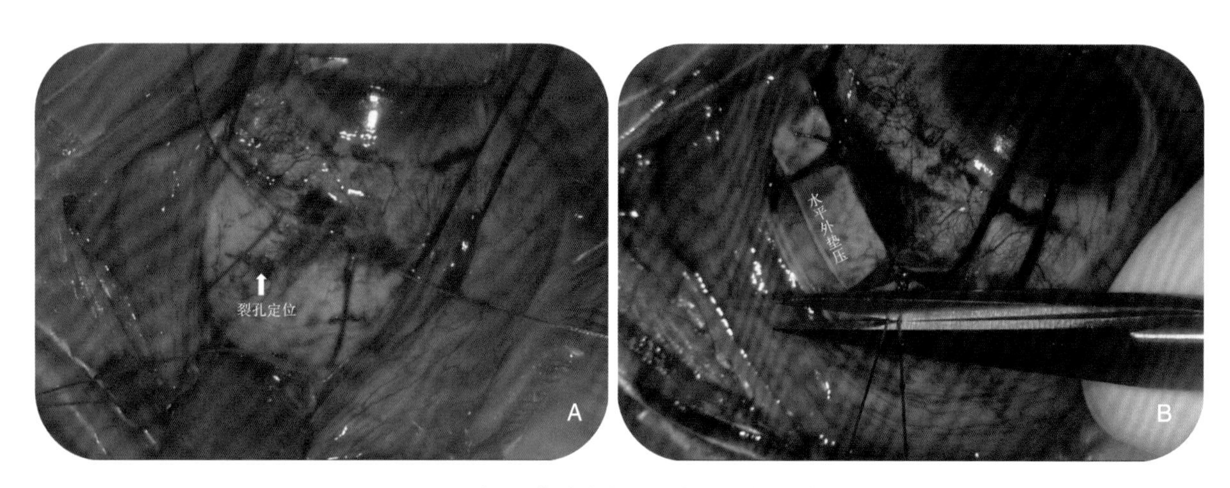

图 3-5-14　视网膜裂孔定位及水平外垫压缝合固定
A. 裂孔定位及水平预置缝线；B. 硅胶水平外垫压，缝线固定。

3. 环扎

将环扎带放置于 4 条直肌下，接头用硅胶袖套固定，常规放在裂孔对侧的象限（如有术后眼前节缺血，可在接口处调整放松，不影响裂孔处垫压）；环扎带的位置一般在赤道部，术中可根据视网膜变性或裂孔调至偏前或偏后；环扎带缩短至眼球赤道水平周长 5~7mm，不能 > 10mm，以避免术后可能发生的眼前节缺血等；4 个象限缝线固定（图 3-5-15）。

4. 环扎带下垫压

可根据视网膜裂孔选择垫压物，放置垫压物呈放射状或水平状。马蹄形裂孔常选用硅海绵放射状垫压，避免术后裂孔呈“鱼嘴状”（图 3-5-16，图 3-5-17）。

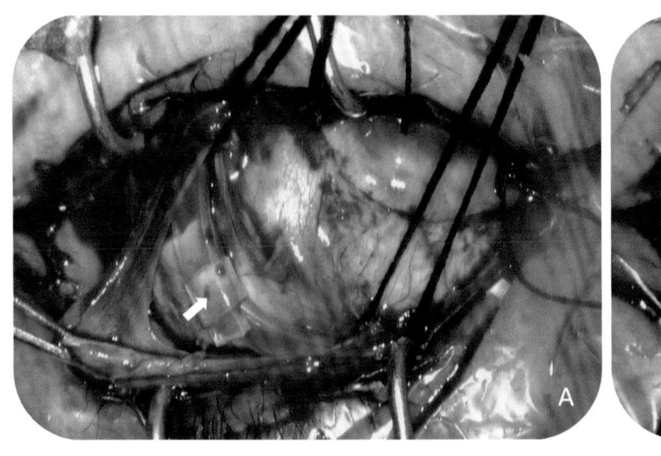

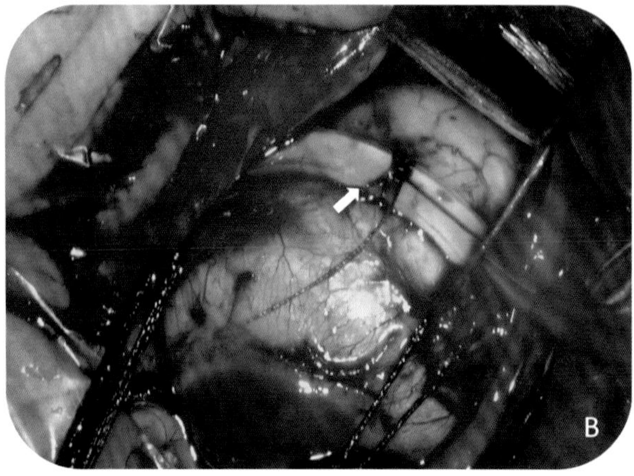

图 3-5-15 赤道部 360° 环扎

A. 240# 环扎带接头（白色箭头）；B. 4 个象限环扎带缝线固定（白色箭头）。

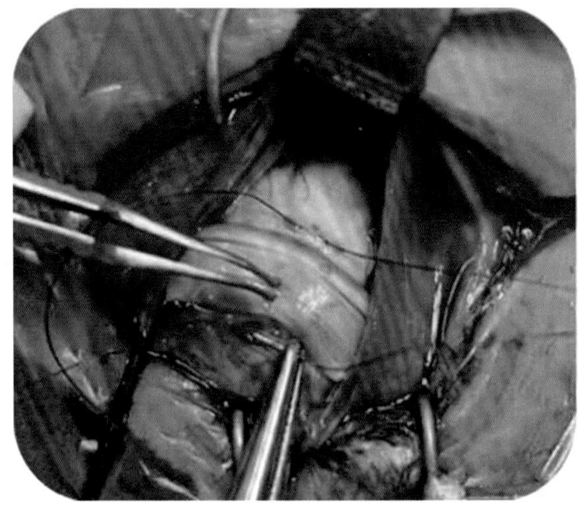

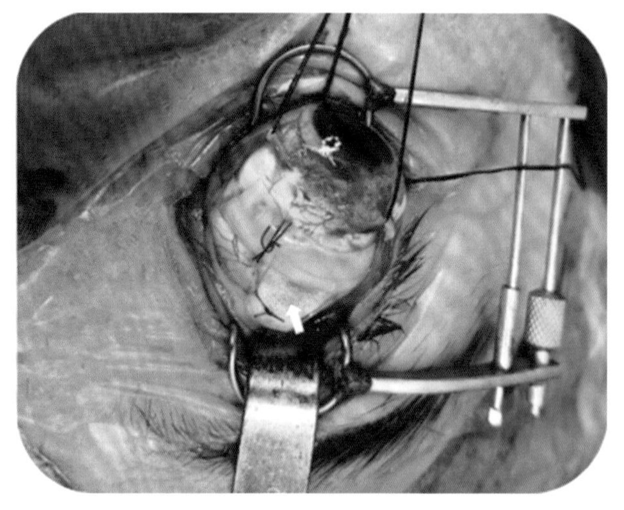

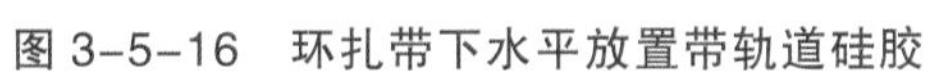
图 3-5-16 环扎带下水平放置带轨道硅胶

图 3-5-17 环扎带下放射状放置硅海绵（白色箭头）

5. 环形外垫压后形成鱼嘴样视网膜裂孔的处理

（1）降低巩膜外环形垫压的高度。

（2）环扎带下放置放射状垫压物。

（3）玻璃体腔注射气体（可以用消毒空气或惰性气体）0.3~0.5mL 即可，调整体位，借助短暂气泡内顶压消除裂孔“鱼嘴样”改变。避免注入气体过多引起眼压增高及原有裂孔变大或新裂孔形成。

6. 注意事项

（1）缝合时避开涡静脉（避免损伤引起出血）。

（2）缝合巩膜厚度适宜，避免缝穿巩膜（引起过早排出视网膜下液或造成医源性视网膜裂孔）。

（3）术中如见赤道部巩膜葡萄肿，应小心避开葡萄肿进行缝线固定；如果不易继续外路手术时，可改为内路手术，但需及时与患者及家属沟通（图 3-5-18）。

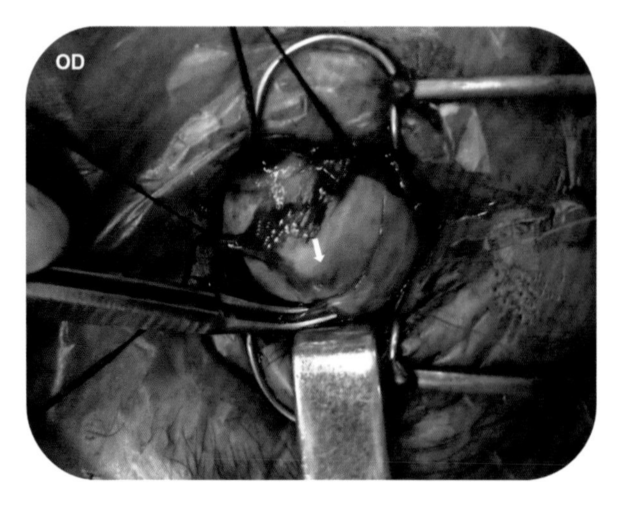

图 3-5-18　术中见赤道部巩膜葡萄肿（白色箭头）

（4）环扎带缩短的量相对于眼球周长要短一些，约 10mm。如 240# 环扎带长 120mm，根据眼周长缩短剪除 45~50mm，保留 75~70mm。

（5）眼底检查可见术嵴即可；避免缩短量过多，造成过高术嵴，有可能并发眼前节缺血、视网膜裂孔“鱼嘴样”、视网膜放射状皱褶及眼轴增加。

附：巩膜外垫压术及环扎术录像（视频 3-5-2，视频 3-5-3）

视频 3-5-2　巩膜外垫压手术录像

图 3-5-3　巩膜环扎手术录像

八、视网膜下液的处理

1. 放出视网膜下液适应证

（1）大量视网膜下液（图 3-5-19）。

（2）下方视网膜裂孔（图 3-5-20）。

（3）PVR B 级以上（图 3-5-21）。

（4）高度近视视网膜脱离、无晶体眼及人工晶状体眼视网膜脱离（图 3-5-22）。

（5）视网膜脱离病程长（图 3-5-23）。

（6）RPE 功能差如并发黄斑变性的视网膜脱离。

（7）青光眼患者。

对于少量视网膜下液的视网膜脱离，或 1 个象限的视网膜脱离不影响放置外垫压也可以不用放出视网膜下液（图 3-5-24）。

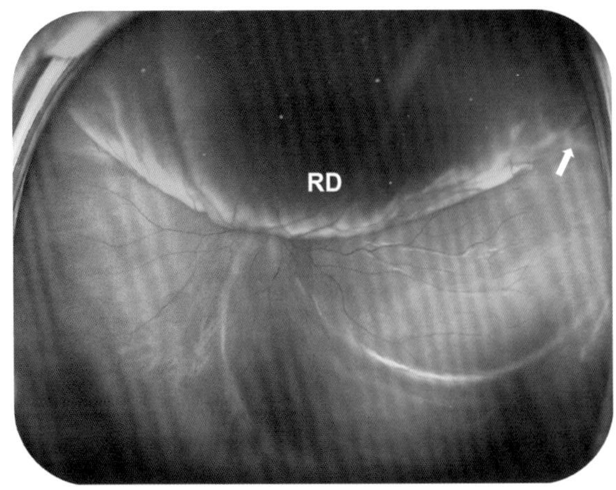

图 3-5-19　左眼孔源性视网膜脱离

Optos 超广角成像彩图：左眼底视网膜呈球形隆起，其下大量液体，2:00 见马蹄形裂孔（白色箭头）。

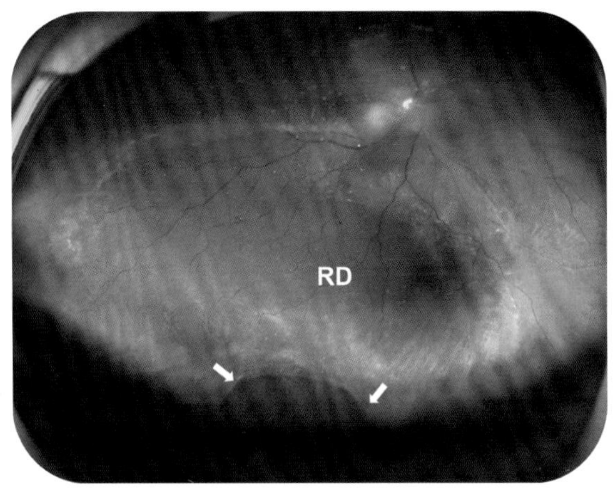

图 3-5-20　右眼孔源性视网膜脱离

Optos 超广角成像彩图：右眼底下方大裂孔（白色箭头），4:30–8:30 视网膜青灰色隆起。

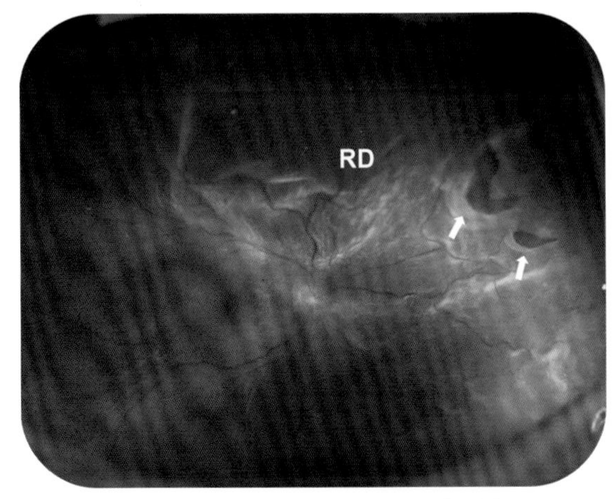

图 3-5-21　右眼孔源性视网膜脱离

Optos 超广角成像彩图：右眼底鼻上方周边视网膜有 2 个马蹄形裂孔，孔后缘内卷（白色箭头）。

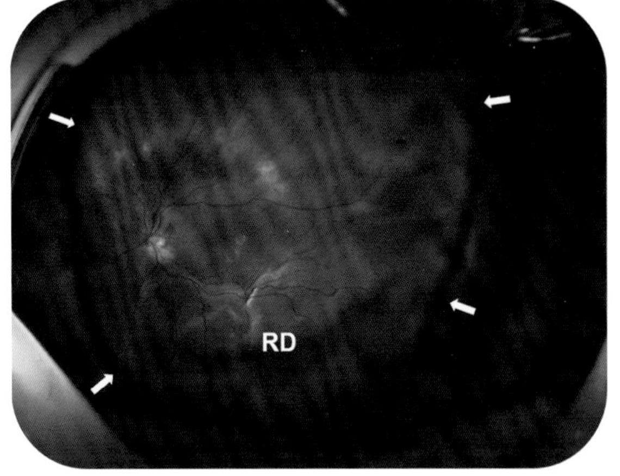

图 3-5-22　左眼人工晶状体眼视网膜脱离

Optos 超广角成像彩图：左眼人工晶状体光学区边缘（白色箭头），眼底下方视网膜青灰色隆起。

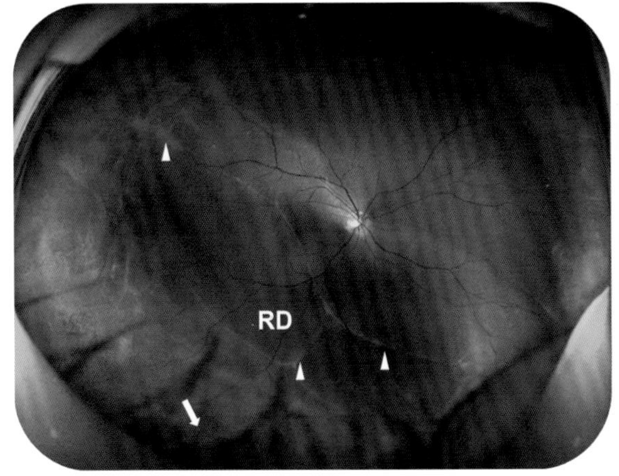

图 3-5-23　右眼陈旧性视网膜脱离

Optos 超广角成像彩图：右眼底 4:00–10:00 视网膜青灰色隆起，7:00 周边小圆孔（白色箭头），广泛视网膜下增殖（白色三角）。

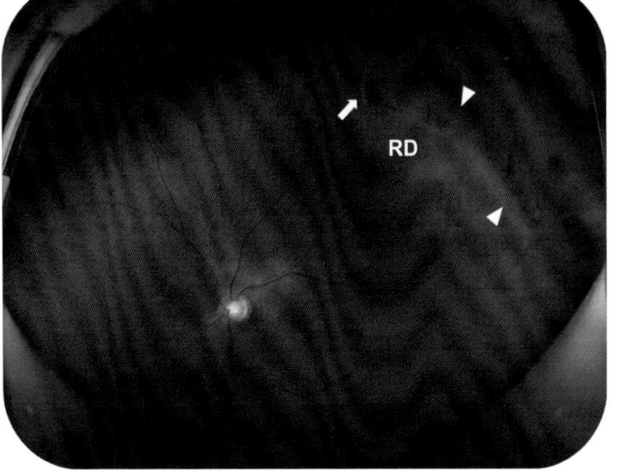

图 3-5-24　左眼孔源性视网膜脱离

Optos 超广角成像彩图：左眼底颞上马蹄形裂孔（白色箭头），局部视网膜浅脱离，1:00–3:00 蜗牛迹样变性（白色三角）。

2. 放液操作

（1）放液位置一般选择视网膜脱离最高处，距离角膜缘 13~16mm 赤道部，避开裂孔处及涡静脉，避开冷冻区域，尽可能选在已预置缝线垫压下。

（2）放液的方法较多，有巩膜切开、针头穿刺、透热电极等，临床上常采用巩膜切开联合针头穿刺。先用 11 号手术刀片（或其他术者习惯的刀片）在放液位置巩膜表面做放射状切开 3~4mm，切至可见棕黑色脉络膜，然后用针持夹住缝线针头留 1~2mm 针尖与巩膜呈 45° 夹角，缓缓刺入脉络膜后，见视网膜下液流出（图 3-5-25）。

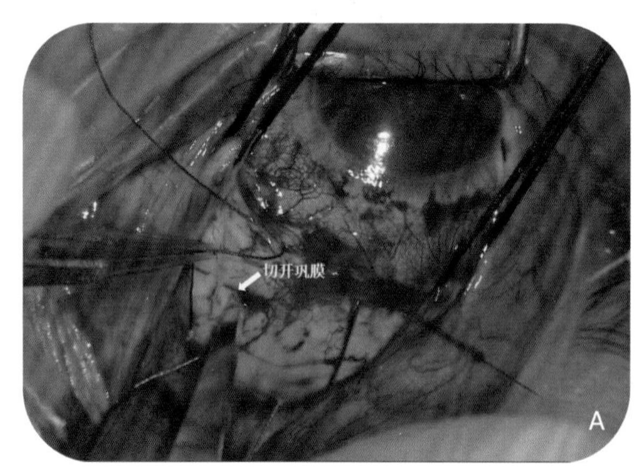

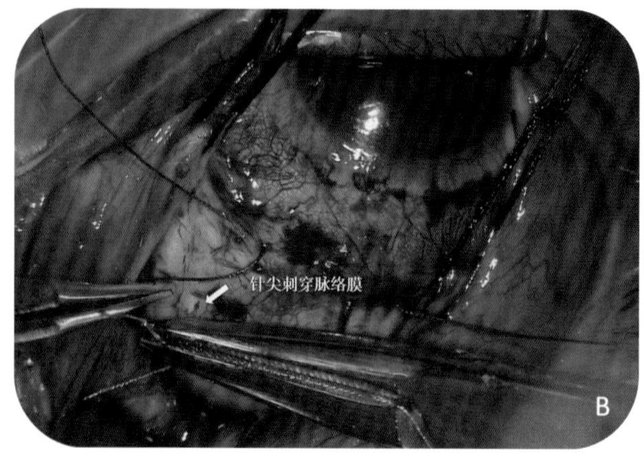

图 3-5-25　视网膜下液外引流

A. 放射状全层切开巩膜；B. 针尖刺穿脉络膜放出视网膜下液。

（3）放液要缓慢，保持眼内压的稳定。可用棉签辅助压陷眼球维持眼内压，避免低眼压。

（4）视网膜下液停止流出后，巩膜切口可以板层缝合 1 针或位于垫压下无须缝合，即将预置缝线拉紧结扎（视频 3-5-4）。

视频 3-5-4　视网膜下液外引流录像

（5）如果眼压过低，可以向眼内注入平衡盐、消毒空气。

（6）如果眼底检查术嵴不明显，视网膜下液较多，可以重复放液。

（7）如果放液不通畅或有出血，需查看眼底，重新选择放液位置。

3. 并发症

（1）视网膜裂孔形成，由于放液穿刺过深导致。按照视网膜裂孔处理，给予凝固及局部外垫压。

（2）视网膜嵌顿及出血，放液过快导致。不严重时可给予局部外垫压联合凝固处理，严重嵌顿及出血需择期进行玻璃体手术。

（3）脉络膜脱离少见。视网膜下液放出太多，未稳定眼内压，形成低眼压造成。

九、玻璃体腔注气术

1. 适应证

（1）黄斑裂孔性视网膜脱离（局限后极部）不伴 PVR B 级以上。

（2）视网膜下液排出过多眼压低。

（3）垫压术中见裂孔呈“鱼嘴样”。

2. 操作方法

（1）用 2mL 或 5mL 注射器抽取消毒空气（半衰期为 24 小时）或按一定浓度配制的惰性气体（20% SF6 半衰期 3 天、16% C2F6 半衰期 6 天、12% C3F8 半衰期 10 天），更换成 4.5 号褐色针头（规格为 0.45mm × 15.5mm）。

（2）距离角巩膜缘后 3.5~4.0mm，鼻上或颞上朝眼球中心进针，通过瞳孔区观察针头进入玻璃体腔后再推注气体，并用另一手食指压于巩膜表面感受眼压变化情况（图 3-5-26，视频 3-5-5）。

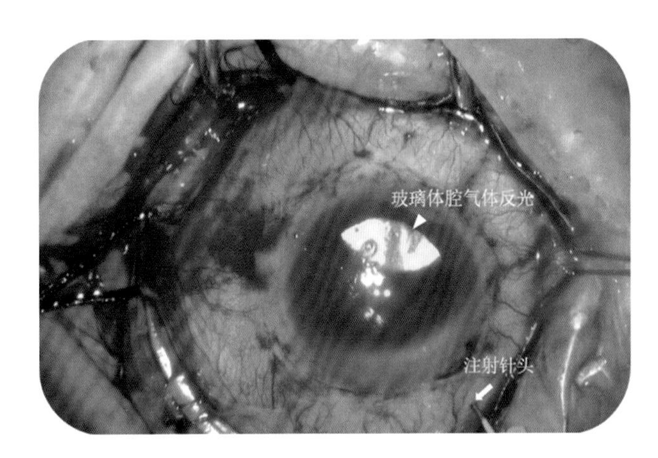

图 3-5-26 眼前节照相

注射针头位置（白色箭头），玻璃体腔注气后自瞳孔区见气体反光（白色三角）。

视频 3-5-5 玻璃体腔注气录像

3. 注意事项

（1）针头进入玻璃体腔角度，避免损伤晶体。

（2）如眼压正常或偏高，需先行前房穿刺抽房水或抽取液化玻璃体降低眼压。

（3）注气量 > 0.5mL，形成气泡可顶压 90° 范围。

（4）注气速度适中，过慢易形成鱼卵样数个小气泡，早期不能起到有效顶压作用，一般会在 24 小时内融合。

（5）进针太浅，气泡会聚集在注射部位，需在此处进针放出气体，重新注入气体。

十、前房穿刺放液术

1. 适应证

（1）眼压高，包括术前原发性青光眼，视网膜脱离外路手术中，硅油填充术后等。

（2）眼压正常，需行玻璃体腔注气前。

2. 操作方法

用 20G 矛形刀在角膜缘上方斜穿入前房，然后拔出矛形刀，再压后唇放出房水，或 1mL 无针芯带针头注射器在角膜缘上方斜穿进入前房，房水自动排出，见前房变浅即拔出针头（视频 3-5-6）。

视频 3-5-6　前房穿刺操作录像

3. 注意事项

针头进入前房保持在周边虹膜表面，避免损伤晶状体；前房深度恢复后可反复穿刺；在视网膜脱离外路术中，先预置缝线，再行前房穿刺，然后结扎预置缝线。

十一、结膜切口缝合

1. 缝线

可用 6-0 黑丝线间断或连续缝合，7 天后拆线；或用 7-0、8-0 可吸收线间断或连续缝合，不需拆线，1 个月左右被吸收。

2. 缝合方法

分 2 层分别缝合，先缝结膜下筋膜，再缝结膜。靠近角膜缘处挂缝在浅层巩膜，有利于结膜切口固定、愈合良好，尽可能避免垫压物脱出（图 3-5-27）。

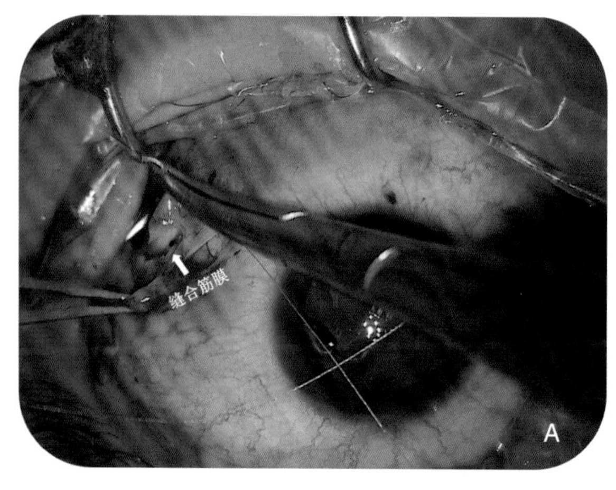

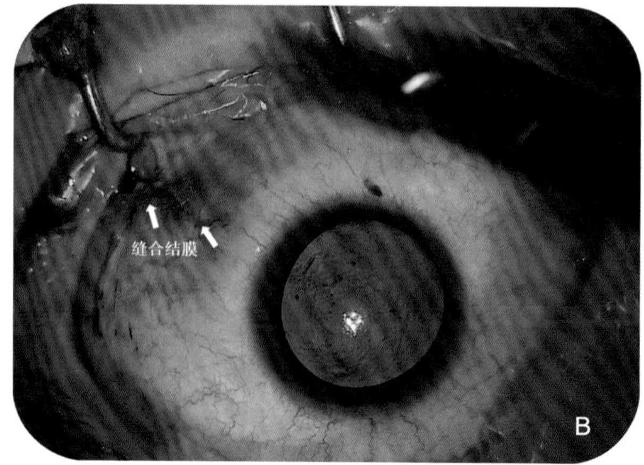

图 3-5-27　眼前节照相

A. 先缝合切口筋膜；B. 缝合切口结膜。

3. 注意事项

缝合时尽量将切口整齐对合，不要随意修剪，避免术后结膜囊挛缩狭窄；结膜切缘铺平或略微外翻，避免内卷切口愈合不良形成漏道及包裹性囊肿。

十二、术毕眼底检查

手术未缝合结膜切口前需用间接检眼镜检查眼底，观察内容：

（1）视网膜是否复位，视网膜下液残留多少。

（2）裂孔与手术嵴位置的关系，是否贴合。

（3）放液点有无医源性裂孔、视网膜嵌顿及出血。

（4）视网膜中央动脉有无搏动。可以通过压迫眼球诱导视网膜动脉搏动，如果压迫眼球没有视网膜中央动脉搏动，说明视网膜中央动脉闭锁、眼内压较高，需放松调整环扎带、外垫压或前房穿刺降低眼压。

第六节　眼底及手术记录

一、眼底图示

1. 2 环眼底图

常用，外环代表锯齿缘，内环代表赤道部，后极部小椭圆形代表视盘，外圈标有 12 钟点位。

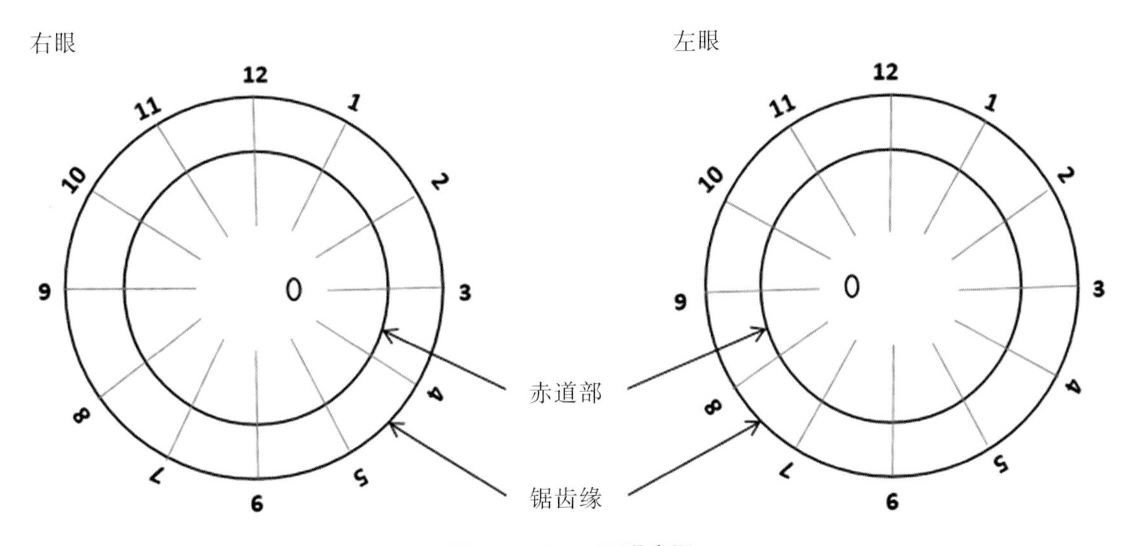

图 3-6-1　2 环眼底图

2. 3 环眼底图

用于伴睫状上皮脱离的视网膜脱离或睫状体占位性病变。外环代表睫状体平坦部前界，中环代表锯齿缘，内环代表赤道部，后极部小椭圆形代表视盘，外圈标有 12 钟点位。

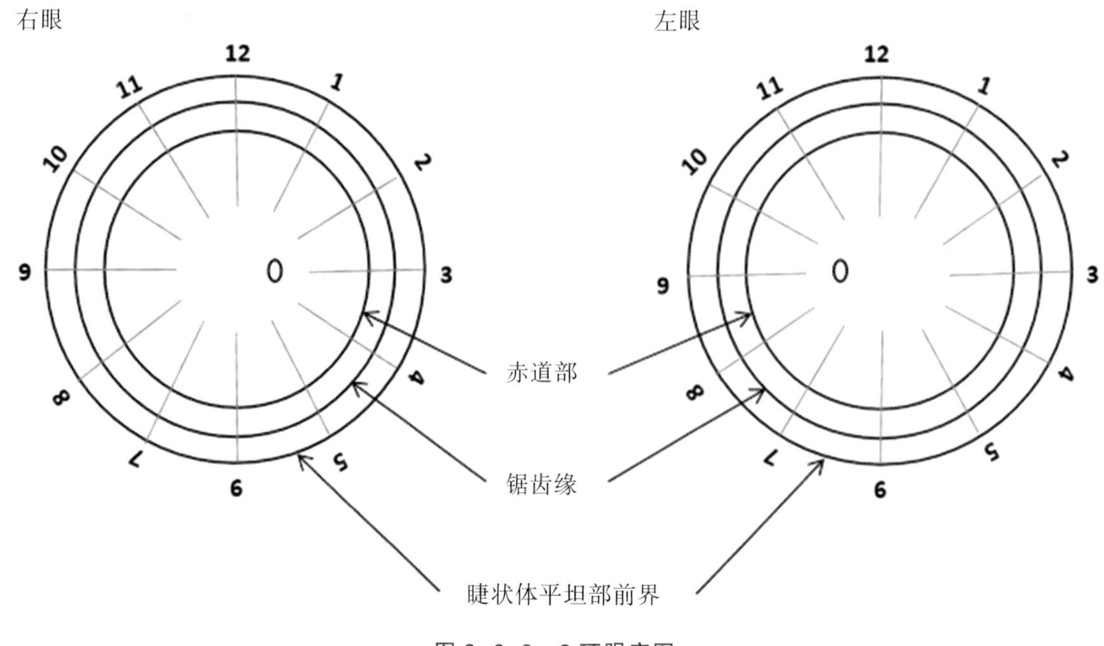

图 3-6-2　3 环眼底图

3. 眼底病示意图

眼底绘图常用颜色代表不同病变。

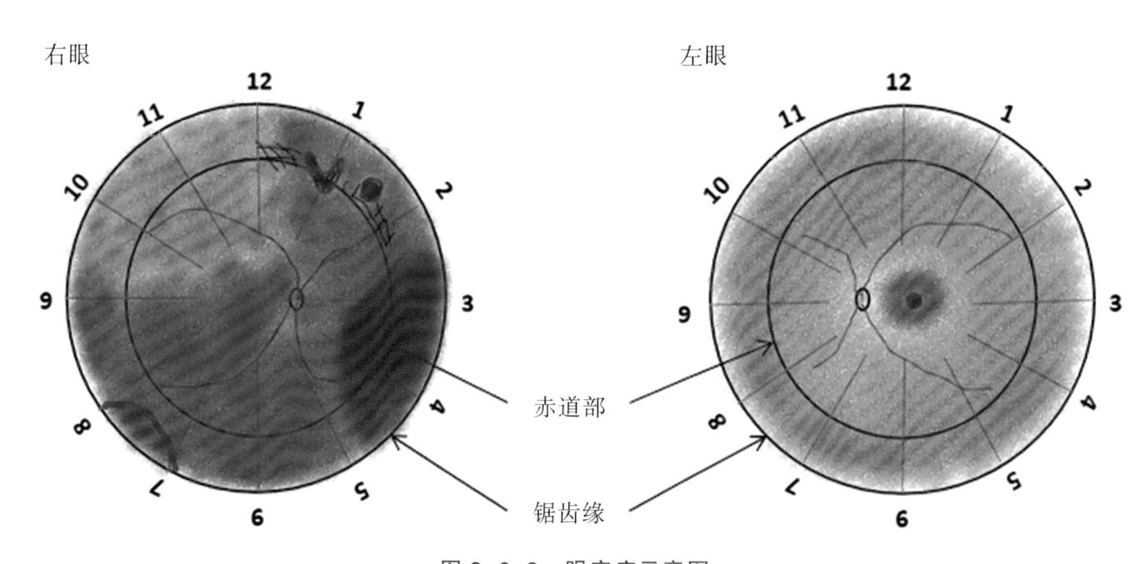

图 3-6-3　眼底病示意图

蓝色：视网膜脱离、视网膜劈裂、格子样变性、视网膜静脉；红色：视网膜裂孔（蓝色轮廓线）、视网膜动脉、出血、微血管瘤、视网膜新生血管、视网膜；棕色：脉络膜脱离、脉络膜或视网膜色素、色素脱失（条纹）、光凝斑；绿色：玻璃体混浊（出血、Weiss 环）、屈光间质混浊［白内障、角膜（条纹）］；橙色：渗出、棉絮斑、脉络膜视网膜炎；黄色：视网膜水肿、视盘水肿、视盘萎缩。

二、手术记录

科室：　　　　×××医院眼科　　　　手术记录　　　　住院号：

姓名：　　　　性别：　　　　年龄：　　　　手术日期：

手术名称

术前诊断

术后诊断

手术者

麻醉方式　　　　　　　　　　　　麻醉医师

手术过程　1. 开睑：开睑器

2. 结膜切口：沿角膜缘剪开球结膜（　点～　点）、放射状切口（　）

3. 牵引直肌：上、下、内、外直肌

4. 裂孔定位：位置　点，角膜缘后　mm，形态圆形、马蹄形，大小　PD

5. 裂孔处理：冷凝，光凝，未处理

6. 放液：位置　点，角膜缘后　mm

7. 环扎：240# 环扎带穿过 4 条直肌，缝合固定赤道部，偏前、偏后各象限，接头位置鼻上、鼻下、颞上、颞下；未环扎

8. 外垫压：　#带轨道硅胶，　#硅海绵放置在　点～　点，水平状或放射状；点～　点，放置在环扎带下

9. 眼压：正常、偏高、偏低

10. 前房穿刺：有、无

11. 缝合结膜：间断、连续

12. 术毕眼底：视网膜复位，视网膜裂孔位于术嵴已封闭

13. 并发症及处理：无、有

14. 手术图示：

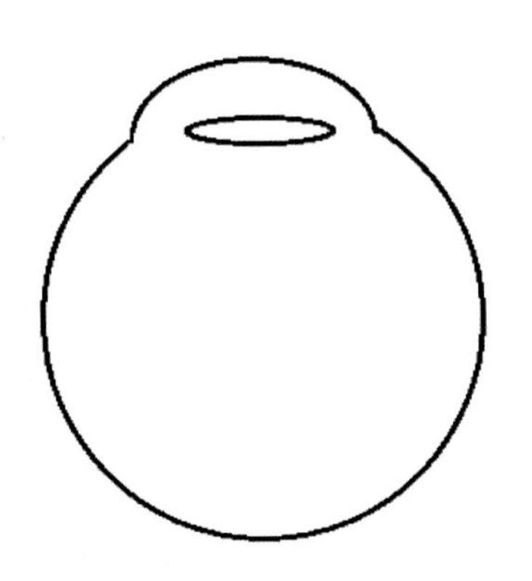

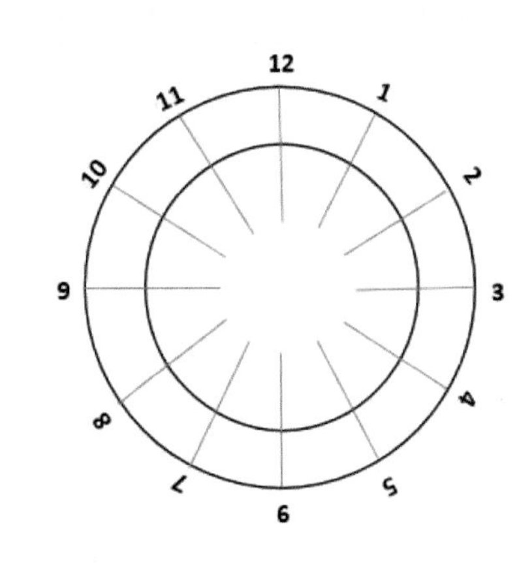

术者签名：

记录日期：

（雷春灵）

病例 2

孔源性视网膜脱离——巩膜外垫压 + 视网膜裂孔冷冻术（附手术录像剪辑）。

基本信息：女性，15 岁。　　就诊日期：2021-02-07

主诉：左眼视力下降伴上方黑影遮挡 1 个月。

既往史：双眼屈光不正史。

眼部检查：

表病例 2-1　眼部检查结果

	右眼	左眼
视力	0.2	0.01
矫正视力	0.8	0.04
眼压	14.8mmHg	13.4mmHg
眼前节	角膜清，前房（-），晶状体透明	
玻璃体	清亮	见色素颗粒
眼底	6:30 及 7:30 赤道部 1/3PD 圆形裂孔，6:30-1:00 赤道部蜗牛迹样变性	3:00-7:00 视网膜青灰色隆起及视网膜下增殖条形成，4:30 赤道部见 1/2PD 圆形裂孔，上方 10:00-3:00 赤道部蜗牛迹样变性

影像检查：

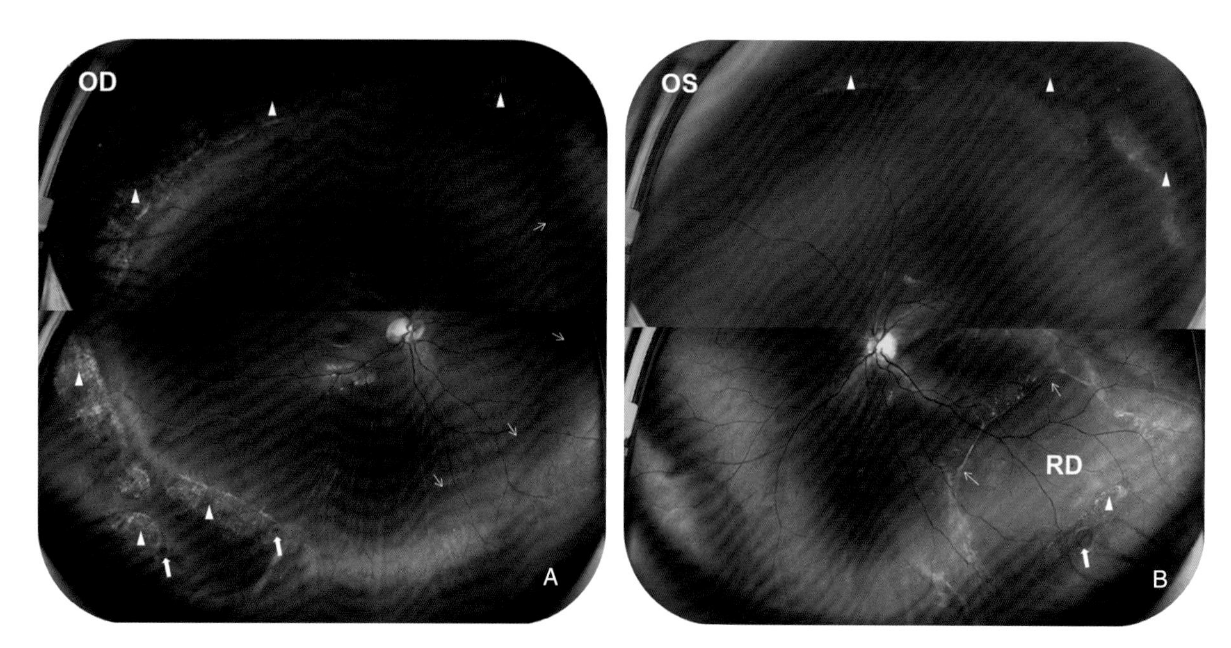

图病例 2-1　Optos 超广角成像彩图（2021-02-09）

分别以上、下眼底周边为主各拍 1 张后，用 2 张拼图显示。A. 右眼颞下见 2 个圆形裂孔（白色箭头）及蜗牛迹样变性 6:30-1:00（白色三角），鼻侧赤道部非压迫白（白色细箭头）；B. 左眼颞下视网膜青灰色隆起，4:30 赤道部见 1/2PD 圆形裂孔（白色箭头），上方 10:00-3:00,4:00-5:00 赤道部蜗牛迹样变性（白色三角），颞下视网膜脱离下见增殖条形成（白色细箭头）。

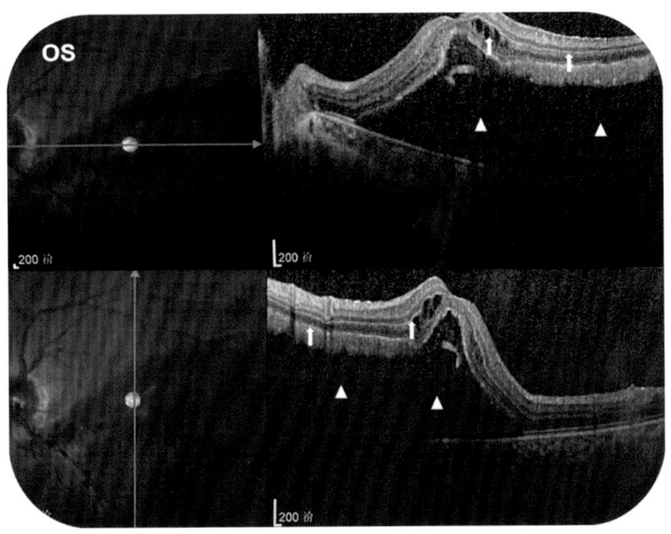

图病例 2-2　左眼黄斑区 OCT（2021-02-09）

黄斑区视网膜神经上皮脱离（白色三角），水肿（白色箭头）。

图病例 2-3　左眼 B 超（2021-02-09）

与视盘相连视网膜脱离光带（白色箭头）。

诊断：①左眼孔源性视网膜脱离（CA，CP4-6，3 型）；②右眼视网膜裂孔、视网膜变性；③双眼屈光不正。

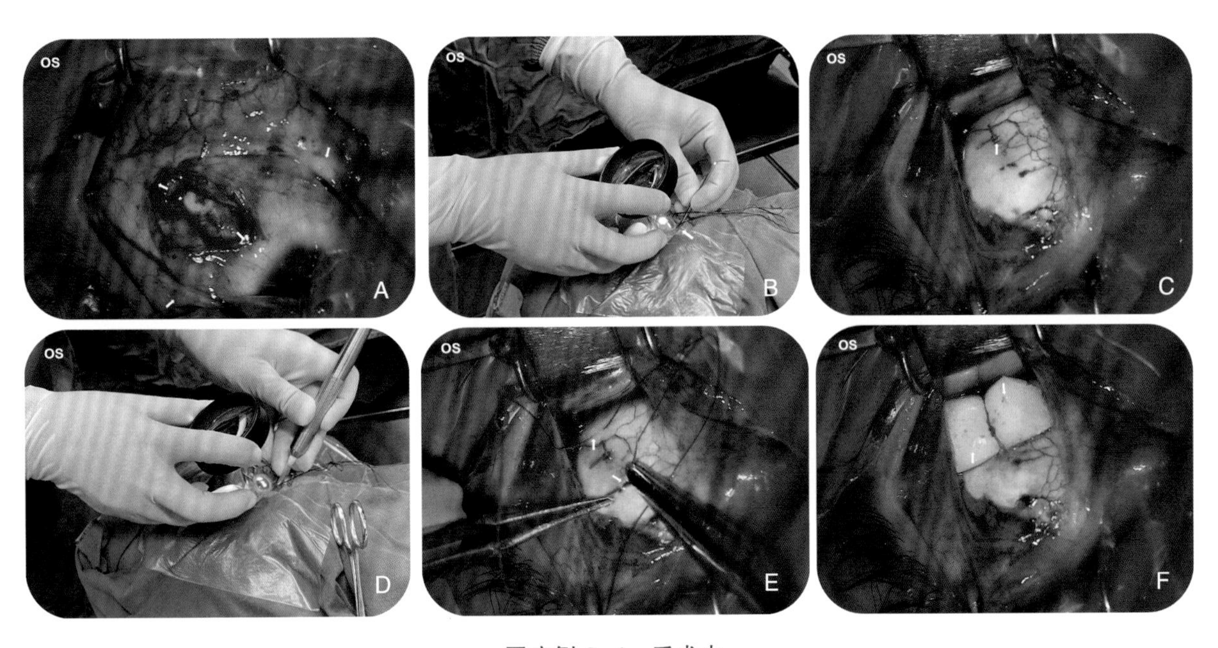

图病例 2-4　手术中

A. 左眼颞下球结膜放射状切口及经结膜缝直肌牵引线；B. 间接镜下视网膜裂孔定位；C. 缝线标记视网膜裂孔；D. 间接镜下对视网膜裂孔冷冻处理；E. 水平“8”字预置缝线；F.507# 硅海绵水平放置，缝线固定。

视频病例 2-1　巩膜外垫压 + 视网膜裂孔冷冻术手术录像

治疗：2021年2月10日在全身麻醉下行左眼巩膜外垫压＋视网膜裂孔冷冻术（视频病例2-1手术录像）。

术中裂孔定位后冷冻；507# 硅海绵水平放置，缝线固定（图病例 2-4）。

复诊：

（1）2021 年 2 月 11 日左眼外垫压联合冷冻术后第 1 天。

视力：OS 0.08，眼压：22.2mmHg。左眼角膜清，前房（-），玻璃体色素颗粒，眼底视网膜复位，颞下术嵴隆起，圆形裂孔位于术嵴。

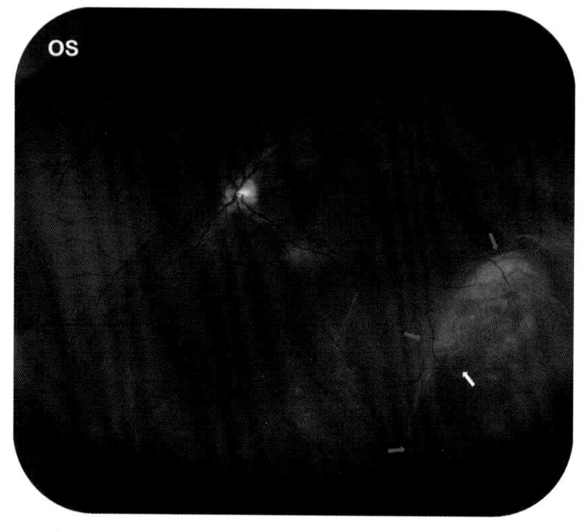

图病例 2-5　Optos 超广角成像彩图（2021-02-11）

左眼底视网膜复位，颞下术嵴隆起明显（蓝色三角），圆形裂孔位于术嵴（白色箭头）。

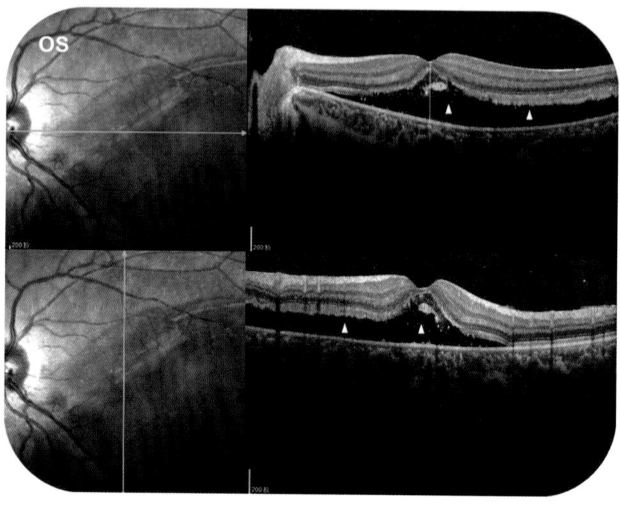

图病例 2-6　左眼黄斑区 OCT（2021-02-11）

黄斑区视网膜神经上皮下积液，与术前 2021 年 2 月 9 日相比明显减少。

（2）2021 年 2 月 23 日左眼巩膜外垫压＋视网膜裂孔冷冻术后 13 天。

视力：OD 0.25 → 1.0，OS 0.12 → 0.2。眼压：OD 14.9mmHg，OS 15.4mmHg。右眼视网膜裂孔光凝处理。

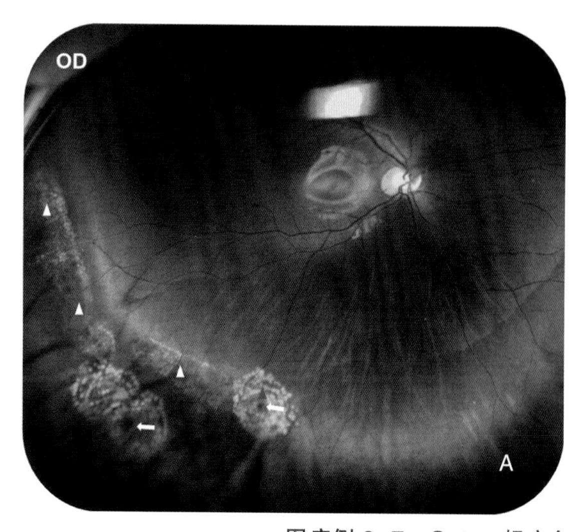

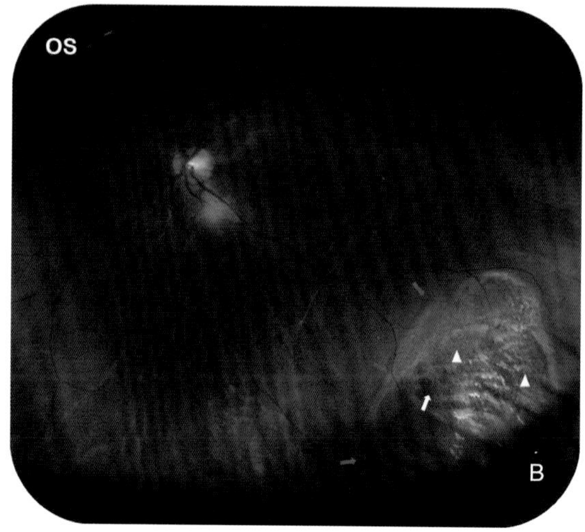

图病例 2-7　Optos 超广角成像彩图（2021-02-23）

A. 右眼颞下视网膜裂孔（白色箭头），周边光凝斑包绕（蓝色三角），颞侧蜗牛迹样变性（白色三角）；B. 左眼底视网膜平伏，颞下见术嵴（蓝色三角），裂孔边界不清，局部色素沉积（白色三角）。

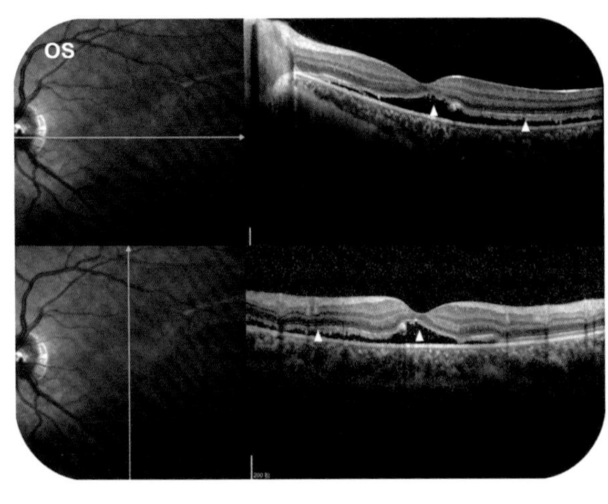

图病例 2-8　左眼黄斑区 OCT（2021-02-23）
黄斑区视网膜神经上皮下仍见积液，较术后 1 天吸收（白色三角）。

（3）2021 年 3 月 30 日左眼巩膜外垫压 + 视网膜裂孔冷冻术后第 50 天。
视力：OD 0.25 → 1.0，OS 0.12 → 0.4。眼压：OD 15.6mmHg，OS 14.8mmHg。

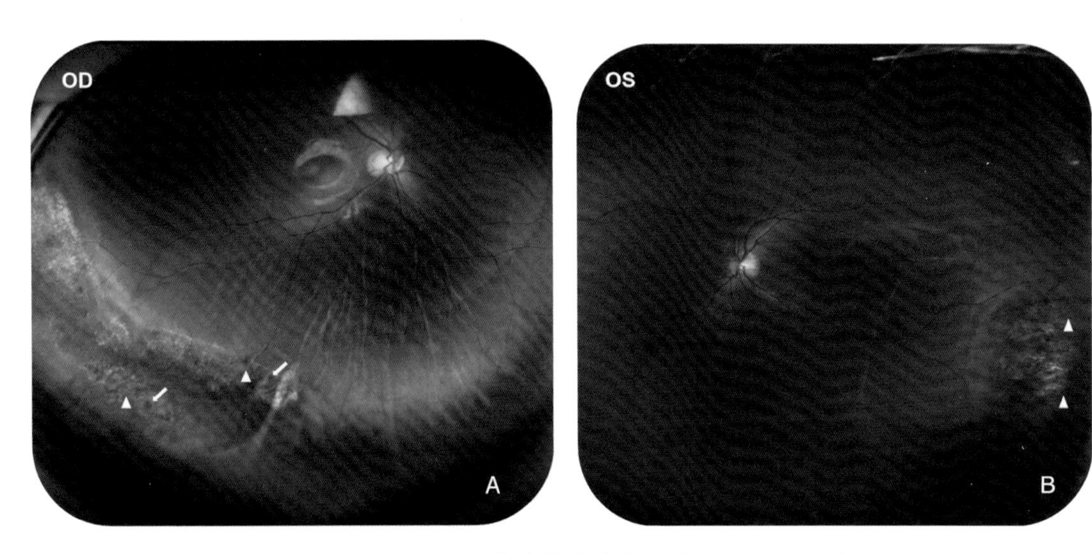

图病例 2-9　Optos 超广角成像彩图（2021-03-30）
A. 右眼颞下视网膜裂孔（白色箭头），周围光凝后色素沉积（白色三角）；B. 左眼颞下见术嵴上冷冻反应的色素沉积明显（白色三角）。

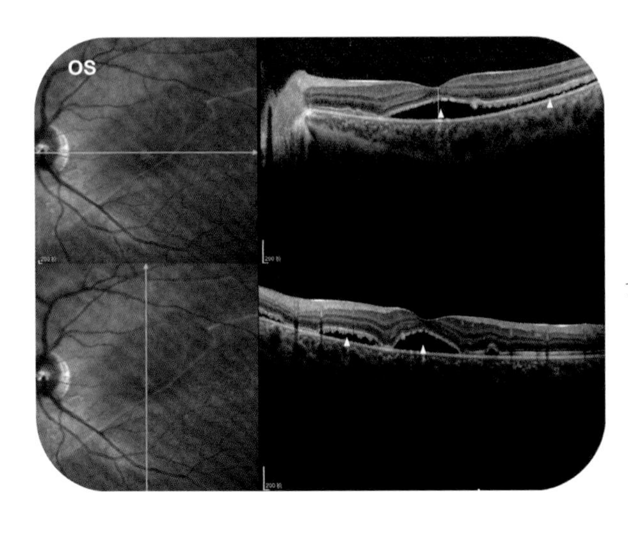

图病例 2-10　左眼黄斑区 OCT（2021-03-30）
黄斑区视网膜神经上皮下仍有积液存留（白色三角）。

（4）2022 年 7 月 9 日左眼巩膜外垫压 + 视网膜裂孔冷冻术后 17 个月。

视力：OD 0.25 → 1.0，OS 0.2 → 0.8。

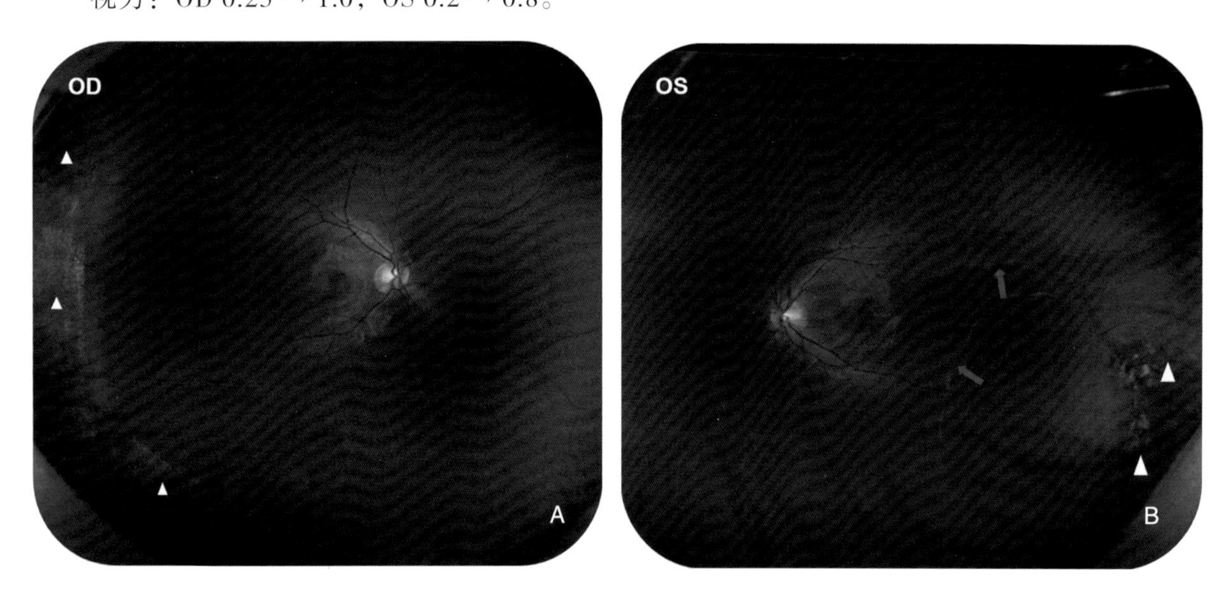

图病例 2-11　Optos 超广角成像彩图（2022-07-09）

A. 右眼底颞侧见蜗牛迹样变性同前无变化（白色三角）；B. 左眼底颞下术嵴较前低平，见较多色素沉着（白色三角），视网膜下增殖条可见无进展（蓝色箭头）。

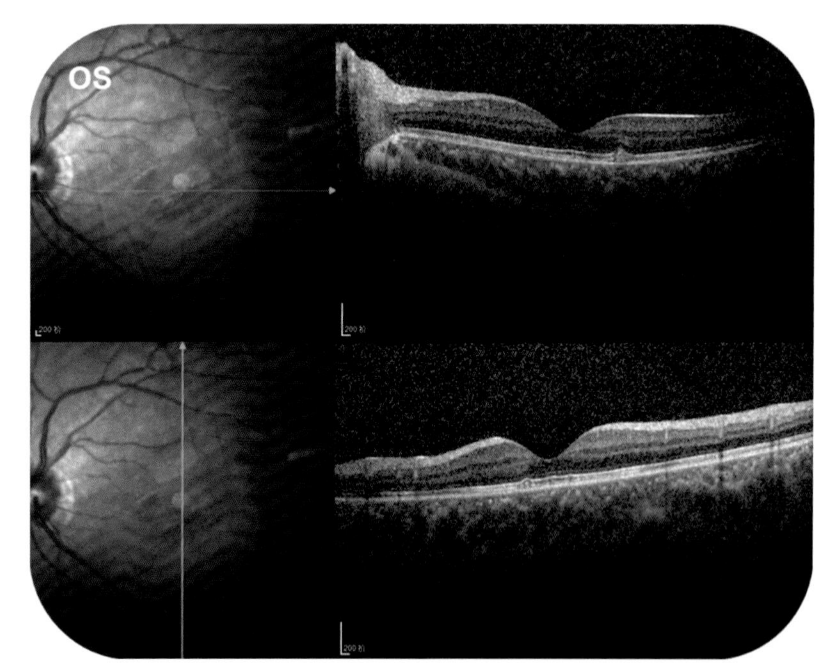

图病例 2-12　左眼黄斑 OCT（2022-07-09）

黄斑区结构基本正常。

解析：

患者年龄较小，自我感知较差，自觉症状不明显，早期不易发现。眼部病变特点：双眼底赤道部视网膜广泛变性，形成小裂孔，左眼发生视网膜脱离，缓慢进展，容易形成视网膜下增殖，导致就诊时视网膜脱离常比较严重，伴发广泛视网膜下增殖形成，临床上常诊断为陈旧性视网膜脱离。对于此类视网膜脱离，手术方式的选择应注意如果视网膜下增殖没有形成“晾衣绳”或“餐巾环”样改变，尽可能选外路手术，封闭裂孔，促使视网膜复位；如果外路手术不能复位，再考虑玻璃体手术。

（病例提供医师：雷春灵　李凤至）

病例 3

孔源性视网膜脱离——外垫压术 + 术后视网膜裂孔激光术。

基本信息：男性，48 岁。　　就诊日期：2020-12-15

主诉：左眼前黑影飘动 1 个月。

既往史：双眼近视史。

眼部检查：

表病例 3-1　眼部检查结果

	右眼	左眼
视力	0.15	0.15
矫正视力	1.0	1.0
眼压	12.6mmHg	14.7mmHg
眼前节	角膜清，晶状体无混浊	角膜清，晶状体无混浊
玻璃体	无明显混浊	Weiss 环
眼底	视网膜平伏	颞上周边视网膜 1:00 可见 1.5PD 马蹄形裂孔，局部视网膜浅脱离 ,1:00-3:00 蜗牛迹样变性

影像检查：

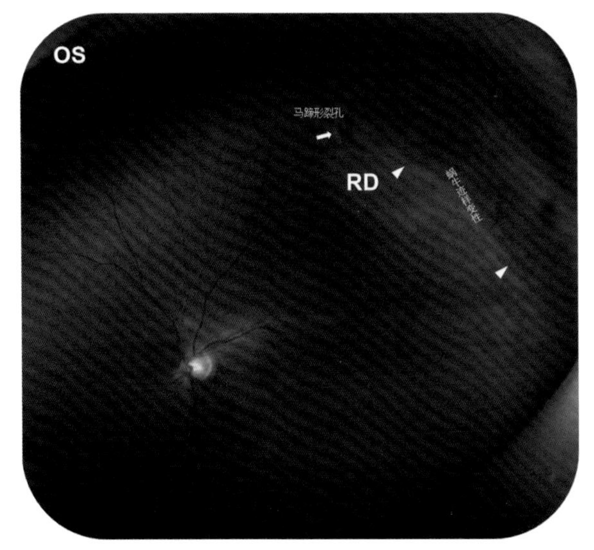

图病例 3-1　Optos 超广角成像彩图

左眼底 1:00 周边 1.5PD 马蹄形裂孔（白色箭头），1:00-3:00 蜗牛迹样变性（白色三角），局部视网膜浅脱离。

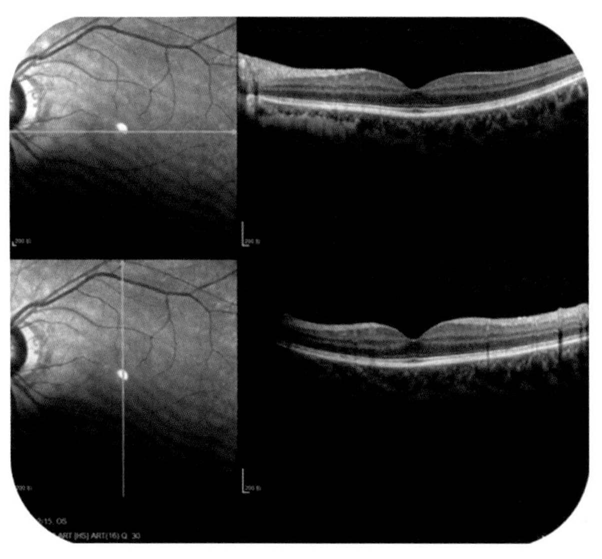

图病例 3-2　左眼黄斑 OCT

黄斑区大致正常。

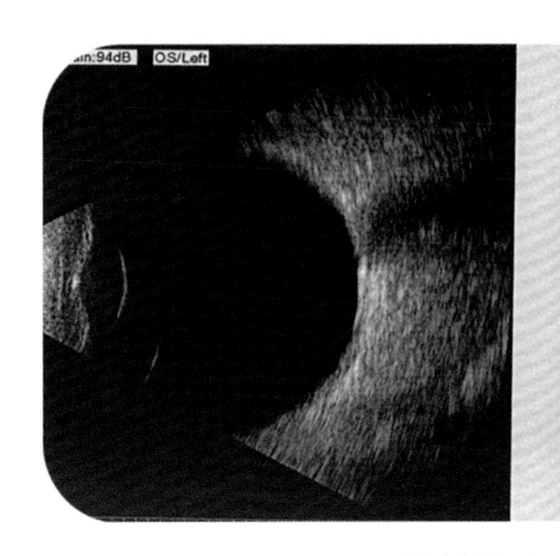

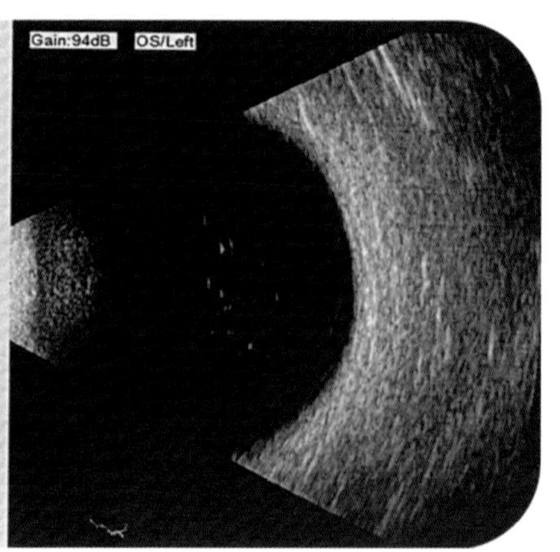

图病例 3-3　左眼 B 超

未见明显视网膜脱离光带，见玻璃体后脱离。

诊断：①左眼孔源性视网膜脱离；②双眼屈光不正。

治疗：2020 年 12 月 17 日在局部麻醉下行左眼巩膜外垫压术。

术中裂孔定位；507# 硅海绵放射状垫压，1 组缝线固定。

复诊：

（1）2020 年 12 月 18 日左眼巩膜外垫压术后第 1 天。

视力：OS 0.15→0.8，眼压：OS 18.9mmHg。左眼前节（-），眼底颞上视网膜平伏，术嵴可见，马蹄形裂孔位于术嵴。

（2）2020 年 12 月 30 日左眼巩膜外垫压术后 2 周。

视力：OS 0.2→0.8，眼压：OS 16.4mmHg。左眼底检查同前，给予视网膜裂孔及变性区周围包绕光凝处理。

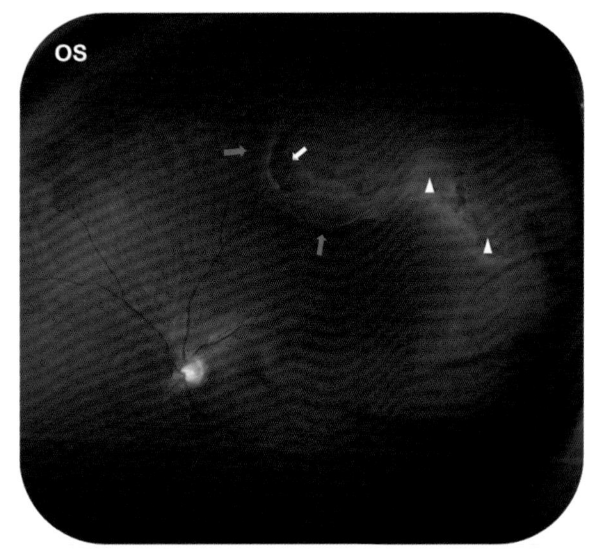

图病例 3-4　Optos 超广角成像彩图（2020-12-18）

左眼术后 1 天，马蹄形裂孔位于术嵴（白色箭头），术嵴明显（蓝色箭头），部分蜗牛迹样变性位于术嵴（白色术嵴）。

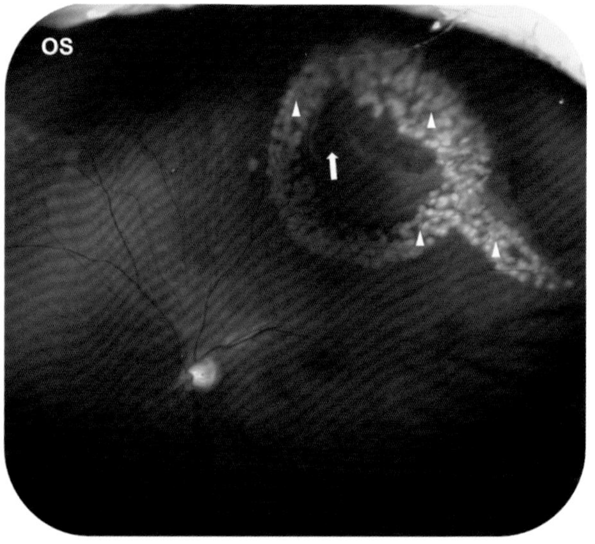

图病例 3-5　Optos 超广角成像彩图（2020-12-30）

左眼术后 2 周，孔周及变性区边缘给予视网膜光凝斑包绕（白色三角）。

（3）2021 年 3 月 23 日左眼巩膜外垫压术后 3 月余。

视力：OD 0.15-6.50DS/-1.00DC*20° →1.0，OS -5.50DS/-0.75DC*80° →0.8。眼底检查同前。

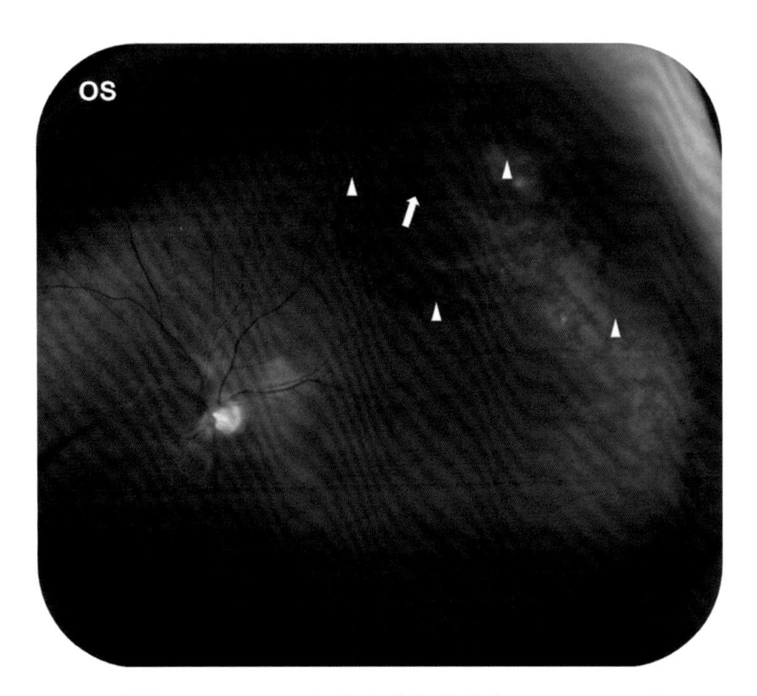

图病例 3-6　Optos 超广角成像彩图（2021-03-23）

左眼术后 3 个月，左眼底颞上术嵴稍低平，视网膜裂孔周及变性区边缘可见光凝斑色素沉着（白色三角）。

解析：

该患者系较大马蹄形裂孔伴部分蜗牛迹样变性，视网膜脱离局限，考虑冷凝后可能会引起较大反应，因此手术设定术后给予视网膜裂孔激光处理。术前 OCT 检查正常，术后为减少不必要的检查未再做 OCT 复查。术前由于视网膜浅脱离位于周边，B 超可能不易查到，所以术前即使 B 超没有提供异常，医师也要做详尽眼底检查，以免遗漏眼底视网膜裂孔及脱离。临床上对于此类眼底马蹄形裂孔较大局部伴有变性，视网膜脱离局限，建议尽快外路手术，避免视网膜脱离加重，影响视力。

（病例提供医师：雷春灵　李凤至）

病例 4

孔源性视网膜脱离——视网膜裂孔光凝后外垫压 + 视网膜裂孔冷冻术（附手术录像剪辑）。

基本信息：女性，48 岁。　　就诊时间：2022-01-25

主诉：左眼前黑影飘动伴闪光感 2 周。

既往史：19 年前双眼高度近视行“准分子激光治疗”。10 天前在本院眼科诊为“左眼视网膜裂孔”，给予激光治疗。

眼部检查：

表病例 4-1　眼部检查结果

	右眼	左眼
视力	1.0	0.8
眼压	10.4mmHg	9.8mmHg
眼前节	角膜清，前房（-），晶状体周边轻混	
玻璃体	轻度混浊	轻度混浊，见 Weiss 环
眼底	未见明显异常	1:30 周边视网膜见 1.5PD 马蹄形裂孔，裂孔后缘见 3 排光凝斑，孔盖漂浮，孔盖上见裂孔，孔前缘视网膜青灰色稍隆起

影像检查：

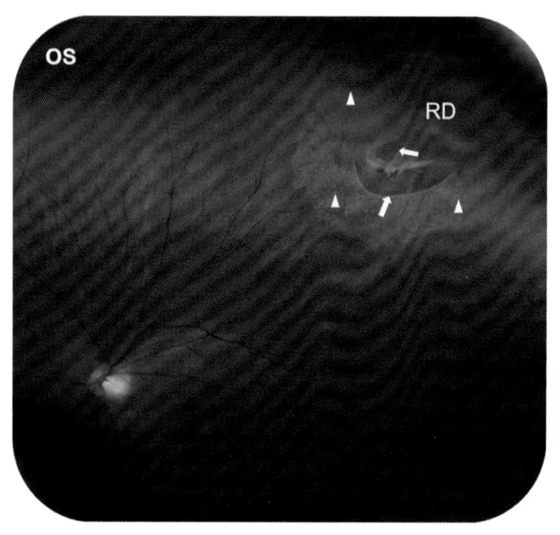

图病例 4-1　Optos 超广角成像彩图（2022-01-25）
左眼底视网膜呈豹纹状，1:30 周边视网膜见 1.5~2PD 马蹄形裂孔，孔盖牵起漂浮，孔盖上见 1/2PD 裂孔（白色箭头），裂孔后缘见 3~4 排光凝斑（白色三角），孔前缘视网膜青灰色稍隆起（局限性浅脱离）。

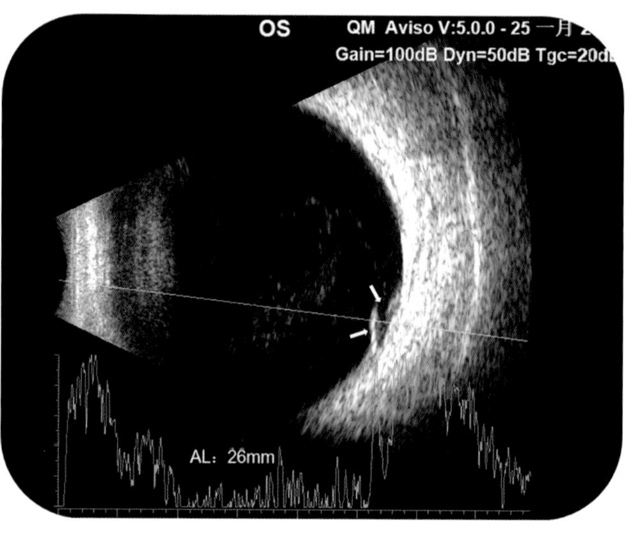

图病例 4-2　左眼 B 超（2022-01-25）
眼轴 26mm，见较宽光带及中间中断（白色箭头），提示视网膜局限性浅脱离及裂孔；细光带与中断光带相连（红色箭头），提示玻璃体后脱离牵拉视网膜裂孔盖。

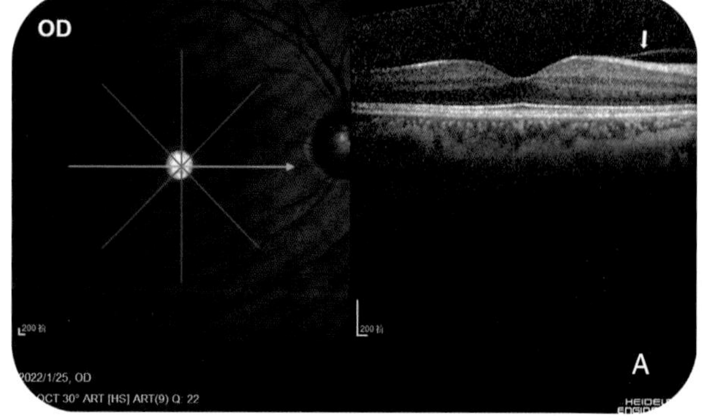

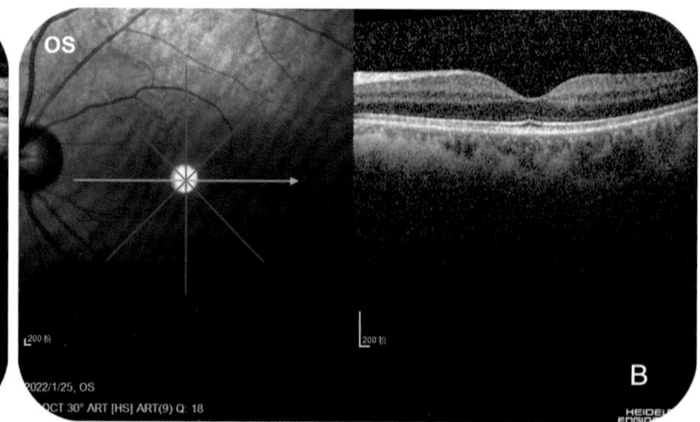

图病例 4-3　双眼黄斑区 OCT（2022-01-25）
A. 玻璃体部分后脱离（视盘与黄斑之间），玻璃体黄斑中心粘连（白色箭头）；B. 未见玻璃体后脱离高反光带，中心凹结构正常。

诊断：①左眼孔源性视网膜脱离（光凝后）；②双眼准分子激光术后。

治疗：2022 年 1 月 27 日在局部麻醉下行左眼巩膜外垫压＋视网膜裂孔冷冻术（视频病例 4-1 手术录像）。

术中 508 在硅海绵 1:30 放射状外垫压，缝线固定；局部裂孔冷冻处理（图病例 4-4）。

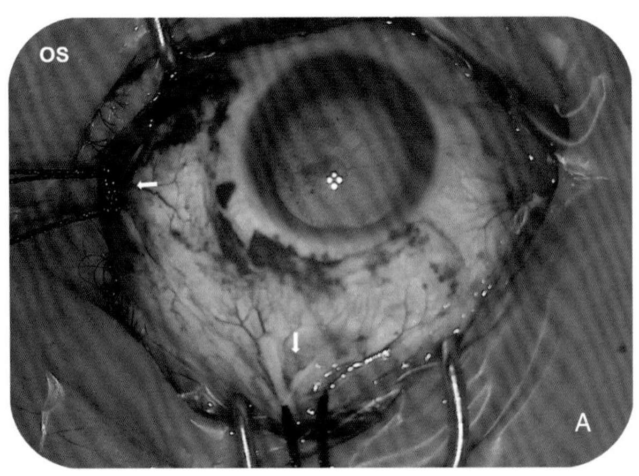

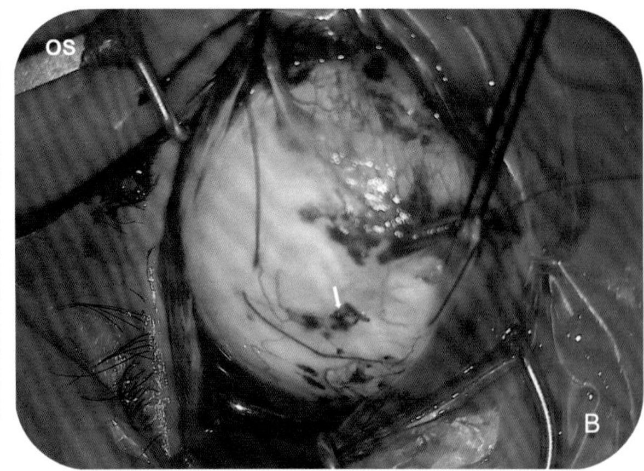

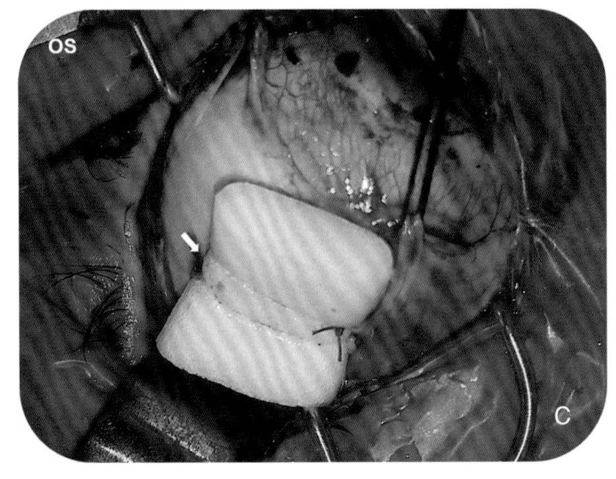

图病例 4-4　手术中

A. 外直肌及上直肌置牵引线（白色箭头），瞳孔区见 Weiss 环（蓝色箭头）；B. 缝线标记定位裂孔，预置褥式缝线；C. 508# 硅海绵 - 放射状外垫压，结扎缝线固定外垫压。

视频病例 4-1　外垫压联合冷冻术录像

复诊：

（1）2022 年 1 月 28 日左眼巩膜外垫压术后第 1 天。

视力：OS 0.8，眼压：18.6mmHg。左眼角膜清，前房（-），玻璃体见 Weiss 环飘动，眼底颞上术嵴明显，裂孔位于术嵴。

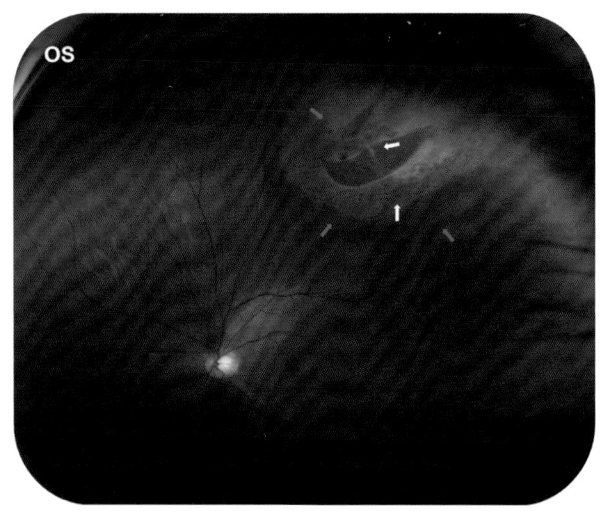

图病例 4–5　Optos 超广角成像彩图（2022–01–28）
左眼底颞上术嵴明显（蓝色箭头），裂孔位于术嵴（白色箭头）。

（2）2022 年 2 月 10 日左眼巩膜外垫压术后 2 周。

视力：OS 0.8。左眼底颞上术嵴裂孔周围见色素沉积。

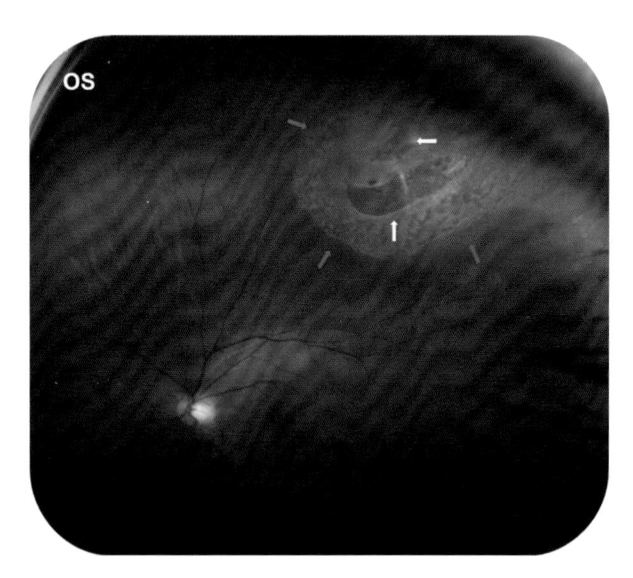

图病例 4–6　Optos 超广角成像彩图（2022–02–10）
左眼底颞上术嵴明显（蓝色箭头），裂孔位于术嵴（白色箭头），嵴上裂孔周围色素沉积。

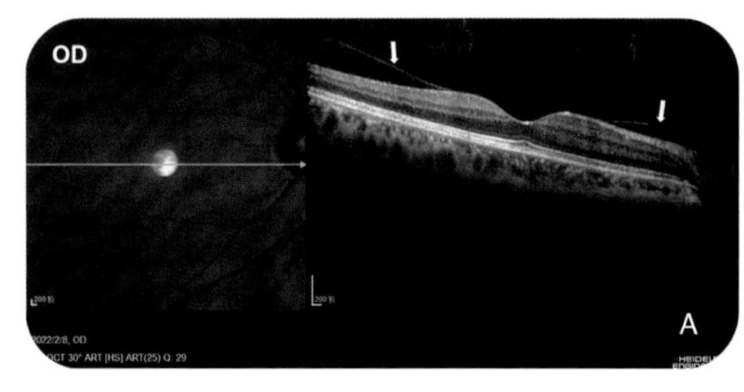

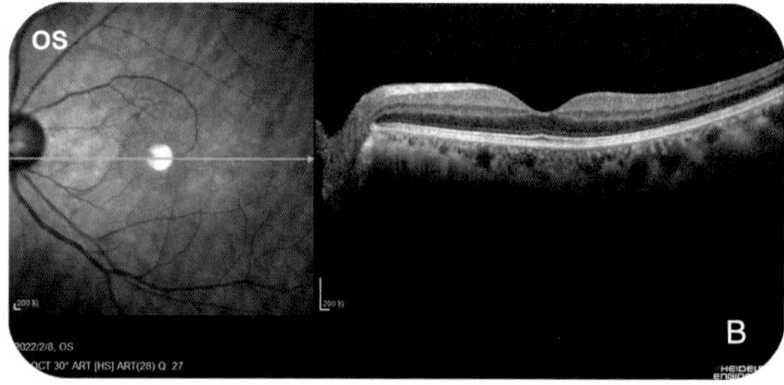

图病例 4–7　双眼黄斑 OCT（2022–02–10）
A. 右眼玻璃体后脱离较术前范围增大，黄斑中心周围玻璃体后脱离（白色箭头）；B. 左眼同术前。

（3）2022 年 4 月 26 日左眼巩膜外垫压术后 3 月。

视力：OS 0.8。眼前节（–），眼底颞上术嵴稍低平，见较多色素沉着。

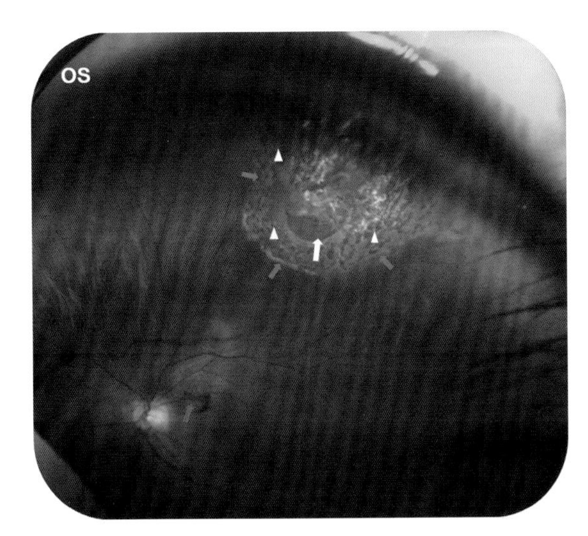

图病例 4-8　Optos 超广角成像彩图（2022-04-26）
左眼玻璃体 Weiss 环（红色箭头），眼底颞上术嵴稍低平（蓝色箭头），裂孔位于术嵴（白色箭头），嵴上裂孔周围光凝及冷冻后色素沉积（白色三角）。

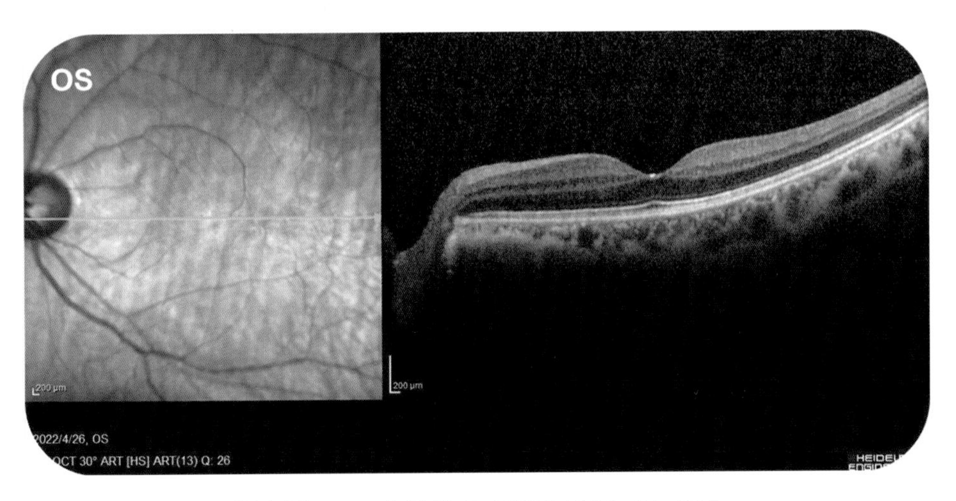

图病例 4-9　左眼黄斑 OCT（2022-04-26）
黄斑区结构无异常。

（4）2022 年 6 月 14 日左眼巩膜外垫压术后 5 个月。
视力：OS 0.8，眼压：9.1mmHg。

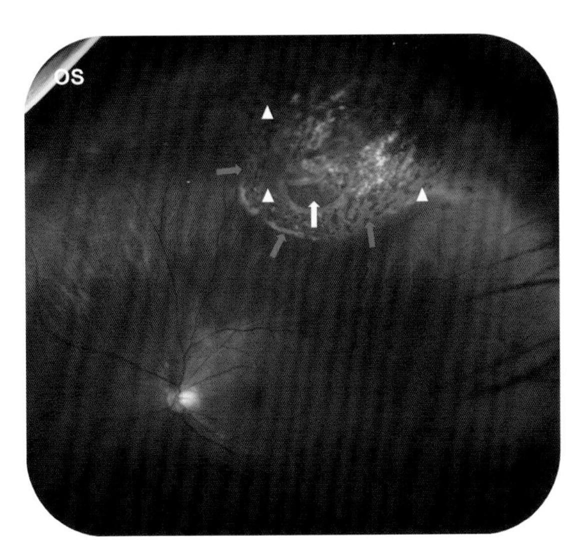

图病例 4-10　Optos 超广角成像彩图（2022-06-14）
左眼底图与 4 月 26 日的图相同。

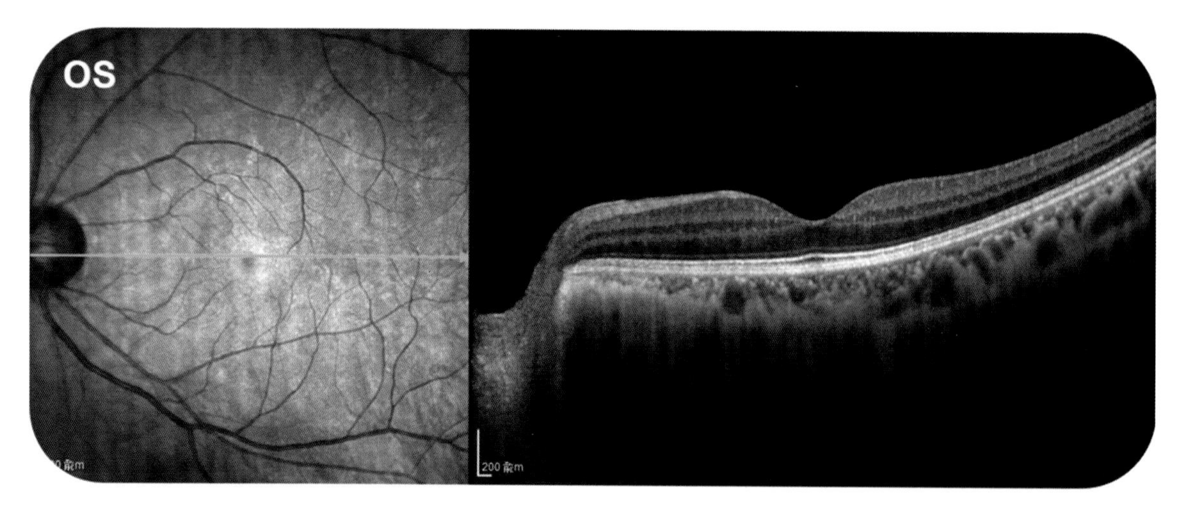

图病例 4-11　左眼黄斑 OCT（2022-06-14）
黄斑区结构无异常。

解析：

该患者是左眼视网膜裂孔，给予裂孔周围激光包绕，经观察左眼视网膜裂孔后缘激光反应良好，但裂孔前缘有极浅脱离不易光凝未封闭，留有潜在视网膜脱离的风险；B 超提示视网膜裂孔盖被牵拉。为防止视网膜脱离进一步发展，建议患者手术治疗。经外垫压联合冷冻裂孔前缘处理，术后复查视网膜裂孔位于术嵴已封闭。因此，临床上应在视网膜裂孔光凝处理后早期告知患者按时复查，发现病情有变化及时手术，避免可能的视网膜脱离及视功能受损。

（病例提供医师：雷春灵　李凤至）

病例 5

孔源性视网膜脱离伴玻璃体积血——巩膜外垫压 + 视网膜裂孔冷冻术（附手术录像剪辑）。

基本信息：男性，67 岁。　　就诊日期：2021-09-25

主诉：左眼视物模糊伴黑影飘动 1 个月。

既往史：无特殊可记。

眼部检查：

表病例 5-1　眼部检查结果

	右眼	左眼
视力	0.8	0.6
矫正视力	不提高	不提高
眼压	13.3mmHg	12.7mmHg
眼前节	角膜清，前房（－），晶状体轻混	
玻璃体	无明显混浊	下方黄白色混浊（陈旧血性）
眼底	未见异常	4:00 周边 1.5PD 马蹄形裂孔，颞下视网膜青灰色隆起

影像检查：

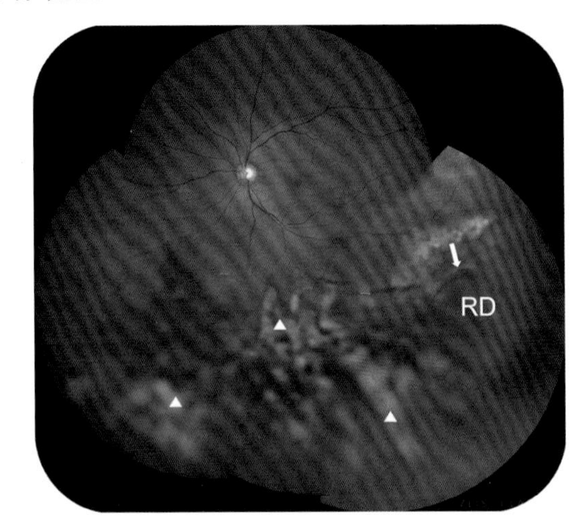

图病例 5－1　CLARUS 超广角成像彩图（2021－09－25）

左眼玻璃体下方黄白色混浊（白色三角），颞下视网膜浅脱离，见 1.5PD 马蹄形裂孔（白色箭头）。

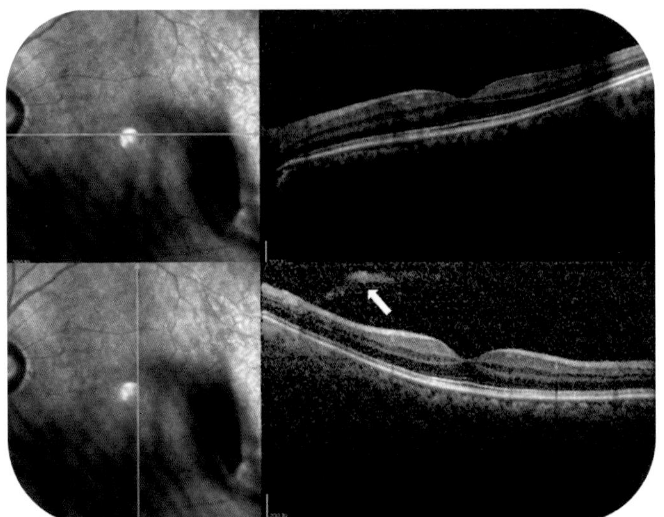

图病例 5－2　左眼黄斑区 OCT（2021－09－25）

垂直扫描见黄斑下方玻璃体部分后脱离（白色箭头）。

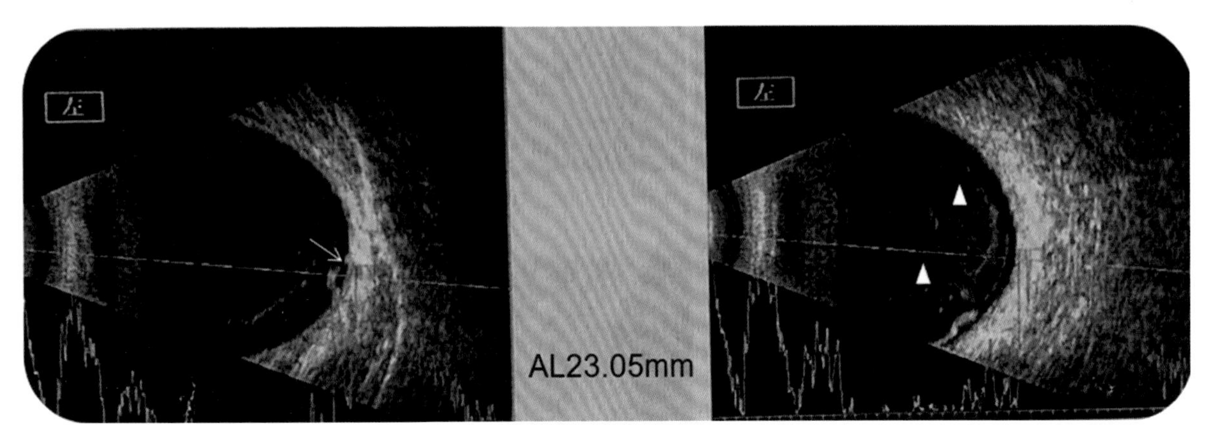

图病例 5－3　左眼 B 超（2021－09－25）

视网膜脱离光带及玻璃体后脱离光带（红色箭头），视网膜光带中端提示视网膜裂孔（白色箭头），玻璃体较多光点提示混浊（白色三角）。

诊断：①左眼孔源性视网膜脱离伴玻璃体积血；②双眼年龄相关性白内障。

治疗: 2021年9月27日在局部麻醉下行左眼巩膜外垫压联合冷冻术(视频病例5-1手术录像)。术中裂孔定位后巩膜外冷冻，选用508#硅海绵4:00放射状外垫压(图病例5-4~图病例5-7)。

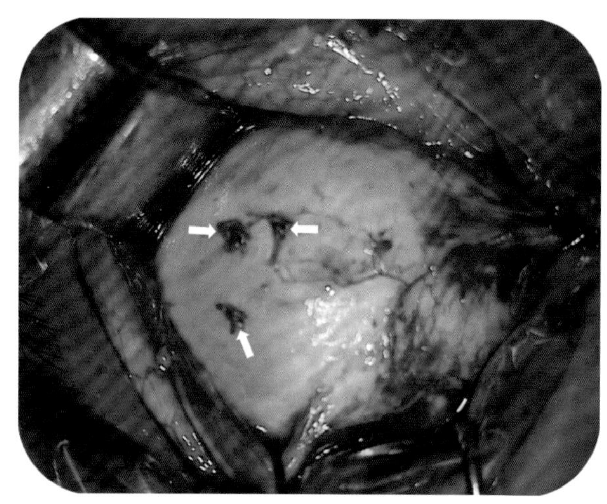

图病例5-4　裂孔定位

马蹄形裂孔较大，术中用缝线定位3个点。

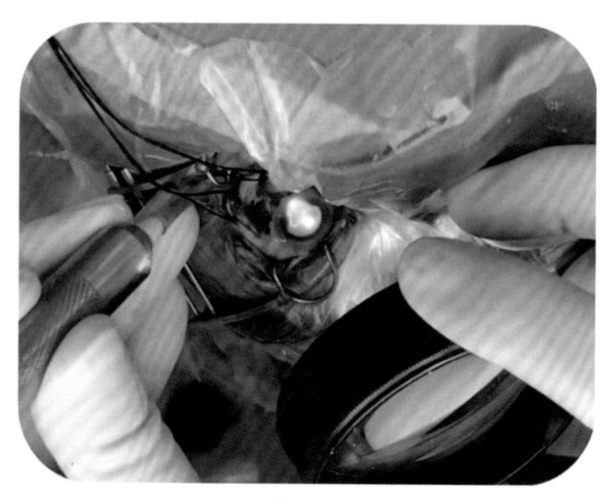

图病例5-5　裂孔冷冻

术中借用间接镜观察冷冻反应。

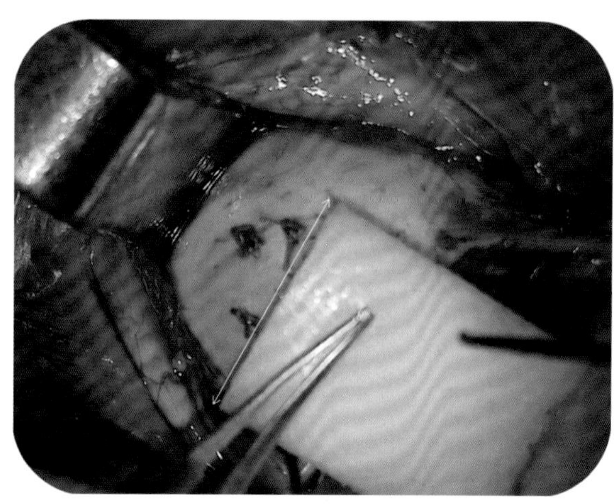

图病例5-6　垫压选用

选用508#硅海绵。

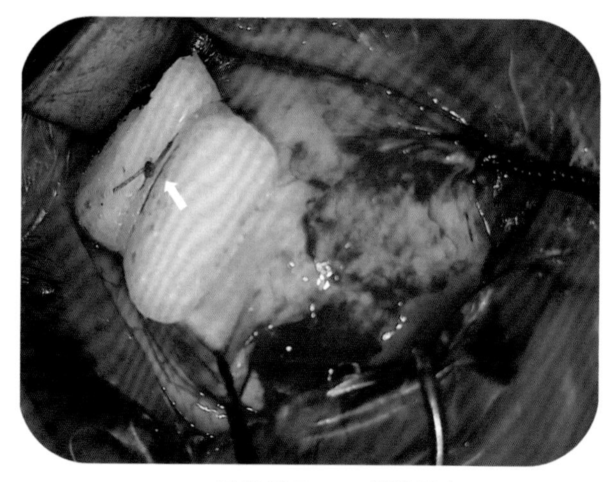

图病例5-7　缝线固定

放射状垫压缝线固定（白色箭头）。

视频病例5-1　外垫压+冷冻术+3点裂孔定位录像

复诊：

（1）2021年9月28日左眼巩膜外垫压+视网膜裂孔冷冻术后第1天。

视力：OS 0.5，眼压：16.8mmHg。结膜充血，角膜清，前房（-），晶体轻混，玻璃体下方少量陈旧性血性混浊，眼底视网膜平伏，颞下术嵴可见，裂孔位于术嵴。

（2）2021 年 10 月 8 日左眼巩膜外垫压 + 视网膜裂孔冷冻术后第 10 天。

视力：OS 0.6，眼压：14.7mmHg。眼底表现见图病例 5-8。

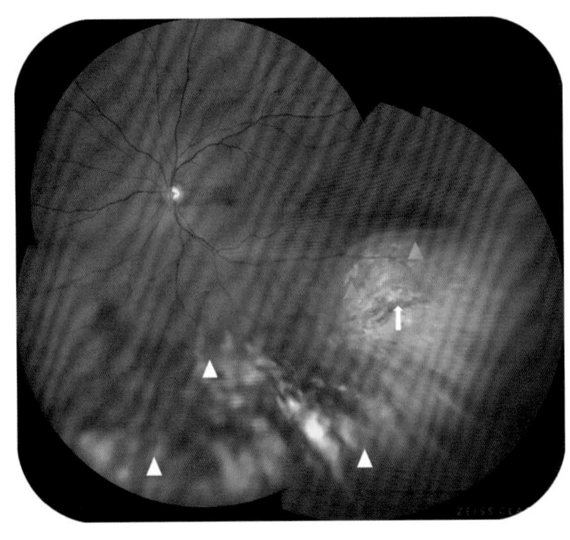

图病例 5-8　CLARUS 超广角成像彩图（2021-10-08）
左眼玻璃体仍见黄白色混浊（白色三角），视网膜复位，马蹄形裂孔位于术嵴，局部色素沉积（白色箭头），颞下术嵴明显（蓝色三角）。

（3）2022 年 8 月 19 日左眼巩膜外垫压 + 视网膜裂孔冷冻术后 11 个月。

视力：OD1.0，OS 0.8+0.25DS → 1.0。眼压：OD 15.2mmHg，OS 16.4mmHg。眼部检查左眼前节（-），左眼玻璃体下方积血已基本吸收，眼底视网膜复位，颞下术嵴较术后早期低平，视网膜裂孔不清，局部色素沉着，黄斑中心凹反射存在。

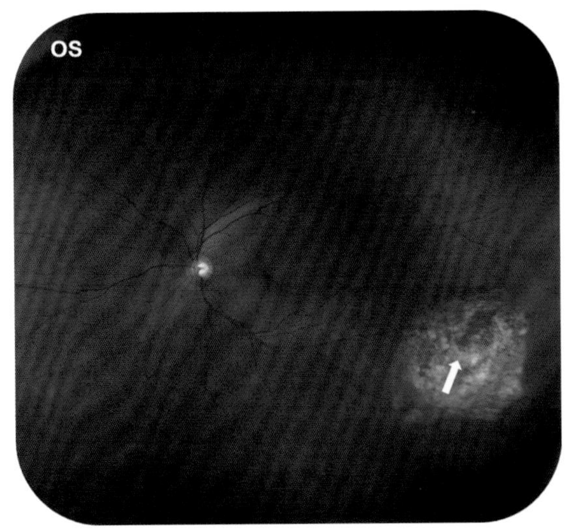

图病例 5-9　Optos 超广角成像彩图（2022-08-19）
原左玻璃体下方积血已吸收不见，眼底视网膜平伏，颞下术嵴低平，视网膜裂孔不清，色素沉着（白色箭头）。

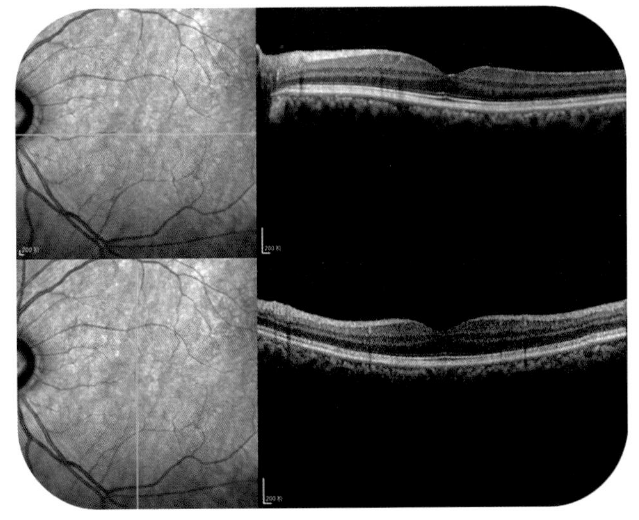

图病例 5-10　左眼黄斑 OCT（2022-08-19）
左眼黄斑结构清晰，未见玻璃体后脱离反光带。

解析：

该患者视网膜裂孔形成是由于玻璃体后脱离时牵拉导致，同时撕破视网膜血管引起少量出血，沉积在玻璃体下方。由于少量玻璃体积血，视网膜裂孔可见，视网膜浅脱离且范围小，未波及黄斑区，故选择外垫压联合视网膜裂孔冷冻处理。术后复查视网膜复位，裂孔位于术嵴已封闭，继续给予口服促玻璃体积血吸收药物治疗。近 1 年复查，玻璃体积血已完全吸收，视力提高。因此临床上如遇少量玻璃体积血，眼底可窥入的应仔细检查，寻找引起积血的原因，以免遗漏视网膜裂孔，尽可能早发现、早治疗。

（病例提供医师：雷春灵　李凤至）

病例 6

陈旧性视网膜脱离——巩膜环扎 + 外垫压术（附手术录像剪辑）。

基本信息：女性，18 岁。　　就诊日期：2020-08-10

主诉：右眼视物模糊半年。

既往史：双眼屈光不正史。

眼部检查：

表病例 6-1　眼部检查结果

	右眼	左眼
视力	0.02	0.15
矫正视力	0.04	1.2
眼压	21.7mmHg	18.2mmHg
眼前节	角膜清，前房（-），晶状体透明	
玻璃体	较多色素颗粒	无明显混浊
眼底	4:00-11:00 视网膜青灰色隆起，7:30 周边视网膜见 1/2PD 圆形裂孔，视网膜下广泛增殖形成	鼻下周边视网膜变性

影像检查：

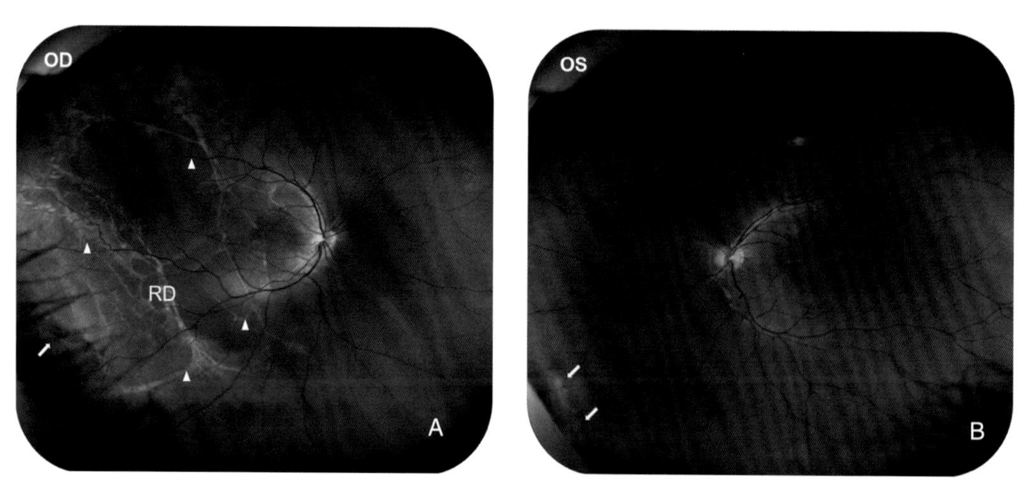

图病例 6-1　双眼 Optos 超广角成像彩图（2020-08-11）

A. 右眼底 4:00-11:00 视网膜青灰色隆起，7:30 周边视网膜见 1/2PD 圆形裂孔（白色箭头），视网膜下广泛增殖形成（白色三角）；B. 左眼底鼻下周边视网膜变性（白色箭头）。

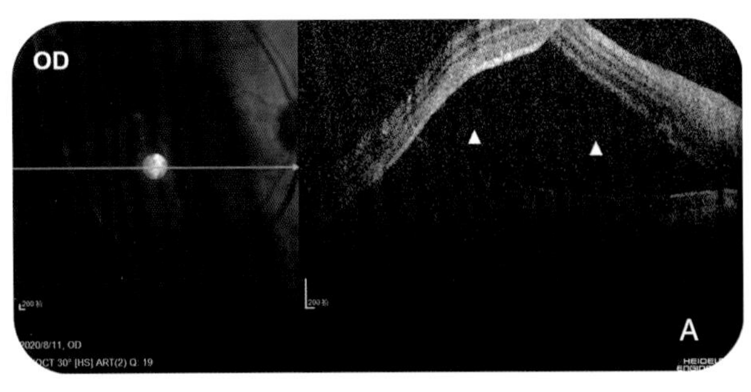

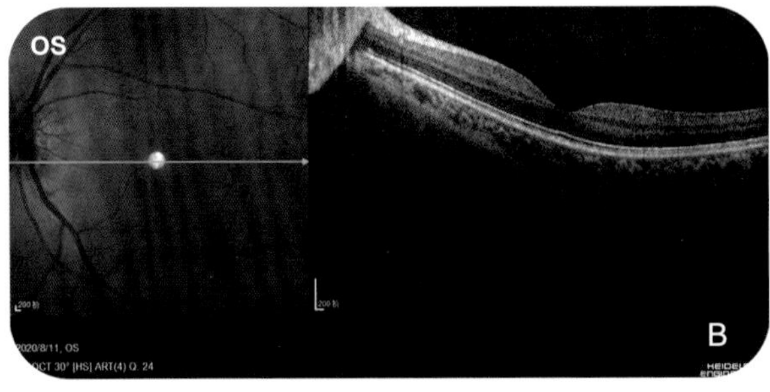

图病例 6-2　双眼黄斑区 OCT（2020-08-11）

A. 右眼黄斑区视网膜神经上皮脱离、积液（白色三角）；B. 左眼黄斑区结构正常。

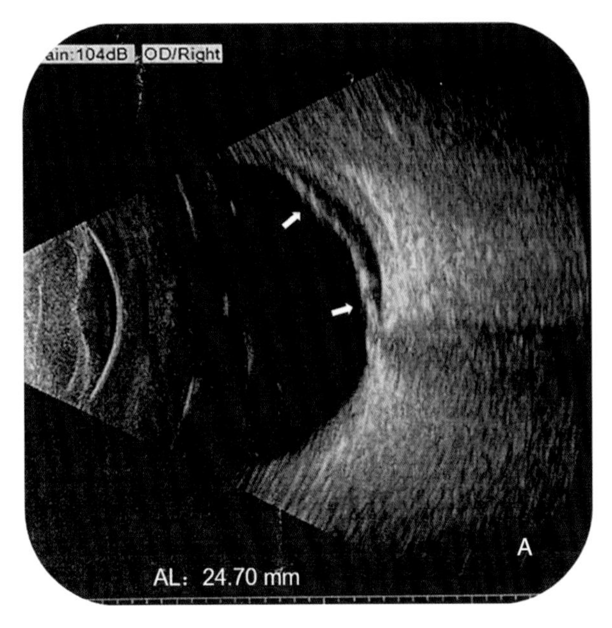

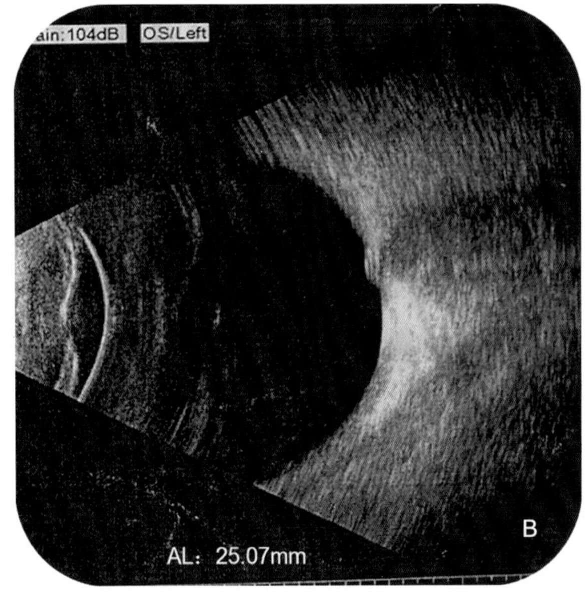

图病例 6-3　双眼 B 超（2020-08-11）

A. 右眼见视网膜脱离光带（白色箭头）；B. 左眼未见明显异常。

诊断：①右眼孔源性视网膜脱离（CP5-11，CA4-11,3 型）；②双眼屈光不正。

治疗：2020 年 8 月 13 日在全身麻醉下行右眼巩膜外环扎 + 外垫压术（视频病例 6-1 手术录像）。

术中 240# 环扎带赤道部 360° 环扎，276# 硅胶轨道 4:00-11:00 环扎带下垫压，8:00 角膜缘后 13mm 巩膜切开放液（图病例 6-4）。

视频病例 6-1　环扎联合外垫压术录像

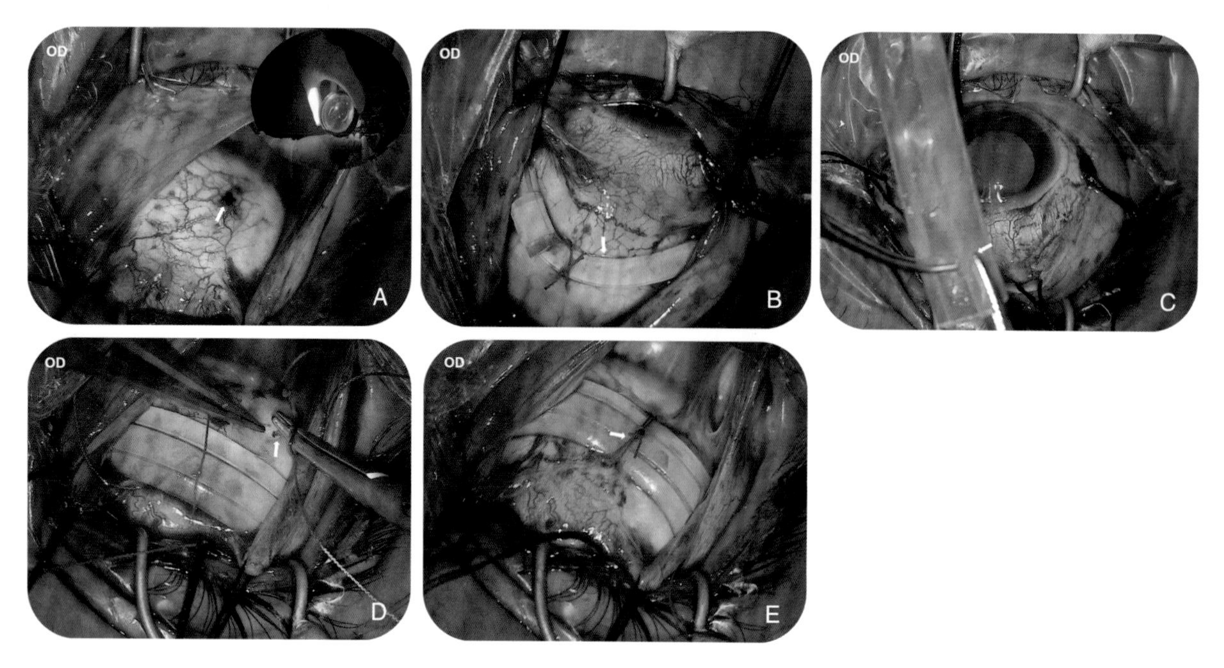

图病例 6-4　手术中

A. 4 条直肌置牵引线，间接镜下裂孔定位；B. 240# 环扎带赤道部 360° 环扎，接头放置于鼻上，缝线固定；C. 276# 硅胶轨道宽缘修剪掉 1mm，放置在环扎带下 4:00−11:00；D. 8:00 赤道部巩膜切开放出视网膜下液；E. 将视网膜裂孔及放液切口置于 276# 硅胶轨道下，缝线固定。

复诊：

（1）2020 年 8 月 14 日右眼巩膜环扎 + 外垫压术后第 1 天。

视力：OD 0.04，眼压：OD 20.5mmHg。右眼结膜充血，角膜清，前房（−），晶状体透明，玻璃体色素颗粒，眼底视网膜基本复位，周边环形术嵴可见，颞下裂孔及变性区位于术嵴，嵴后少量视网膜下液。

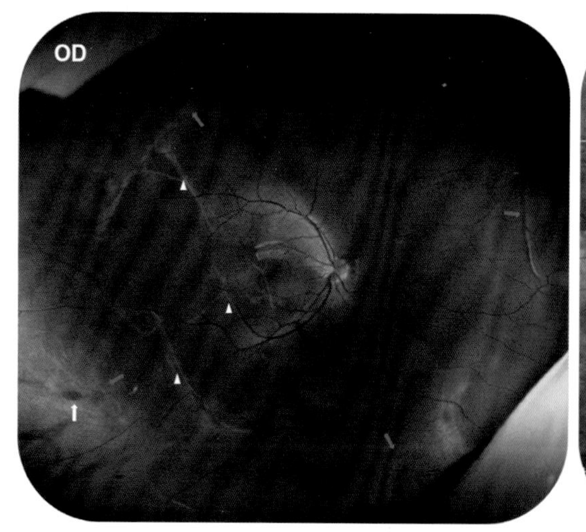

图病例 6-5　右眼 Optos 超广角成像彩图（2020-08-14）

右眼底后极部视网膜平伏，环形术嵴可见（蓝色箭头），裂孔位于术嵴（白色箭头），颞下嵴后少量视网膜下积液（白色三角），视网膜下广泛增殖存在。

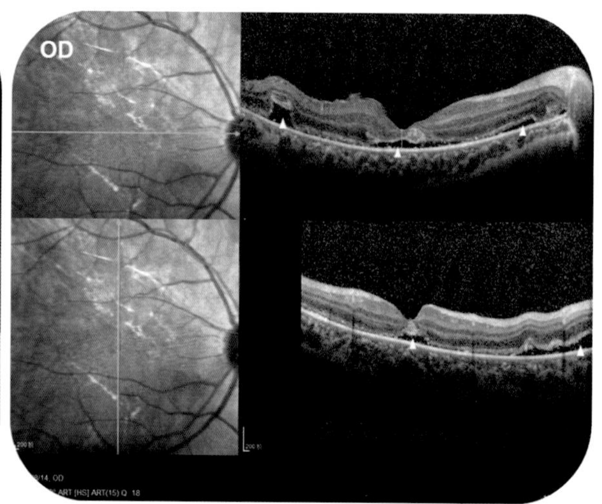

图病例 6-6　右眼黄斑区 OCT（2020-08-14）

视网膜下少量积液（白色三角），与术前相比明显减少。

（2）2020 年 8 月 26 日右眼环扎外垫压术后第 13 天。

视力：OD 0.06 → 0.1，眼压：OD 18.6mmHg。右眼底检查同前。

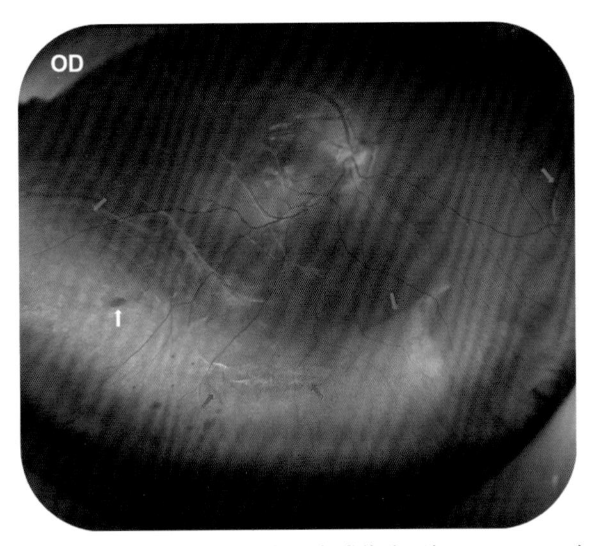

图病例 6-7　右眼 Optos 超广角成像彩图（2020-08-26）右眼底视网膜平伏，环形术嵴可见（蓝色箭头），裂孔（白色箭头）及变性区（红色箭头）位于术嵴。

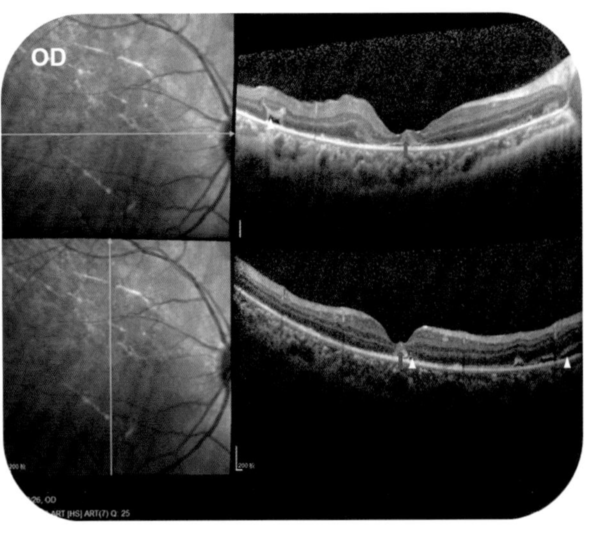

图病例 6-8　右眼黄斑区 OCT（2020-08-26）视网膜下微量积液（白色三角），中心凹见高反射信号与眼底视网膜下增殖穿过黄斑中心凹相吻合（红色箭头）。

（3）2020 年 9 月 19 日右眼巩膜环扎 + 外垫压术后 1 月余。

视力：OD 0.06 → 0.2，眼压：OD14.3mmHg。

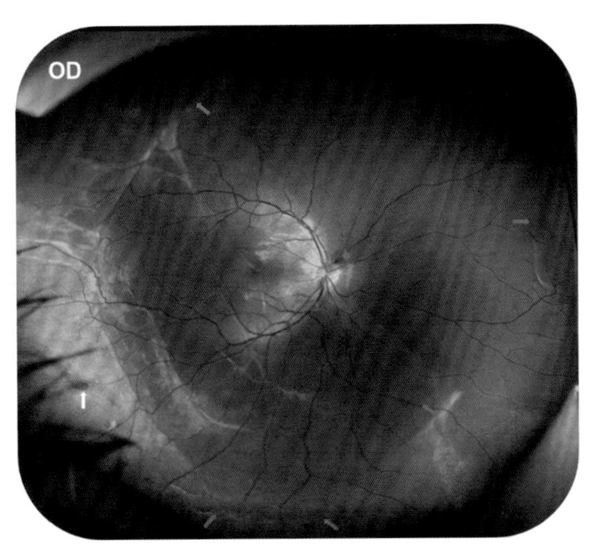

图病例 6-9　右眼 Optos 超广角成像彩图（2020-09-19）右眼底视网膜平伏，环形术嵴可见（蓝色箭头），裂孔（白色箭头）及变性区（红色箭头）位于术嵴。

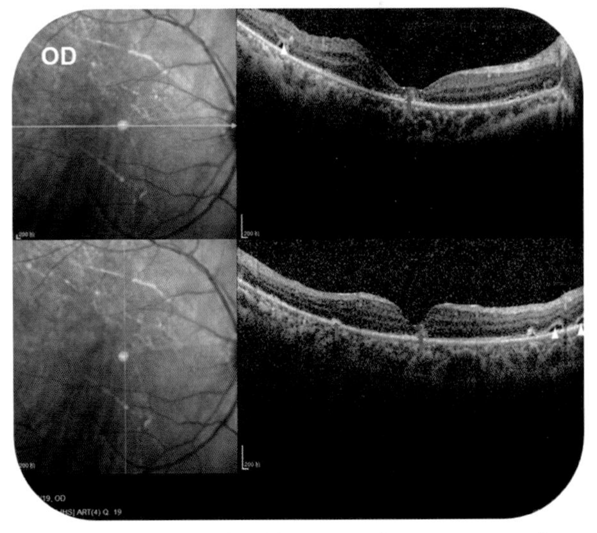

图病例 6-10　右眼黄斑 OCT（2020-09-19）黄斑中心下增殖（红色箭头），黄斑颞侧及上方局限性微量积液（白色三角）。

（4）2022 年 8 月 23 日右眼巩膜环扎 + 外垫压术后 2 年（当地医院眼科复查）。

视力：OD 0.04 -7.00DS/-5.50DC*175° → 0.2，OS 0.08 -4.75DS/-5.00DC*175° → 0.8。

右眼前节（-），晶状体及玻璃体无明显混浊，眼底视网膜平伏，周边术嵴可见，颞下视网膜裂孔位于术嵴上，视网膜下广泛增殖形成。

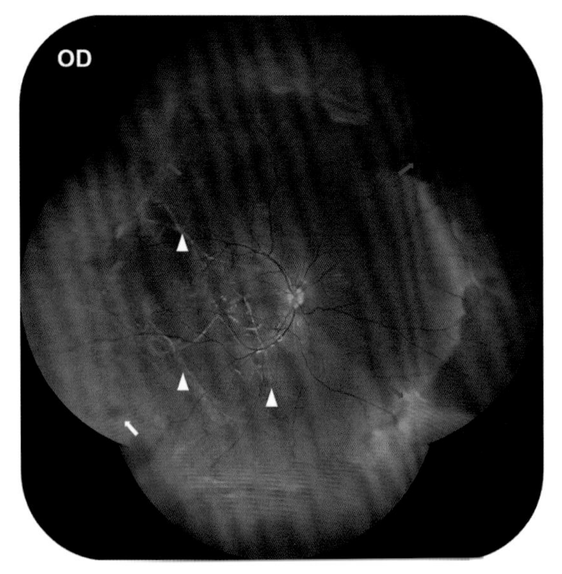

图病例6-11　CLARUS超广角成像彩图(2022-08-23)
右眼底视网膜复位，视网膜下广泛增殖形成（白色三角），周边术嵴可见（蓝色箭头），颞下视网膜裂孔位于术嵴（白色箭头）。

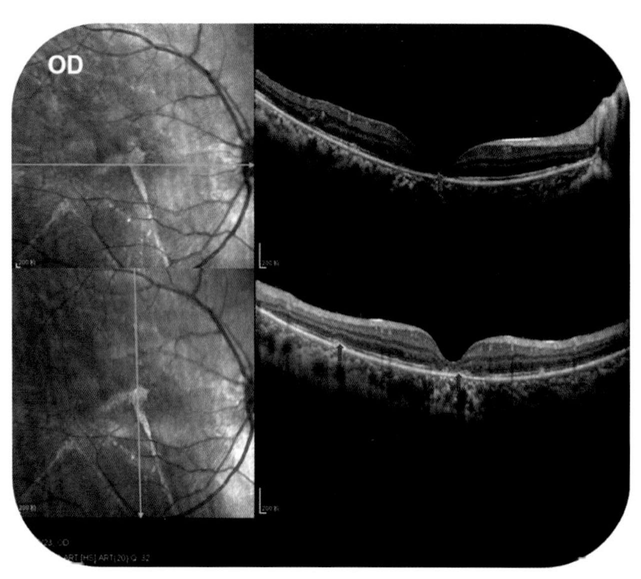

图病例6-12　右眼黄斑OCT（2022-08-23）
右眼黄斑区视网膜神经上皮均复位，见增殖及局部色素上皮缺失（红色箭头）。

解析：

该患者为右眼孔源性视网膜脱离，由于裂孔较小，位于下方，视网膜脱离进展缓慢，早期不易被发现，当病情发展至一定的程度，眼底视网膜脱离下会有增殖条或膜形成，进一步发展增殖膜收缩可以形成“晾衣绳”样或“餐巾环”样改变，导致视网膜复位困难，视功能难以恢复。临床上对此诊断为“陈旧性视网膜脱离”（见《中华眼科学（第3版）》相关内容），也有按1991年增殖性玻璃体视网膜病变分期诊为“孔源性视网膜脱离CP5-11，CA4-11,3型”。对于此类“陈旧性视网膜脱离”，如果眼底检查确定有视网膜下增殖形成，但无明显收缩，可先考虑做外路手术，促使视网膜复位。如外路手术后视网膜没有复位，常见原因是视网膜下增殖不能完全松解，针对增殖进行玻璃体手术，提高视网膜复位率。此患者术后2年复查视力无明显提高，眼底及黄斑OCT图提示与黄斑中心凹下增殖有关。临床上OCT可用作无创、可重复对术后黄斑区进行检查，观察形态及评估视功能。

（病例提供医师：雷春灵　李凤至）

参考文献

[1] C.P.Wilkinson. 视网膜[M]. 惠延年，译. 天津：天津科技翻译出版公司，2011,2003-2039.

[2] Retinal Society Terminology Committee. The classification of retinal detachment with proliferative vitreoretinopathy [J]. Ophthalmology, 1983;90:121-125.

[3] Machemer R, Aaberg TM, Freeman HM, et al. An updated classification of retinal detachment with proliferative vitreoretinopathy [J]. Am J Ophthalmology, 1991:112:159–165.
[4] 李凤鸣，谢立信 . 中华眼科学 [M]. 第 3 版 . 北京：人民卫生出版社，2014,2335–2789.
[5] 吴远，田浩明 . 中国成人住院患者围手术期的血糖管理 [J]. 中华内科杂志 , 2017,56(3) :213–215.
[6] 李军 . 围术期高血压管理专家共识 [J]. 临床麻醉学杂志 , 2016,(3):295–297.
[7] 樊嘉，葛均波 . 抗栓治疗病人接受非心脏手术围手术期管理上海专家共识（2021 版）[J]. 中国实用外科杂志 ,2021,41(6):639–645.
[8] 北京医学会输血医学分会，北京医师协会输血专业专家委员会 . 患者血液管理—术前贫血诊疗专家共识 [J]. 中华医学杂志，2018,98（30）：2386–2392.
[9] 吴亚芬，庹鹏，王寿平 . 孕妇非产科手术的围手术期 [J]. 中华产科急救电子杂志，2020,9（3）：189–192.
[10] 中华医学会眼科学分会白内障和人工晶状体学组 . 关于白内障围手术期预防感染措施规范化的专家建议（2013）[J]. 中华眼科杂志，2013,49(1):76–78.
[11] 中华医学会眼科学分会白内障和人工晶状体学组 . 我国白内障围手术期非感染性炎症反应防治专家共识（2015 年）[J]. 中华眼科杂志，2015,51(3): 163–166.
[12] 戴体俊 . 麻醉药理学 [M]. 第 2 版 . 北京 : 人民卫生出版社，2005，92–93.
[13] Campochiaro PA, Kaden IH, Vidaurri–Leal J, et al. Cryotherapy enhances intravitreal dispersion of variable pigment epithelial cell [J]. Arch Ophthalmol, 1985,103(11):1728–1730.
[14] Jaccoma EH, Conway BP, Campochiaro PA. Cryotherapy causes extensive breakdown of the blood–retinal barrier: a comparison with argon laser photocoaulation [J]. Arch Ophthalmol. 1985(103):1728–1730.
[15] 张惠蓉 . 眼底病激光治疗 [M]. 北京：人民卫生出版社，2012.
[16] 傅守静 . 视网膜脱离诊断治疗学 [M]. 北京：科学技术出版社 ,1999，139–149.

第四章 视网膜脱离手术的并发症及处理和预后

视网膜脱离外路手术是治疗视网膜脱离的基础和有效的技术，可以采用多种方法和材料来完成，在取得视网膜解剖复位最大成功率的同时，应该尽量减少术中及术后的并发症，尽可能正确处理并发症所带来的损害。视网膜脱离外路手术并发症分为术中并发症和术后并发症。

第一节 视网膜脱离外路手术术中并发症

一、麻醉、球结膜剪开和暴露巩膜的并发症及处理

1. 麻醉并发症及处理

麻醉并发症多见于神经阻滞麻醉，多由于操作不当导致，包括球后出血、刺穿眼球、损伤视神经等。

1）球后出血：

（1）当针头进入球后组织回抽注射器，若出现血液返流，立刻拔出针头加压止血 3~5 分钟后观察，如无出血再重新球后麻醉，如眶压增高提示球后有活动性出血应停止手术。

（2）如二次球后麻醉，注射器回抽无出血可以继续注射麻醉药后手术；如仍有回血出现提示球后积血，则停止手术，加压包扎，择期再手术。

（3）若眶压较高，必要时给予甘露醇静脉滴注治疗，注意观察视力有无。

2）刺穿眼球：多见于高度近视（眼轴较长或巩膜后葡萄肿）的患者。

（1）麻醉时要注意进针的方向，进针前嘱患者术眼向鼻上方旋转眼球，进针后嘱患者左右转动眼球，确保没有刺穿眼球再注射麻醉药物。

（2）发生刺穿巩膜的情况，应及时探查，刺穿内口位于视网膜脱离下可暂时不予处理，待视网膜复位后再酌情激光治疗。若刺穿视网膜并发新的视网膜裂孔，应术中进行视网膜光凝或冷凝。

（3）并发眼内大出血应立即改行玻璃体手术。

3）损伤视神经：不多见，但可导致严重视力损伤。

（1）应注意进针的速度与方向，进针太快和太深可能损伤视神经。

（2）发生视神经损伤，需要给予大剂量肾上腺皮质激素冲击治疗，但预后往往较差，可导致永久性视力丧失，因此重在预防。

2. 球结膜剪开及暴露巩膜并发症及处理

1）球结膜碎裂：

（1）剪开角膜缘球结膜组织时应该尽量将球结膜和筋膜一起一次性环形或放射状剪开，防止多次修剪，导致球结膜切口不整齐，造成术后缝合球结膜难度增大，远期出现球结膜愈合较慢及结膜瘢痕。

（2）若以前有手术史造成球结膜及巩膜粘连，需要仔细分离粘连处，并注意保护球结膜，防止形成多个球结膜裂伤及碎条状。

2）涡静脉损伤：

涡静脉位于上、下2条直肌旁，角膜缘后18~22mm处，外侧的两条分别隐藏在上、下斜肌下。

（1）涡静脉的损伤多见于对解剖结构不清楚。

（2）手术操作不当导致。在初次手术时应特别小心避免误伤，若误伤用棉签加压止血即可。

（3）避免损伤2条以上的涡静脉。

3）眼外肌的损伤：

（1）在进行球结膜剪开和与巩膜分离的时候，若解剖不清楚可损伤甚至是剪断眼外肌，若不慎剪断，应仔细寻找肌肉断端进行缝合标记，待手术结束后对位缝合。

（2）眼外肌勾取不完整的时候容易出现眼外肌劈裂，这样容易损伤直肌内的睫状前动脉导致出血，可以使用止血器烧灼止血后重新使用斜视勾沿巩膜表面勾取直肌。

4）巩膜损伤：

（1）多见于再次手术或巩膜葡萄肿较薄的患者（图4-1-1）。

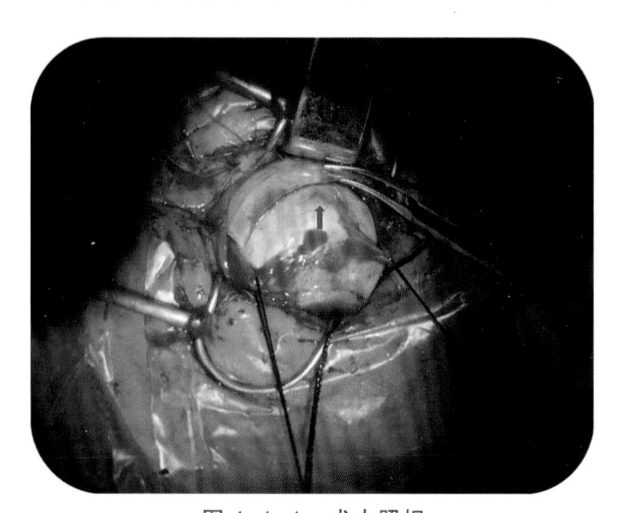

图4-1-1　术中照相

赤道部局限性巩膜葡萄肿（蓝色箭头）。

（2）再次手术中常可见结膜和巩膜瘢痕粘连，分离瘢痕粘连处应操作轻柔，避免粗暴分离、操作不当。

（3）浅层裂伤可不处理，裂伤较深（>1/3 巩膜厚度）则给予巩膜裂伤缝合。

5）穿破巩膜：

（1）初次手术可能性较小，如赤道部巩膜葡萄肿未发现，顶压定位裂孔或缝合固定垫压时出现巩膜破裂伤，需要根据外伤性巩膜破裂处理原则进行处理。

（2）再次手术，包括曾行斜肌手术史、曾行玻璃体手术史、外垫压及环扎物取出、外垫压物调整位置、二次加环扎手术等，术眼常常有组织层次不清、机化粘连包裹、局部巩膜缺血等异常情况，必须仔细小心分离，暴露眼外肌及巩膜组织。

（3）如果发生巩膜穿破，玻璃体及脉络膜等眼内组织从破口处脱出，甚至眼球塌陷，此时忌继续分离机化粘连组织，需尽快缝合巩膜破裂伤口。巩膜破裂较小，可继续原手术步骤，并对巩膜破裂行冷凝或外垫压处理。巩膜破裂口较大或眼内出血较多，需行玻璃体切割手术处理巩膜破裂伤口。

二、放置环扎带及外垫压物引发的并发症及处理

1. 环扎带扭转

（1）术中应仔细检查，防止环扎带扭转，防止在袖套套好后才发现而延长手术时间。

（2）可术前在环扎带首尾端进行修剪，剪成三角形的尖端进行标记，使尖对尖方向进行袖套套入以防止环扎带扭转（图 4-1-2）。

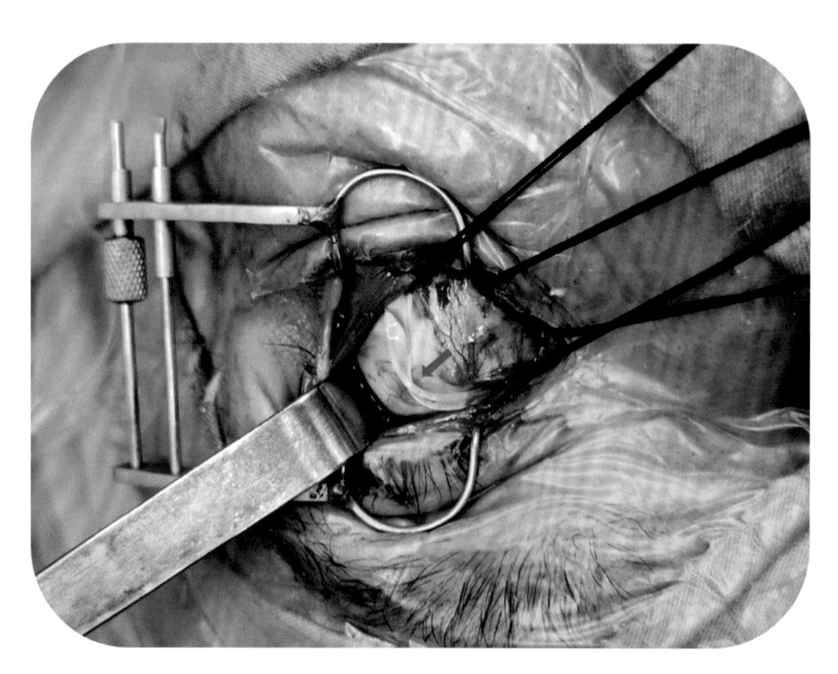

图 4-1-2　术中照相

240# 环扎带放置过程中发现扭转（蓝色箭头）。

2. 巩膜缝穿

（1）多见于巩膜较薄的患者。

（2）进针方向不对或缝针太深而穿透巩膜。

（3）巩膜缝线处见出血、色素脱出及视网膜下液流出即为巩膜缝穿（图 4-1-3）。

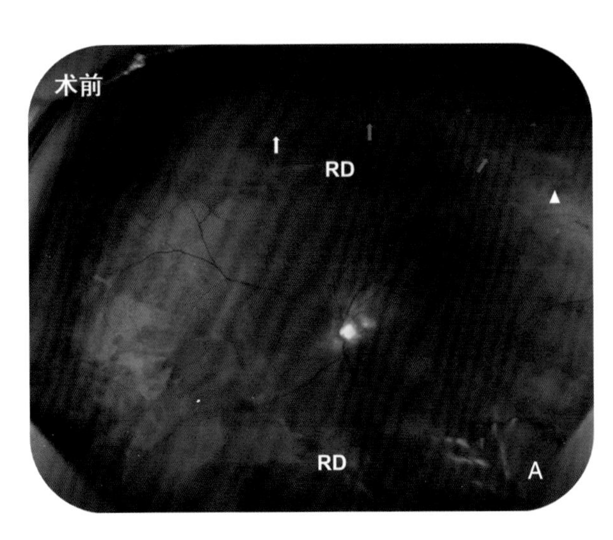

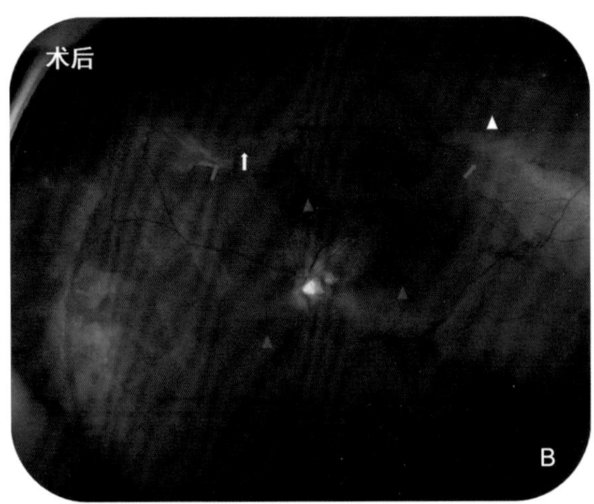

图 4-1-3　巩膜缝穿，视网膜下出血

Optos 超广角成像彩图。A. 第 2 次外垫压调整术前：左眼视网膜脱离，周边术嵴可见（蓝色箭头），颞上原视网膜裂孔位于术嵴（白色三角），11:30 嵴后见 1/4PD 圆形裂孔（白色箭头）；B. 术后：11:30 术嵴明显（蓝色箭头），视网膜裂孔位于术嵴（白色箭头），上方嵴后片状出血（红色三角）。（病例信息：患者男性，30 岁，左眼孔源性视网膜脱离，2 个月前行环扎外垫压术。眼部检查：右眼视力 0.1 → 0.3，根据检查给予上方 11:30 局部巩膜外垫压调整，术中缝穿巩膜见视网膜下少量出血，术中未处理。）

处理：

（1）若恰好位于视网膜脱离区，出现视网膜下液的流出，则需要注意眼压的变化，防止眼压过低引发的其他并发症。

（2）若在无视网膜脱离区缝穿巩膜，退出缝针，压迫缝穿出巩膜，观察无明显出血及玻璃体流出则无须缝合巩膜缝穿口。

（3）对于巩膜缝穿造成视网膜裂孔，可行冷凝、光凝或外垫压物处理。

3. 眼外肌劈裂

（1）眼外肌勾出不完整会导致在放置环扎带时穿过眼外肌中间，部分眼外肌被压在环扎带下，出现眼外肌劈裂，造成眼外肌功能障碍及无法放置外垫压物。

（2）常出现于 4 条直肌，上斜肌也较多见，常常因为在勾取上直肌时对解剖位置不清楚、勾取位置太深，导致上斜肌劈裂，环扎带穿行其中。

处理：应立即撤出环扎带，重新勾取肌肉，将环扎带置于眼外直肌下方。

4. 视网膜裂孔鱼嘴状现象

由于环扎造成巩膜及脉络膜环形缩短，视网膜表面相对过多，导致视网膜在巩膜嵴上形成放射状皱褶，皱褶与玻璃体牵拉导致视网膜裂孔不能封闭，形成前后经线被拉长的长卵圆形，像张开的鱼嘴状。鱼嘴状现象可引起视网膜持续脱离，导致手术失败。

处理：

（1）降低环扎或环形外垫压的高度，避免过量环扎。

（2）在环扎带下放置放射状外垫压物可以有效封闭大多数鱼嘴样裂孔。

（3）玻璃体腔注射气体，联合适当体位，也可有效封闭鱼嘴样裂孔。

三、放出视网膜下液引发的并发症及处理

1. 视网膜嵌顿

（1）若巩膜放液切口过大、放液速度过快，可能导致视网膜嵌顿，若出现放液口放射状视网膜皱褶，则考虑此并发症。

（2）放液切口巩膜放射状切开不应过大（3mm 左右），也可用注射器针头斜向刺入，通过巩膜和脉络膜进入视网膜下间隙进行放液。

（3）选取合适的巩膜放液位置，放液切口应位于手术嵴前坡并在视网膜下液区偏下的巩膜区域。若位置不佳导致放液不畅，通过扩大巩膜放液切口或者挤压眼球来增加液体排出，但较易造成视网膜嵌顿。

处理：

（1）若出现视网膜嵌顿，需要立即停止放液。

（2）在巩膜放液切口轻轻按摩，部分视网膜嵌顿可自行回退。

（3）仔细检查放液切口处的视网膜，排除视网膜裂孔。

（4）巩膜放液切口过大进行缝合，将巩膜放液切口压在巩膜外垫压处。

2. 视网膜穿孔

多见于放液时选择的位置处于视网膜浅脱离区或者进针太深导致。

处理：

（1）术中仔细判断是否伴有玻璃体嵌顿和视网膜嵌顿。

（2）先缝合巩膜放液切口处 1 针后，同视网膜裂孔的方法进行处理，包括冷凝、光凝及外垫压处理（图 4-1-4）。

3. 眼内出血

（1）传统的巩膜放液的位置：常规放置于外直肌之间，而此处涡静脉分支较丰富，不小心碰到涡静脉的分支可导致视网膜下出血。

（2）进针太深，刺破视网膜血管可导致玻璃体积血[1]（图 4-1-5）。

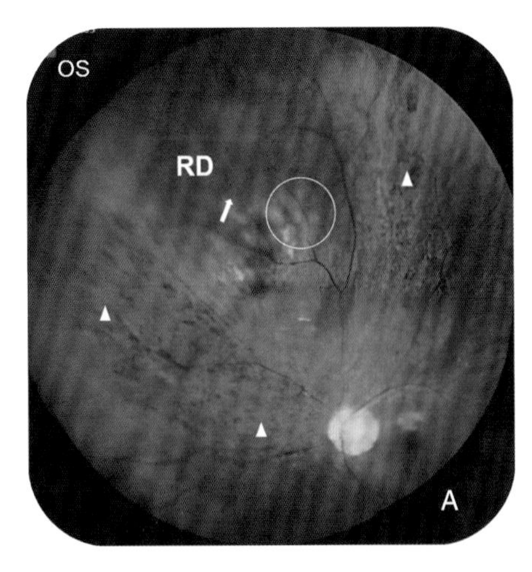

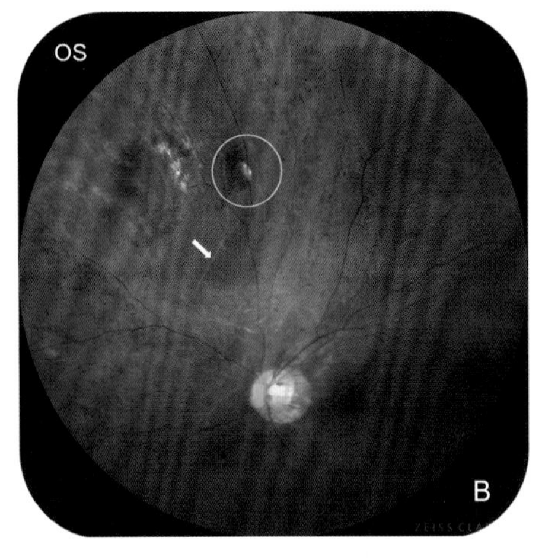

图 4-1-4　左眼孔源性视网膜脱离（陈旧性）CLARUS 超广角成像彩图

A. 左眼术前眼底见鼻上视网膜青灰色隆起，10:30 血管旁 1/5PD 马蹄形裂孔（白色箭头），视网膜脱离区边缘大量色素沉着（白色三角）；B. 左眼外垫压术后眼底见视网膜平伏，鼻上术嵴可见（蓝色箭头），视网膜裂孔及增殖条均位于术嵴上（白色箭头），11:00 视网膜血管旁见 1PD 出血及 1/2PD 黄白色灶由白色圆形线圈包绕，与术前相对应未见异常，考虑术中放液所致。［病例信息：患者女性，31 岁。左眼前外下视物模糊 3 个月，诊断为左眼孔源性视网膜脱离（陈旧性），2022 年 4 月 28 日左眼行外垫压 + 视网膜下液放出术。］

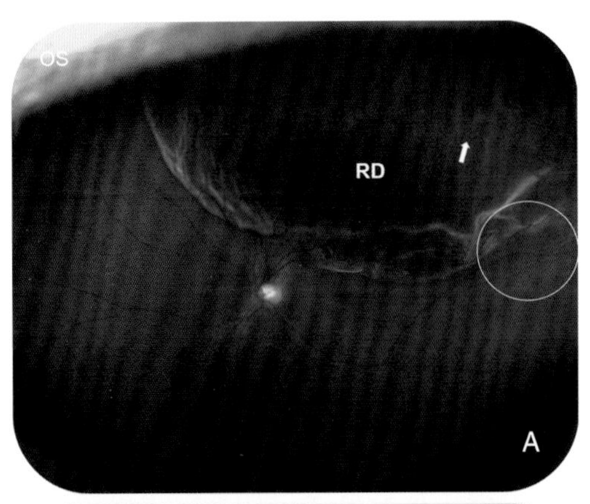

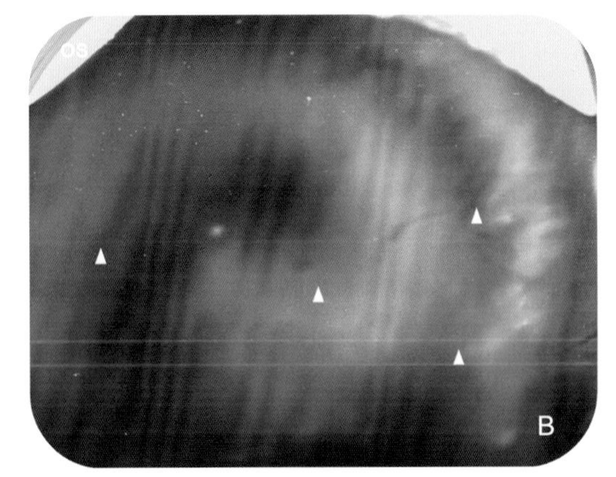

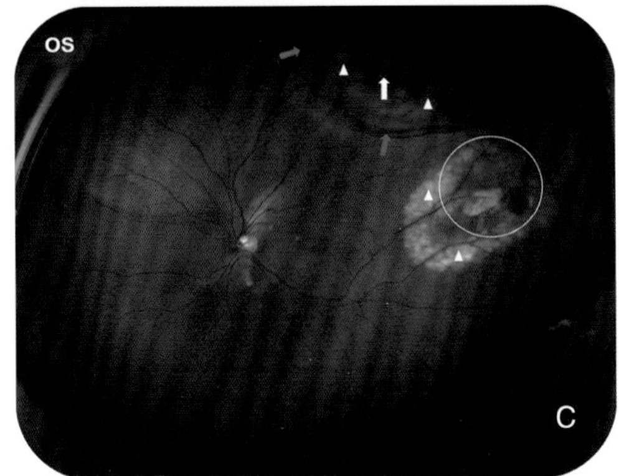

A. 左眼术前见颞上视网膜呈青灰色隆起，视网膜下液较多，1:00 见 1 个 1.5PD 马蹄形裂孔（白色箭头），2:00 视网膜下液较少（白色实线圆圈）；B. 左眼外垫压术后 10 天见玻璃体混浊呈灰白色，下方呈红色（白色三角），眼底窥不清；C. 左眼 PPV+ 光凝 + 注油术后见视网膜平伏，颞上术嵴明显（蓝色箭头），马蹄形裂孔位于术嵴（白色箭头），2:00 与术前相对应视网膜疑似放液孔及刺破血管引起出血（白色实线圆圈及红色箭头），孔周见光凝斑包绕（白色三角）。

图 4-1-5　左眼孔源性视网膜脱离 Optos 超广角成像彩图

［病例信息：患者女性，58 岁。左眼下方黑影遮挡 1 周，左眼视力 0.3，眼前节（-），玻璃体少量色素颗粒，眼底颞上视网膜青灰色隆起明显，1:00 见 1.5PD 马蹄形裂孔。2021 年 1 月 10 日在局部麻醉下行左眼外垫压术，术后复查玻璃体积血、视网膜脱离；2021 年 1 月 22 日在局部麻醉下行左眼玻璃体切除、光凝、注油术。该病例提示视网膜下液放出时应注意放液位置的选择，以免引起视网膜医源孔及刺破血管导致出血。］

（3）术中的不当操作可能导致少见爆发性脉络膜上腔出血。[2,3] 放液口出现暗红色的血液是其特点。

处理：

（1）如有视网膜下出血，可压迫眼球升高眼压止血，止血后进行冷凝，术后保持较高的眼压。

（2）爆发性脉络膜上腔出血需要迅速判断，并立即关闭放液口，加压放液口升高眼压止血，暂停手术。

（3）调整眼位，防止出血沉积于黄斑处。

（4）术中出现玻璃体积血，少量出血可观察，大量出血需要行玻璃体手术。

四、前房穿刺引发的并发症及处理

（1）晶状体的损伤：前房穿刺放液注意进针的方向和速度，针尖应朝向周边的虹膜方向，不应指向晶体中央。

（2）前房积血：进针过快不慎伤及虹膜表面可导致前房积血。

处理：

（1）晶状体损伤不严重，可观察不处理。

（2）少量的前庭积血可自行吸收，大量的前庭积血需要术中压迫眼球止血，并进行前房冲洗。

五、视网膜冷凝引发的并发症

1. 色素播散

视网膜同一部位反复冷凝或反复顶压，可导致色素游离并通过裂孔进入玻璃体腔。

处理：

（1）以往研究认为色素播散至玻璃体可导致 PVR 可引发视网膜脱离，而后来研究发现，即便色素播散进入玻璃体腔，并未发现明显 PVR，只要视网膜裂孔闭合，就不会引起严重后果。[4]

（2）手术操作应尽量轻柔进行，在充分视网膜下液放出及视网膜裂孔贴附色素上皮情况下，最小手术量进行冷凝，防止色素播散导致的其他并发症。

2. 视网膜水肿

同一部位反复冷凝和过度冷凝导致的视网膜水肿是导致 PVR 和复发性视网膜脱离的重要原因，因此应该在间接检眼镜直视下对视网膜裂孔进行冷凝，观察冷凝反应，避免盲目扩大冷凝的范围。

六、术中角膜水肿

（1）多见于术中视网膜裂孔定位巩膜压陷时眼压过高导致的角膜上皮水肿。

（2）术中角膜干燥时间过长或者操作不当误伤角膜上皮。

处理：

（1）轻度角膜上皮水肿可用干棉签轻轻碾压而减轻。

（2）重度上皮水肿需要用虹膜恢复器刮除中央角膜上皮，范围与瞳孔一样大即可。注意保留角膜缘干细胞。

七、术中低眼压

过度的视网膜下液放出可导致眼压过度降低，长时间的低眼压可引起脉络膜脱离甚至脉络膜上腔出血。

处理：

放液应缓慢适量，若发现术中眼压过低，可行玻璃体腔注入眼用平衡液或气体以维持眼压平衡。

八、术中瞳孔缩小

（1）手术中前房放液对虹膜的刺激。

（2）冷凝视网膜裂孔。

（3）视网膜下放液导致的低眼压或手术时间过长。

处理：

（1）术前术中使用散瞳剂维持瞳孔的散大。

（2）无晶状体眼及人工晶状体眼，前房注入 1∶1000 的肾上腺素 0.05~0.1mL 可以快速散大瞳孔。

应注意有晶体眼，但还没有确定使用肾上腺素的安全性，需慎用。

第二节　视网膜脱离外路手术术后并发症

一、眼球疼痛、眼睑结膜肿胀

1. 原因

（1）伤口缝线可导致眼磨、眼痛。

（2）术中角膜上皮损伤术后可出现明显的眼痛、畏光、流泪。

（3）术前的神经阻滞麻醉。

（4）术中对肌肉的牵拉、对巩膜的冷凝等操作均可导致术后眼睑及结膜肿胀，严重者可造成眼睑闭合不全，球结膜突出睑裂。

2. 处理

（1）可给予凝胶类眼药膏涂眼减少刺激，多闭目休息可缓解。

（2）可在术后 24 小时内冷敷，术后 24 小时后热敷。

二、术后高眼压

1. 原因

（1）术前患者有浅前房，巩膜环扎可促使前房进一步变浅，可能诱发闭角型青光眼。

（2）术后炎症反应，炎性物质堵塞小梁网导致房水流出障碍。

（3）冷凝造成小梁网水肿导致房水流出障碍。

（4）长期使用皮质类固醇类药物可导致眼压升高。

2. 处理

（1）若出现眼压升高，轻度的可以给予观察或者给予降眼压眼药水，若高于 40mmHg 给予前房穿刺或局部改全身降眼压药物，防止术后高眼压所致的视神经萎缩。

（2）前房变浅可考虑激光虹膜周切等手术治疗。

（3）考虑为皮质类固醇药物引起停用药物并给予降眼压眼药水治疗。

（4）随访中定期观察眼压，根据眼压情况适量减少或停用降眼压眼药水。

三、眼前段缺血

1. 原因

（1）环扎带过紧可以导致眼前段缺血（图 4-2-1）。

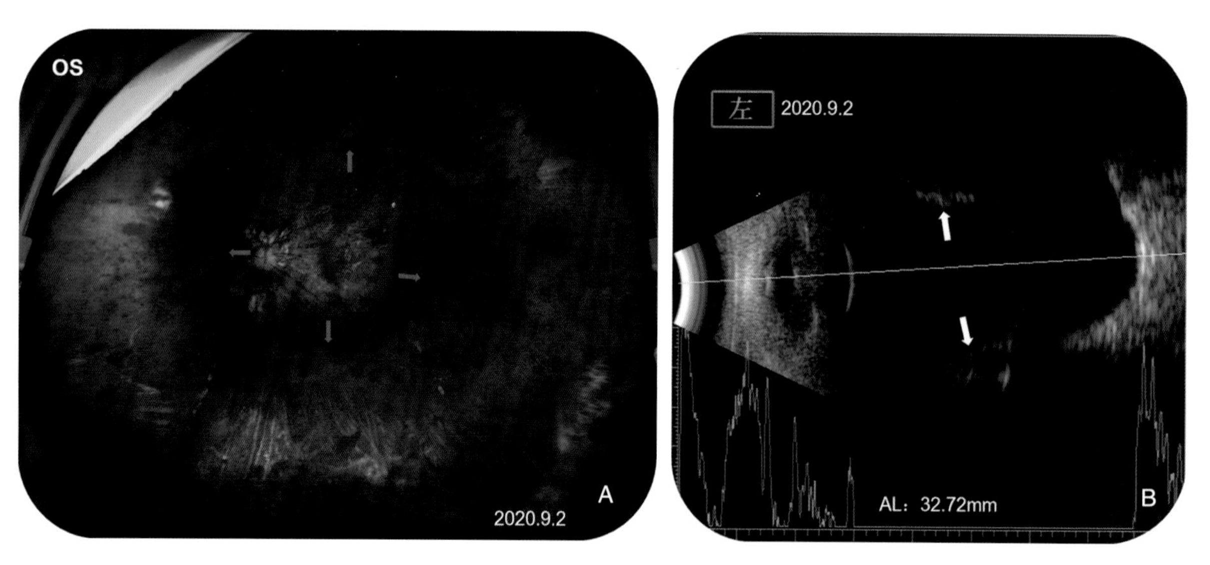

图 4-2-1　左眼视网膜脱离复位术后

A. 左眼底 Optos 超广角成像彩图：左眼底环形术嵴明显高起（蓝色箭头），术嵴上视网膜广泛色素沉着；B. 左眼 B 超：眼轴延长呈 32.72mm，赤道部术嵴隆起明显（白色箭头）。（病例信息：患者女性，42 岁。左眼视网膜脱离复位术后 22 年。验光 :OD−23DS → 0.12，OS−30.00DS/−7.00DC × 50° → 0.1。）

（2）术中直肌的断裂可以导致睫状前动脉血流减少。

（3）术中直肌牵引线的牵拉和环扎带的压迫，均可在巩膜表面产生高张力，引起血管扭曲，致使自两侧睫状后长动脉流向眼前段的血流下降，使涡静脉回流减少，睫状后长动脉血流减少。[5,6]

2. 表现

角膜基质层水肿、前房纤维素性渗出，严重者可出现虹膜萎缩，虹膜粘连。

3. 处理

轻度的可给予皮质类固醇药物治疗，严重者拆除环扎带，有助于挽救眼球和部分视力。

四、脉络膜脱离

巩膜外路手术发生脉络膜脱离较玻璃体切除手术多见[7]，巩膜扣带后浆液性脉络膜脱离发生率 23%~44%[8]，2 周可恢复。根据脉络膜上腔聚积物的性质不同分为浆液性和出血性，出血性往往出现在术中，术后较少见。

1. 浆液性脉络膜脱离原因

（1）术中长时间的低眼压或者术后的低眼压。

（2）大量视网膜冷凝。

（3）涡静脉受压（超过 2 个象限）导致的静脉回流受阻。

（4）年龄也与患者发生脉络膜脱离相关，50 岁以下发病率为 14%，50~65 岁发病率为 35%，65 岁以上发病率是 53%。[1]

2. 处理

（1）浆液性脉络膜脱离可给予激素治疗。首选局部给药，必要时联合全身给药。

（2）爆发性脉络膜上腔出血，可在术后 1~2 周后行玻璃体切除手术。

五、硅胶带脱出、感染或侵蚀

1. 原因

（1）最常见的是缝线松脱，环扎带前移，部分患者表现为结膜下隆起伴异物感，硅胶带暴露时则异物感明显，可引起结膜充血感染（图 4-2-2）。

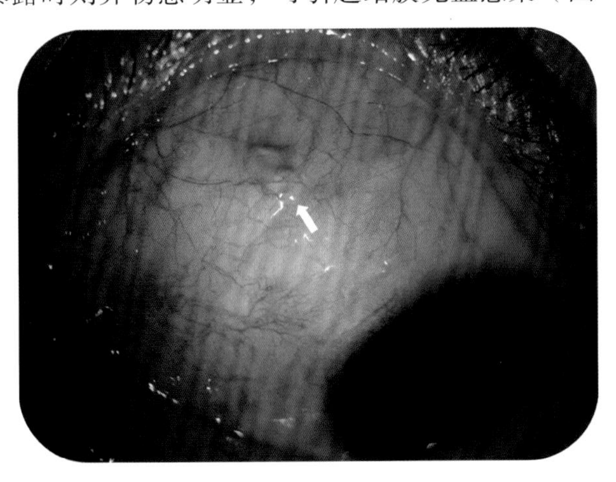

图 4-2-2 眼前节照相
缝线松脱，外垫压前移（白色箭头）。

（2）硅胶属异物，因此可以引发感染，发生率 0.5%~5.6%[8]，硅海绵由于孔隙较多，更易感染。最常见的细菌是葡萄球菌，占 70%~90%[10]，手术后较早期出现的感染常是金黄色葡萄球菌属和革兰阴性菌属，有较大的毒力。表皮葡萄球菌和白色葡萄球菌等凝固酶阴性葡萄球菌微生物引起的感染往往在术后数月发生。

2. 表现

患者有明显的硅海绵或硅胶带暴露，脓性分泌物及红、肿、痛典型的“三联征”，诊断较为容易。如果没有硅胶物暴露，临床上炎症的表现比较轻微，诊断困难而且常会被延误（图 4–2–3）。

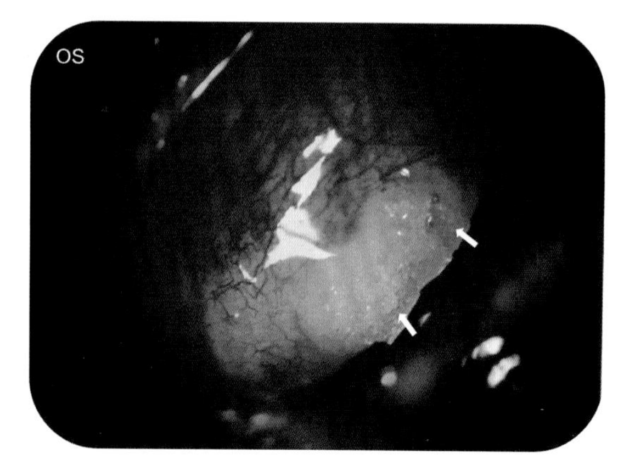

图 4–2–3　眼前节照相

左眼垫压海绵暴露（2016–03–01）：颞上球结膜充血，垫压海绵前移位，部分侵蚀球结膜脱出暴露（白色箭头）。（病例信息：患者男性，43 岁。2015 年 5 月 26 日因左眼孔源性视网膜脱离行外垫压联合冷冻术，2016 年 3 月 1 日行左眼垫压海绵拆除及结膜缝合术。）

3. 处理

（1）若视网膜裂孔已经闭合，一般不会出现视网膜脱离，硅海绵或硅胶带脱出及暴露，可以行外垫压物取出术。取出硅海绵或硅胶带的时候，要小心分离，防止巩膜破裂穿孔（图 4–2–4）。

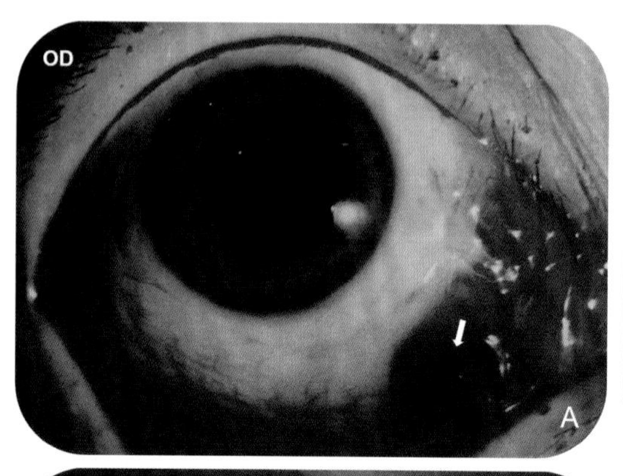

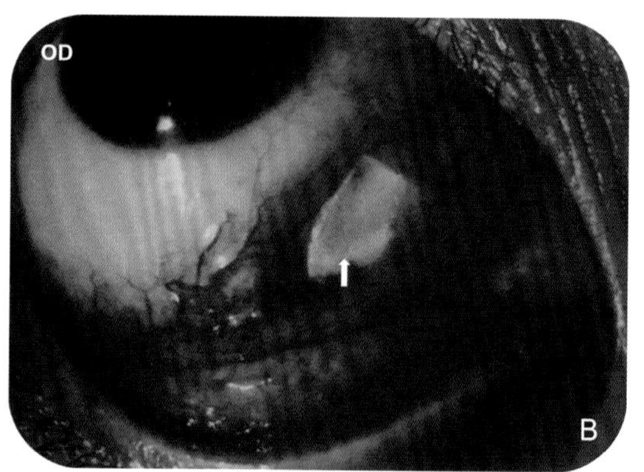

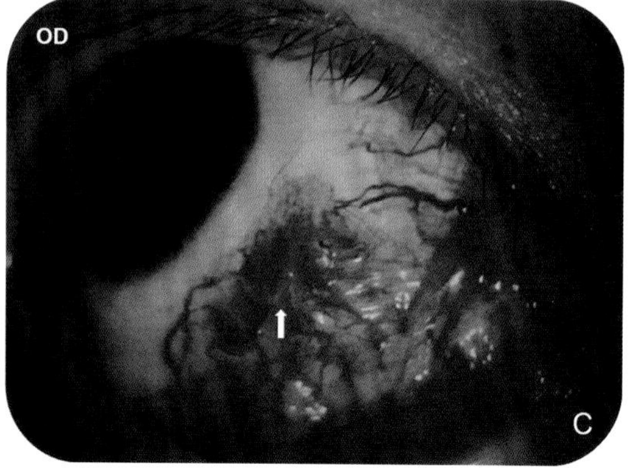

图 4–2–4　眼前节照相

右眼垫压硅胶暴露：A. 右眼鼻下球结膜血肿（白色箭头）；B. 右眼鼻下裸露垫压硅胶（白色箭头）；C. 拆除硅胶后结膜伤口愈合良好。（病例信息：患者男性，25 岁。2011 年 6 月因右眼孔源性视网膜脱离行外垫压术，2016 年 7 月 4 日行右眼硅胶拆除及结膜缝合术。）

（2）环扎带发生巩膜侵蚀，发生于 3.8%~18.6% 的巩膜环扎患者治疗眼中[8]，平均发生于术后第 7 年的时间，通常与玻璃体积血、低眼压、视网膜脱离和眼内炎有关，应该尽快行环扎带取出术，对巩膜进行修补治疗，并行玻璃体切除手术治疗其并发症。

（3）有研究表明，去除巩膜环扎带后，随访期间观察到 10.0% 的患者再次出现孔源性视网膜脱离，所有眼均在玻璃体切割术后成功重新复位视网膜。[9] 因此，可在取出之前对原视网膜裂孔行激光治疗，2 周后再行硅胶带取出，预防视网膜再脱离的发生。

六、黄斑病变

术后可并发黄斑水肿、黄斑前膜与黄斑皱褶。

1. 黄斑水肿

主要因为术后的炎症反应，可能与前列腺素介导的炎症反应有关。

（1）原因：术中操作对组织的损伤、脉络膜上腔放液、冷凝等均可导致眼部炎症。年龄也是术后发生黄斑水肿的危险因素，多见于 55 岁以上的人群。

（2）处理：对于术后黄斑水肿的治疗多采用非甾体类消炎药，同时可使用皮质类固醇类药物。

2. 黄斑前膜

发生率为 3%~7%。冷凝导致视网膜色素播散，同时其他细胞可聚集到黄斑区；术前伴有 PVR 导致玻璃体皮质的增生均可引起黄斑区及其他视网膜前膜的形成[11]。

（1）原因：有研究发现，黄斑前膜与年龄、术前玻璃体积血、多个视网膜裂孔、黄斑区脱离、复发性视网膜脱离相关，及手术中使用冷冻操作相关[12]，手术方式的选择无统计学意义[13]。

（2）处理：目前玻璃体手术联合视网膜前膜剥除是治疗黄斑前膜的唯一方法（图 4-2-5）。

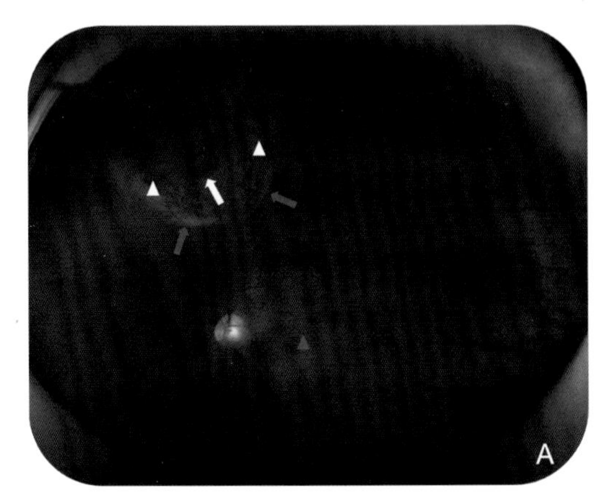

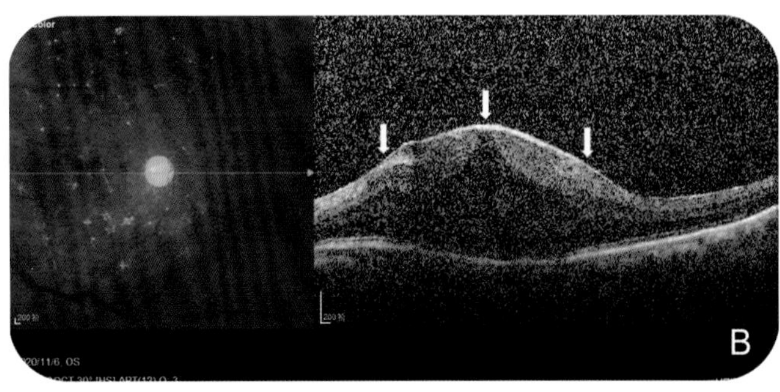

图 4-2-5　左眼孔源性视网膜脱离复位术后继发黄斑前膜

A.Optos 超广角成像彩图（2020-11-06）：左眼底鼻上术嵴明显（蓝色箭头），马蹄形裂孔位于术嵴（白色箭头），孔周光凝斑（白色三角），黄斑区灰白色增殖膜形成（蓝色三角）；B. 左眼黄斑区炫彩 +OCT（2020.11.6）：炫彩照相呈明显绿色提示黄斑区前有增殖膜形成（蓝色三角），OCT 显示黄斑区增厚水肿，表面强反光带提示前膜。（病例信息：患者男性，57 岁。2018 年 10 月因左眼孔源性视网膜脱离行外垫压联合术后视网膜裂孔光凝，术后恢复良好；近半年述左眼视力下降伴视物变形，2020 年 11 月 6 日就诊后经眼部及影像检查诊为左眼孔源性视网膜脱离外垫压术后继发黄斑前膜，11 月 12 日行左眼 PPV 联合剥膜术。）

七、视网膜未复位及复发性视网膜脱离

视网膜脱离复位术后视网膜未复位或复位后视网膜再次脱离是巩膜外路手术最严重的并发症，发病率为 9%~25%。

1. 原因

（1）视网膜裂孔未封闭。

（2）新视网膜裂孔形成或遗漏视网膜裂孔。

（3）硅胶带位置异常，视网膜裂孔顶压不实。

（4）脉络膜脱离。

（5）PVR 形成或加重：术前存在 PVR 对视网膜裂孔的牵拉导致原裂孔无法闭合，或者牵拉出新的裂孔导致术后裂孔不能封闭，原裂孔重新开放。

2. 处理

对于视网膜脱离复位术后视网膜未复位或复位后视网膜再次脱离要仔细寻找原因，对因处理。

（1）原视网膜裂孔未闭合，垫压位置合适，可向眼内注入气体，采取将裂孔处于最高点的体位，达到关闭视网膜裂孔的作用。[14,15]

（2）外垫压及环扎带位置不合适，可采取外垫压及环扎带调整的方法，将原裂孔置于手术嵴前坡（图 4-2-6）。

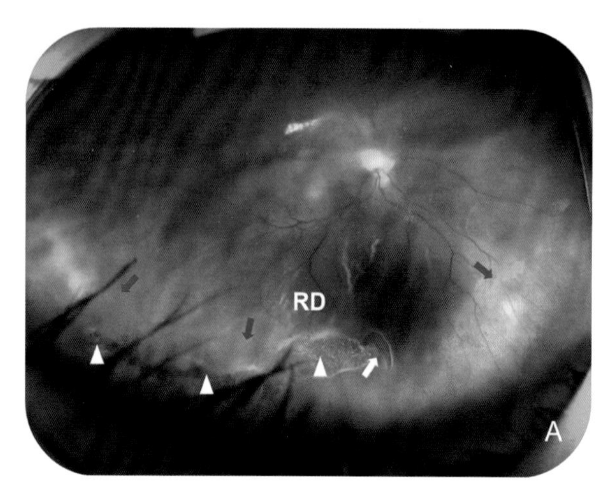

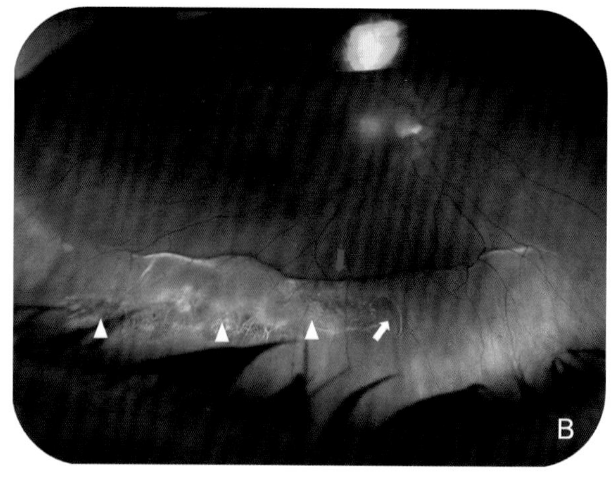

图 4-2-6 右眼孔源性视网膜脱离 Optos 超广角成像彩图

A. 右眼外垫压术后眼底下方仍见视网膜下积液，术嵴可见轻度隆起（蓝色箭头），6:00 裂孔位于术嵴顶未垫实（白色箭头），蜗牛迹样变性及格子样变性部分位于术嵴（白色三角）；B. 右眼外垫压调整术后眼底见视网膜平伏，术嵴明显（蓝色箭头），裂孔及变性区均位于术嵴。

（3）若为医源性视网膜裂孔，根据视网膜裂孔的位置，可采取外垫压调整，将医源性裂孔置于手术嵴上，必要时采用玻璃体手术治疗。

（4）新裂孔形成，不易再次外路手术或者伴有 PVR 牵拉，则需要行玻璃体手术治疗。

（5）若为脉络膜脱离导致的视网膜脱离，可采取激素等药物治疗，必要时行玻璃体手术治疗。

八、屈光改变

巩膜外加压可导致术眼屈光的改变。

1. 原因

（1）环扎带的松紧可导致眼轴的变化，增加眼轴长度，加重近视及散光；晶状体眼行巩膜环扎后晶状体前移，导致明显的屈光改变。

（2）外垫压可以导致角膜的不规则散光。

2. 处理

（1）一般来说，术后 6 个月角膜的散光可逐渐稳定，恢复到术前的情况，而眼轴长度变化不大，建议患者于术后 6 个月后进行验光[1]。

（2）环扎联合垫压组术后 1 周，眼球的像差变化最大，随眼球形状恢复其像差也逐渐恢复。若术后将环扎带取出，发现屈光状态可以回到术前的状态。[16] 巩膜扣带术后眼球低阶像差发生暂时性变化，总像差、高阶像差较术前增加，视觉质量下降[17]，如果视网膜复位良好，对于散光明显不易矫正，也可以拆除外垫压。

九、斜视和复视

1. 原因

随着外路显微手术的发展，发生率越来越低，多因为手术当中需要切断眼外肌，或者术中需要较大的垫压块导致眼外肌的功能异常。也可发生于球周麻醉损伤眼外肌。

2. 处理

（1）大多的斜视和复视可自行缓解，早期可保守治疗。

（2）若不缓解可考虑三棱镜治疗。

（3）若视网膜已复位，必要时可行外垫压物取出，术前检查视网膜裂孔，必要时激光封闭裂孔。

第三节 视网膜脱离手术的预后

视网膜脱离手术成功多指视网膜解剖复位维持术后至少 6 个月。由于检查手段的改进、低生物反应植入物的应用、手术技术的提高，尤其是玻璃体手术的开展，视网膜脱离手术成功率已达 90% 以上，但仍有少数患者不能获得视网膜解剖复位。除术者手术技术外，以下是影响视网膜复位的重要因素。

1. 增殖性玻璃体视网膜病变（PVR）

增殖性玻璃体视网膜病变是视网膜脱离手术失败的主要原因，随 PVR 严重程度的增加，解剖复位率几乎呈直线性减少。

2. 裂孔状况

裂孔大小：裂孔小者成功率明显高于裂孔大的患眼，小的裂孔一般 PVR 不严重，裂孔易封闭，而大裂孔往往 PVR 严重，裂孔封闭亦较困难，尤其是受玻璃体牵拉的影响易使裂孔边缘翘起，产生鱼嘴现象，容易导致手术失败。巨大裂孔尤其是超过 180° 者裂孔后缘容易翻卷，成功率明显低于其他的病例。

裂孔数量：一般多发裂孔尤其是分布在不同象限者，其成功率低于单个裂孔者。

裂孔位置：后极部裂孔封闭困难，赤道前及锯齿缘裂孔较易封闭。

3. 视网膜脱离前存在并发症

如葡萄膜炎、低眼压、玻璃体积血、脉络膜脱离，PVR 发展较快且严重，均影响手术成功率。

4. 再次手术

再次手术易发生术中并发症，巩膜水肿坏死给手术带来困难，术后 PVR 加重的危险性增大，手术成功率减低。

5. 高度近视眼、广泛视网膜变性

高度近视眼视网膜脉络膜萎缩或后巩膜葡萄肿存在时该区域的裂孔难以发现，亦难以封闭。高度近视亦易发生出血等并发症。视网膜变性区广泛者，可反复出现新裂孔，多发裂孔，处理困难，成功率亦受影响。

6. 无晶状体眼和人工晶状体眼

无晶状体眼裂孔多位于周边部，多发小裂孔；人工晶状体眼由于人工晶状体存在以及后囊混浊，瞳孔不能充分散大等原因，使裂孔发现率降低，易遗漏裂孔影响手术成功率。

7. 合并先天异常

Marfan 综合征合并视网膜脱离，由于瞳孔开大肌发育不良或缺失，瞳孔不易散大及晶状体脱位；先天性脉络膜缺损合并视网膜脱离常合并小眼球、小角膜、虹膜缺损、先天白内障等多种先天畸形，影响眼底检查，裂孔不易发现，影响手术成功率。

总之，外路术（扣带术）对小于 90° 的锯齿缘截离，小裂孔和圆形裂孔视网膜脱离，视网膜下液少者效果最好，成功率可达 95%~100%；对无晶状体眼、人工晶状体眼、全视网膜脱离效果稍差，成功率可达 85%~90%；脉络膜脱离型视网膜脱离，裂孔超过 180°，增殖性玻璃体视网膜病变 (PVR)C2 以上者效果差，成功率仅为 50% 左右。

（孙文涛）

病例 7

孔源性视网膜脱离外垫压术后——外垫压缝线松脱 + 垫压物移位（附手术录像剪辑）。

基本信息：女性，37 岁。　　就诊日期：2021-10-08

主诉：右眼磨不适 2 个月。

既往史：右眼孔源性视网膜脱离行外垫压术后 2 年，双眼屈光不正史。

眼部检查：

表病例 7-1　眼部检查结果

	右眼	左眼
视力	0.05	0.05
矫正视力	-8.50DS/-1.50DC*160° → 1.2	-8.00DS → 1.2
眼压	13.0mmHg	13.9mmHg
眼前节	颞下结膜下可见垫压物，表面缝线松脱，角膜清，前房（-），晶状体透明	角膜清，前房（-），晶状体透明
玻璃体	无明显混浊	
眼底	视网膜呈豹纹状，颞下周边术嵴不明显，8:00 见 1/3PD 圆形裂孔，孔周色素沉着	视网膜呈豹纹状，未见明显异常

影像检查：

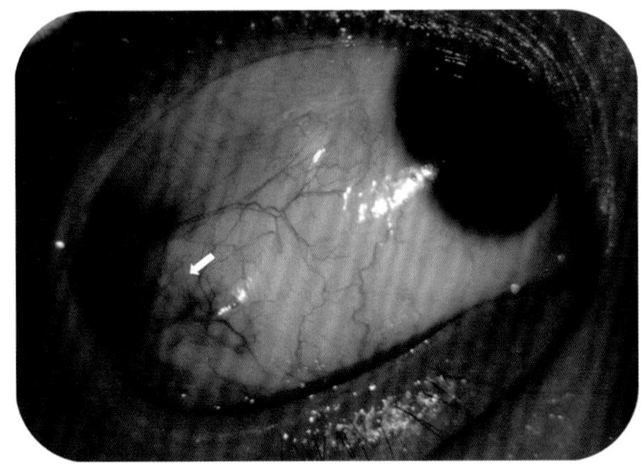

图病例 7-1　眼前节照相（2021-10-08）

颞下结膜下见垫压物，表面缝线松脱（白色箭头）。

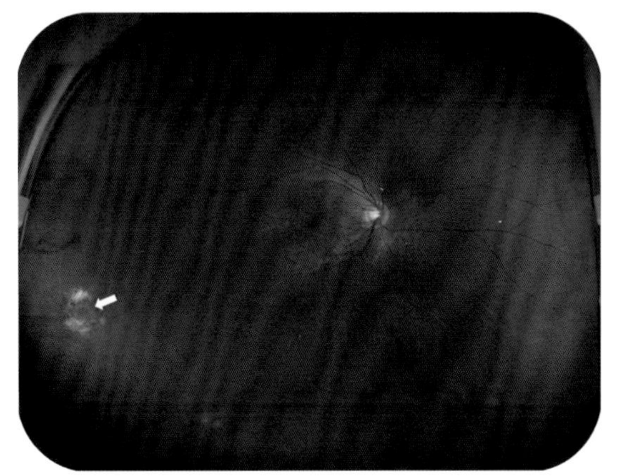

图病例 7-2　Optos 超广角成像彩图

右眼底周边 8:00 见 1/3PD 圆形裂孔，孔周色素沉着（白色箭头）。

诊断：①右眼外垫压物移位；②双眼屈光不正。

治疗：2021 年 10 月 11 日局部麻醉下行右眼外垫压拆除术。

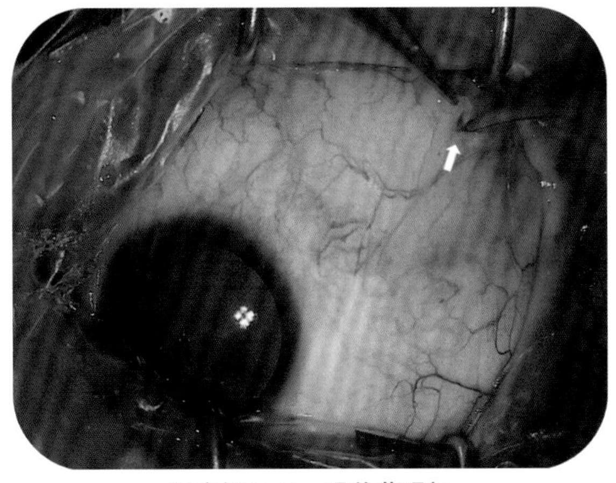

图病例 7-3　眼前节照相

结膜切口垫压物表面放射状切口。

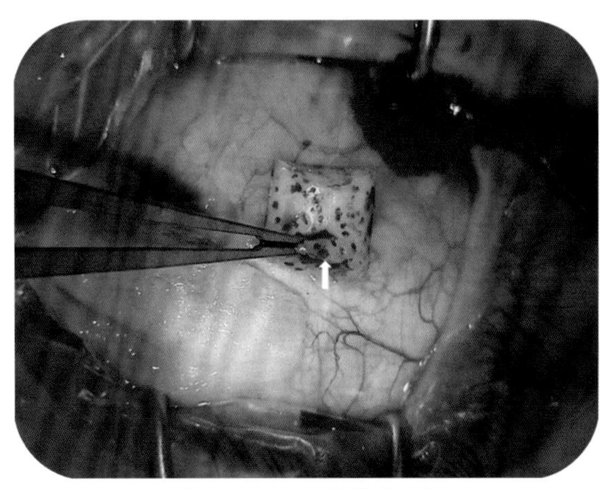

图病例 7-4　眼前节照相

取出垫压物，剪除缝线及包膜，取出硅海绵。

视频病例 7-1 外垫压拆除术录像

术后复诊：

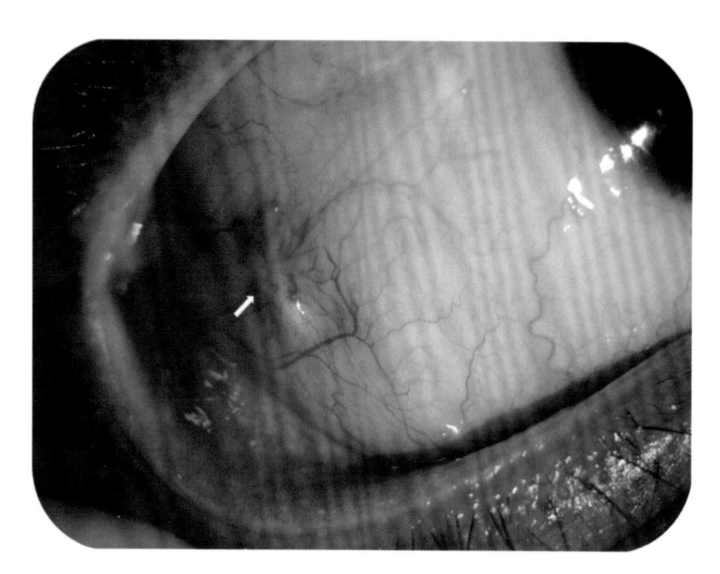

图病例 7-5 眼前节照相

右眼术后 50 天，结膜切口愈合良好。

右眼矫正视力 1.2，结膜切口愈合良好，眼底视网膜平伏同术前。

解析：

该患者右眼孔源性视网膜脱离复位术后已 2 年，由于缝线松脱，垫压物前移至结膜下，局部隆起，患者自觉眼磨不适，经检查右眼底视网膜平伏，视网膜裂孔已封闭，建议拆除垫压物。手术注意：①在垫压物表面做切口，以减小手术切口，便于手术操作；②取出垫压物后尽量清除垫压物包膜，不要形成腔隙；③筋膜及结膜表面分层缝合，结膜表层做内缝合，减轻术后不适，有利于恢复。

（病例提供医师：雷春灵　李凤至）

病例 8

孔源性视网膜脱离巩膜外垫压术后——视网膜下液延迟吸收。

基本信息：男性，34 岁。　　就诊日期：2019-01-28

主诉：左眼视力下降伴黑幕样遮挡 2 个月。

既往史：双眼屈光不正史。曾在西安某医院诊断为中度抑郁、重度焦虑，给予对症药物治疗。

眼部检查：

表病例 8-1　眼部检查结果

	右眼	左眼
视力	0.1	0.05
矫正视力	0.8	0.5
眼压	10.9mmHg	13.1mmHg
前节	晶状体透明	
玻璃体	轻度混浊	轻度混浊，可见棕色色素颗粒
眼底	视盘界清色可，视网膜平伏，黄斑中心反光可见	视盘界清色可，3:30-7:00 视网膜呈青灰色轻度隆起，周边 5:00 位赤道前可见 1/2PD 圆孔

影像检查：

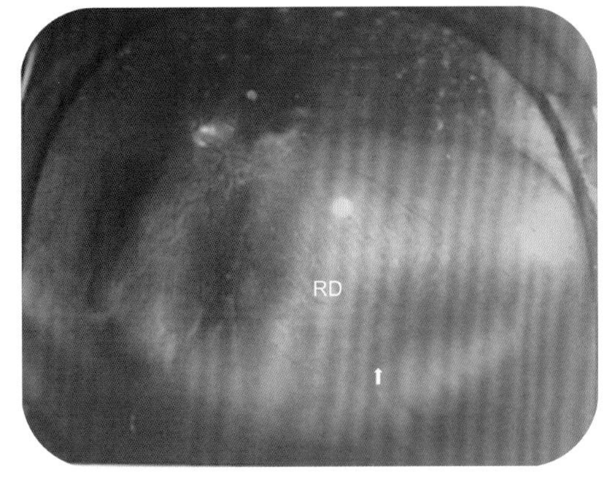

图病例 8-1　Optos 超广角成像彩图（2019-01-28）
左眼底颞下视网膜青灰色隆起，周边 5:00 见 1 个约 1/2PD 圆孔。

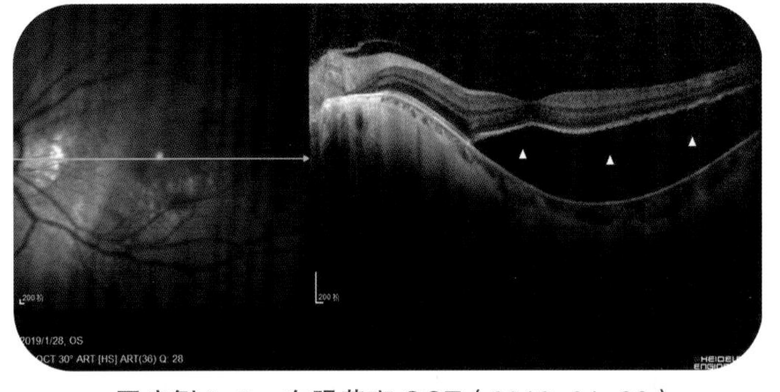

图病例 8-2　左眼黄斑 OCT（2019-01-28）
显示视网膜神经上皮脱离积液（白色三角）。

诊断：①左眼孔源性视网膜脱离；②双眼高度近视。

手术方式：2019 年 1 月 30 日左眼巩膜外垫压术。

术中 276# 带轨道硅胶 3:30-6:30 外垫压，未放液，裂孔未处理。

术后复查：

（1）2019 年 1 月 31 日　左眼术后第 1 天。

视力：OD 0.1 → 0.8，OS 0.05 → 0.5。眼压：OD 13mmHg，OS 15mmHg。双眼前节（-）晶状体透明，左眼底视网膜基本平伏，颞下术嵴可见，嵴后少量视网膜下液，5 点位裂孔位于外垫压嵴上。

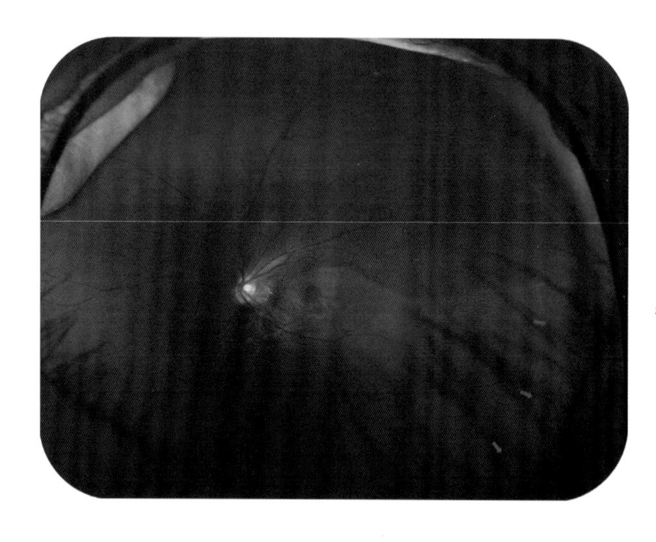

图病例 8-3　Optos 超广角成像彩图（2019-01-31）
左眼术后 1 天，颞下外垫压嵴明显（蓝色箭头），嵴后少量视网膜下液，5 点位裂孔位于嵴上。

（2）2019 年 11 月 25 左眼术后 10 个月（因患者居住外地，自觉术后视力无下降，一直未随访）

视力：OD 0.1 → 1.0，OS 0.1 → 0.5，眼压：OD 15mmHg，OS 13mmHg。双眼前节（–），晶状体透明，左眼底颞下视网膜极浅脱离，颞下术嵴可见，5 点裂孔位于外垫压嵴上。

治疗：①药物治疗改善循环，促进视网膜下积液吸收；②颞下视网膜激光。

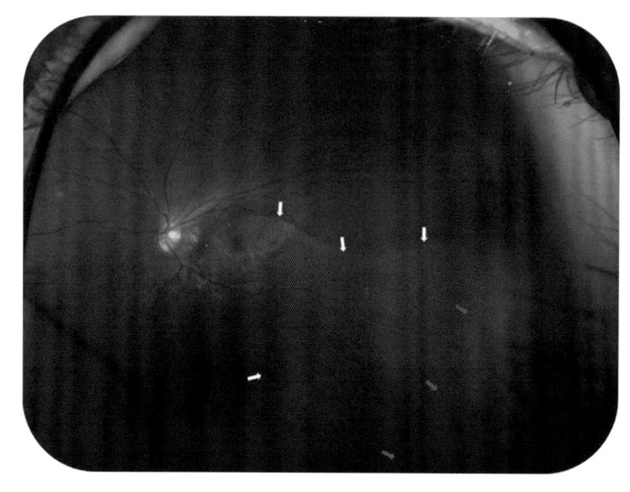

图病例 8-4　Optos 超广角成像彩图（2019-11-25）
左眼术后 10 个月，黄斑区及颞下视网膜极浅脱离但范围较术前缩小（白色箭头），颞下外垫压嵴可见（蓝色箭头），裂孔位于术嵴（眼底图不清）。

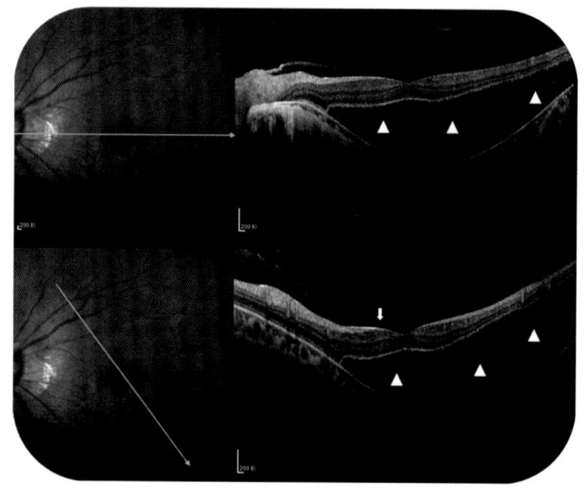

图病例 8-5　左眼黄斑 OCT（2019-11-25）
左眼术后 10 个月，玻璃体部分后脱离，见点状粘连（白色箭头），黄斑中心凹下方及黄斑颞侧、颞下方视网膜神经上皮层脱离，视网膜下积液存在（白色三角）。

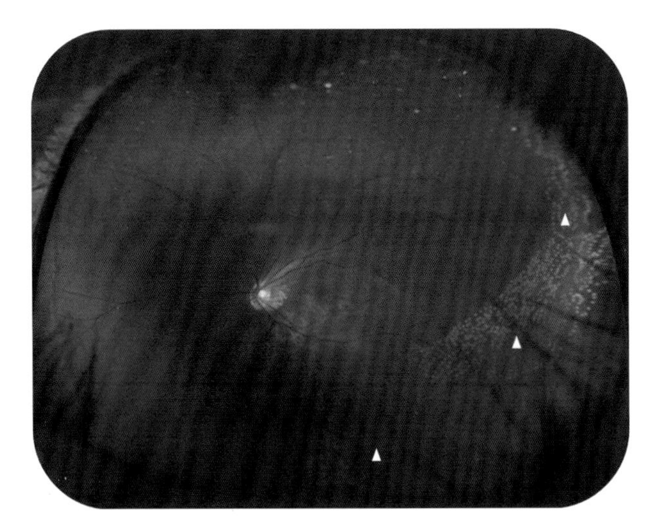

图病例 8-6 Optos 超广角成像彩图
左眼给予视网膜裂孔及术嵴后缘激光处理（白色三角）。

（3）2020 年 3 月 6 日左眼术后 14 个月，左眼 BCVA 0.6。

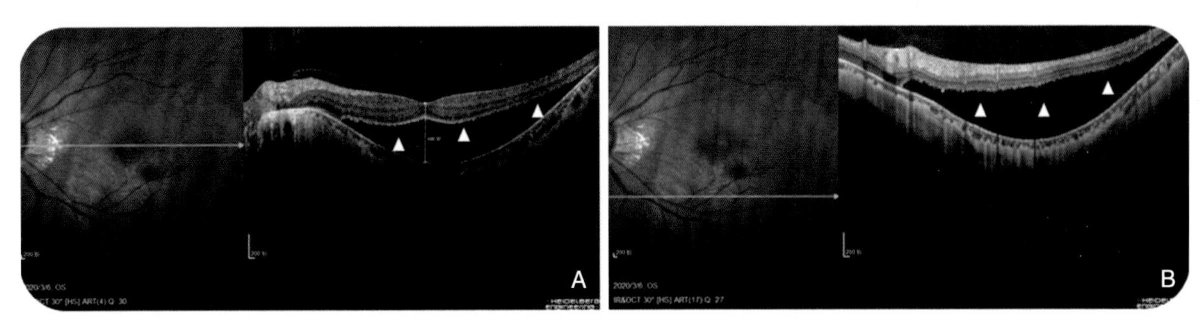

图病例 8-7 左眼黄斑 OCT（2020-03-06）
左眼术后 14 个月，黄斑区神经上皮层脱离，视网膜下积液仍残留，较前局限（白色三角）。A. 黄斑中心凹；B. 黄斑中心凹下方区域。

（4）2020 年 6 月 22 日左眼术后 17 个月，左眼 BCVA 0.8。

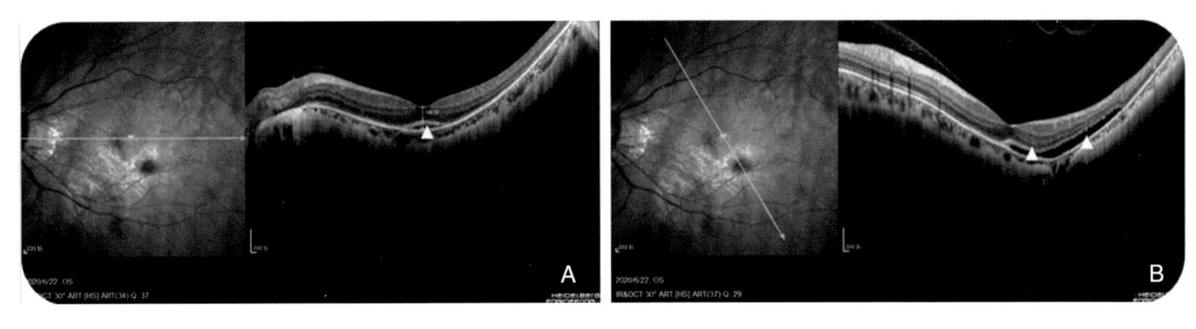

图病例 8-8 左眼黄斑 OCT（2020-06-22）
左眼术后 17 个月，黄斑区神经上皮层下积液明显吸收，残留微量积液（白色箭头）。A. 黄斑中心凹平扫描；B. 黄斑中心凹 45° 扫描。

（5）2020 年 7 月 14 日左眼术后 18 个月，左眼 BCVA 0.8。

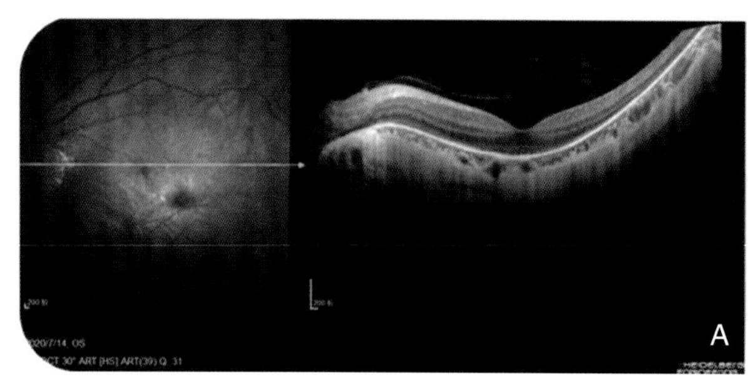

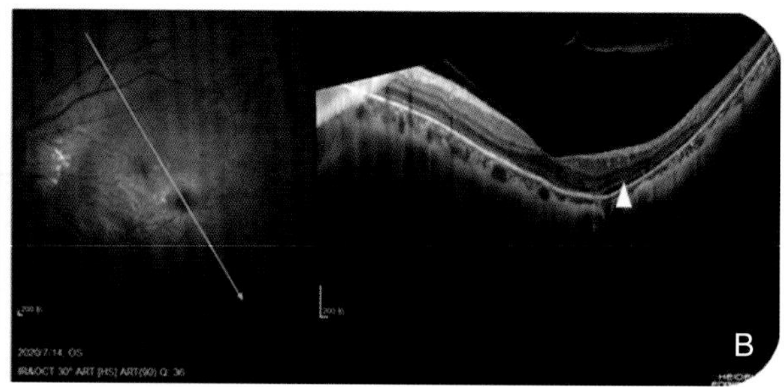

图病例 8-9　左眼黄斑 OCT（2020-07-14）

左眼术后 18 个月，黄斑区神经上皮基本复位，在黄斑颞下残留极微量视网膜下积液（白色三角），层间结构物无明显异常。A. 黄斑中心凹平扫描；B. 黄斑中心凹 45° 扫描。

解析：

这是一例巩膜外垫压术（扣带术）封闭了视网膜裂孔、持续性视网膜下液未吸收的患者，视网膜下液经过了 18 个月才彻底吸收。国外有学者发现，术后视网膜下液延迟吸收的发生率为 50%~62.5%[1-3]，我国有报道巩膜扣带术后视网膜下液延迟吸收的发生率为 10.7%。[4]结合该患者的病史及各项检查分析，导致其持续性视网膜下液长期不吸收的原因可能有：①患者视网膜裂孔未及时凝固处理；②视网膜色素上皮功能受损，RPE 的泵功能及吞噬功能减退[5]；③脉络膜通透性增加；④年轻患者视网膜下液中含有更多透明质酸，因下方裂孔脱离时间较长才被发现，视网膜下液胶体渗透压升高，视网膜下液黏稠，难吸收；⑤该例患者曾被诊为中度抑郁症，为 A 型性格，有焦虑症明显，这类患者体内去甲肾上腺素及儿茶酚胺往往升高，脉络膜血管的舒缩功能失调，脉络膜通透性增强，进一步影响了视网膜下液的吸收。[6]由于新冠疫情，患者工作强度及工作压力明显缓解，在长达数月的休息后，视网膜裂孔光凝及视网膜色素上皮功能恢复，精神紧张的因素解除，最终视网膜下液吸收。

（病例提供医师：雷春灵　孙文涛　王丽萍）

病例 9

孔源性视网膜脱离（新发）、原视网膜脱离复位术后外垫压移位——移位外垫压物拆除 + 巩膜环扎 + 外垫压术（附手术录像剪辑）。

基本信息：女性，28 岁。　　就诊日期：2021-12-03

主诉：右眼前黑影遮挡 2 周。

既往史：双眼高度近视史。2019 年 11 月、2019 年 12 月、2020 年 1 月曾因“右眼近视性黄斑 CNV”在北京某医院眼科行眼内雷珠单抗注射 3 次。2021 年 3 月因“右眼视网膜脱离”在北京某医院眼科行外垫压术，术后 2 个月行视网膜光凝。

眼部检查：

表病例 9-1　眼部检查结果

	右眼	左眼
视力	0.06	0.08
矫正视力	-15.50DS/-2.00DC*170° →0.3	-17.50DS/-1.25DC*170° →0.6
眼压	12.0mmHg	14.4mmHg
眼前节	颞下结膜下见硅海绵，缝线松脱；角膜清，前房（-），晶状体透明	角膜清，前房（-），晶状体透明
玻璃体	液化，少量色素颗粒	液化
眼底	6:00-3:00 视网膜青灰色隆起，1:00 周边视网膜见 1/3PD 圆形裂孔，11:30-1:00 格子样变性区	呈豹纹状

影像检查：

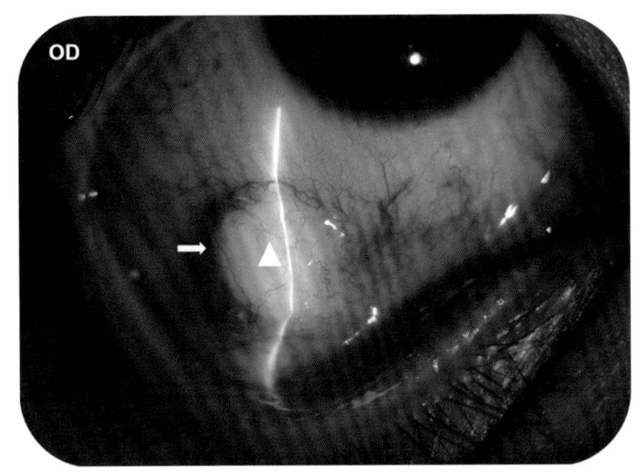

图病例 9-1　眼前节照相

右眼颞下结膜下见硅海绵（白色三角），缝线松脱（白色箭头）。

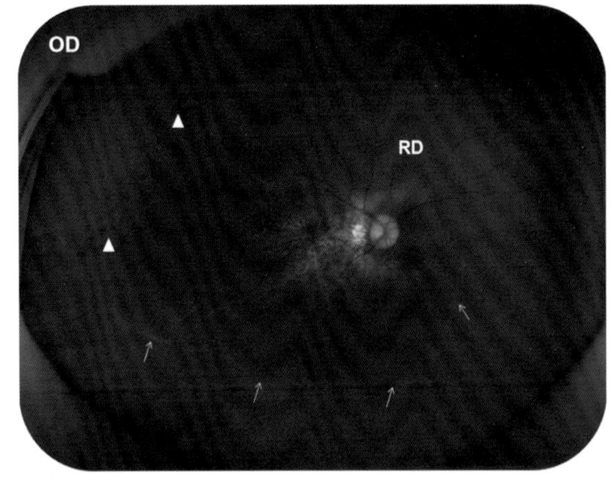

图病例 9-2　Optos 超广角成像彩图（2021-11-23）

右眼下方玻璃体见条索（白色箭头），6:00-3:00 视网膜青灰色隆起，颞上视网膜脱离边缘见光凝斑（白色三角），视网膜裂孔及变性区未照入。

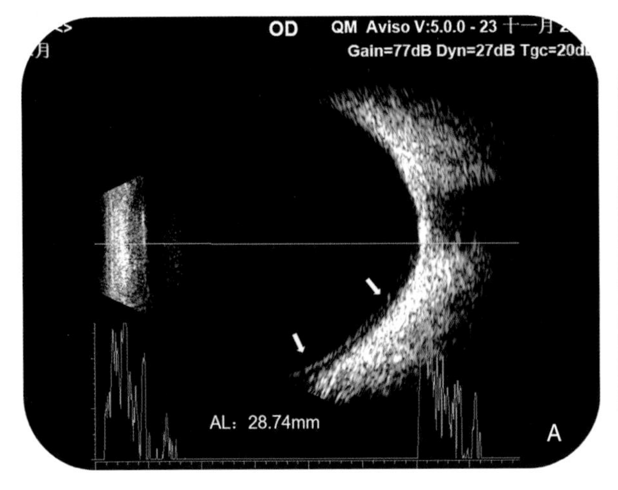

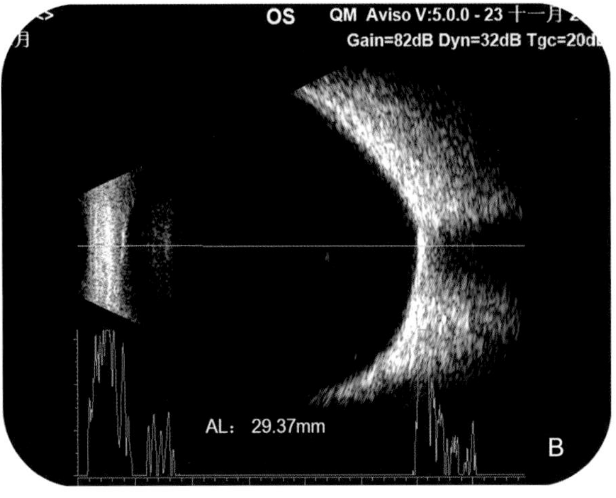

图病例 9-3　双眼 B 超（2021-11-23）

双眼轴延长。A. 右眼靠近球壁见视网膜脱离光带（白色箭头）；B. 左眼未见明显异常。

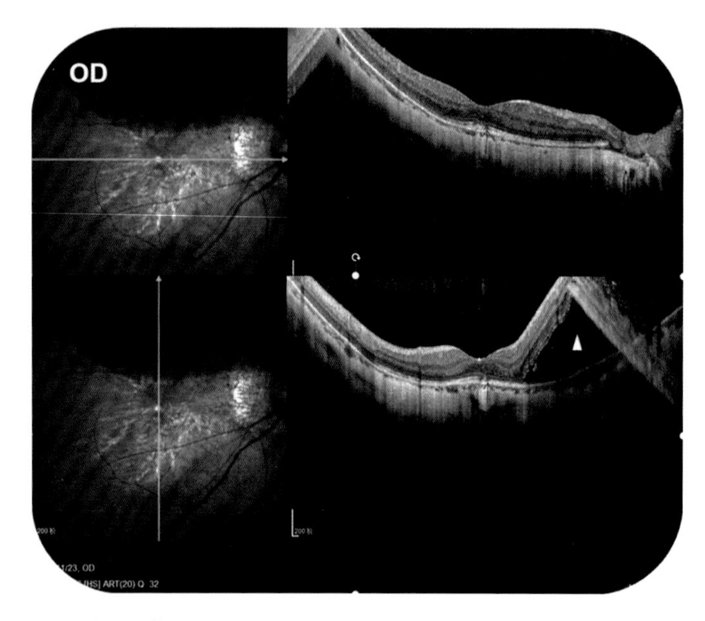

图病例 9-4　右眼黄斑区 OCT（2021-11-23）

垂直扫描见黄斑中心凹上方视网膜神经上皮脱离积液（白色三角），中心凹处 IS/OS 有缺失（红色箭头）。

诊断：①右眼复发性视网膜脱离；②右眼外垫压物移位；③双眼高度近视。

治疗：2021 年 12 月 6 日在全身麻醉下行右眼原外垫压物拆除 + 巩膜外环扎 + 外垫压术（视频病例 9-1 手术录像）。

术中拆除颞下移位海绵，240# 硅胶带 360° 赤道部环扎，11:00-2:00 276# 硅胶轨道在视网膜裂孔及变性区置于环扎带下垫压，前房穿刺放房水调整眼压（图病例 9-5）。

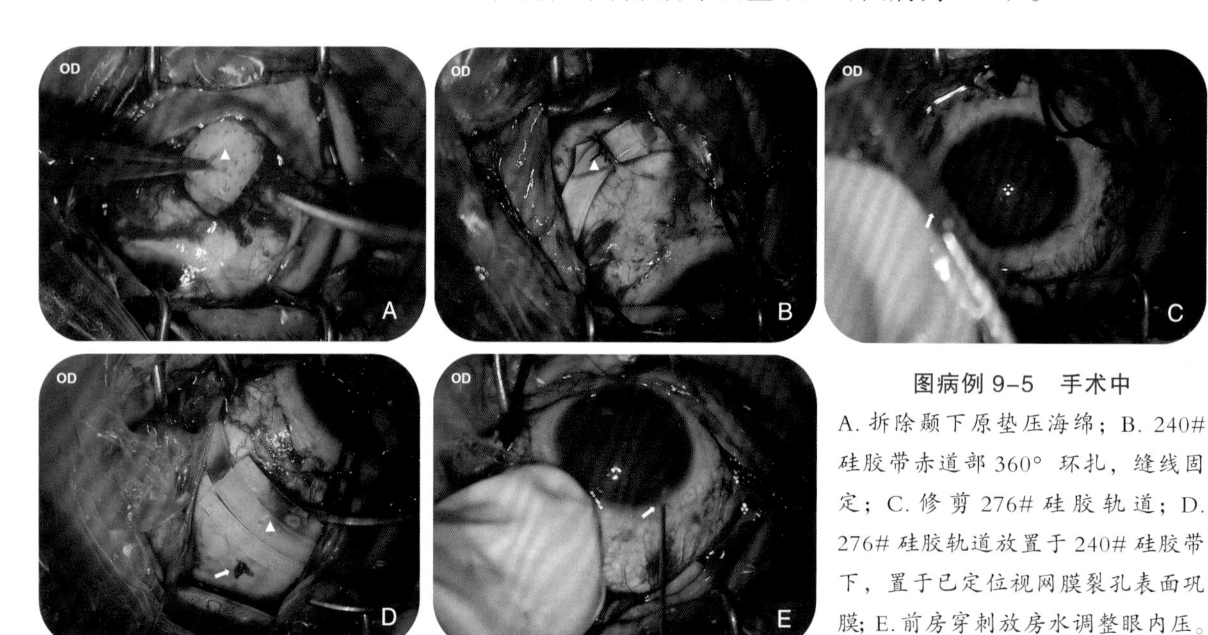

图病例 9-5　手术中

A. 拆除颞下原垫压海绵；B. 240# 硅胶带赤道部 360° 环扎，缝线固定；C. 修剪 276# 硅胶轨道；D. 276# 硅胶轨道放置于 240# 硅胶带下，置于已定位视网膜裂孔表面巩膜；E. 前房穿刺放房水调整眼内压。

视频病例 9-1　拆原外垫压海绵 + 巩膜环扎外垫压术录像

复诊：

（1）2021 年 12 月 7 日右眼巩膜环扎外垫压术后第 1 天。

视力：OD 0.06 → 0.3，眼压：OD 22.3mmHg。右眼前节（-），眼底视网膜平伏，环形术嵴可见，上方视网膜裂孔及变性区均位于术嵴上。

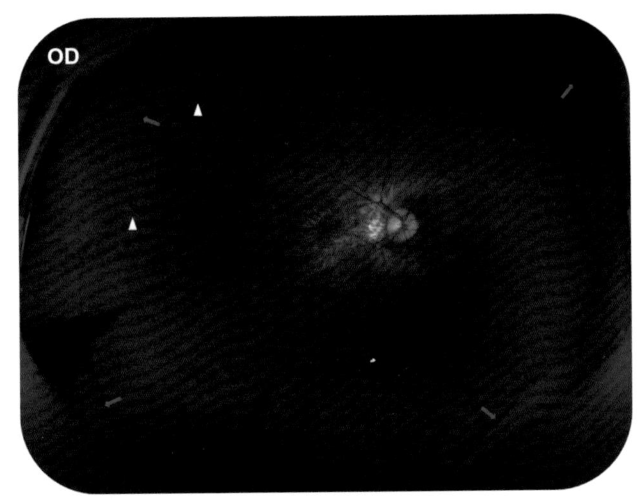

图病例 9-6　Optos 超广角成像彩图（2021-12-07）
右眼底视网膜平伏，见环形术嵴（蓝色箭头），颞上嵴有色素沉着（白色三角），裂孔及变性区位于术嵴上（未照入）。

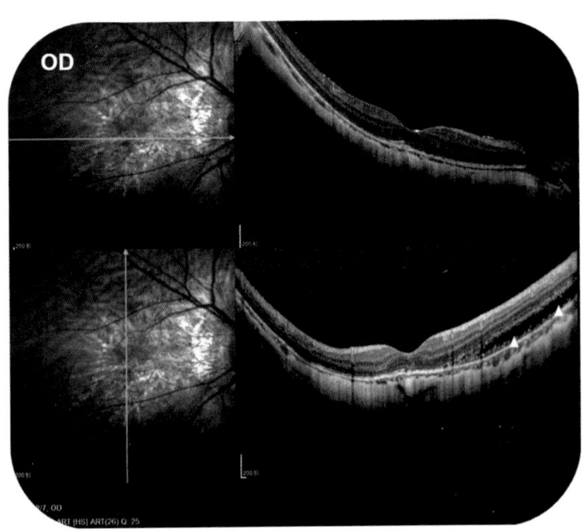

图病例 9-7　右眼黄斑区 OCT（2021-12-07）
黄斑区上方视网膜下液明显减少（白色三角）。

（2）2021 年 12 月 12 日右眼巩膜环扎 + 外垫压术后第 7 天。

视力：OD 0.06 → 0.3，眼压：OD 18.2mmHg。右眼检查结果同前。给予右眼底视网膜变性区及视网膜裂孔周围激光处理。

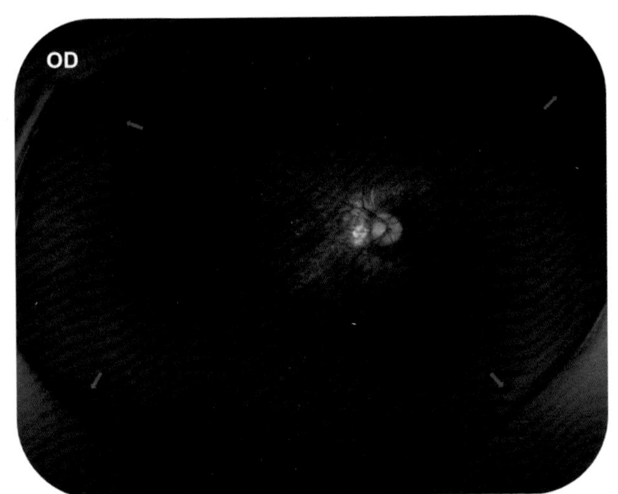

图病例 9-8　Optos 超广角成像彩图（2021-12-12）
右眼底视网膜平伏，见环形术嵴（蓝色箭头），裂孔及变性区位于术嵴（未照入）。

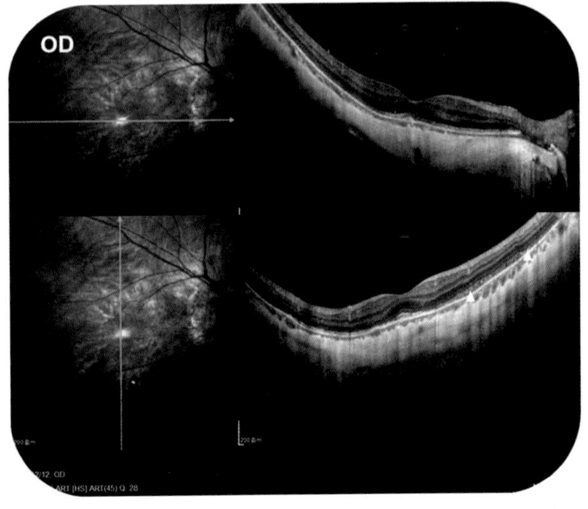

图病例 9-9　右眼黄斑区 OCT（2021-12-12）
黄斑区神经上皮复位，上方 IS/OS 不连续（白色三角）。

（3）2022 年 1 月 25 日右眼巩膜环扎 + 外垫压术后第 50 天。

视力：OD 0.06 → 0.3，眼压：OD 15.4mmHg。右眼底检查同前。

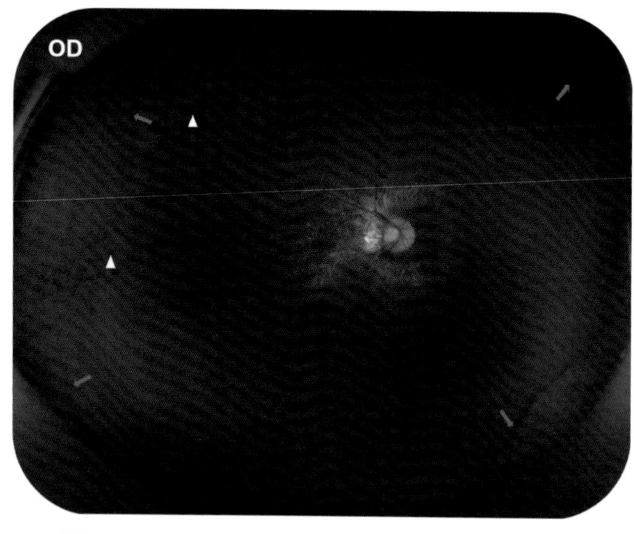

图病例 9-10 Optos 超广角成像彩图（2022-01-25）
右眼底视网膜平伏，同前。

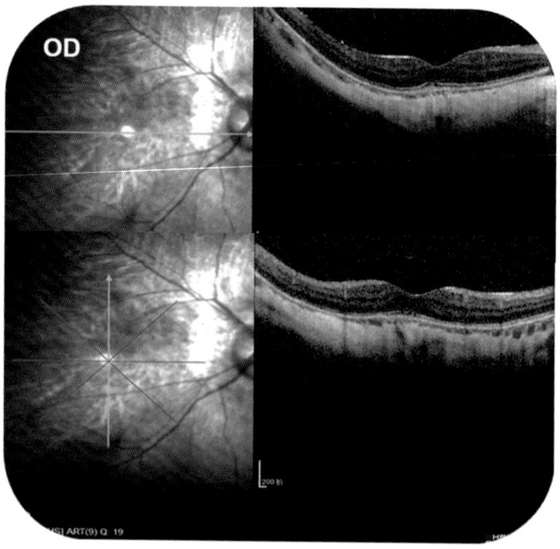

图病例 9-11 右眼黄斑区 OCT（2022-01-25）
黄斑区结构清晰。

（4）2022 年 3 月 22 日右眼巩膜环扎 + 外垫压术后 3 月余。

视力：OD 0.08 -16.75DS/-1.75DC*175° →0.4，OS 0.08 -17.00DS/-1.00DC*180° → 1.0。眼压：OD 16.3mmHg，OS 14.2mmHg。

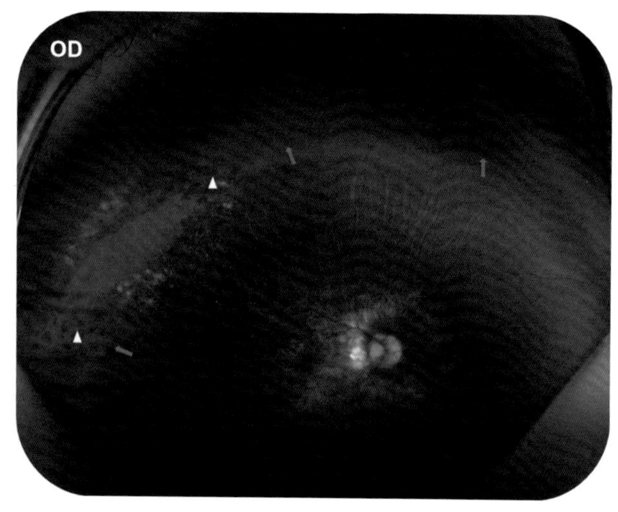

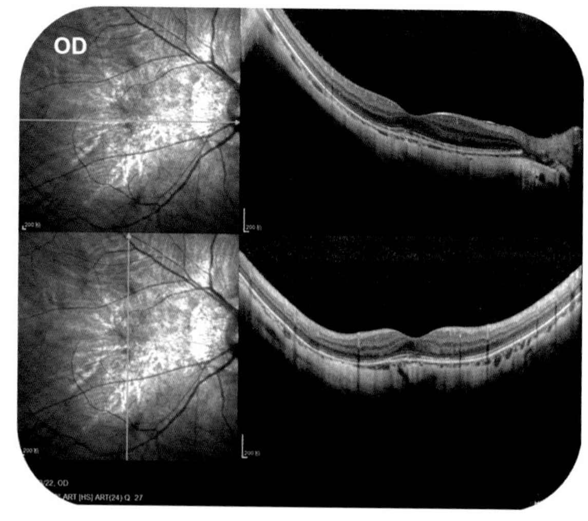

图病例 9-12 Optos 超广角成像彩图（2022-03-22）
右眼底视网膜平伏，上方术嵴明显可见（蓝色箭头），颞上色素沉着（白色三角）。

图病例 9-13 右眼黄斑区 OCT（2022-3-22）
黄斑区结构清晰。

（5）2022 年 9 月 13 日右眼巩膜环扎 + 外垫压术后 9 个月。

视力：OD 0.08 -17.50DS/-1.75DC*175° →0.4，OS 0.08 -17.00DS/-1.00DC*180° →1.0。右眼前节（-），眼底视网膜复位，术嵴可见。

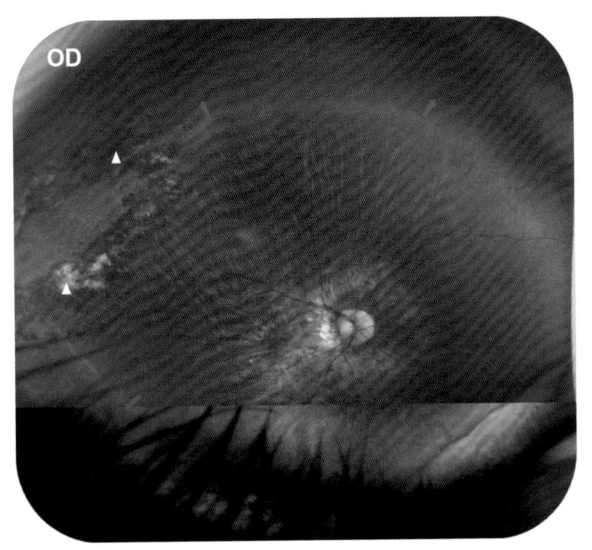

图病例 9-14　Optos超广角成像彩图（2022.9.13拼图）

右眼底视网膜平伏，环形术嵴可见，下方明显（蓝色箭头），1:00 视网膜裂孔位于术嵴已封闭（未照入），颞上原光凝斑色素沉着（白色三角）。

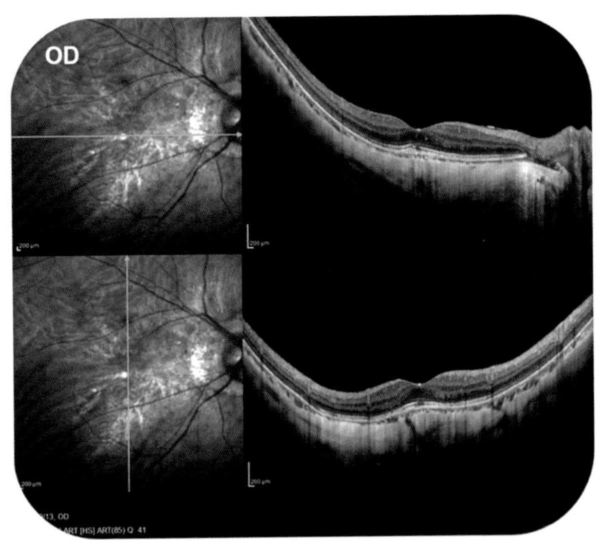

图病例 9-15　右眼黄斑区 OCT

黄斑结构未见明显异常。

解析：

该患者在就诊前 8 个月曾因右眼视网膜脱离在外院眼科做巩膜外垫压术，本次来诊是因“右眼前视物遮挡 2 周”。经眼部检查后发现颞下原外垫压物前移，缝线松脱，视网膜脱离 3/4 象限，11:00-1:00 周边视网膜变性，鼻上周边小圆孔，颞上视网膜脱离边缘光凝斑。分析患者病情：①曾行过巩膜外垫压手术 1 次；②颞上局部视网膜脱离后曾行光凝；③上方周边视网膜变性及新出现鼻上视网膜裂孔且较小。考虑眼底 3 个象限均有病变存在，又曾做过 1 次外路术，故制订手术方案为拆除原垫压物、环扎联合外垫压术及术后视网膜裂孔及变性区光凝处理。术中应注意：①拆除垫压物时因组织粘连，需在可视下仔细分离，避免在结膜下盲目分离引起眼球、肌肉损伤；②视网膜下液较少，为避免视网膜下液放出可能导致的视网膜损伤，可以选择反复前房穿刺放房水调整眼压；③由于视网膜裂孔较小，可选择术后激光，减少因冷冻引起的反应。手术顺利，术后随访眼底环形术嵴可见，视网膜变性及视网膜裂孔均位于术嵴，OCT 显示黄斑区视网膜复位。但术后矫正视力提高不明显，应与右眼曾患“近视性 CNV”有关。

（病例提供医师：雷春灵　李凤至）

参考文献

[1] 许迅，黎晓新．眼底病研究进展及展望［J］．中华眼科杂志，2007, 43(3): 281-283.

[2] 张喜梅，高晓虹，贾亚丁．巩膜扣带手术中脉络膜上腔出血一例［J］．中华眼底病杂志，2010, 26(6): 576-577.

[3] 田超伟，王雨生．视网膜脱离二次巩膜外垫压术中脉络膜上腔出血致增殖性玻璃体视网膜病变一例［J］．中华眼科杂志，2015, (7): 532-534.

[4] 许大玲，LIU Wen, 霍鸣，等．视网膜脱离外路显微手术中色素颗粒进入玻璃体临床观察［J］．中国实用眼科杂志，2008, 26(8): 855-857.

[5] 李尖 . 环扎术后眼前段缺血的原因和治疗方法探讨 [J] . 眼外伤职业眼病杂志 , 附眼科手术 ,2003, (06): 414.
[6] 陈新宇 , 刘晓宁 , 吴登雷 , 等 . 视网膜脱离巩膜扣带手术后的视力及相关因素 [J] . 国际眼科杂志, 2004, (02): 343-344.
[7] Znaor L, Medic A, Binder S, et al. Pars plana vitrectomy versus scleral buckling for repairing simple rhegmatogenous retinal detachments [J] . Cochrane Database Syst Rev, 2019, 3(3): CD009562.
[8] Papakostas TD, Vavvas D. Postoperative Complications of Scleral Buckling [J] . Semin Ophthalmol, 2018, 33(1): 70-74.
[9] Kim KW, Park UC, Yu HG. Recurrence of Retinal Detachment after Scleral Buckle Removal [J] . Korean Ophthalmol, 2020, 34(6): 454-461.
[10] 李志华 , 张永鹏 , 彭晓燕 . 巩膜扣带手术后硅胶带感染 7 例 [J] . 中华眼底病杂志 , 2013, 29(2): 162-165.
[11] Radice P, Carini E, Seidenari P, et al. Standardized scleral buckling approach in the management of noncomplex primary rhegmatogenous retinal detachment [J] . Eur J Ophthalmol,2021, 31(4): 1993-2002.
[12] Schmidt I, Plange N, Röβler G, et al. Long-term Clinical Results of Vitrectomy and Scleral Buckling in Treatment of Rhegmatogenous Retinal Detachment [J] . ScientificWorldJournal, 2019: 5416806.
[13] Hirakata T, Hiratsuka Y, Yamamoto S, et al. Risk factors for macular pucker after rhegmatogenous retinal detachment surgery [J] . Sci Rep, 2021, 11(1): 18276.
[14] Friberg TR, Eller AW. Laser pneumatic retinopexy for repair of recurrent retinal detachment after failed scleral buckle--ten years experience [J] . Ophthalmic Surg Lasers, 2001,32(1): 13-18.
[15] Balakrishnan D, Oli A. Secondary pneumatic retinopexy for failed scleral buckle [J] . BMJ Case Rep,2019,12(8):e230400.
[16] Hosein AM, Rana S, Amir EM, et al. The evaluation of ocular refractive error and axial length changes after scleral buckle removal [J] . J Family Med Prim Care,2019,8(9): 2950-2952.
[17] 王绍伟 , 张少冲 , 胡建民 , 等 . 巩膜扣带术后眼球屈光系统的变化 [J] . 临床眼科杂志 ,2008,16(06): 529-532.

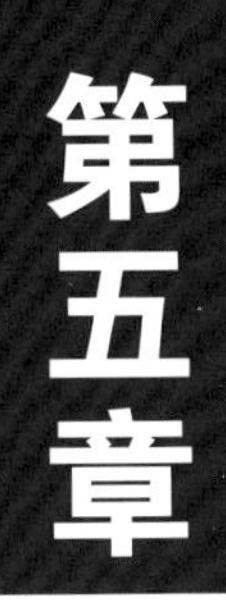

人工晶状体眼及无晶状体眼视网膜脱离

视网膜脱离是白内障摘除术后严重的并发症之一。白内障摘除术后根据手术时是否植入人工晶状体(IOL),使眼的状态分为无晶状体眼或IOL眼。IOL眼除了常见于常规白内障摘除术后,也见于眼外伤白内障术后或高度近视有晶状体眼植入后房型人工晶状体等情况。IOL的植入方式有囊袋内植入、睫状沟内植入、经巩膜缝合固定植入,有晶状体眼后房植入、前房内植入等。IOL眼的视网膜脱离具有特殊的临床特征,由于人工晶状体的像差反光、后囊膜混浊、瞳孔粘连不易散大、裂孔检出率低等特点,手术治疗较棘手,是难治性视网膜脱离之一。无晶状体眼最常见的原因是先天性白内障手术(55%)。[1]无晶状体眼视网膜脱离(aphakic retinal detachment,ARD)与IOL眼的视网膜脱离(pseudophakic retinal detachment, PPRD)有很多共同的特点,也有一些不同之处。本章将从流行病学特点(发生率及危险因素)、病理生理、临床表现、手术治疗等方面讨论ARD和PPRD的临床特点。

第一节　ARD和PPRD发生率及危险因素

一、ARD和PPRD发生率

白内障摘除手术是全球最常见的手术之一,因此白内障术后RD占了相当大的比例,且比例不断增加,发达国家的RRD中有21.6%~37.2%为PPRD。[2,3]有文献报道,6352例白内障超声乳化术后8年累积的视网膜脱离发生率为0.93%,比未接受白内障手术的眼高8.77倍。[4]白内障术后RD的发生率与手术方式相关,手术方式从囊内摘除(ICCE)发展到囊外摘除(ECCE)再到超声乳化术,降低了RD的发生率,ICCE的RD发病率在0.4%~3.6%之间,ECCE的RD发病率在0.55%~1.65%之间,白内障超声乳化术的RD发生率在0.41%~1.17%之间。[5-11]Gray等人观察了1044例原发性、非创伤性RRD患者,显示27%为无晶状体眼或IOL眼,72%为有晶状体眼。[12]有研究发现,超声乳化术后第1年发生PPRD的风险最大,在术中发生后囊膜破裂并伴玻璃体丢失的眼睛中,发生PPRD的中位时间从31个月缩短到10个月。[13]超声乳化术后IOL眼视网膜脱离的风险低于无晶状体眼视网膜脱离的风险,无晶状体眼的风险增加可能不是由于有无人工晶状体，主要是由于后囊的相关改变。[5]有研究分析了特应性皮炎患者白内障术后，植入IOL且术中无后囊破裂组较无晶状体眼组术后视网膜脱离发生率低，后囊膜切开术后RD的发生率无晶状体眼组（25.0%）显著高于IOL组（2.0%），人工晶状体囊袋内植入可降低变应性白内障术后RD的发生率。[14]有报道晶状体囊袋内IOL植入术后1年RD发生率为0.49%（1024只眼中有5例RD），2年累积RD发生率为0.84%（931只眼中有9例RD）。[15]而有的病例无健康晶状体囊袋需行人工晶状体巩膜缝合固定，既往研究表明，无PPV人工晶状体巩膜固定后RD发生率为1.1%~4.9%。在合并PPV和IOL巩膜固定的患者中，RD的发生率明显升高，在3.17%~10.1%之间。[16-23]而对于高度近视有晶状体眼植入后房型人工晶状体（pIOL），有不同的研究报道术后RD的发生率为0.71%~2.87%。[24-28]

二、ARD和PPRD危险因素

PPRD和ARD的危险因素可分为3组：①术前因素(性别、年龄、近视、对侧眼)；②术中因素(玻璃体丢失、后囊完整性)；③术后因素(Nd:YAG激光后囊切开术)。[5]

性别男性、白内障手术时年龄＜60岁（有的研究＜70岁）、近视（眼轴≥25mm）和对侧眼非创伤性RD病史已被确认为囊袋内人工晶状体植入术后RRD发展的临床相关危险因素。[15]男性有更高的PPRD风险可能与男性眼轴更长(即近视发生率更高)[29]、玻璃体基底部后缘后移[30,31]、眼外伤发生率更高有关。[10]多数研究将手术时年轻的年龄作为白内障手术后RD的一个重要的风险因素，原因可能有二：一是手术前在年轻年龄组中很少发生PVD，手术前就发生的PVD可以通过限制白内障术中的力传递到视网膜来防止RRD的发生发展；其二，白内障手术本身可刺激产生PVD，会使先前没有PVD的年轻患者面临视网膜裂孔的风险。[5]有研究发现，对于1只眼患有ARD的患者，其对侧眼RD的概率会增高（7%），如果对侧眼再行白内障手术，则RD的概率几乎增加了4倍（26%）。[32]除了对侧眼RD病史，手术眼既往有RRD病史也是该眼以后发生RD的一个较大的危险因素。[33]术中后囊破裂可能是PPRD和ARD的危险因素[14]，伴有玻璃体丢失的后囊膜破裂则与RD的发生有较高相关性，这意味着RD的发生与玻璃体丢失相关。[29,34,35]对在ICCE术后发生的132例ARD进行了研究，发现在术中有54例（41%）出现玻璃体并发症，其中有49例（37%）有玻璃体嵌顿。[36]Nd:YAG激光后囊切开术以前曾被认为与白内障摘除术后RRD风险增加有关[37-39]，但在近期的报道中发现Nd:YAG激光后囊膜切开术与PPRD增加总体上没有显著联系[33]，然而，在一项亚组分析中，Lin等人发现高度近视患者接受Nd:YAG后囊膜切开术，会增加PPRD风险。[40]手术切开后囊或Nd:YAG激光后囊切开术可能增加RD风险的机制包括：因为后囊切开，玻璃体凝胶前部脱垂，或对玻璃体凝胶的直接损伤，以及与后囊切开相关的继发性玻璃体改变。[5]有报道PPV手术是人工晶状体巩膜固定术后IOL眼视网膜脱离的危险因素，在人工晶状体巩膜固定时应慎重决定是否进行PPV。[41]对于近视患者有晶状体眼植入后房型人工晶体来说，有多个研究认为pIOL植入手术矫正近视本身并不会增加RRD的风险[24,27,42]，也有研究认为术后短期内发生的RD

可能与pIOL植入有关,术后较长时间才出现的RD被认为高度近视本身是导致RD的主要因素。[27]有研究发现眼轴长度 >30.24mm、外伤史是高度近视患者在 pIOL 植入术后发生 RD 的主要危险因素。[27,28]有研究强调 IOL 眼 RRD 发生率的增加并不一定只与白内障摘除有关，易患白内障的眼睛可能会增加 RRD 的风险。一项小型研究已经证实，PPRD 患者未行白内障手术的对侧眼 RRD 的风险也增加。[43]

第二节 病理生理

PPRD 和 ARD 的发生机制主要与白内障摘除术中及术后玻璃体的改变有关。

一、玻璃体牵引力的变化

普通人群中急性期 PVD 患者发生 RRD 的风险增加，在此之后形成的慢性 PVD 被认为对随后的 RRD 具有保护作用。[44]在白内障摘除术中，由于晶状体囊的运动而引起的急性玻璃体牵引类似急性 PVD 的过程。这也解释了为什么在大量回顾性研究中，后囊膜破裂特别是玻璃体丢失会显著增加 RD 的风险，以及为什么这种风险随着时间的推移而变得不那么明显，同时也解释了 ICCE 后 ARD 发病率较高的原因。晶状体后表面的天然弧形突起承载了玻璃体的大部分重量，显著减少了对视网膜的牵引力[45,46]，这种保护作用可能在 IOL 眼中减弱。在无晶状体眼中，玻璃体随着眼球的旋转运动而牵拉视网膜，容易在玻璃体基底部的后缘产生视网膜撕裂。[46]

二、玻璃体的丢失

白内障摘除术中如果发生玻璃体脱出或丢失，术后 RD 风险将会增加。玻璃体丢失可导致 RD 的机制可能是：一种机制是玻璃体嵌顿在手术切口中，导致前部玻璃体表面的细胞增殖和玻璃体挛缩，角膜缘切口和玻璃体基底部之间的牵引力可能导致视网膜裂孔及 RRD 的发生。另外一个机制是玻璃体丢失的一个间接结果是急性玻璃体牵引导致急性 PVD 发生率增加。PVD 可通过对视网膜的牵拉导致视网膜裂孔形成概率增加，并有可能发展为 RD。[5]

三、玻璃体成分的变化

有研究发现，无晶状体眼中玻璃体内的透明质酸浓度下降了约 66%，这会加快 PVD 的发生，并推测透明质酸浓度的显著降低可能会导致液体进入玻璃体基底部的小孔（正常情况下被玻璃体皮质所覆盖不会导致 RD），从而导致视网膜脱离。[47]一项对 IOL 眼和有晶状体眼的尸检研究发现，在超声乳化手术后，玻璃体的蛋白质组成和结构发生了变化，特别注意到 IOL 眼的玻璃体前部存在晶状体蛋白（在有晶状体眼中不存在），并且玻璃体前部的黏度低于后部，玻璃体正常的蛋白加工和清除机制发生了改变，这些改变可能会破坏玻璃体的稳定性，通过破坏天然的清除机制，可能会加速玻璃体的液化和脱水过程导致 PVD，从而 PPRD 风险将长期增加。[48]

以上机制也得到了超声乳化术后 PVD 发生率高的研究的支持。有研究发现，59.2% 的人在超声乳化术后 1 个月出现 PVD，71.4% 的人在术后 3 个月出现 PVD。[49]一项更大规模研究发现，78.7% 的未存在 PVD 的眼睛在超声乳化术后 26 个月出现 PVD，如果术前眼底有格子样变性，PVD 发生率更高（87.23%）。[50]

第三节　临床表现

ARD 和 PPRD 患者发生 RD 时的症状及体征与其他类型的 RD 基本相近，又有其自身特点。

一、症状

与其他类型视网膜脱离一样，也会出现眼前黑影飘动、闪光感、视力下降、眼前黑幕样遮挡、视野缺损等表现。

二、体征

ARD 的视网膜裂孔往往很小并且位于锯齿缘附近，最经典的是在玻璃体基底的后缘出现微小的马蹄形裂孔，而 PPRD 患者裂孔常出现在赤道部附近。[5,46]多数报道白内障术后 RD 裂孔多见于颞上象限，多为小的马蹄孔。[51,52]也有报道，PPRD 多发小裂孔以鼻下象限裂孔多见以及手术较难的区域鼻下 5:00-7:00 位置。[53]增殖性玻璃体视网膜病变（PVR）易发生在 ARD 中。白内障摘除术后 RD 的另一个典型特征是其视网膜脱离的范围往往比有晶状体眼 RD 更广泛，约有 54% 的 ARD 为全视网膜脱离，而只有 27% 的有晶状体眼 RD 为全视网膜脱离，而且 ARD 更容易波及黄斑。对于 IOL 眼，有的 IOL 位置不居中，甚至出现移位、半脱位、脱位等情况，有的患者瞳孔不圆、瞳孔不易散大、残留皮质机化、后囊膜混浊、人工晶状体前后表面沉积物、人工晶状体反光及玻璃体显著混浊，均可影响眼底检查，加之裂孔多位于赤道前、裂孔小、裂孔较多，视网膜裂孔检出率较低。术中有玻璃体嵌顿于切口或前移患者，可在基底部引起巨大裂孔。IOL 眼由于眼内慢性葡萄膜炎，脉络膜血管炎性扩张、通透性增高，液体渗出积聚在脉络膜上腔易导致脉络膜脱离。这些临床特点增加了手术难度。

第四节　治疗及预后

手术处理 ARD 和 PPRD 的基本原则没有改变，术中识别视网膜裂孔并封闭裂孔是治疗成功的关键。手术方式分为外路手术和玻璃体切割手术。

一、外路手术（巩膜扣带术，SB）

手术适应证：

（1）IOL 眼 IOL 位置稳定；屈光间质较透明，不影响观察眼底；瞳孔大小大于激光后囊膜切开区大小，不影响观察眼底。

（2）PVR 等级为 A、B 及较轻的 C 级，且裂孔处没有增殖膜牵拉。

（3）视网膜裂孔位于赤道部及其以前。

（4）术前未看见裂孔不是外路手术的禁忌证，只要赤道部往后未查见裂孔，可在术中通过顶压进一步探查周边部、基底部、睫状体平坦部的裂孔。[54]

手术方式：环扎术或联合外垫压术。

外路手术方式与有晶状体眼基本一致，但由于眼前节正常解剖结构丧失、IOL 存在等特点，手术有其特殊性。ARD 和 PPRD，由于白内障摘除后眼内容减少或由玻璃体丢失而导致的玻璃体视网膜牵引，具有裂孔发现率低、裂孔小、多位于周边部、易发生视网膜全脱离等特点，即使视网膜仅局限性脱离，仍以采取巩膜环扎术式为宜。环扎能有效缩小玻璃体腔，减轻或消除玻璃体视网膜牵引，封闭不易发现的周边部小裂孔，又能解决广泛的视网膜变性，远期效果更为理想［55,56］，所以术中常需要巩膜环扎联合局部外垫压术。

术中注意事项：①冷凝不能过度，减少术后炎症反应及 PVR 的发生；②由于 IOL 眼常有囊膜环形混浊，术中需通过更高的巩膜顶压及更仔细的寻找才能发现裂孔，但顶压不能过分用力，避免造成人工晶体移位；③对于合并脉络膜脱离患者，脉络膜隆起程度不高或术中可通过巩膜外穿刺放液有效降低脉络膜脱离程度的，裂孔明确且位于周边的也可以考虑外路手术，合理使用激素减轻脉络膜脱离程度及术后炎症反应，有利于提高手术成功率。

二、玻璃体切割手术（PPV）

随着玻璃体手术器械及设备的改进和微创玻璃体手术在临床的广泛应用，对于 ARD 和 PPRD 外路手术不能进行时均可通过玻璃体切割手术治疗，尤其是后部裂孔导致的 RD，或有严重的 PVR。其优点是手术成功率高，屈光改变小，且术中可切除混浊的中央后囊膜，手术显微镜下可更好地查找术前未发现的裂孔，切除了所有玻璃体和增殖膜，解除了所有裂孔的牵拉[57,58]，有效封闭裂孔。在人工晶状体位置不稳，已发生半脱位或将要脱位于玻璃体时，玻璃体手术能一并处理人工晶状体。但是，PPV 术后对体位有特殊要求（老龄或有特殊疾病的患者无法配合），有内眼手术后眼内炎风险增加等弊端。[57] 所以本着最小化手术原则，如果满足外路手术适应证时还是尽量选择外路手术。

有研究比较了巩膜扣带术（SB）与单纯玻璃体切割术（PPV）治疗 IOL 眼原发性 RD 的效果，尽管 PPV 手术有上述优势，但 1 年后 SB 手术和 PPV 手术的视网膜复位率和最终视力结果是相似的。[58] 也有研究比较了 SB 组和 PPV 组治疗 PPRD，在初次和最终解剖复位率、视觉恢复以及视网膜脱离复发率方面均未观察到显著差异。[59] 影响视网膜重新附着的不利预后因素有：年龄 >65 岁，术前视力差，RD 涉及 >3 个象限，黄斑区脱离，较低的眼压，术前未查见视网膜裂孔，症状持续时间更长，PVR C 级或 D 级。[1,60–65]

总之，ARD和PPRD在手术方式选择上，如果满足外路手术适应证时应尽量选择外路手术，部分患者不适合外路手术可选择玻璃体切割术，少数情况下行内外路联合手术也取得了不错的效果。而白内障手术的质量直接关系着术后RD的发病率，因此要求白内障手术操作熟练、准确、轻柔，如果术中发生后囊膜破裂等并发症，应仔细处理玻璃体，避免其对视网膜造成牵拉。后发性白内障的激光切开术要求聚焦要准确，以最低激光能量击穿后囊膜为佳。术后尤其是前3个月定期随访，特别是有上述危险因素者应密切观察。一旦发现视网膜脱离，应尽早手术，提高视网膜复位率，挽救视功能。[66]

（王丽萍）

病例10

人工晶状体眼视网膜脱离——巩膜环扎＋外垫压术。

基本信息：男性，65岁。　　就诊时间：2020-07-31

主诉：左眼视力下降伴黑幕样遮挡1个月。

既往史：20年前在当地医院行右眼白内障摘除术，未行人工晶状体植入。7年前在当地医院行左眼白内障摘除并人工晶状体植入术。双眼高度近视史。

眼部检查：

表病例10-1　眼部检查结果

	右眼	左眼
视力	0.5	0.02
眼压	22.5mmHg	12.5mmHg
前节	瞳孔圆，不易散大，晶状体缺如	瞳孔圆，不易散大，人工晶状体位正
玻璃体	絮状混浊	絮状混浊，可见棕色色素颗粒
眼底	视盘界清色稍淡，豹纹状眼底，视网膜平伏	周边2:00-8:00视网膜青灰色隆起波及黄斑区，未找见裂孔

影像检查：

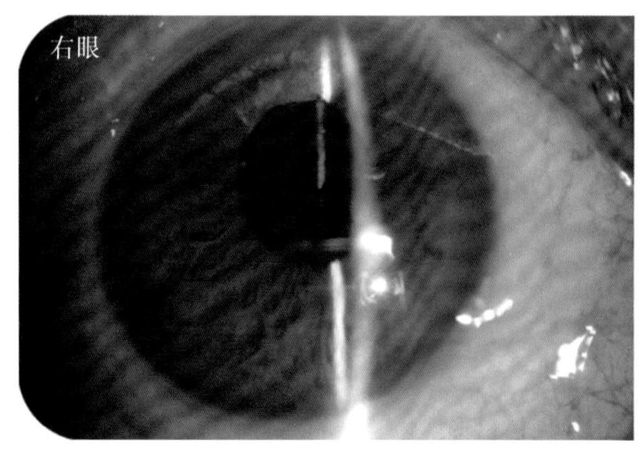

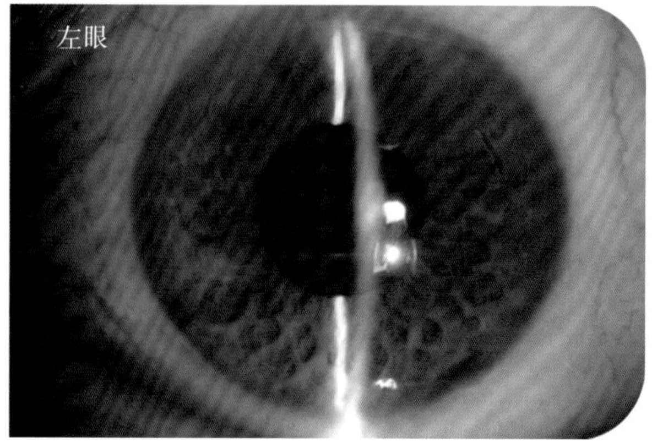

图病例10-1　双眼前节照相

右眼为无晶状体眼，左眼为人工晶状体眼。

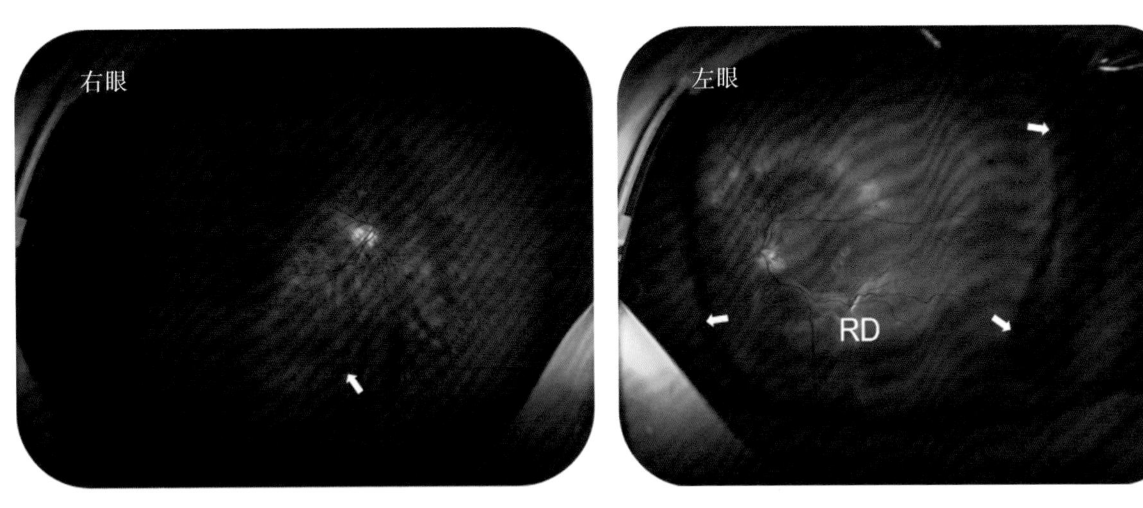

图病例 10-2　Optos 超广角成像彩图（2020-07-31）

左眼术前可见眼前节人工晶体轮廓（白色箭头），眼底周边 2:00-8:00 视网膜青灰色隆起。

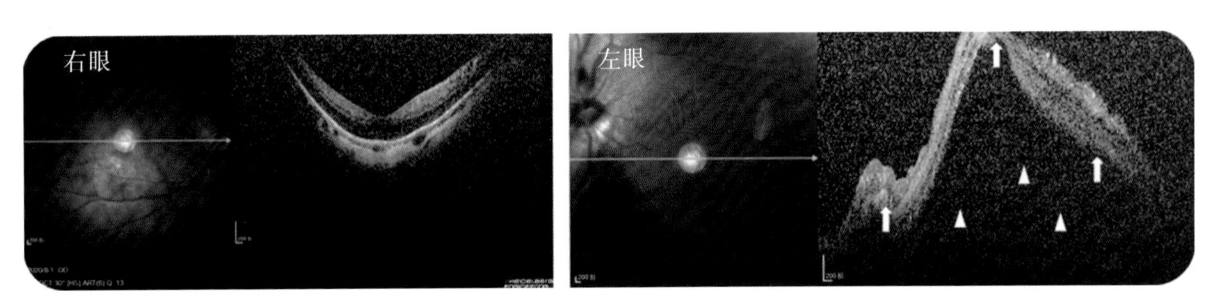

图病例 10-3　双眼黄斑 OCT（2020-08-01）

术前 OCT 提示左眼黄斑区神经上皮脱离（白色箭头），视网膜下积液（白色三角）。

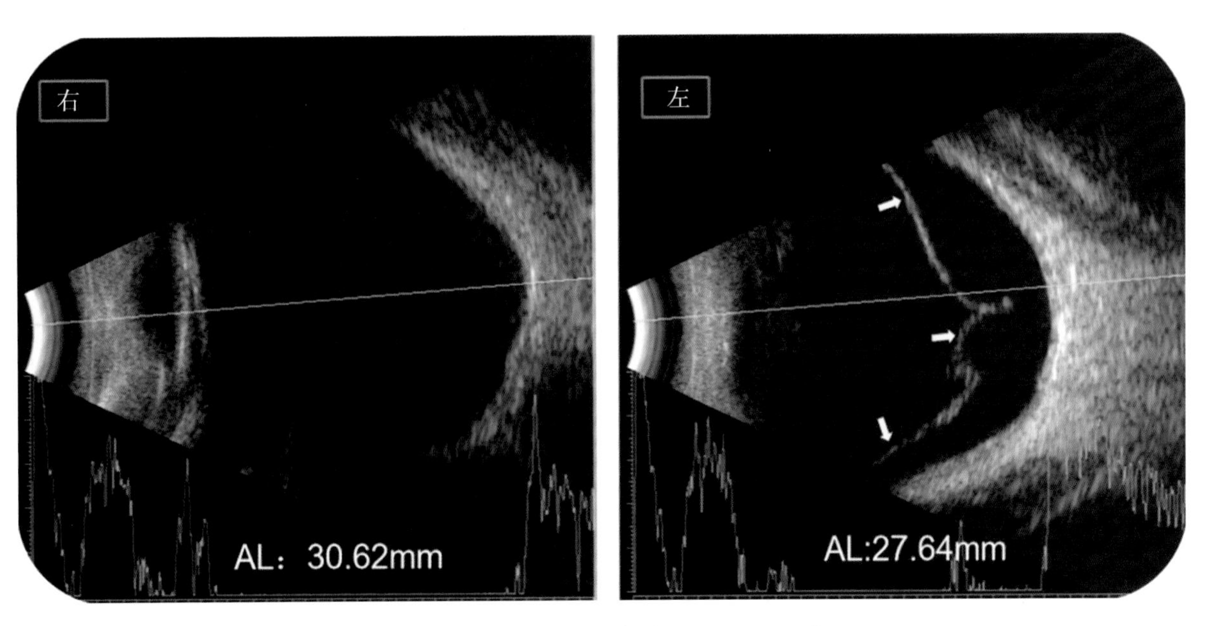

图病例 10-4　双眼 B 超（2020-07-31）

术前 B 超提示左眼视网膜脱离光带（白色箭头）。

诊断：①左眼人工晶状体眼视网膜脱离；②右眼无晶状体眼；③双眼高度近视。

手术方式：2020 年 8 月 6 日左眼巩膜环扎 + 外垫压 + 放液术。

术前反复三面镜检查未发现视网膜裂孔，术中通过巩膜外顶压周边视网膜检查仍未发现视网膜裂孔，根据该患者视网膜脱离形态（2:00–8:00），初步判断裂孔可能位于颞下。因患者视网膜脱离范围较广，选择环扎联合外垫压术。术中用 240# 环扎带放至赤道部，接头位于鼻上象限；276# 带轨道硅胶放置于环扎带下 2:00–8:00；术中进行了巩膜切开放液，放出部分视网膜下液（图病例 10–5 和图病例 10–6）。

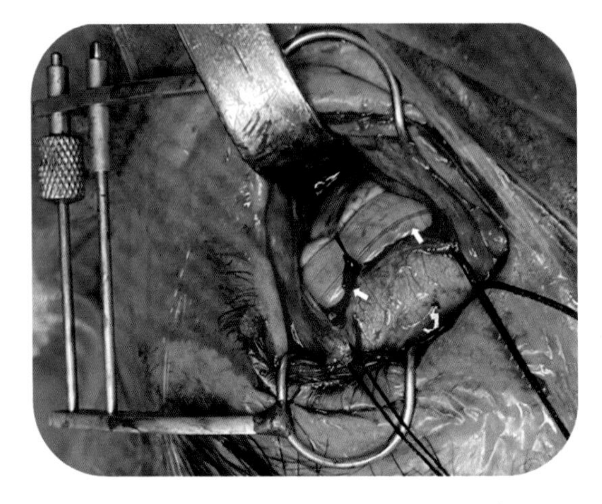

图病例 10–5　术中颞下 240# 及 276#，缝线固定

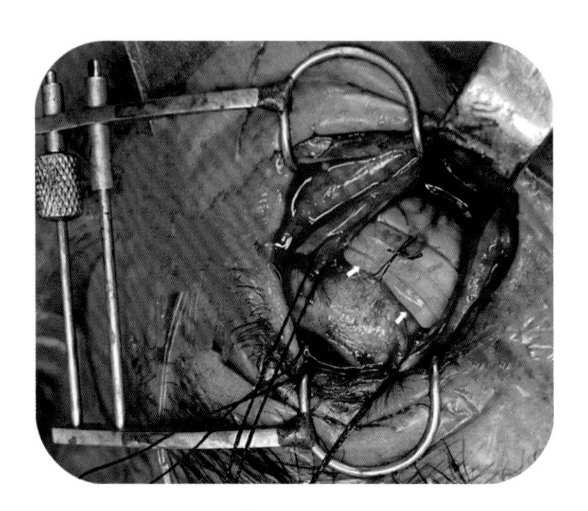

图病例 10–6　术中鼻下 240# 及 276#，缝线固定

术后复查：

（1）2020 年 8 月 7 日左眼巩膜环扎 + 外垫压术后第 1 天。

视力：OD 0.5，OS 0.1。眼压：OD 23.1mmHg，OS 12.9mmHg。左眼球结膜充血，缝线在位，人工晶状体位置正，玻璃体轻度混浊，可见棕色色素颗粒，眼底：后极部视网膜平伏，下方术嵴可见，嵴后见视网膜下液存留。

（2）2020 年 8 月 12 日左眼巩膜环扎 + 外垫压术后第 6 天。

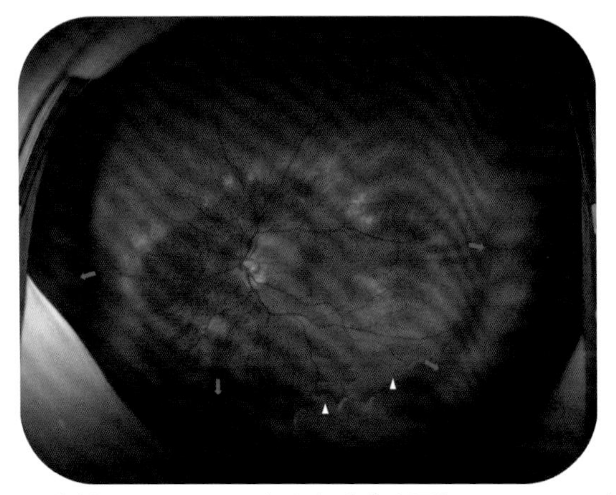

图病例 10–7　Optos 超广角成像彩图（2020–08–12）

左眼底显示周边术嵴隆起（蓝色箭头），下方嵴后视网膜下少量积液（白色三角）。

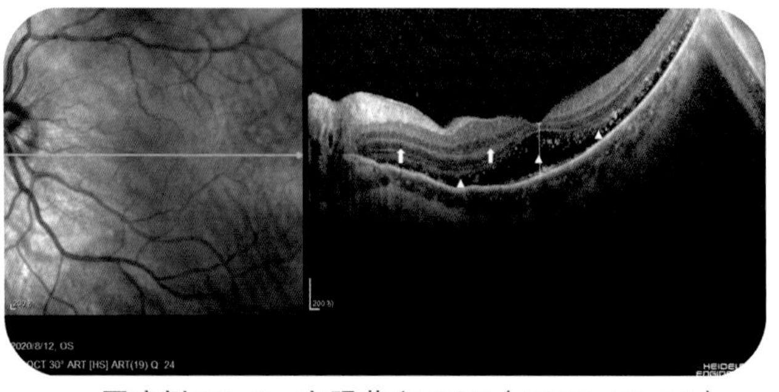

图病例 10–8　左眼黄斑 OCT（2020–08–12）

显示黄斑区神经上皮脱离较术前明显好转（白色三角）

视力：OD 0.5，OS 0.1。眼压：OD 13.7mmHg，OS 12.2mmHg。左眼人工晶体位置正，玻璃体轻度混浊，可见棕色色素颗粒，眼底下方术嵴可见，嵴后视网膜下少量积液，较术后第1天明显减少。

（3）2020年8月19日左眼巩膜环扎+外垫压术后2周。

视力：OD 0.5，OS 0.1。眼压：OD 16.1mmHg，OS 9.6mmHg。左眼人工晶状体位置正，玻璃体轻度混浊，可见棕色色素颗粒，眼底下方术嵴可见，视网膜基本平伏。

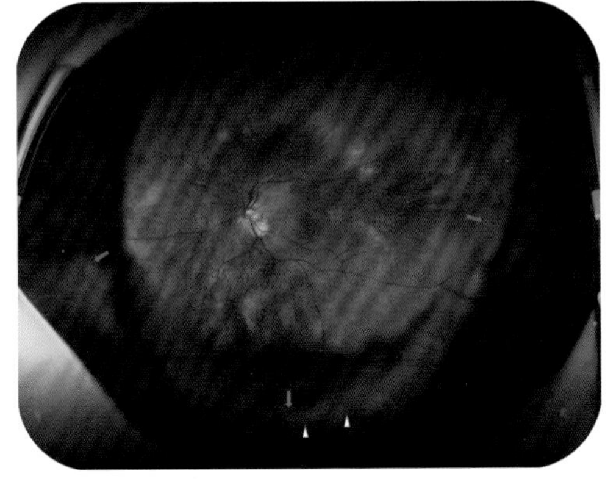

图病例10-9 Optos超广角成像彩图(2020-08-19)
左眼底显示周边术嵴隆起（蓝色箭头），视网膜基本平伏，下方术嵴上见色素沉着（白色三角）。

图病例10-10 左眼黄斑OCT（2020-08-19）
显示黄斑区神经上皮下积液明显吸收，仅残留微量积液（白色三角）。

（4）2021年9月10日左眼巩膜环扎+外垫压术后13个月。

视力：OD 0.5，OS 0.2→0.5。眼压：OD 16.1mmHg，OS 9.6mmHg。左眼人工晶状体位置正，玻璃体轻度混浊，可见棕色色素颗粒，眼底下方术嵴可见，视网膜平伏。

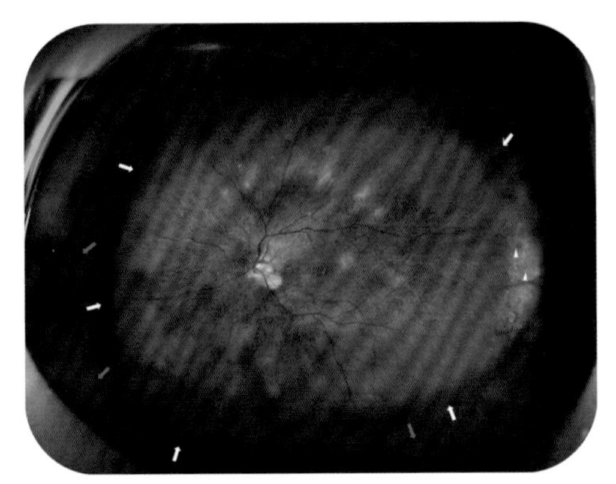

图病例10-11 Optos超广角成像彩图（2021-09-10）
左眼底显示IOL光学部边缘（白色箭头），视网膜平伏，周边术嵴隆起（蓝色箭头），颞侧周边色素沉着（白色三角）。

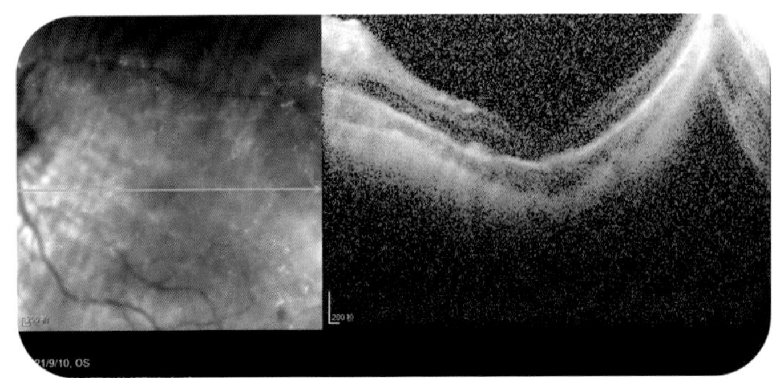

图病例10-12 左眼黄斑OCT（2021-09-10）
显示黄斑区神经上皮下积液已完全吸收。

解析：

临床上对人工晶状体眼视网膜脱离患者，排除渗出性、牵拉性视网膜脱离等继发性因素后，经反复检查，仍找不到裂孔[51]，其原因可能有：①屈光间质混浊或人工晶状体眼晶状体囊膜周边机化混浊遮挡；②视网膜脱离较高，视网膜皱褶掩盖裂孔；③裂孔被出血、机化膜或色素遮盖[67]；④裂孔太小，位置太周边，甚至在睫状体平坦部，⑤高度近视眼裂孔位于脉络膜萎缩区不易辨认等。[68]有学者认为，人工晶状体眼视网膜脱离患者术前未发现裂孔，第1次手术应首选巩膜扣带术，对复发病例才选择玻璃体切割手术。[69]有研究分析了对于未找到裂孔的原发性视网膜脱离病例，巩膜扣带术与玻璃体手术，术后矫正视力及第1次手术解剖复位率差别无显著性意义。[70]有研究观察了巩膜扣带术治疗术前未发现裂孔视网膜脱离的临床疗效，复位率达88.9%~94.4%。[71,72]本例患者人工晶状体眼，晶状体周边囊膜机化混浊，影响查找裂孔，手术台上顶压巩膜仍未找见，考虑可能是裂孔太小、位置隐匿或太周边。根据该患者视网膜脱离形态（2:00–8:00），初步判断裂孔可能位于颞下。因患者视网膜脱离范围较广，选择环扎联合外垫压，外垫压范围为颞下及下方；术中进行了巩膜外穿刺放液，放出部分视网膜下液。术后随访，该患者视网膜复位，避免了PPV术后长期特殊体位及二期取硅油手术。当然，临床上并非所有的术前未发现裂孔的视网膜脱离患者均应选择巩膜扣带术，如果合并明显的增殖性玻璃体视网膜病变（PVR ≥ C3, 或前段PVR），或后极部视网膜增殖，或严重的玻璃体混浊及牵拉等情况的，如果选择巩膜扣带术视网膜将难以复位，以上情况首次手术应优先考虑行玻璃体切割手术治疗。对本例患者，选择损伤最小、操作简单的巩膜扣带术来使患者最大受益。

（病例提供医师：雷春灵　王丽萍）

病例11

人工晶状体眼视网膜脱离——巩膜外垫压术 + 术后视网膜光凝。

基本信息：男性，48岁。　　就诊时间：2022.3.27

主诉：左眼鼻上黑影遮挡3个月。

既往史：2年前因双眼白内障行超声乳化联合人工晶状体植入术。双眼屈光不正史。

眼部检查：

表病例11–1　眼部检查结果

	右眼	左眼
视力	1.0	0.6
矫正视力	—	不提高
眼压	16.8mmHg	12.6mmHg
眼前节	角膜清，瞳孔圆，药性散大 人工晶状体位置正	角膜清，瞳孔圆，药性散大 人工晶状体位置正
玻璃体	未见明显混浊	少量色素颗粒
眼底	未见明显异常	3:00–6:00视网膜青灰色隆起，4:00周边见1/3PD马蹄形裂孔，3:00–4:00周边视网膜蜗牛迹样变性

影像检查：

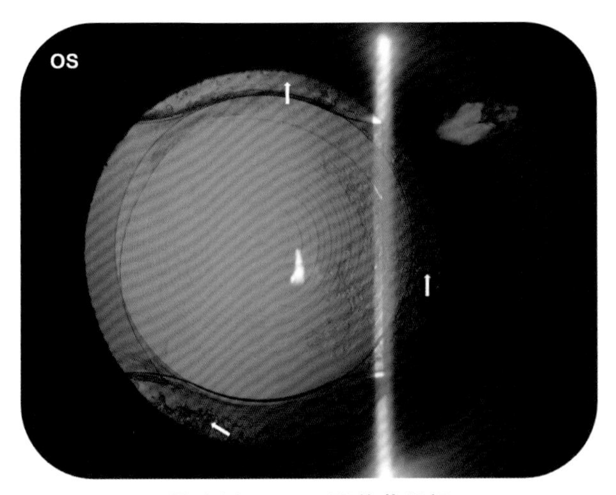

图病例 11-1　眼前节照相

左眼多焦人工晶状体位正，周边囊膜混浊（白色箭头）。

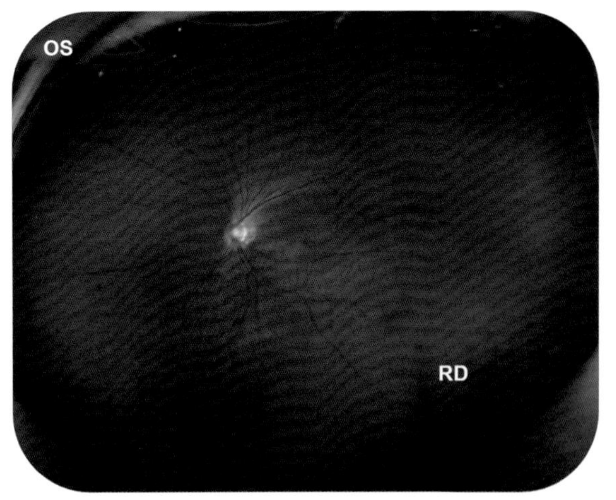

图病例 11-2　Optos 超广角成像彩图

左眼底颞下视网膜青灰色隆起，视网膜裂孔显示不清。

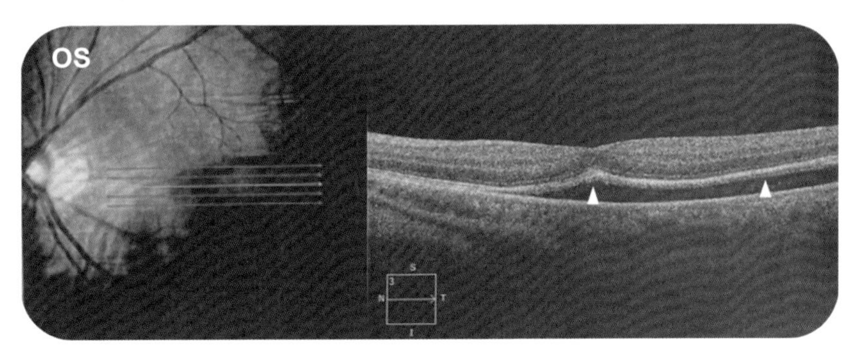

图病例 11-3　左眼黄斑区 OCT

视网膜神经上皮脱离积液（白色三角）。

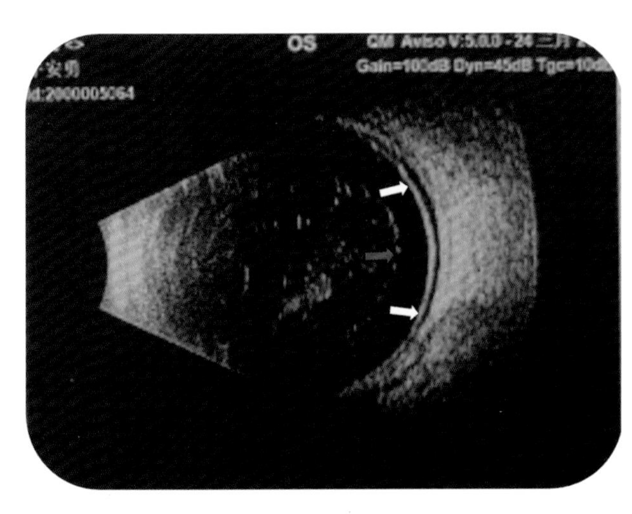

图病例 11-4　B 超

右眼轴 26.26mm，左眼轴 25.98mm，左眼粗光带提示视网膜脱离（白色箭头），细光带提示玻璃体后脱离（红色箭头）。

诊断：①左眼人工晶状体眼视网膜脱离；②双眼人工晶状体眼；③双眼屈光不正。

治疗：2022 年 3 月 28 日在局部麻醉下行左眼巩膜外垫压术。

术中裂孔定位，276# 带轨道硅胶 3:00-6:00 外垫压缝线固定，前房穿刺调整眼压（图病例 11-5）。

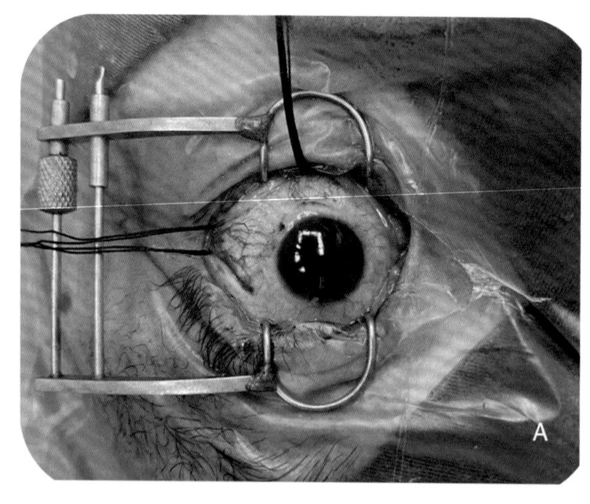

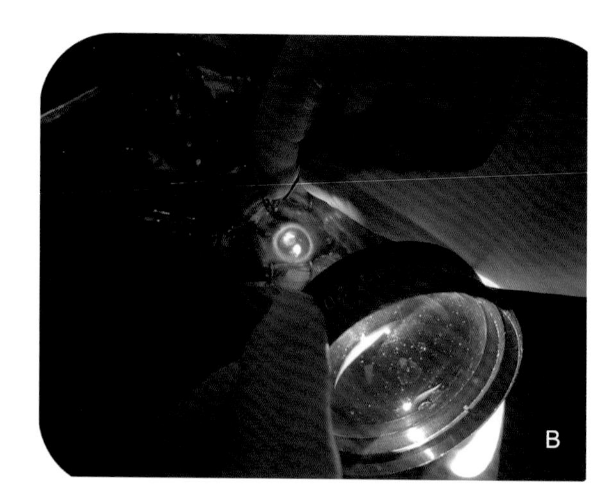

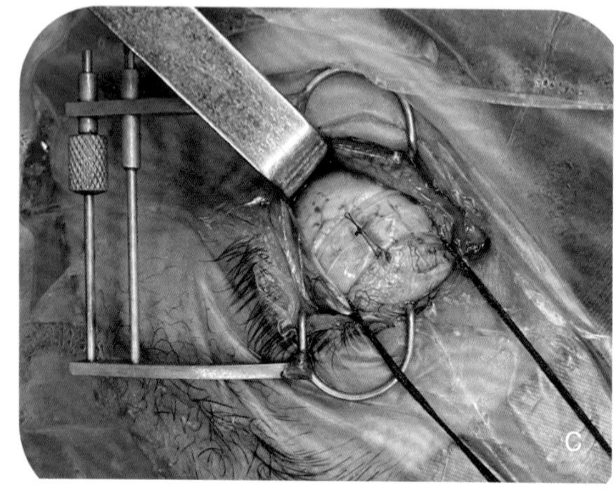

图病例 11-5　手术

A. 下及外直肌置牵引线；B. 间接镜下视网膜裂孔定位；C. 276# 硅胶带垫压，缝线固定。

复诊：

（1）2022 年 3 月 29 日左眼巩膜外垫压术后第 1 天。

视力：OS 0.4，眼压：13.6mmHg。左眼结膜轻充血，角膜清，人工晶状体位正，瞳孔易散大，眼底视网膜复位，颞下术嵴明显，裂孔位于术嵴。

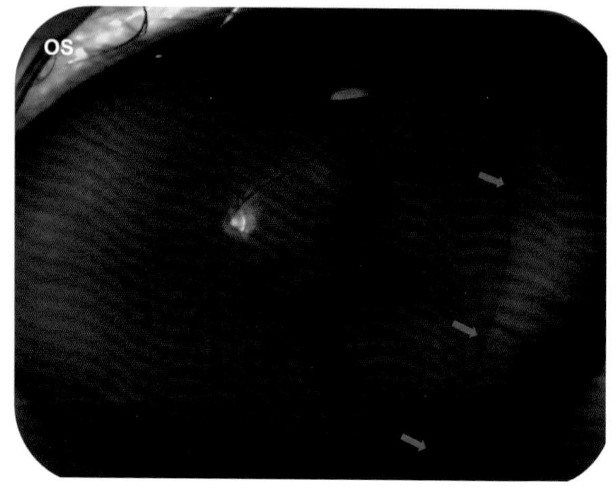

图病例 11-6　Optos 超广角成像彩图

左眼底视网膜复位，颞下术嵴明显（蓝色箭头），裂孔位于术嵴（未照入）。

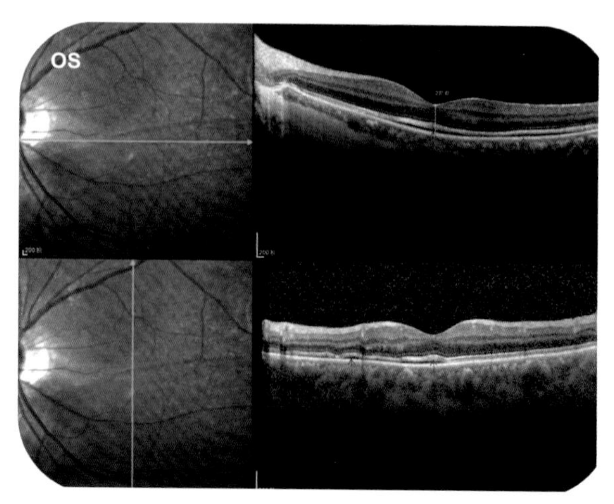

图病例 11-7　左眼黄斑区 OCT

视网膜神经上皮下积液明显吸收，残留少量（红色箭头）。

（2）2022 年 4 月 6 日左眼巩膜外垫压术后第 9 天。

视力：OS 0.8，眼压：18.3mmHg。左眼底检查同前，给予视网膜裂孔光凝处理。

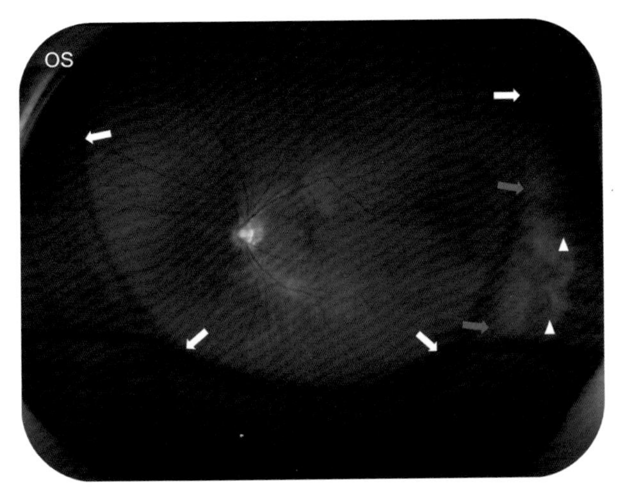

图病例 11-8　Optos 超广角成像彩图

左眼底见 IOL 光学边缘（白色箭头），视网膜平伏，颞下术嵴可见（蓝色箭头），颞下变性区位于术嵴上（白色三角）。

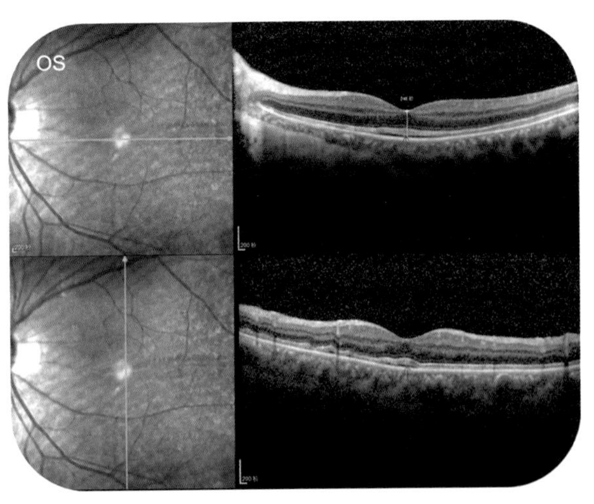

图病例 11-9　左眼黄斑区 OCT

黄斑区视网膜神经上皮下残留少量积液（红色箭头）。

（3）2022 年 9 月 2 日左眼巩膜外垫压术后 5 个月。

视力：OS 0.8。左眼前节（-），眼底视网膜平伏，颞下术嵴低平，周边见色素沉着。

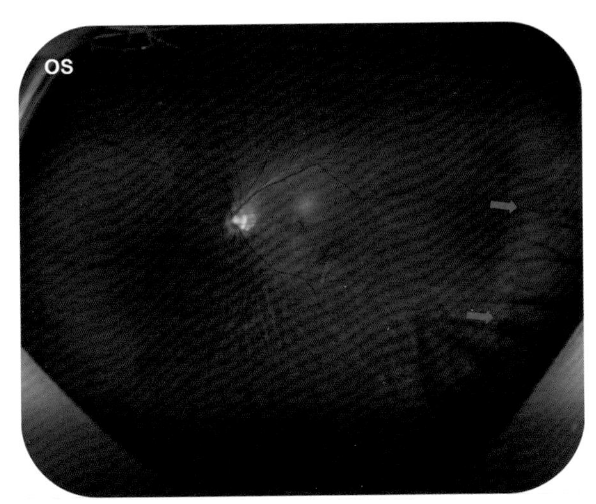

图病例 11-10　Optos 超广角成像彩图（2022-09-02）

左眼玻璃体见 Weiss 环（红色箭头），眼底视网膜平伏，颞下术嵴低平（蓝色箭头），视网膜裂孔位于术嵴，其周见陈旧性光凝斑（未照入）。

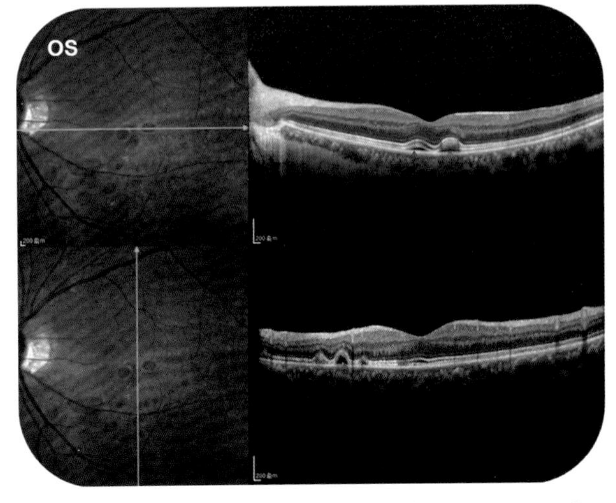

图病例 11-11　左眼黄斑区 OCT（2022-09-02）

黄斑区见残留局限性积液（红色箭头）。

解析：

该患者为左眼 IOL 眼视网膜脱离，瞳孔易散，后囊膜中央无混浊仅周边混浊，眼底象限性视网膜脱离，视网膜裂孔较小且明确，考虑患眼为 IOL 眼，为缩短手术时间，减少术后反应及冷冻顶压可能对 IOL 影响，手术方式选择外垫压术联合术后视网膜裂孔光凝。术中注意点：①有关视网膜下液的处理，由于视网膜下液较少，为避免因视网膜下液放出可能的并发症，术中未选用巩膜切开放液，采用前房穿刺调整眼压。②对视网膜裂孔的处理，因 IOL 眼，为避免冷冻顶压可能造成的 IOL 移位及减少术后的反应，术中未处理视网膜裂孔，拟术后给予视网膜裂孔光凝封闭。对于该类患眼条件较好，建议首选外路手术（巩膜扣带术），有利于视网膜复位，视功能的恢复。术后可用 OCT 追踪黄斑神经上皮恢复的情况，评估视功能。

（病例提供医师：雷春灵　李凤至）

参考文献

[1] Bhardwaj G,Walker RJE, Ezra, et al. A 21-Year Study of Vitreoretinal Surgery for Aphakic Retinal Detachment: Long-Term Surgical Outcomes and Complications [J]. Ophthalmol Retina,2019, 3 (9):784-790.

[2] Mitry D, Charteris DG, Yorston D, et al. The epidemiology and socioeconomic associations of retinal detachment in Scotland: a two-year prospective population-based study [J]. Invest Ophthalmol Vis Sci, 2010, 51 (10):4963-4968.

[3] Poulsen CD, Peto T, Grauslund J, et al. Epidemiologic characteristics of retinal detachment surgery at a specialized unit in Denmark [J]. Acta Ophthalmol, 2016, 94 (6):548-555.

[4] Boberg-Ans G, Henning V, Villumsen J, et al. Longterm incidence of rhegmatogenous retinal detachment and survival in a defined population undergoing standardized phacoemulsification surgery [J]. Acta Ophthalmol Scand, 2006, 84 (5): 613-618.

[5] Ramos M, Kruger EF, Lashkari K. Biostatistical analysis of pseudophakic and aphakic retinal detachments [J]. Semin Ophthalmol, 2002, 17 (3-4):206-213.

[6] Olsen G, Olson RJ. Update on a long-term, prospective study of capsulotomy and retinal detachment rates after cataract surgery [J]. J Cataract Refract Surg, 2000, 26 (7):1017-1021.

[7] Boberg-Ans G, Villumsen J, Henning V. Retinal detachment after phacoemulsification cataract extraction [J]. J Cataract Refract Surg, 2003, 29 (7): 1333-1338.

[8] Bhagwandien AC, Cheng YY, Wolfs R C, et al. Relationship between retinal detachment and biometry in 4262 cataractous eyes [J]. Ophthalmology, 2006, 113 (4), 643-649.

[9] Sheu SJ, Ger LP, Chen JF. Axial myopia is an extremely significant risk factor for young-aged pseudophakic retinal detachment in taiwan [J]. Retina, 2006, 26 (3), 322-327.

[10] Sheu SJ, Ger LP, Chen JF. Male sex as a risk factor for pseudophakic retinal detachment after cataract extraction in Taiwanese adults [J]. Ophthalmology, 2007, 114 (10):1898-1903.

[11] Erie JC, Raecker MA, Baratz KH, et al. Risk of retinal detachment after cataract extraction, 1980-2004: a population-based study [J]. Ophthalmology, 2006, 113 (11):2026-2032.

[12] Gray RH, Evans AR, Constable IJ, et al. Retinal detachment and its relation to cataract surgery [J]. Br J Ophthalmol, 1989, 73 (10):775-780.

[13] Szijártó Z, Schvöller M, Pótó L, et al. Pseudophakic retinal detachment after phacoemulsification [J]. Ann Ophthalmol (Skokie) ,2007, 39 (2), 134-139.

[14] Inoue M, Shinoda K, Ishida S, et al. Intraocular lens implantation after atopic cataract surgery decreases incidence of postoperative retinal detachment [J]. Ophthalmology, 2005, 112 (10):1719-1724.

[15] Tassignon MJ, Van den Heurck JJ, Boven KB, et al. Incidence of rhegmatogenous retinal detachment after bag-in-the-

lens intraocular lens implantation [J]. J Cataract Refract Surg, 2015, 41 (11):2430–2437.
[16] Johnston RL, Charteris DG, Horgan SE, et al. Combined pars plana vitrectomy and sutured posterior chamber implant[J]. Arch Ophthalmol, 2000, 118 (7):905–910.
[17] Asadi R, Kheirkhah A. Long–term results of scleral fixation of posterior chamber intraocular lenses in children [J]. Ophthalmology,2008, 115 (1):67–72.
[18] Johnston RL, Charteris DG. Pars plana vitrectomy and sutured posterior chamber lens implantation [J]. Curr Opin Ophthalmol,2001, 12 (3):216–221.
[19] Moore JK, Scott IU. Retinal detachment in eyes undergoing pars plana vitrectomy for removal of retained lens fragments[J]. Ophthalmology, 2003, 110 (4):709–13; discussion 713–714.
[20] Smiddy WE, Guererro JL, Pinto R. Retinal detachment rate after vitrectomy for retained lens material after phacoemulsification [J]. Am J Ophthalmol 2003, 135 (2):183–187.
[21] Vote BJ, Tranos P, Bunce C, et al. Long–term outcome of combined pars plana vitrectomy and scleral fixated sutured posterior chamber intraocular lens implantation [J]. Am J Ophthalmol,2006, 141 (2): 308–312.
[22] Bading G, Hillenkamp J, Sachs HG, et al. Long–term safety and functional outcome of combined pars plana vitrectomy and scleral–fixated sutured posterior chamber lens implantation [J]. Am J Ophthalmol,2007, 144 (3): 371–377.
[23] Gribomont AC. Posterior vitrectomy for dislocated nuclear fragments during phakoemulsification: incidence, risk factors and prognosis of postoperative retinal detachment [J]. Fr Ophtalmol 2002, 25 (5): 505–508.
[24] Martínez–Castillo V, Boixadera A,Verdugo A, et al. Rhegmatogenous retinal detachment in phakic eyes after posterior chamber phakic intraocular lens implantation for severe myopia [J]. Ophthalmology,2005, 112 (4):580–585.
[25] Bamashmus MA, Al–Salahim SA, Tarish NA, et al. Posterior vitreous detachment and retinal detachment after implantation of the Visian phakic implantable collamer lens [J]. Middle East Afr J Ophthalmol, 2013, 20 (4):327–331.
[26] Al–Abdullah AA, Al–Falah MA, Al–Rasheed SA, et al. Retinal Complications After Anterior Versus Posterior Chamber Phakic Intraocular Lens Implantation in a Myopic Cohort [J]. J Refract Surg, 2015, 31 (12):814–819.
[27] Jiang T, Chang Q, Wang X, et al. Retinal detachment after phakic intraocular lens implantation in severe myopic eyes[J]. Graefes Arch Clin Exp Ophthalmol, 2012, 250 (12):1725–1730.
[28] Ruiz–Moreno JM, Montero JA, de la Vega C, et al. Retinal detachment in myopic eyes after phakic intraocular lens implantation [J]. J Refract Surg, 2006, 22 (3):247–252.
[29] Olsen T, Jeppesen P. The incidence of retinal detachment after cataract surgery [J]. Open Ophthalmol J, 2012, 6: 79–82.
[30] Mitry D, Tuft S, McLeod D. Laterality and gender imbalances in retinal detachment [J]. Graefes Arch Clin Exp Ophthalmol, 2011, 249 (7): 1109–1110.
[31] Wang J, McLeod D, Henson DB, et al. Age–dependent changes in the basal retinovitreous adhesion [J]. Invest Ophthalmol Vis Sci, 2003, 44 (5): 1793–1800.
[32] Benson WE, Grand MG, Okun E. Aphakic retinal detachment. Management of the fellow eye [J]. Arch Ophthalmol, 1975, 93 (4):245–249.
[33] Qureshi MH, Steel DHW. Retinal detachment following cataract phacoemulsification–a review of the literature [J]. Eye (Lond) ,2020, 34 (4): 616–631.
[34] Russell M, Gaskin B, Russell D, et al. Pseudophakic retinal detachment after phacoemulsification cataract surgery: Ten–year retrospective review [J]. J Cataract Refract Surg,2006, 32 (3):442–445.
[35] Petousis V, Sallam AA, Haynes RJ, et al. Risk factors for retinal detachment following cataract surgery: the impact of posterior capsular rupture [J]. Br J Ophthalmol, 2016, 100 (11):1461–1465.
[36] Le Mesurier R, Vickers S, Booth–Mason S, et al. Aphakic retinal detachment[J]. Br J Ophthalmol, 1985, 69 (10):737–741.

[37] Hurite FG, Sorr EM, Everett WG. The incidence of retinal detachment following phacoemulsification [J]. Ophthalmology, 1979, 86 (11): 2004–2006.

[38] Ambler JS, Constable IJ. Retinal detachment following Nd:YAG capsulotomy [J]. Aust N Z J Ophthalmol, 1988, 16 (4): 337–341.

[39] Tielsch JM, Legro MW, Cassard SD, et al. Risk factors for retinal detachment after cataract surgery [J]. A population-based case–control study. Ophthalmology ,1996, 103 (10):1537–1545.

[40] Lin JY, Ho WL, Ger LP, et al. Analysis of factors correlated with the development of pseudophakic retinal detachment––a long–term study in a single medical center [J]. Graefes Arch Clin Exp Ophthalmol, 2013, 251 (2):459–465.

[41] Kim SW, Kim MJ, Yang KS, et al. Risk factors for pseudophakic retinal detachment after intraocular lens scleral fixation with or without pars plana vitrectomy [J]. Retina, 2009, 29 (10):1479–1485.

[42] Rishi P, Attiku Y, Agarwal M, et al. Retinal Detachment after Phakic Intraocular Lens Implantation: A 10–Year Multicenter Study [J]. Ophthalmology 2019, 126 (8): 1198–1200.

[43] Sharma MC, Chan P, Kim RU, et al. Rhegmatogenous retinal detachment in the fellow phakic eyes of patients with pseudophakic rhegmatogenous retinal detachment [J]. Retina,2003, 23 (1):37–40.

[44] Richardson PS, Benson MT, Kirkby GR. The posterior vitreous detachment clinic: do new retinal breaks develop in the six weeks following an isolated symptomatic posterior vitreous detachment [J] Eye (Lond) 1999, 13 (Pt 2):237–240.

[45] Lois N, Wong D. Pseudophakic retinal detachment [J]. Surv Ophthalmol,2003, 48 (5):467–487.

[46] Irvine AR. The pathogenesis of aphakic retinal detachment [J]. Ophthalmic Surg, 1985, 16 (2):101–107.

[47] Osterlin S. On the molecular biology of the vitreous in the aphakic eye [J]. Acta Ophthalmol (Copenh), 1977, 55 (3):353–361.

[48] Neal RE, Bettelheim F A, Lin C, et al. Alterations in human vitreous humour following cataract extraction [J]. Exp Eye Res, 2005, 80 (3):337–347.

[49] Ivastinovic D, Schwab C, Borkenstein A, et al. Evolution of early changes at the vitreoretinal interface after cataract surgery determined by optical coherence tomography and ultrasonography [J]. Am J Ophthalmol, 2012, 153 (4): 705–709.

[50] Ripandelli G, Coppé AM, Parisi V, et al. Posterior vitreous detachment and retinal detachment after cataract surgery[J]. Ophthalmology,2007, 114 (4):692–697.

[51] Lim JW, Ryu SJ. Surgical outcomes for primary rhegmatogenous retinal detachments in patients with pseudophakia after phacoemulsification [J]. Korean J Ophthalmol,2011, 25 (6):394–400.

[52] Ashrafzadeh MT, Schepens CL, Elzeneiny II, et al. Kraushar, M. F., Aphakic and phakic retinal detachment. I. Preoperative findings [J]. Arch Ophthalmol,1973, 89 (6):476–483.

[53] Mahroo OA, Dybowski R, Wong R, et al. Characteristics of rhegmatogenous retinal detachment in pseudophakic and phakic eyes [J]. Eye (Lond) ,2012, 26 (8): 1114–1121.

[54] 刘文 . 临床眼底病（外科卷）[J]. 临床眼科杂志 ,2014(6):319–322.

[55] 张皙 . 提高视网膜脱离手术的成功率 [J]. 眼外伤职业眼病杂志 2003, 25 (10):651–653.

[56] 张卯年 , 胡春 , 姜彩辉 . 巩膜环扎术在孔源性视网膜脱离玻璃体手术中的应用评价 [J]. 中华眼底病杂志 , 2002, 18 (3):212–214.

[57] Campo RV, Sipperley JO, Sneed SR, et al. Pars plana vitrectomy without scleral buckle for pseudophakic retinal detachments [J]. Ophthalmology, 1999, 106 (9): 1811–1815; discussion 1816.

[58] Brazitikos PD, Androudi S, Christen WG. Primary pars plana vitrectomy versus scleral buckle surgery for the treatment of pseudophakic retinal detachment: a randomized clinical trial [J]. Retina,2005, 25 (8):957–964.

[59] Cankurtaran V, Citirik M, Simsek M, et al. Anatomical and functional outcomes of scleral buckling versus primary

vitrectomy in pseudophakic retinal detachment [J] . Bosn J Basic Med Sci, 2017, 17 (1):74–80.

[60] The classification of retinal detachment with proliferative vitreoretinopathy [J] . Ophthalmology,1983, 90 (2): 121–125.

[61] Speicher MA, Fu AD, Martin JP, et al. Primary vitrectomy alone for repair of retinal detachments following cataract surgery [J] . Retina, 2000, 20 (5):459–464.

[62] Wilkinson CP. Pseudophakic retinal detachments [J] . Retina, 1985, 5 (1):1–4.

[63] Greven CM, Sanders RJ, Brown GC, et al. Pseudophakic retinal detachments. Anatomic and visual results [J] . Ophthalmology, 1992, 99 (2): 257–262.

[64] Wilkinson CP. Retinal detachments following intraocular lens implantation [J] . Ophthalmology, 1981, 88 (5):410–413.

[65] Pastor JC, Fernández I, Rodríguez delaRúa E, et al. Surgical outcomes for primary rhegmatogenous retinal detachments in phakic and pseudophakic patients: the Retina 1 Project--report 2 [J] . Br J Ophthalmol, 2008, 92 (3): 378–382.

[66] 李慧丽，张皙，李佩娟 . 人工晶体植入术后视网膜脱离 [J] . 中国实用眼科杂志，2001, 19 (7): 539–541.

[67] 蒋沁，姚进，袁南荣 . 无裂孔性视网膜脱离的临床治疗 [J] . 中国实用眼科杂志，2001(02)：103–104.

[68] 龚启荣 . 未发现裂孔的视网膜脱离的诊断与处理 [J] . 中华眼底病杂志 ,1998,(02):3–5.

[69] Wu WC, Chen MT, Hsu SY, et al. Management of pseudophakic retinal detachment with undetectable retinal breaks [J]. Ophthalmic surgery and lasers, 2002, 33 (4): 314–318.

[70] 何晓璐，卢宁 . 未找到明确裂孔的原发性视网膜脱离的术式选择 [J] . 中国实用眼科杂志，2007(02):198–200.

[71] 张书，马建军，汪向利，等 . 巩膜扣带术治疗术前未发现裂孔视网膜脱离的临床疗效 [J] . 中国实用眼科杂志，2018, 36 (02): 160–162.

[72] 钟红，刘肖艺，陈春明 . 巩膜扣带术治疗术前未发现裂孔的视网膜脱离 [J]. 中华眼外伤职业眼病杂志 ,2012(10): 786–788.

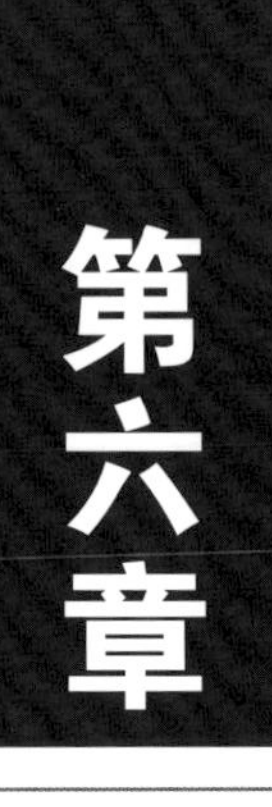

第六章 有晶状体眼后房型人工晶状体植入术后视网膜脱离

眼内屈光手术目前最常用的是有晶状体眼后房型人工晶状体 (lmplantable contact lens,ICL) 植入术，手术适应证广泛，包括高度近视、远视、屈光参差、圆锥角膜以及其他由于各种原因无法行角膜手术的屈光不正患者，在矫正屈光不正的同时可保持角膜组织的完整性。随着 ICL 设计的改进及临床技术的提高，ICL 植入术的安全性和有效性得到广泛肯定，但在临床应用中也发现 ICL 植入术后可能存在视物不适、高眼压、白内障、ICL 移位等并发症。[1]关于 ICL 术后发生视网膜脱离的并发症少有报道，但在临床上笔者每年都会遇到几例。以下将从几方面阐述 ICL 术后视网膜脱离的临床特点，探讨手术方式的选择及预后。

第一节 ICL 的发展及其适应证

1986 年，由俄罗斯专家 Fyodorov 医师设计的 ICL 材质为硅凝胶。[2]眼内植入后可有效矫正高度近视，但其极易诱发白内障和葡萄膜炎。可植入型胶原人工晶状体（implantable collamer lens， ICL），又称有晶状体眼后房型人工晶状体，2005 年获得了美国食品药品监督管理局（FDA）的批准并用于临床。ICL 植入术目前成为后房型有晶状体眼人工晶状体（posterior chamber phakic intraocular lens， PCPIOL）植入术治疗部分屈光不正的首选术式。[3]近年来随着 ICL 在临床上的应用，也不断在更新换代，目前最新的 V4c 型 ICL 比之前的 V4 型增加了中央孔，使 ICL 植入术在术前或术中不需行周边虹膜切除术，减少了手术操作，缩短了术后的恢复时间，为患者提供了良好的视力和屈光结果，手术的安全性、有效性和可预测性经过术后长期对眼内压、角膜内皮计数和拱高等参数的评估得到证实。

第二节 ICL 手术并发症

一、高眼压及青光眼

ICL 植入术后在不同时间段内引起眼压升高的原因各有不同，需要针对不同病因进行相应的处理。2016 年，Almalki 等[4]针对 V4 型 ICL 进行了一项临床研究：纳入 534 只眼，对 ICL 植入术后眼压升高的原因进行了分析。结果显示，术后 6 个月内 10.8% 发生眼压升高，其中大多数 (39.7%) 发生在术后 1 天内，主要原因是黏弹剂残留；还有 37.9% 在 2~4 周内因激素反应引发高眼压；10.3% 的患眼由于术后拱高过高及瞳孔阻滞引起眼压升高（拱高为 ICL 后表面到自身晶体前表面的距离），一般主张在临界范围内密切观察，因拱高的问题导致眼压增高需重新更换人工晶状体的现象也并不少见；另有 6.9% 的患眼发生房角关闭。在临床处理中，这些术后发生的高眼压可通过吸除黏弹剂，激素使用期的抗青光眼药物治疗，甚至增加虹膜周切手术，摘除人工晶状体来降低眼压。引发眼压增高的其他原因还包括潜在的房角结构异常，前房的炎症渗出阻塞小梁网，以及 V4 型 ICL 术前虹膜周切不彻底导致术后瞳孔阻滞等。而 V4c 型 ICL 中央孔的存在使得术后眼压升高的概率大大降低。[5]

二、白内障、角膜内皮细胞丢失

除了罕见的不良事件外，白内障形成是 ICL 植入最常见的问题。除了手术操作本身可能带来的风险，还与慢性炎症、血 – 房水屏障的改变、人工晶状体拱高、晶状体间隙、年龄等因素有关。根据 2021 年一项荟萃了 35 项临床研究 2904 只眼 Meta 分析推测，ICL 术后白内障的患病率为 0.17%。[6]而角膜内皮细胞丢失主要发生在手术过程中，在术后会逐渐达到稳定状态（或较低的损失率）。在短期随访期间，角膜内皮的损失值在 5.5%~8.5% 之间。相比之下，较长的随访研究报告的值较低。[7]

三、ICL 移位

一些研究中报道了 ICL 旋转（>30°）[8, 9]解决的方法是，需要再次手术重新旋转或人工晶状体置换手术。

四、眼底出血、视网膜脱离

ICL 植入手术患者大多数为高度近视患者。术中、术后眼底早期并发症可能与手术中眼压骤升骤降有关，但远期并发症发生可能原因更大程度应与病理性近视视网膜病变有关。2017 年 1 例病例报道了 ICL 植入术后 1 周患者术眼视力急剧下降，经检查发现该眼黄斑出血，眼底荧光血管造影提示黄斑区可见新生血管。此例患者发生眼底出血的主要原因是黄斑存在新生血管，手术可能是其诱因，该患者经过抗新生血管治疗后视力明显提升。[10]2012 年一篇国内文献报道 498 例（993 眼）患者中术后 1.5 年发现视网膜马蹄形裂孔两只眼（0.2%），行眼底激光治疗，未发生视网膜脱离。[7]Ruiz–Moreno 等[11]发现，在屈光手术前治疗的易感病变患者中，视网膜脱离的发生率很高。因此术前需要详细检查视网膜情况，排查有无高危因素存在，一旦发生此类情况，需要及时处理。

MartínezCastillo 等人研究 991 只眼植入 PCPIOL 后 RRD 发生率为 2.07%，16 只视网膜脱离眼中 10 只眼行巩膜扣带术（62.5%），5 只眼（31.25%）行玻璃体切割术，术后视网膜复位率达到100%。[12] Zaldivar等[13]报道了124例PCPIOL植入术后随访11个月，1例发生孔源性视网膜脱离（0.8%）。据报道，近视度数在4.75D以上的眼RRD的发病率为0.015%，5.00~9.75D的眼的发病率为0.07%，大于10.00D的眼的发病率为0.075%。[14]有作者推测PCPIOL的植入可能会导致玻璃体基底部前缘或后缘的牵引导致视网膜撕裂孔的产生，从而继发视网膜脱离。[15]但也有作者认为，PCPIOL植入术与RRD并没有关系[16]，这些视网膜脱离是高度近视患者视网膜脱离的自然病史的一部分。换句话讲就是，近视是一个公认的玻璃体视网膜病变等并发症的诱发因素，无论任何手术方式都可能发生。病例报道无法得出流行病学特征，也没有明确的证据表明ICL手术和玻璃体视网膜并发症之间存在因果关系。[17]还有学者认为ICL植入后视网膜脱离发生率为0.32%，可能的解释是所有计划植入ICL的患者都被转诊到视网膜专家进行详细的眼底检查及评估。然而必须指出的是，这些比率取决于随访时间、患者的年龄和近视的严重程度。[17]

第三节　ICL术后视网膜脱离手术方式选择及预后

一、巩膜扣带术

有学者认为，PCPIOL的存在并没有增加在进行手术时识别和定位裂孔的困难，与未进行屈光手术的近视眼相似[16]，但屈光状态尤其是角膜屈光率的改变需要被关注。笔者认为，应根据裂孔位置及象限范围尽可能设计最小量手术方案，能选择单纯巩膜外垫压，就尽量减少360°环扎带的使用，并且在术中定位裂孔时应尽可能减少长时间的顶压，减少对角膜曲率及ICL位置的影响。

二、玻璃体切除手术

PPV在这类患者中的主要缺点是有晶状体核硬化的风险，而年龄的增加也会是术后晶状体核硬化进展的一个危险因素。ICL术后视网膜脱离行玻璃体切除联合硅油填充眼术后眼压增加可能的原因有：瞳孔阻滞（超大ICL和过高的拱高或堵塞虹膜周切口[18]），房水迷留[19]，色素播散[13]，激素反应[4]，黏弹剂残留和已存在的青少年开角型青光眼。[21]笔者认为，ICL术后的硅油填充眼出现术后并发症的概率的确较高度近视眼发生视网膜脱离术后的硅油填充眼要高。除了要考虑硅油过量、炎症反应、类固醇激素反应和患者本身并发开角型青光眼的可能，还应考虑色素播散堵塞中央孔及房角、晶体虹膜隔前移、ICL加重瞳孔阻滞等因素。常规处理手段若收效甚微，则需考虑行ICL取出。但通常患者都很难接受取出ICL，需要良好沟通。

总之，ICL植入目前已在临床应用于部分屈光不正患者的屈光矫治，效果较好，但术后早期及远期会有一些并发症及与高度近视相关的并发症发生。因此对高度近视患者的ICL植入术前需仔细检查眼底，评估预后；术后要定期随诊，及早发现问题，及时处理。

（龚珂）

病例 12

有晶状体眼后房型人工晶状体植入术后视网膜脱离——左眼巩膜环扎 + 外垫压术。

基本信息：女性，29 岁。　　　　就诊时间：2020-06-17

主诉：左眼突然视物不见 5 天。

既往史：双眼高度近视病史，双眼 ICL 术后 8 年，既往体健。

眼部检查：

表病例 12-1　眼部检查结果

	右眼	左眼
视力	0.6	0.06
矫正视力	1.0	不提高
眼压	18.5mmHg	13.4mmHg
眼前节	角膜清，前房（-），双眼晶状体前见人工晶体，位置正	
玻璃体	无明显混浊	少量色素颗粒
眼底	视网膜平伏，呈豹纹状	1:00-6:00 视网膜呈青灰色隆起累及黄斑区，3:00 及 4:00 各见 1 个马蹄形裂孔约 1PD，2:00-5:00 赤道部蜗牛迹样变性

影像检查：

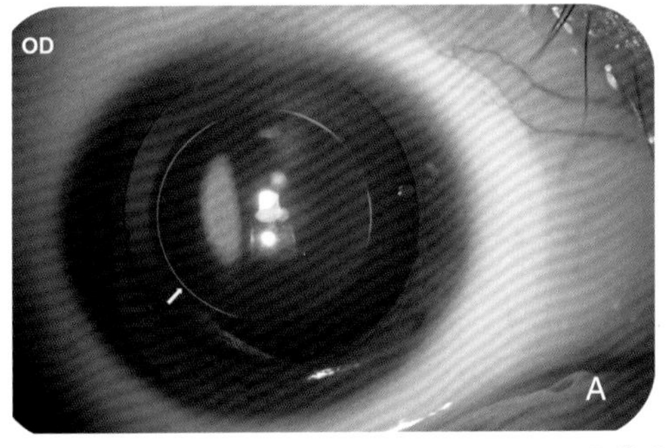

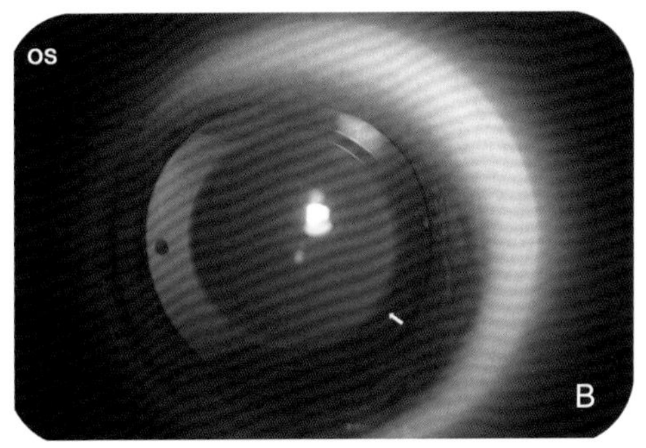

图病例 12-1　双眼前节照相（2020-06-17）

双眼晶状体前见人工晶状体。

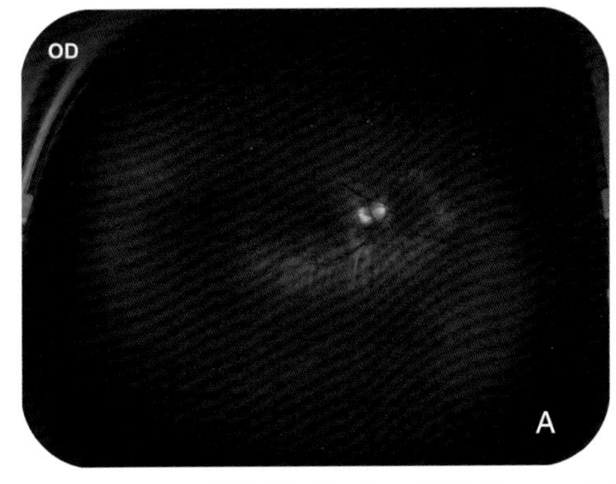

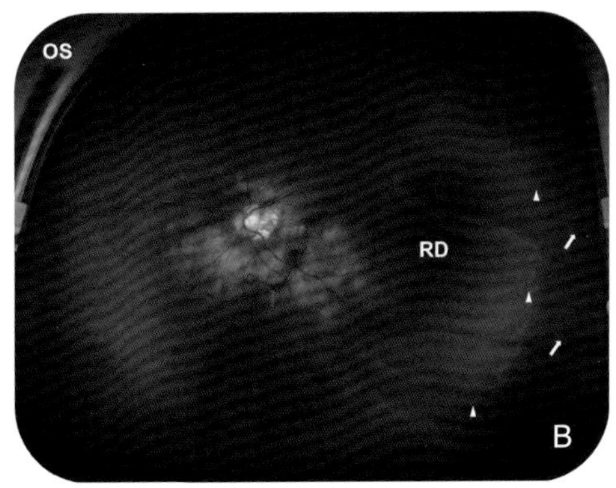

图病例 12-2　双眼 Optos 超广角成像彩图（2020-06-17）

A. 右眼底视网膜平伏呈豹纹状；B. 左眼玻璃体见 Weiss 环（红色箭头），眼底颞侧视网膜青灰色隆起，3:00 及 4:00 各见 1 个马蹄形裂孔约 1PD（白色箭头），2:00-5:00 赤道部见蜗牛迹样变性（白色三角）。

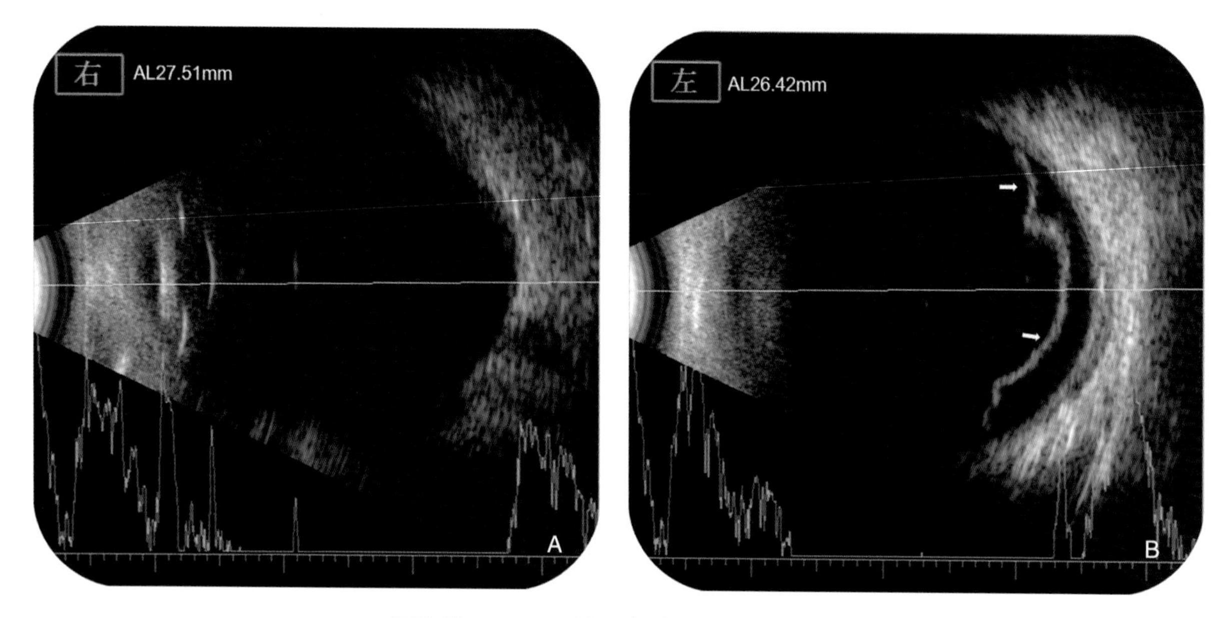

图病例 12-3　双眼 B 超（2020-06-17）

A. 右眼未见视网膜脱离光带；B. 左眼见视网膜脱离光带（白色箭头）。

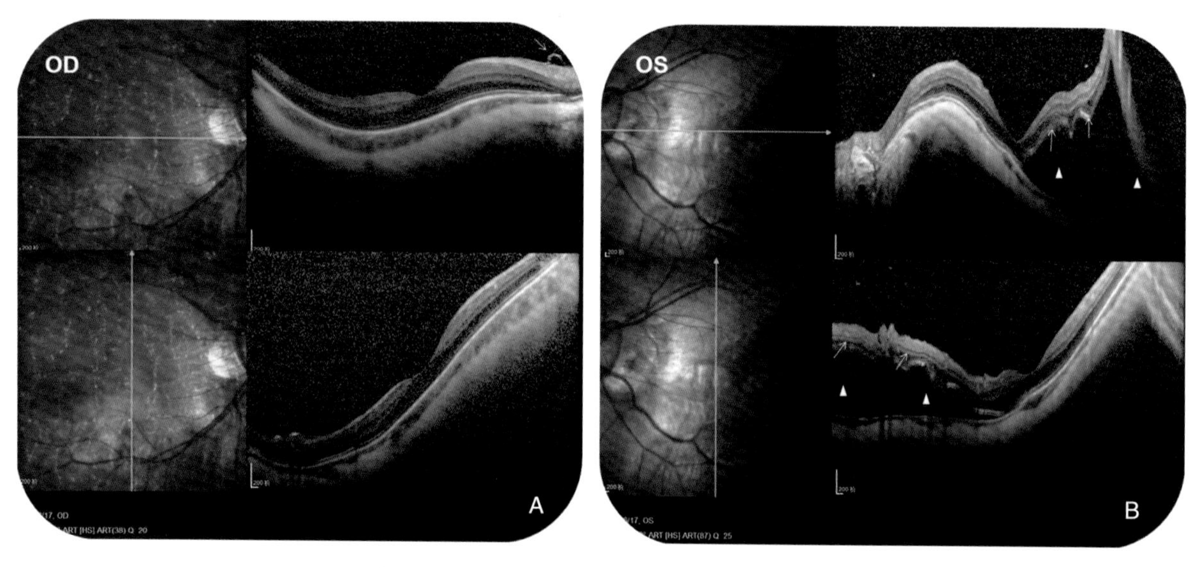

图病例 12-4　双眼黄斑 OCT（2020-06-17）

A. 右眼黄斑区各层结构清晰；B. 左眼黄斑区神经上皮脱离水肿（白色箭头），神经上皮下积液（白色三角）。

诊断：①左眼孔源性视网膜脱离；②双眼有晶状体眼后房型人工晶状体植入术后；③双眼高度近视。

治疗：2020 年 6 月 22 日在局部麻醉下行左眼巩膜环扎 + 外垫压术。

术中 240# 环扎带赤道部环扎，接头置于鼻上；视网膜裂孔定位后 276# 硅胶轨道放置于环扎带下 2:00-5:00；前房穿刺放房水调整眼压；术后包双眼制动（图病例 12-5）。

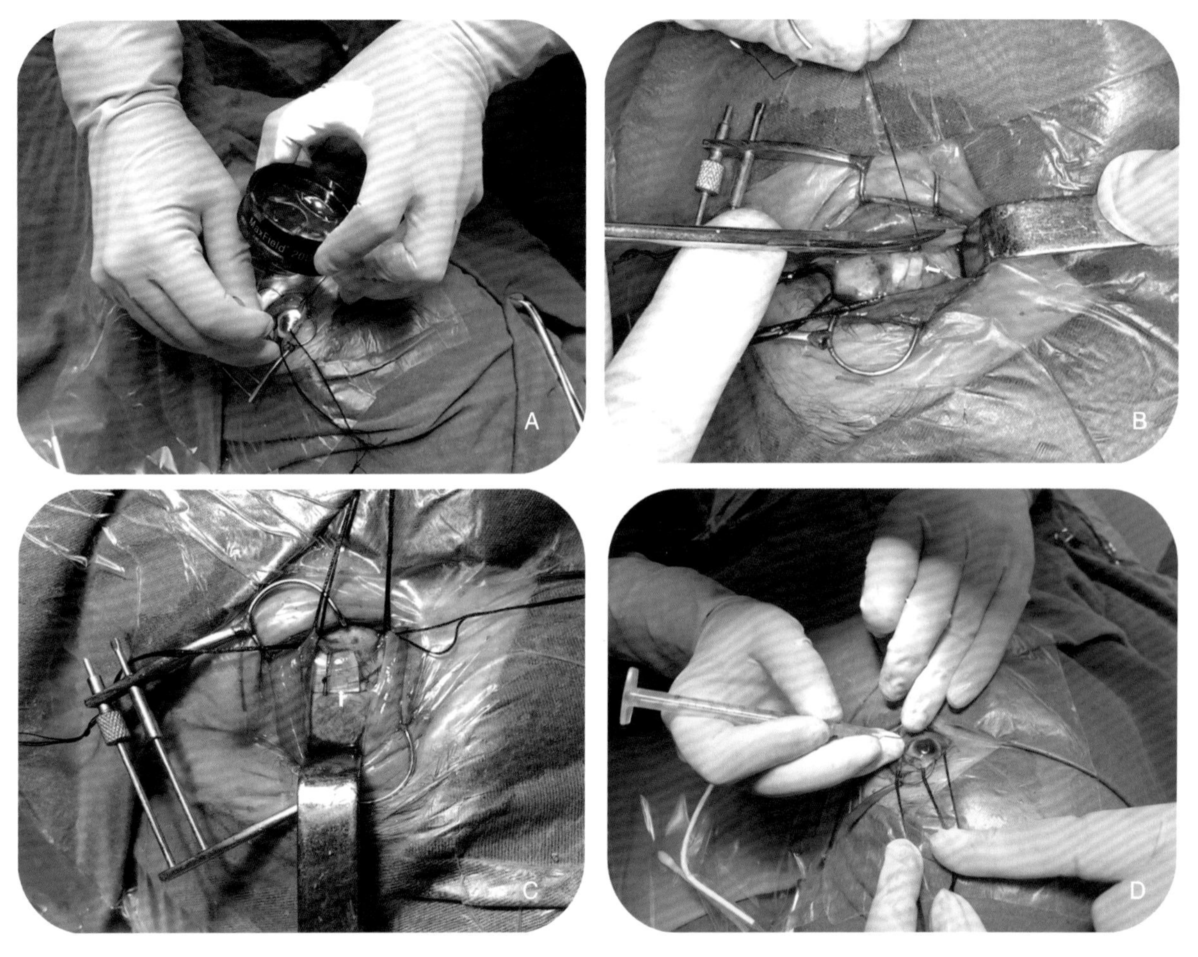

图病例 12-5　手术

A. 间接镜下视网膜裂孔定位；B. 缝线固定 240# 环扎带；C. 缝线固定 276# 硅胶轨道；D. 前房穿刺放房水调整眼压。

复查：

（1）2020 年 6 月 23 日左眼巩膜环扎 + 外垫压术后第 1 天。

视力：OD 1.2，OS 0.1。眼压：OD 17.7mmHg，OS 11.6mmHg。视网膜未平伏，裂孔均位于人工嵴上。给予口服中药促视网膜下液吸收，嘱休息，减少活动。

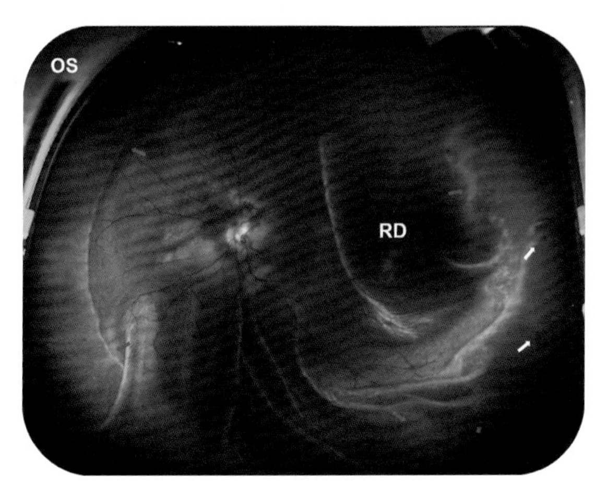

图病例 12-6　Optos 超广角成像彩图（2020-06-23）

左眼底视网膜未复位，视网膜下液较多，裂孔位于术嵴上（白色箭头），环扎嵴可见（蓝色箭头）。

（2）2020 年 7 月 8 日左眼巩膜环扎 + 外垫压术后 2 周。

视力：OD 0.8，OS 0.12。眼压：OD 17.6mmHg，OS 11.9mmHg。视网膜已平伏，裂孔均位于人工嵴上，视网膜下残余少量下液。给予视网膜裂孔周围光凝包绕处理。

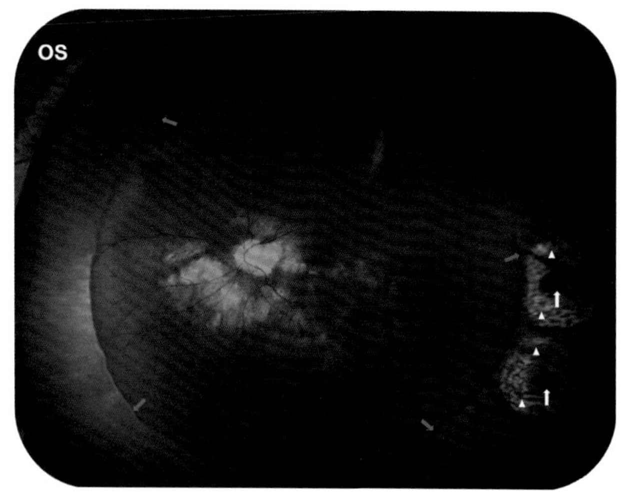

图病例 12-7　Optos 超广角成像彩图（2020-07-08）
左眼视网膜平伏，呈豹纹状改变，环形术嵴隆起（蓝色箭头），裂孔位于嵴上（白色箭头），孔周光凝斑（白色三角）。

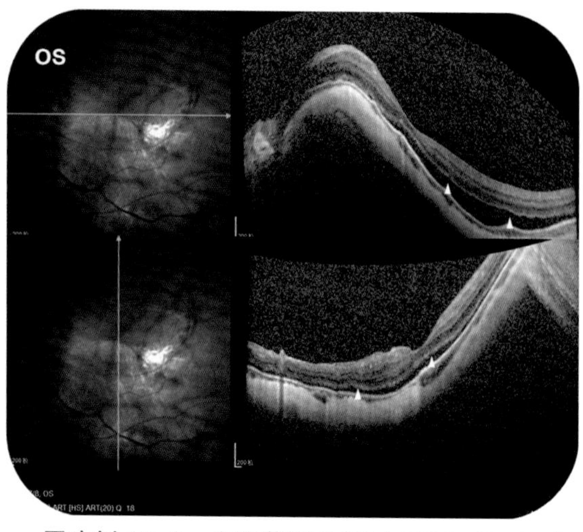

图病例 12-8　左眼黄斑 OCT（2020-07-08）
视网膜神经上皮下少量积液较术前明显减少（白色三角）。

（3）2021 年 2 月 20 日左眼巩膜环扎 + 外垫压术后 8 个月。

视力：OD 0.8，OS：0.2 → 0.6。眼压：OD 14.6mmHg，OS 13.8mmHg。视网膜平伏，裂孔均位于人工嵴上，孔周见色素沉着。

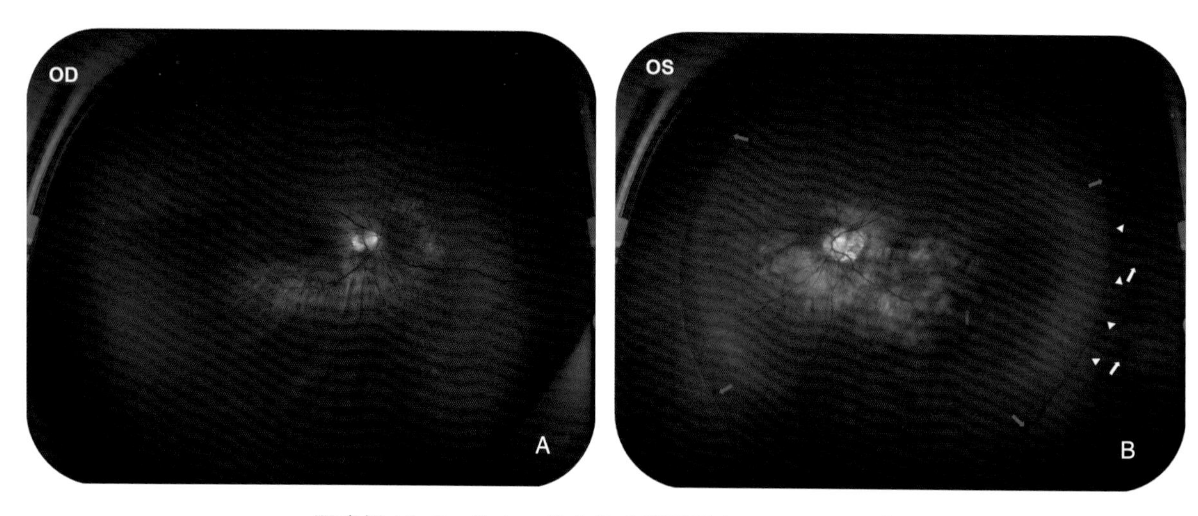

图病例 12-9　Optos 超广角成像彩图（2021-02-20）
A. 右眼底视网膜呈豹纹状；B. 左眼底视网膜平伏，环形术嵴可见（蓝色箭头），3：00 及 4:00 视网膜裂孔位于术嵴（白色箭头），孔周见色素沉着（白色三角）。玻璃体可见 Weiss 环（红色箭头）。

解析：

该病例为有晶状体眼人工晶状体植入术后视网膜脱离，术前详细检查及评估后认为，裂孔明确，无明显增殖，故选择外路手术方式。手术步骤与一般孔源性视网膜脱离相似，应注意：

①由于人工晶状体的干扰会影响眼底的检查，术前及术中应仔细检查，避免遗漏裂孔；②术中操作及视网膜裂孔定位顶压巩膜时要操作轻柔，避免 ICL 移位；③避免做较多的视网膜下液放出，以免引起眼内压过低、ICL 移位。本例为避免因视网膜下液放出可能引起眼压低、ICL 移位，故采用多次前房穿刺放液，调控眼压。术后早期视网膜未复位，视网膜下液较多，经检查视网膜裂孔位于术嵴，故给予口服中药治疗，密切随访观察，经治疗后视网膜下液逐渐吸收、复位，视力改善。对于此类患者，如果术后视网膜裂孔位于术嵴，视网膜下液未及时吸收，需耐心等待，避免过急二次手术。

（病例提供医师：雷春灵　龚　珂）

参考文献

[1] 胡宗莉，叶剑．有晶状体眼后房型人工晶状体植入矫正屈光不正的临床进展［J］．中华眼视光学与视觉科学杂志，2019,21 (9): 715-720. DOI: 10.3760/cma.j.issn.1674-845X.2019.09.012.

[2] 张振平，陈子林．人工晶状体屈光手术学［M］．北京：人民卫生出版社，2009：511-513.

[3] 张彧，刘文洁，刘杰为．可植入型胶原人工晶状体植入术后安全性及视觉质量研究进展［J］．中国药物与临床，2021,21(18):3101-3105.DOI:10.11655/zgywylc2021.18.013.

[4] Almalki S, Abubaker A, Alsabaani NA, et al. Causes of elevated intraocular pressure following imp antation of phakic intraocular lenses for myopia［J］. Int Ophthalmol, 2016,36(2):259-265.001 10.1007/s10792-015-0112-4.

[5] Alfonso JF, Lisa C, Fern á ndez-vega Cueto L, et al. Clinical outcomes after implantation of a posterior chamber collagen copolymer phakic intraocular lens with a central hole formyopic correction［J］. J Cataract Refract Surg, 2013.39(6):915-921.DOL0.1016/jcrs.2013.01.036.

[7] 周天安，沈晔，汪阳，等．有晶状体眼后房型人工晶状体植入矫正高度近视的中远期疗效评价［J］．中华眼科杂志，2012,48(04): 307-311.DOI:10.3760/cma.j.issn.0412-4081.2012.04.005.

[8] Pjano MA, Pidro A, Biscevic A, et al. Pandzic B & Cerovic V: Refractive outcomes of posterior chamber phakic intraocular lens implantation for correction of myopia and myopic astigmatism［J］. Med Arch,2017,71: 93-96.

[9] Kamiya K, Shimizu K, Igarashi A, et al. Posterior chamber phakic intraocular lens implantation: comparative, multicentre study in 351 eyes with low-to-moderate or high myopia［J］. Br J Ophthalmol, 2018, 102: 177-181.

[10] 罗启惠，胡春明，熊洁．有晶状体眼后房型人工体植入术后黄斑出血 1 例［J］．局解手术学杂志，2017, 26(5):384-385.DOI:10.11659/jjssx.12E016007.

[11] Ruiz-Moreno JM, AlióJL, Pérez-Santonja JJ, et al. Retinal detachment in phakic eyes with anterior chamber lenses to correct severe myopia［J］. Am J Ophthalmol,1999,127:270-275.

[12] MartínezCastillo V, Boixadera A, Verdugo A, et al. Rhegmatogenous retinal detachment in phakic eyes after posterior chamber phakic intraocular lens implantation for severe myopia［J］. Ophthalmology, 2005,112:5805.

[13] Zaldivar R, Davidorf JM, Oscherow S. Posterior chamber phakic intraocular lens for myopia of 8 to 19 diopters［J］. J Refract Surg, 1998,14:294-305.

[14] Wilkinson CP, Rice TA. Michels Retinal Detachment［J］. St. Louis: C.V. Mosby, 1997:29-99.

[15] Panozzo G, Parolini B. Relationships between vitreoretinal and refractive surgery［J］. Ophthalmology,2001,108:1663-1668.

[16] Vicente, Martínez-Castillo, Anna, et al. Rhegmatogenous retinal detachment in phakic eyes after posterior chamber phakic intraocular lens implantation for severe myopia［J］.Ophthalmology,2005,112(4):580-585.DOI:10.1016/

j.ophtha.2004.09.025.

[17] Mahfouth A, Bamashmus, Seddique A, et al. Posterior vitreous detachment and retinal detachment after implantation of the Visian phakic implantable collamer lens [J]. Middle East African journal of ophthalmology,20(4):327–331. DOI:10.4103/0974-9233.120019.

[18] Bylsma SS, Zalta AH, Foley E, et al. Phakic posterior chamber intraocular lens pupillary block [J]. J Cataract Refract Surg,2002,28:2222–2228.

[19] Kodjikian L, Gain P, Donate D, et al. Malignant glaucoma induced by a phakic posterior chamber intraocular lens for myopia [J]. J Cataract Refract Surg, 2002,28:2217–2221.

[20] Senthil S, Choudhari NS, Vaddavalli PK, et al. Etiology and management of raised intraocular pressure following posterior chamber phakic intraocular lens implantation in myopic eyes [J]. PLoSONE,2016,17(11):e0165469.

[21] Fernandes P, Gonzalez-Meijome JM, MadridCosta D, et al. Implantable collamer posterior chamber intraocular lenses: a review of potential complications [J]. J Refract Surg, 2011,27: 765–776.

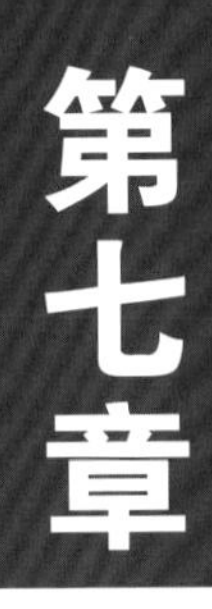

第七章 放射状角膜切开术后视网膜脱离

放射状角膜切开术 (radial keratotomy，RK) 起源于苏联眼科学者 Fyodorov[1]，他对这一手术的发展作出了巨大的贡献，当时获得了满意的矫正效果，在世界各地发展较快。在 20 世纪 80 年代末至 90 年代初广泛用于我国的临床治疗近视。由于手术方式、设备、技巧等因素的作用及 RK 手术预测性和准确性差，即使具备良好的手术设备和技巧，术后常常出现屈光回退、欠矫和散光增加，对矫正高度近视效果较差，术后遗留较明显的角膜瘢痕，导致角膜强度减弱，因外伤等易出现角膜破裂。[2] 随着屈光手术的快速发展，RK 手术因为并发症太多，现在临床已不再应用。下面将根据 RK 手术的原理、手术特点、重点是相关并发症及 RK 术后视网膜脱离等进行逐一阐述。

第一节　放射状角膜切开术

一、手术原理

RK 是对角膜的非瞳孔区做 4~12 条放射状、深度达到角膜厚度 90% 以上的非穿透性放射状角膜切口，使其周围组织对角膜中央光学区产生张力，从而使角膜中央光学区变平，曲率半径增大，屈光力降低来矫正近视。术后效果决定于切口的深度、数目和术前屈光度数等。

二、特点

作为早期治疗近视的有效方法，RK 以其操作简单、手术费用低等特点，在当时得到广泛的临床应用，对于中低度的近视患者带来一定的手术治疗效果。

三、不足

RK 术后存在的主要问题有术后早期的屈光回退、后期的过矫、术后角膜的不规则散光以及光学质量差，而中央区定位错误和术后瘢痕收缩则会引起 RK 术后角膜的不规则散光。RK 术后的散光考虑为原有散光未完全矫正导致的散光残留，也可以是新的手术源性的散光，有报道[3]称术后散光的发生率高达34%。而不规则散光为角膜表面粗糙不平所致。

第二节　与放射状角膜切开术相关并发症

一、眼球破裂

RK手术中角膜上皮、前弹力层及基质层均被切开，改变了角膜曲率后再自行愈合。若干年后受到手术或外伤后易自手术切口最薄弱的地方裂开，且不容易自愈。组织学[4]发现，该深度的损伤完全愈合时间长达66~77个月，在伤口未完全愈合之前，瘢痕组织对外力的抵抗力明显下降。RK术后角膜中被切断的胶原纤维由瘢痕组织代替，其抗张力强度有所下降，即便切口完全愈合，其抗张力强度也较正常为低。目前报道[5-7]RK术后发生眼球破裂的时间为3个月到7年[6]，也有报道在术后8年[8]、12年[9]及20年[10]仍有眼挫伤导致的眼球破裂的报道。因此RK手术逐渐被其他屈光手术取代。

二、角膜内皮细胞改变

国外有学者[11]认为，RK术后角膜内皮细胞改变的机制是前弹力层和深层角膜基质切开后导致角膜伸展，加之内皮细胞间张力牵拉导致了内皮层损伤，这种损伤早期可引起细胞水肿，进一步发展可引起内皮细胞的变形、退化及丢失，同时因为健康的角膜内皮细胞进行移行、扩大补充受损部位而引起细胞形态、密度及分布的进一步改变，损伤后的角膜内皮细胞可自我修复[12]。Bergman等[13]发现RK引起的角膜内皮细胞丢失与以下2个因素有关：角膜内皮细胞的丢失率与切口数目呈正相关；与术后间隔时间呈负相关，术后即刻的内皮细胞丢失率明显多于术后4小时的丢失率。同时也有报道[11]指出，RK术后长期观察发现角膜内皮细胞形态并无明显改变。还有学者[14]报道，术后随访1年角膜中央内皮细胞形态改变并不明显，但RK将增加角膜内皮功能失代偿的风险。黄菊天等[15]对RK术后患者观察6~24个月发现，角膜中央与周边区的内皮细胞形态并无明显改变。

三、屈光回退

RK手术治疗低中度近视优于高度近视，但是也存在问题，即屈光的回退。RK术后近视的回退与多种因素有关，矫正不足是RK术后常见的并发症，特别多见于高度近视。

第三节　放射状角膜切开术后视网膜脱离及治疗

1986年有学者[16]，对13例RK术后不同的并发症进行了汇报，其中视网膜脱离是影响患者视力的严重并发症。随后国内外学者对RK术后RD纷纷进行病例汇报，报告术后发生时间在RK术后40天至8月[17]，但未证实RD与RK手术之间有直接关系。随着更多的RK术后发生视网膜脱离患者的出现，眼科学者们[4,18-20]对RK进行观察随访后分析认为，RD的发生应该与患者近视眼的自然病程有关，放射状角膜切开术后视网膜裂孔及脱离是近视眼自然病程的一种病理性并发症，与RK术无明显关系。RK术后视网膜脱离的治疗方法和其他RD患者相同，巩膜外路手术和玻璃体切割术治疗是有效方法，但RK术后的特殊性给手术治疗增加了一定的难度。RK手术遗留的角膜瘢痕会影响术中的观察，因此对于RK术后视网膜脱离的患者应注意：

一、详细眼底检查

术前需仔细检查眼底，明确视网膜脱离的范围、视网膜裂孔和变性区，制订手术方案。

二、巩膜外垫压或环扎

由于RK术后切口愈合迟缓，有报道[4]RK切口在术后47个月愈合较稳定，66个月才能完全愈合，角膜也不可能恢复到原来的张力强度，因此尽量选择单纯的巩膜外加压术。若需要联合巩膜环扎术，应注意环扎要适度，不宜过紧，调整眼压，尽量缩短手术时间，减少损伤。

三、术中眼压控制

视网膜裂孔定位的顶压要注意力度，巩膜外垫压不宜过大，眼压要适中，不宜过高，防止角膜切痕裂开。

四、玻璃体切割手术

对于多发视网膜裂孔的患者无法行巩膜垫压术可行玻璃体切割手术，术中对视网膜裂孔的封闭尽量采用光凝，少用冷凝，避免顶压及冷凝所致并发症，缩短手术时间，减少损伤，或可在术后给予视网膜光凝封闭裂孔，尽快恢复视功能。

总之，RK手术在临床已被其他屈光手术取代，但RD术后视网膜脱离仍可见，考虑RK手术患者的特点和术后视网膜脱离的治疗，应注意手术方式的选择，术中操作轻柔，控制眼压，尽量避免RK患者角膜并发症的发生。

（邓瑾）

病例13

放射状角膜切开术后视网膜脱离——环扎＋外垫压术。

基本信息：男性，31岁。　　就诊时间：1998-08-22

主诉：左眼视力下降伴黑影5天。

既往史：2年前（1996年7月）行双眼RK手术，双眼高度近视病史。

眼部检查：

表病例 13-1　眼部检查结果

	右眼	左眼
视力	0.4	0.12
矫正视力	1.2	0.3
眼压	16.5mmHg	15.9mmHg
眼前节	角膜可见 12 条放射状切开斑翳，前房（-），晶状体透明	角膜，前房（-），晶状体透明可见 12 条的射状切开斑翳
玻璃体	无明显混浊	可见色素颗粒
眼底	视网膜呈豹纹状	视网膜 1:00-6:00 青灰色隆起，4:30 角膜缘后 14mm 可见 2/3PD 大小圆形裂孔

眼底检查图示：

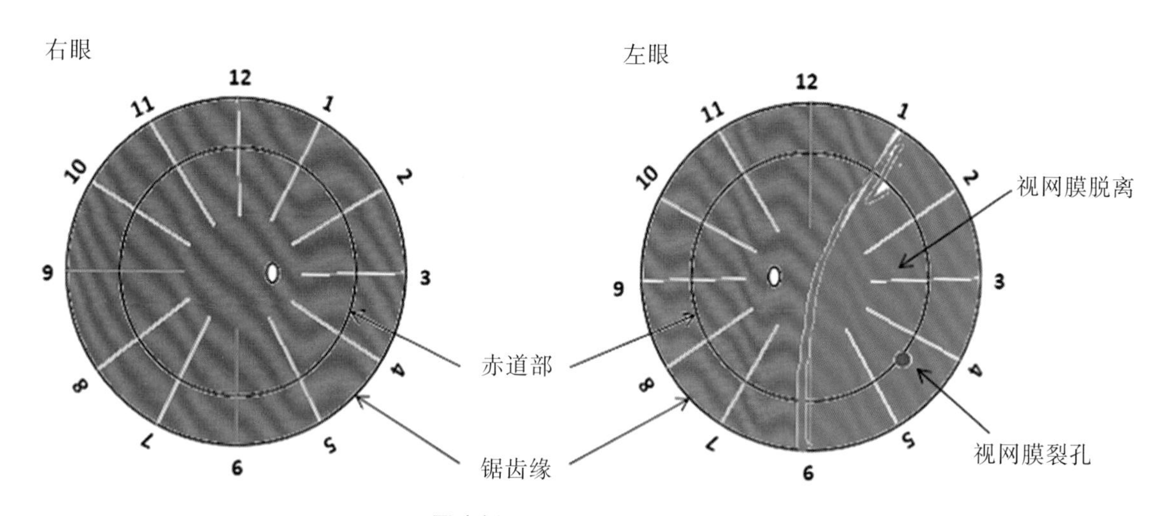

图病例 13-1　眼底检查图示

诊断：①左眼孔源性视网膜脱离；②双眼放射状角膜切开术后；③双眼屈光不正。

治疗：1998 年 8 月 26 日在局部麻醉下行左眼巩膜环扎 + 外垫压 + 脉络膜上腔放液术。

术中使用环扎带 360° 环扎，接头位于鼻上；276# 硅胶轨道于 3:00-7:00 平行于角膜缘距角膜缘 11mm，缝线跨度 9mm 缝合；距角膜缘后 13mm 3:30 点位脉络膜上腔放液约 1.0mL。

复诊：

2022 年 3 月 24 日左眼视网膜脱离复位术后 23 年余。

视力：OD 0.4 -5.25DS/-4.00DC*75° →0.8，OS 0.2 -2.50DS/-6.00DC*165° →0.5。眼压：OD 15.4mmHg，OS 16.8mmHg。双眼角膜见 12 条放射状切痕，前房（-），右眼晶状体透明，左眼晶状体轻混；左眼玻璃体少量色素颗粒，右眼底视网膜呈豹纹状；左眼底视网膜平伏，周边环形术嵴可见，裂孔位于术嵴。

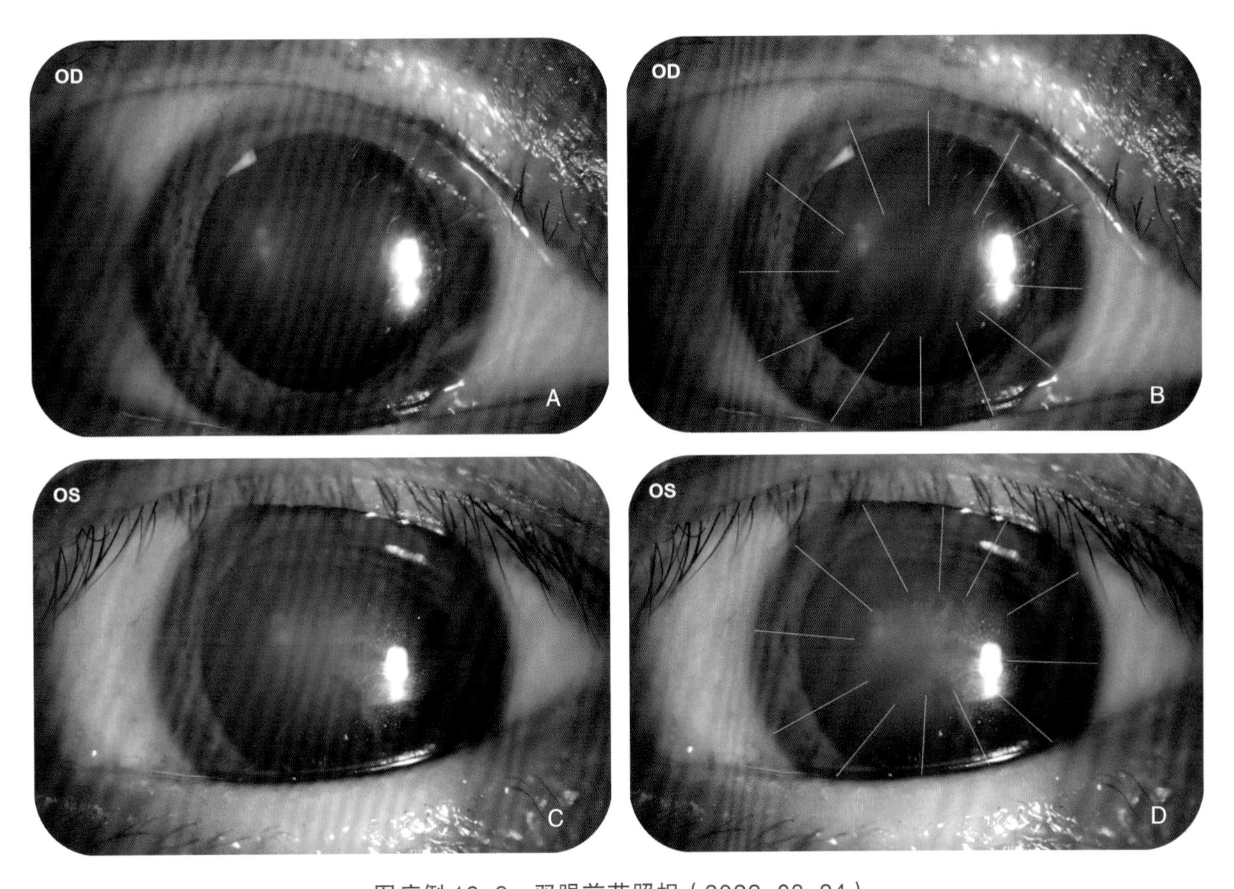

图病例 13-2　双眼前节照相（2022-03-24）

可见双眼 12 条角膜放射状切痕。A 和 B 右眼角膜放射状切痕及标识，C 和 D 左眼角膜放射状切痕及标识。

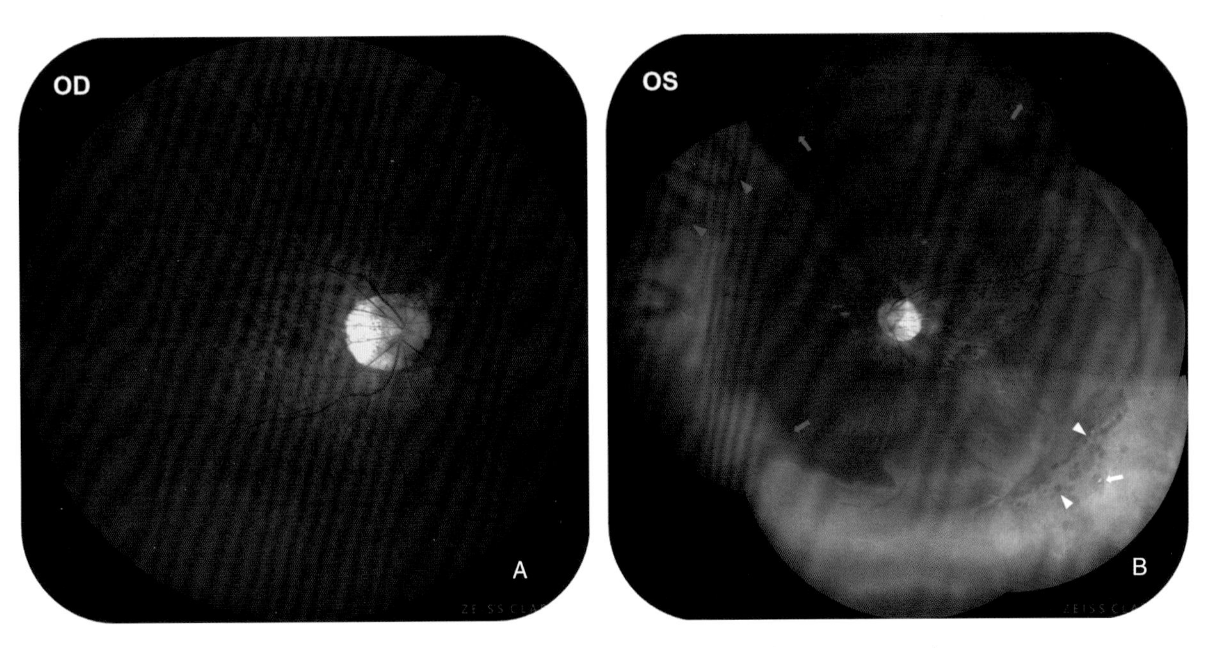

图病例 13-3　双眼 CLARUS 超广角成像彩图（2022-03-24）

A.（133° 彩色图）右眼底视网膜呈豹纹状，视盘边缘近视弧；B.（240° 超广角彩色拼图）左眼底视网膜平伏，呈豹纹状，周边环形术嵴可见（蓝色箭头），裂孔位于 4:30 术嵴（白色箭头），孔后缘见色素沉着（白色三角），颞上术嵴见脉络膜萎缩灶（蓝色三角）。

解析：

该患者于23年前因“左眼孔源性视网膜脱离，双眼角膜放射状切开术后”来我院就诊，病历及手术被详细记录存档，受当时医疗条件限制，未留下就诊时的影像学检查结果。由于双眼角膜放射状切开治疗近视，效果不明确，很快这种手术方式被淘汰，因此近几年类似的眼疾太少。为了了解此类患者的现状及预后，我们寻找到该例患者，并让其于手术后23年来院复查。复查结果显示，左眼视网膜复位良好，视力维持在一定的状态，未见其他并发症。虽然病例数极少，但对于该类患者临床上采用外路手术（巩膜扣带术）促使视网膜脱离复位仍是安全有效的首选方法，术中及术后应注意眼内压的控制，避免眼压过高可能导致的角膜切痕裂开。由于23年前病例数量少，临床经验不足，手术方式选择联合环扎，力保视网膜复位。随着近年来，对该类疾病的认识逐渐深入，目前在临床上首选巩膜外垫压，尽可能避免选择环扎术。

（病例提供医师：雷春灵　邓瑾）

病例14

放射状角膜切开术后视网膜脱离——外垫压＋放液术。

基本信息：男性，44岁。　　就诊日期:2022-05-11

主诉：右眼视网膜脱离复位术后16天。

现病史：16天前因“右眼前黑影飘动5天，视物遮挡1天”在外院眼科就诊，诊为“右眼孔源性视网膜脱离，放射状角膜切开术后”，行右眼巩膜外垫压联合视网膜下液放出术；2天前给予右眼视网膜裂孔光凝处理。现来我院眼科门诊复查。

既往史：20年前（2002年）行“双眼RK手术”（兰州某医院眼科），15年前（2007年）因“左眼视网膜脱离”行外垫压术（西安某医院眼科），双眼高度近视多年。

眼部检查：

表病例14-1　眼部检查结果

	右眼	左眼
视力	0.2	0.2
矫正视力	-3.75DS/-2.00DC*120° → 0.5	-3.75DS/-1.25DC*85° → 0.5
眼压	14.5mmHg	14.0mmHg
眼前节	双眼角膜见12条放射状切痕，前房（-），晶状体透明	
玻璃体	少量色素颗粒	
眼底	视网膜平伏，单下周边是术嵴裂孔位嵴上孔周见光凝斑	视网膜平伏，颞上周边见轻微隆起术嵴，嵴上脉络膜萎缩灶及色素沉着

影像检查：

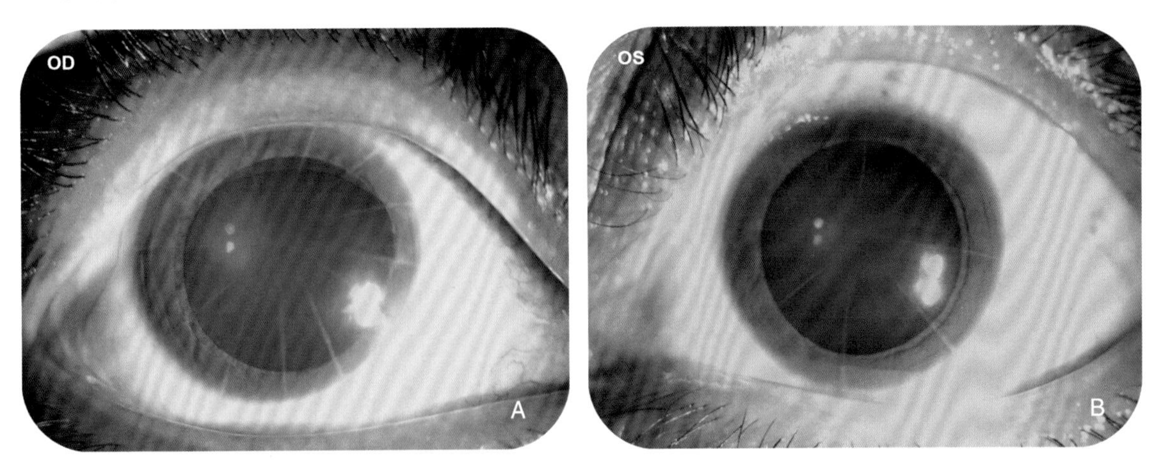

图病例 14-1　双眼前节照相（2022-05-11）

双眼角膜见放射状切痕。

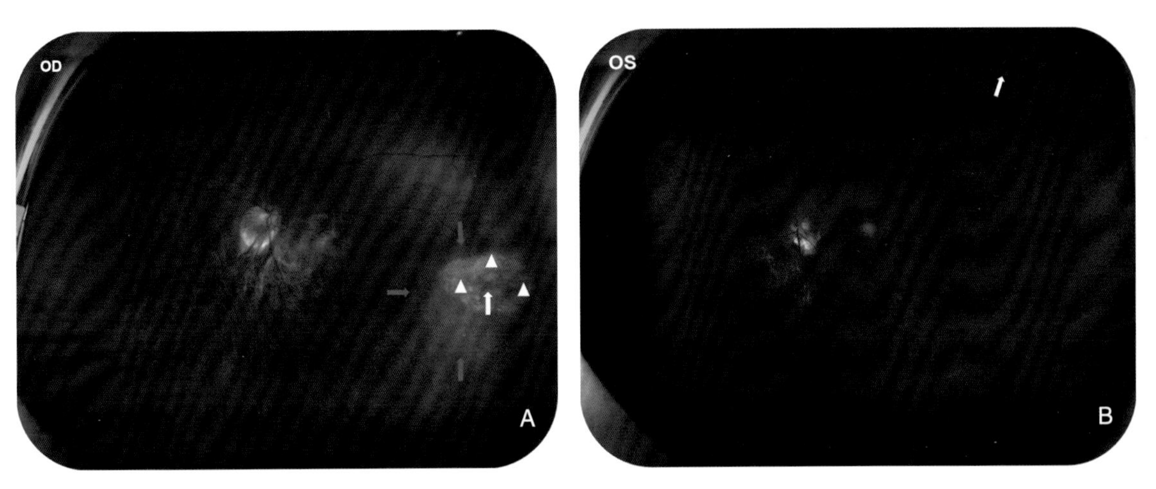

图病例 14-2　Optos 超广角成像彩图（2022-05-11）

A. 右眼底鼻下术嵴明显（蓝色箭头），裂孔位于嵴上（白色箭头），孔周灰白色 3 级光凝斑（白色三角）；B. 左眼颞上见轻度隆起术嵴，嵴上脉络膜萎缩灶及色素沉着（白色箭头）。

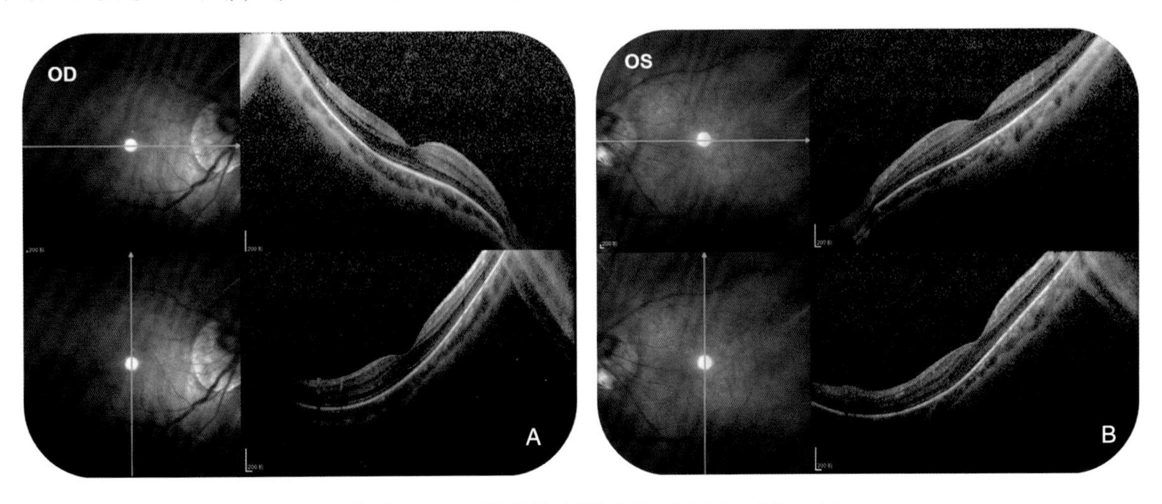

图病例 14-3　双眼黄斑区 OCT（2022-05-11）

黄斑区结构清晰，未见明显异常。

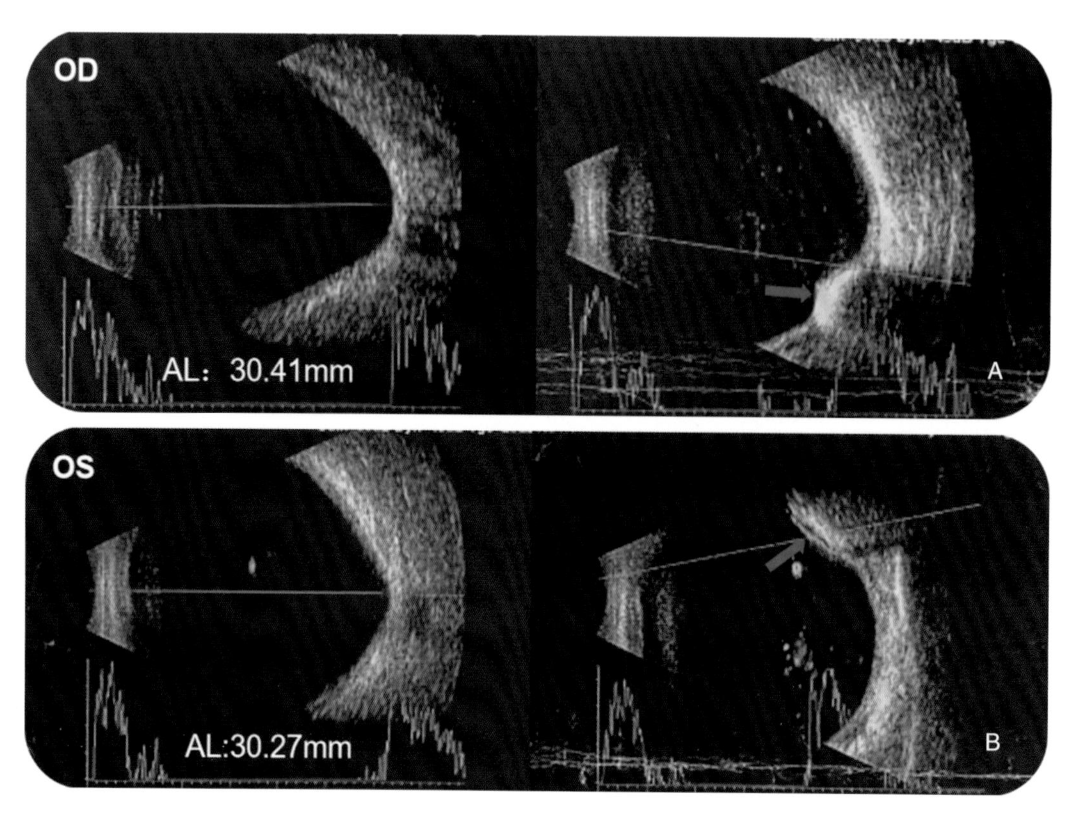

图病例 14-4　双眼 B 超（2022-05-11）

A. 右眼轴 30.41mm，见隆起术嵴明显（蓝色箭头）；B. 左眼轴 30.27mm，颞上稍隆起术嵴（蓝色箭头）。

诊断：①双眼视网膜脱离复位术后；②双眼 RK 术后；③双眼高度近视。

复诊：

2022 年 5 月 24 日右眼巩膜外垫压术后 1 个月。

视力：OD 0.2 → 0.6，OS 0.2 → 0.6。双眼底视网膜平伏，呈高度近视改变，右眼鼻下及左眼颞上术嵴可见，局部见色素沉着。

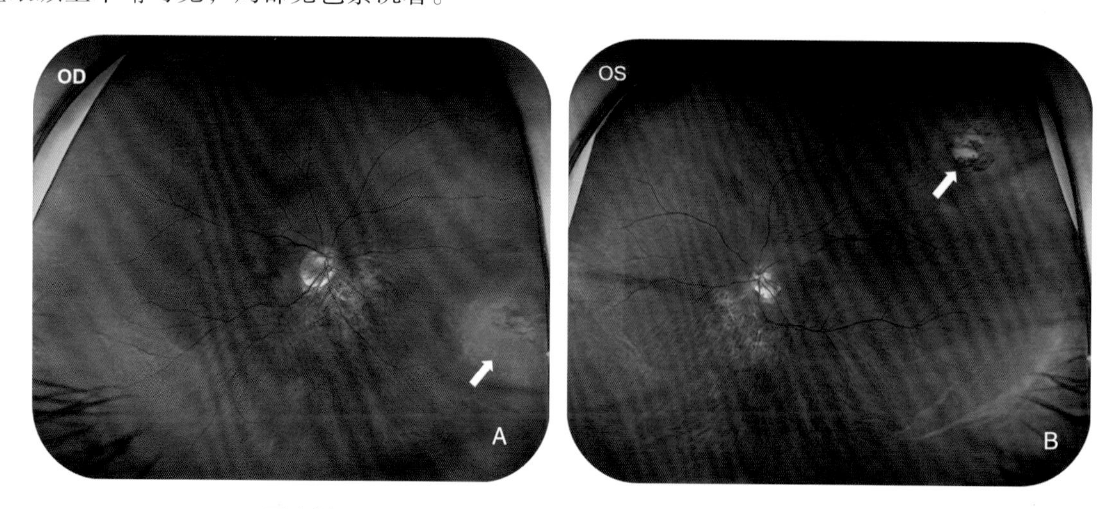

图病例 14-5　Optos 超广角成像彩图（2022-05-24）

A. 右眼底视网膜平伏，呈豹纹状，鼻下术嵴明显，嵴上裂孔不清，局部色素沉着（白色箭头）；B. 左眼底视网膜平伏，呈豹纹状，颞上术嵴不明显，局部脉络膜萎缩灶及色素沉着（白色箭头）。

解析：

该患者为右眼孔源性视网膜脱离在外院眼科行巩膜外垫压术后来本院眼科门诊复诊，20年前曾行过双眼放射状角膜切开治疗近视，左眼也曾患有视网膜脱离并行手术治疗。目前国内外虽有RK术后RD病例报告，但未证实RD与RK手术之间有直接关系。RD的发生应该与患者近视眼的自然病程有关。只是对此类患者在手术治疗中，应根据眼底视网膜裂孔及脱离的情况尽可能选择最小量的外路手术；在手术过程中应注意眼内压的控制，减少术中的过度顶压及手术操作，避免发生角膜破裂的危险。术后定期复查，发现问题及早解决。

（病例提供医师：雷春灵　李凤至）

参考文献

[1] Fyodorov SN, Sarkizova MB, Kurasova TP. Corneal biomicroscopy following repeated radial keratotomy [J]. Ann Ophthalmol. 1983. 15(5): 403-407.

[2] 雷春灵，成静．放射状角膜切开术后视网膜脱离2例[J]．中国实用眼科杂志，2001. 19(2): 98.

[3] 卓娅．RK术后再次行LASIK术的临床疗效分析[J]．中华眼视光学与视觉科学杂志，2012. (03): 179-181.

[4] Weinberger D, Fink-Cohen S, Axer-Siegel R. Rhegmatogenous retinal detachment operation after radial keratotomy [J]. Acta Ophthalmol Scand,1997. 75(2): 214-215.

[5] 许静，梁刚，查旭．眼挫伤致远期RK术后眼球破裂一例[J]．眼外伤职业眼病杂志(附眼科手术),2001 (06): 616.

[6] 孙雅珍，王宏峰，王春梅，等．RK术后严重眼球破裂伤的处理[J]．眼外伤职业眼病杂志．附眼科手术，2000(04): 453.

[7] 周辉，徐翠如．RK后挫伤致眼球破裂[J]．中国实用眼科杂志，2000,18(3): 191-192.

[8] 穆庆柏，张绪迎，曹培．RK术后8年外伤致双眼眼球破裂[J]．眼外伤职业眼病杂志，2003, 25(10): 653.

[9] 王娟娟，游志鹏，吴宏禧．放射状角膜切开术后12年外伤致眼球破裂一例[J]．中国实用眼科杂志，2014,32(07): 878.

[10] 张琼．RK术后20年眼球破裂一例[J]．中华眼外伤职业眼病杂志，2018,40(11): 873-874.

[11] Fyodorov SN, Durnev VV. Operation of dosaged dissection of corneal circular ligament in cases of myopia of mild degree [J]. Ann Ophthalmol, 1979, 11(12): 1885-1890.

[12] Mac Rae SM, Matsuda M, Rich LF. The effect of radial keratotomy on the corneal endothelium [J]. Am J Ophthalmol, 1985,100(4): 538-542.

[13] Bergmann L, Hartmann C, Renard G, et al. Damage to the corneal endothelium caused by radial keratotomy [J]. Fortschr Ophthalmol, 1991,88(4): 368-373.

[14] MacRae SM, Rich LF. Long-term effects of radial keratotomy on the corneal endothelium [J]. J Refract Surg,1998,14(1): 49-52.

[15] 黄菊天，冯其高，赵东晓，等．放射状角膜切开术治疗近视[J]．中华眼科杂志，1992, (06): 328-330.

[16] O'Day DM, Feman SS, Elliott JH. Visual impairment following radial keratotomy. A cluster of cases [J]. Ophthalmology, 1986,93(3): 319-326.

[17] 吴敏，胡敏，肖丽波，胡竹林．放射状角膜切开术术后视网膜脱离的手术治疗[J]．眼科新进展，2011,31(11): 1080-1081.

[18] Rodriguez A, Camacho H. Retinal detachment after refractive surgery for myopia [J]. Retina,1992, 12(3 Suppl): S46-S50.

[19] 高立新，胡泳霞，孙健．放射状角膜切开术后视网膜脱离的治疗[J]．中国实用眼科杂志，1999, (12): 757-758.

[20] 赵敏，廖明波．放射状角膜切开术后视网膜脱离[J]．中国实用眼科杂志，1995, (02): 120-121.

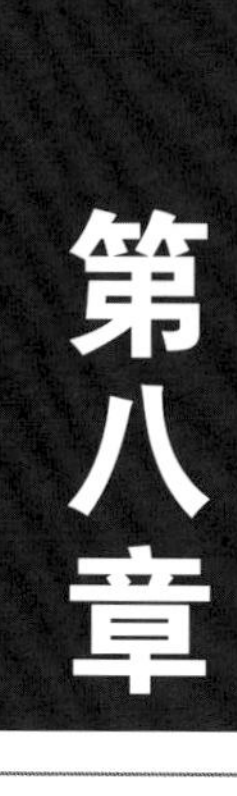

第八章 激光角膜屈光手术后视网膜脱离

激光角膜屈光手术具有较高的安全性、较好的预测性和较少的并发症，已经成为近视患者摘镜首选的手术方法之一。有关激光角膜屈光手术后眼后段并发症相对较少，但近视患者特别是中高度近视患者存在发生视网膜脱离的风险。[1-3] 近视发生视网膜脱离是正常人的10倍[4,5]，近视患者视网膜脱离的发生率为0.71%~3.20%。[6-8] 回顾既往关于激光角膜屈光手术后发生视网膜脱离的文献，激光角膜屈光手术后视网膜脱离发生率为0.04%~0.45%。[8,9] 目前并无研究证明激光角膜屈光手术会引起视网膜脱离，亦无足够证据证明激光角膜屈光手术对玻璃体及视网膜存在近期和远期不良影响。[10-12] 激光角膜屈光术后视网膜脱离其危险因素来源于近视本身。研究认为，激光角膜屈光术中，准分子激光原位角膜磨镶术 (laser in situ keratomileusis，LASIK) 及飞秒激光小切口角膜基质透镜取出术（small incision lenticule extraction，SMILE）手术中的负压吸引，可使眼内压升高和眼部生物力学改变，可能对眼后段产生一定的影响[13-14]，但激光角膜屈光手术与其术后发生视网膜脱离一般并无直接因果关系。

第一节　激光角膜屈光手术时负压变化及影响

激光角膜屈光手术中，微型角膜刀辅助LASIK手术中负压吸引时眼压可达80~230mmHg，制作角膜瓣时可达140~360mmHg，且眼压波动大。与板层刀相比，目前飞秒激光辅助LASIK手术，制作角膜瓣时负压吸引的压力为30~40mmHg，明显弱于传统微型角膜刀的负压吸引压力。尽管眼压升高低于角膜刀的眼压，但其负压吸引时间较长。随着激光角膜屈光手术的不断发展，SMILE手术具有角膜切口更小、无角膜瓣等特点，其术中负压吸引压力较飞秒激光辅助的LASIK手术低。研究表明，激光角膜屈光手术中正常吸附不会对眼内结构造成损害，但术者的经验、手术患者的配合均可能影响负压吸引的时间。研究表明，激光角膜屈光术中负压吸引对眼后段可能的影响[15-18]：①手术时负压吸引对玻璃体有一定扰动，并对基底部造成牵引作用，引起玻璃体后脱离，牵引视网膜形成裂孔及脱离。Mirshahi等发现，在这个过程中，晶状体厚度变薄，玻璃体被拉长，眼前段对眼后段有一定的牵引作用。②激光发生时产生的冲击波可能具有机械振动作用，对眼内组织尤其是液化的玻璃体产生压力，造成玻璃体后脱离，甚至视网膜脱离。③负压吸引高眼压引起视网膜、脉络膜缺血，其中视网膜血流量随眼内压升高成线性下降，在眼内压达到 100mmHg 时几乎消失，眼内压恢复至基线后，视网膜血流量则恢复至正常。上述因素均有可能与视网膜脱离发生相关，对于激光角膜屈光手术中负压吸引压力值和负压吸引时间与术后发生视网膜脱离的关系及可能的机制，需要进一步研究。

第二节　激光角膜屈光手术后发生视网膜脱离的相关因素及术前检查的重要性

一、激光角膜屈光手术后发生视网膜脱离的主要原因

可能与患者眼部自身因素有关。中高度近视眼的眼轴延长，眼球壁向后进行性伸展，视网膜周边部血液供应差、视网膜血管张力增强，脉络膜视网膜变薄，同时玻璃体变性、玻璃体后脱离等，导致孔源性视网膜脱离的发生。视网膜脱离的发生与近视造成的视网膜变性发展密切相关。

二、激光角膜屈光手术术前应详细检查眼底

实施激光角膜屈光手术术前评估时，应充分散瞳，应用直接或间接眼底镜检查眼底[19]，同时可选择超广角眼底照相、三面镜、光学相干断层成像（OCT）等对眼底进行全面的检查。如术前明确有视网膜变性或视网膜裂孔者，可采用激光光凝术，预防和阻止孔源性视网膜脱离的发生。告知患者接受激光角膜屈光手术潜在的风险、收益及近视手术与眼底病变的关系，如眼底病变进展发生视网膜脱离的治疗及预后。在激光角膜屈光手术中应注意尽可能缩短负压吸引时间，以减少对玻璃体的扰动。对于术前发现眼底有视网膜变性等视网膜病变患者，术后除常规行激光角膜屈光手术相关检查外，应定期对眼底进行检查。

第三节　激光角膜屈光手术后发生视网膜脱离的治疗

一、手术方式

激光角膜屈光手术后发生视网膜脱离，其治疗的适应证、手术方式的选择同视网膜脱离的治疗原则。对于视网膜裂孔明确、裂孔 < 3PD、无明显 PVR 尽可能选择外路手术（巩膜扣带术）；需注意与患者沟通，告知视网膜脱离治疗可导致屈光状态、眼轴长度及角膜曲率等改变，从而影响激光角膜屈光手术的效果。

二、视网膜脱离手术时需注意

（1）如需联合白内障人工晶体植入术，则需尽可能参考角膜屈光手术前角膜及眼屈光度参

数，并结合患者现情况选择合适的人工晶体计算公式，以期更好地提高这类手术后的视觉效果。[20]

（2）术中要注意激光角膜手术后角膜的特殊性及保护角膜组织。角膜屈光手术改变了中央角膜厚度及形态，同时一定程度上对角膜神经组织产生了影响。不同的激光角膜屈光手术，其角膜切口不同：机械刀辅助的 LASIK 手术和飞秒激光辅助的 LASIK（FS-LASIK）手术，在角膜上制作直径 8~10mm、厚 90~180μm 的带蒂板层角膜瓣（图 8-3-1）。SMILE 手术其角膜切口相较于前一种手术方式，长度减少至 2~4mm，一般位于角膜边缘，10:30-11:00（图 8-3-2）；经角膜上皮的激光角膜切削术（PRK），术后角膜无手术痕迹；术前需了解患者激光角膜屈光手术的方式。

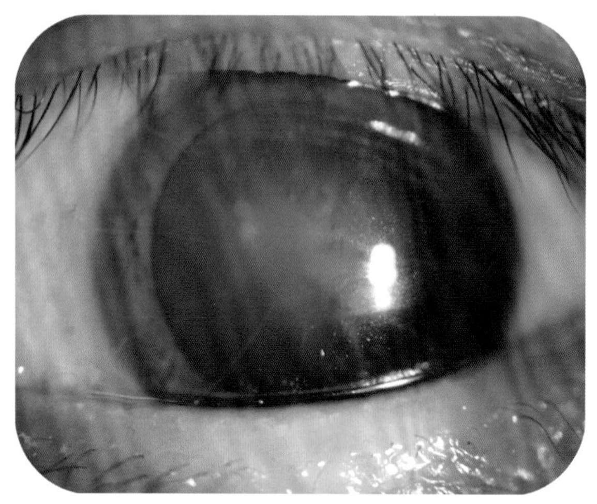

图 8-3-1　眼前节照相

角膜见近环形的角膜瓣切痕（红色箭头）。

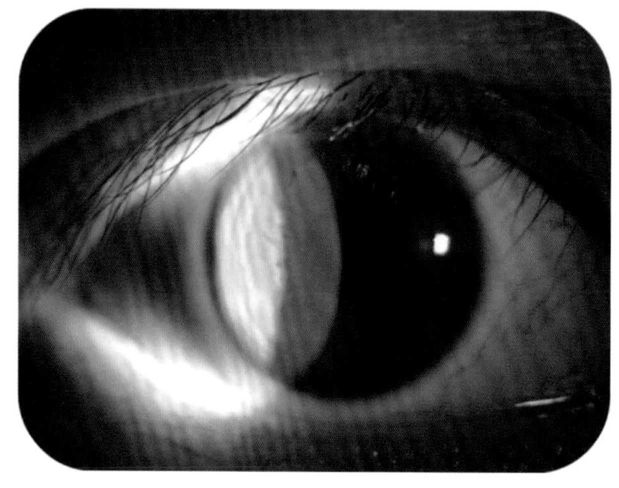

图 8-3-2　眼前节照相

角膜 11:00 见切痕（红色箭头）。

（3）激光角膜手术角膜切口及角膜瓣一般不会影响眼后段手术相关操作，可在术前裂隙灯检查时观察激光角膜屈光手术角膜切口的位置，在眼后段手术中需注意不同激光角膜屈光手术切口的位置。此外需注意，如患者在激光角膜屈光手术后早期眼表尚处于恢复期，术中需保护眼表上皮的完整性。

（4）需要注意激光角膜屈光手术后，中央角膜厚度减少及其形态改变对于眼压测量读数有显著影响。[21] 对于这类患者，判断其术后眼压是否正常，需要结合其角膜屈光手术史、中央角膜厚度及形态综合评估。

激光角膜屈光手术术后发生的视网膜脱离，其临床转归一般取决于其视网膜脱离发生的程度、范围及术后视网膜解剖复位、视网膜功能恢复情况。

综上，我国近视人口众多，需要重视和关注全生命周期中近视对眼健康造成的影响。一方面，激光角膜屈光手术发展及应用至今，其安全性是毋庸置疑的。激光角膜屈光手术设备不断更新、技术不断发展，同时可以借助新技术如视网膜人工智能诊断平台等，对近视视网膜病变发生发展进行预警，在围手术期对于激光角膜屈光手术对眼部特别是视网膜安全进行评估和预测，从而为近视患者提供更为安全的保障及良好的视觉质量。另一方面，激光角膜屈光手术对眼部、眼后段特别是玻璃体、视网膜解剖结构及功能的影响亟待进一步全面且细致的基础和临床研究，以期进一步全面评价激光角膜屈光手术的安全性以及近视对眼部的影响。

（李娟）

病例 15

激光角膜屈光手术术后视网膜脱离——巩膜外垫压术 + 术后视网膜裂孔光凝。

基本信息：女性，38 岁。 就诊时间：2021-03-16

主诉：右眼鼻侧黑影遮挡 2 天。

既往史：9 年前（2012 年）双眼近视，行双眼激光角膜屈光手术治疗。

眼部检查：

表病例 15-1 眼部检查结果

	右眼	左眼
视力	0.12	1.0
矫正视力	0.2	—
眼压	9.7mmHg	10.5mmHg
角膜厚度	483μm	475μm
眼前节	角膜清，前房（-），晶状体透明	
玻璃体	少量色素颗粒	无明显混浊
眼底	9:00-1:00 视网膜呈青灰色隆起，累及黄斑区，10:30 赤道部见 1.5PD 马蹄形裂孔	视网膜呈豹纹状，黄斑中心凹反射存在

影像检查：

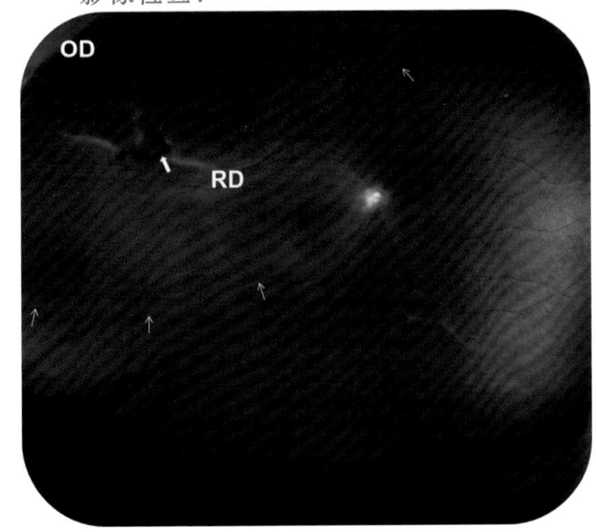

图病例 15-1 Optos 超广角成像彩图（2021-03-16）

右眼孔源性视网膜脱离，9:00-1:00 视网膜青灰色隆起（白色细箭头），10:30 见 1.5PD 马蹄形裂孔（白色箭头）。

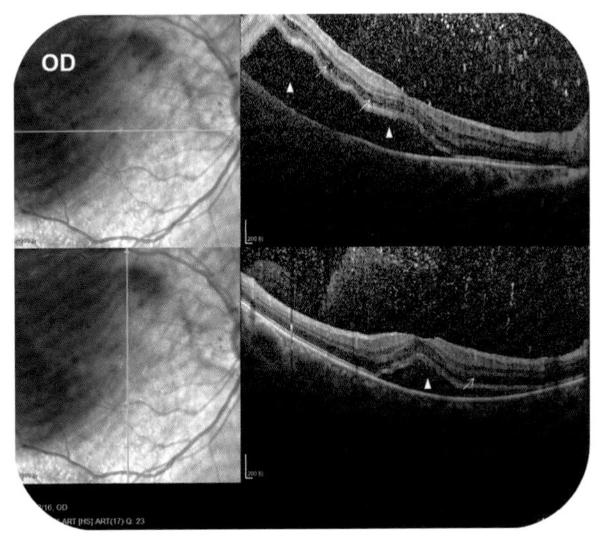

图病例 15-2 右眼黄斑区 OCT（2021-03-16）

视网膜神经上皮脱离（白色三角），层间水肿（白色箭头）。

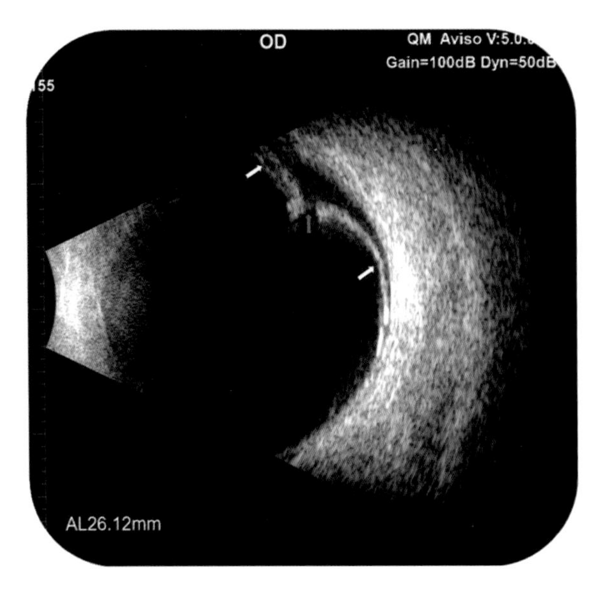

图病例 15-3　右眼 B 超

眼轴 26.12mm，见视网膜脱离光带（白色箭头），光带中间断裂（蓝色箭头）提示视网膜裂孔。

诊断：①右眼孔源性视网膜脱离；②双眼激光角膜屈光术后；③双眼高度近视视网膜病变。

治疗：2021 年 3 月 18 日在局部麻醉下行右眼巩膜外垫压术。

术中用 507A 硅海绵于 10:30 放射状垫压。

复诊：

（1）2021 年 3 月 19 日右眼巩膜外垫压术后第 1 天。

视力：OD 0.2，眼压：13.2mmHg。右眼结膜轻充血，前节（－），眼底颞上术嵴明显，马蹄形裂孔位于术嵴，嵴后少量视网膜下液。

（2）2021 年 4 月 30 日右眼巩膜外垫压术后 6 周。

视力：OD 0.4→0.5，OS 1.0。右眼前节（－），右眼底视网膜平伏，颞上术嵴可见，视网膜裂孔位于术嵴。由于疫情未能及时复诊，给予视网膜裂孔光凝处理。

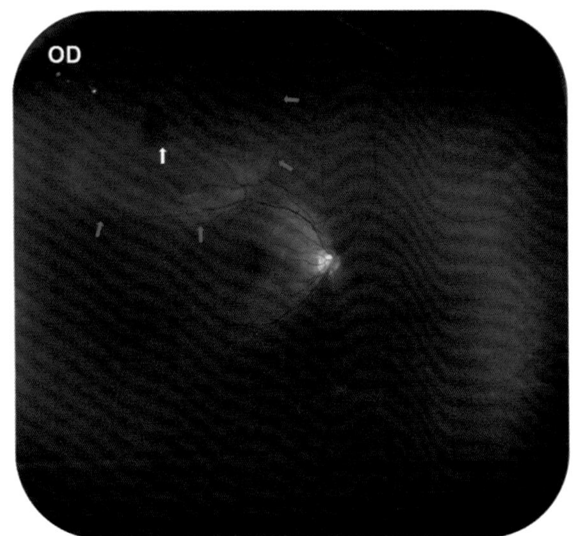

图病例 15-4　Optos 超广角成像彩图(2021-04-30)

右眼底视网膜平伏，颞上术嵴隆起（蓝色箭头），裂孔位于术嵴（白色箭头）。

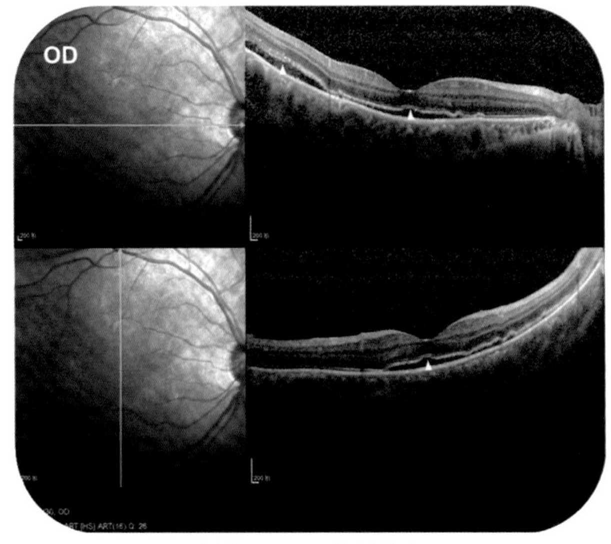

图病例 15-5　右眼黄斑区 OCT

神经上皮下微量积液（白色三角）。

（3）2021 年 6 月 19 日右眼巩膜外垫压术后 3 个月。

视力：OD 0.5 → 0.6，OS 1.2。右眼前节（-），右眼底视网膜平伏，颞上术嵴可见，视网膜裂孔位于术嵴，裂孔周围可见光凝斑。

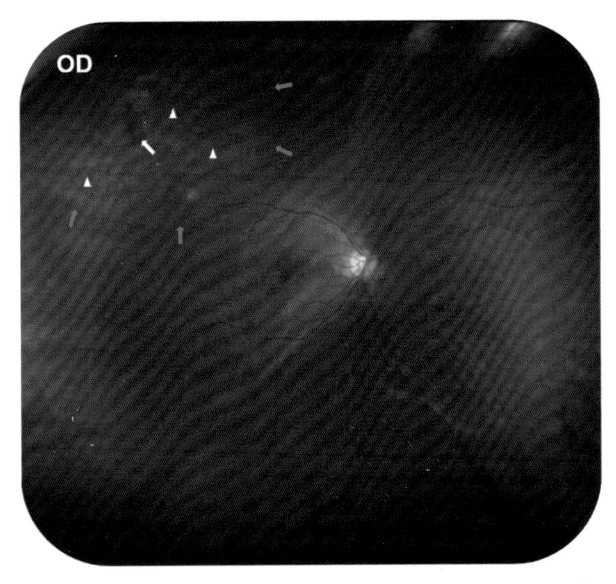

图病例 15-6　Optos 超广角成像彩图（2021-06-19）

右眼底颞上见术嵴（蓝色箭头），裂孔位于术嵴（白色箭头），裂孔周围见色素沉着（白色三角）。

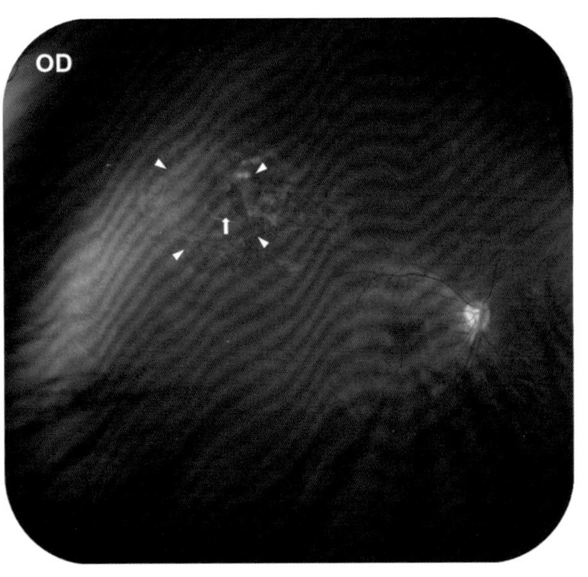

图病例 15-7　Optos 超广角成像彩图（2021-06-19）

红激光扫描裂孔（白色箭头）周围光凝斑清晰可见（白色三角）。

（4）2021 年 8 月 17 日右眼巩膜外垫压术后 5 个月。

视力 OD 0.5 +0.25DS/-1.25DC*30° → 0.8，OS 1.2。右眼前节（-），右眼底视网膜平伏，颞上术嵴可见，视网膜裂孔位于术嵴，裂孔周围可见光凝斑。

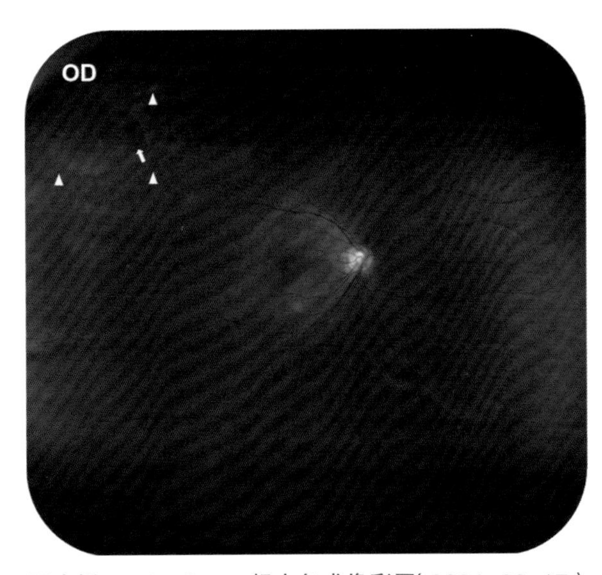

图病例 15-8　Optos 超广角成像彩图（2021-08-17）

右眼底颞上术嵴较前稍平，裂孔封闭，孔周见光凝斑。

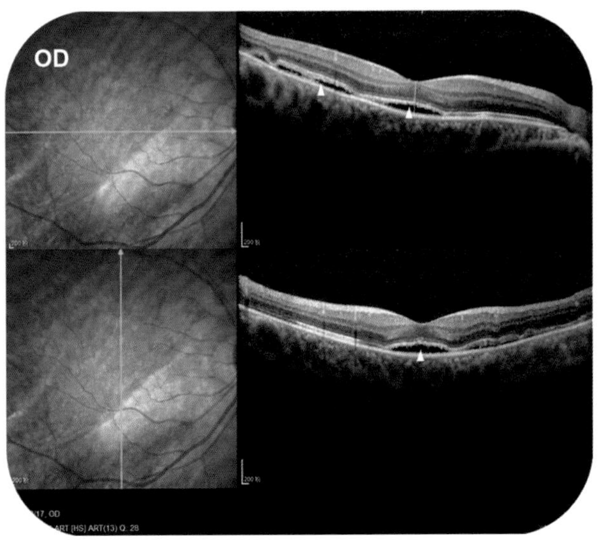

图病例 15-9　右眼黄斑区 OCT（2021-08-17）

黄斑区神经上皮下仍残留微量积液（白色三角）。

解析：

患者为孔源性视网膜脱离，9年前曾行激光角膜屈光手术治疗近视。此次就诊及时，视网膜脱离范围局限在1个象限，其余视网膜未见变性等病变，手术方式及选择同单纯孔源性视网膜脱离一样，故手术选择外路术（巩膜扣带术）。术中对视网膜裂孔未处理，主要考虑：

（1）视网膜脱离病程短，视网膜色素上皮泵功能受损不严重，裂孔封闭后视网膜下液易吸收。

（2）如术中视网膜裂孔冷冻可能术后会有反应，影响术后早期恢复。

（3）由于曾行激光角膜屈光手术，尽可能缩短手术时间。术中注意保护角膜，避免损伤；术后注意观察角膜，发现损伤及时处理。术后5个月复查OCT仍见黄斑区神经上皮下微量积液，告知患者定期复诊。但由于疫情，患者居住在外省一直未来复诊，电话随诊自觉视力明显提升，无异常感觉。

（病例提供医师：雷春灵　李凤至）

病例16

激光角膜屈光手术术后视网膜脱离——巩膜环扎＋外垫压＋放液术＋术后视网膜裂孔光凝。

基本信息：女性，41岁。　就诊日期：2021-06-05

主诉：右眼下方黑影伴视力下降1周。

既往史：14年前（2007年）双眼近视，行激光角膜屈光手术（外院眼科）。

眼部检查：

表病例16-1　眼部检查结果

	右眼	左眼
视力	0.3	0.8
矫正视力	不提高	1.0
眼压	8.6mmHg	10.2mmHg
角膜厚度	478μm	486μm
眼前节	角膜清，前房（－），瞳孔圆，易散大，晶状体透明	
玻璃体	少量色素颗粒	无明显混浊
眼底	上方视网膜青灰色隆起，12:30见1.5PD马蹄形裂孔，10:30及1:00各见1/4PD圆形裂孔，上方及下方赤道部视网膜蜗牛迹样及霜样变性	呈豹纹状

影像检查：

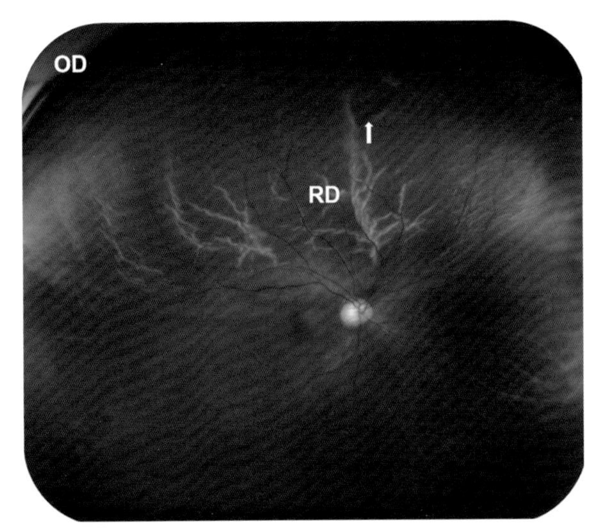

图病例 16-1　Optos 超广角成像彩图（2021-06-05）
右眼孔源性视网膜脱离，上方视网膜青灰色隆起，12:30 见 1.5PD 马蹄形裂孔（白色箭头）。

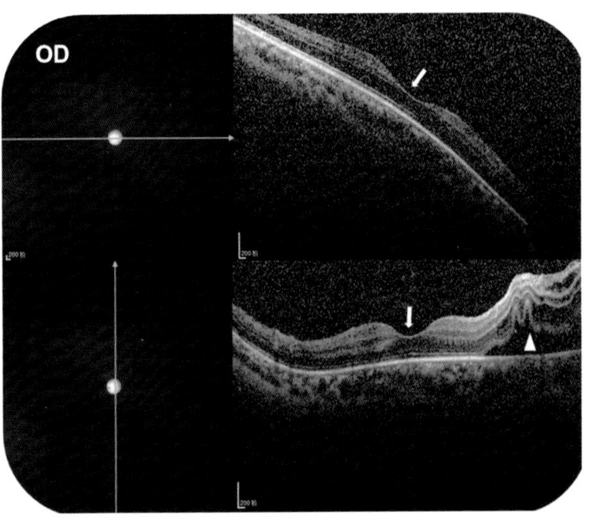

图病例 16-2　右眼黄斑区 OCT（2021-06-05）
黄斑区中心上方视网膜神经上皮脱离积液（白色三角），脱离未累及中心凹（白色箭头）。

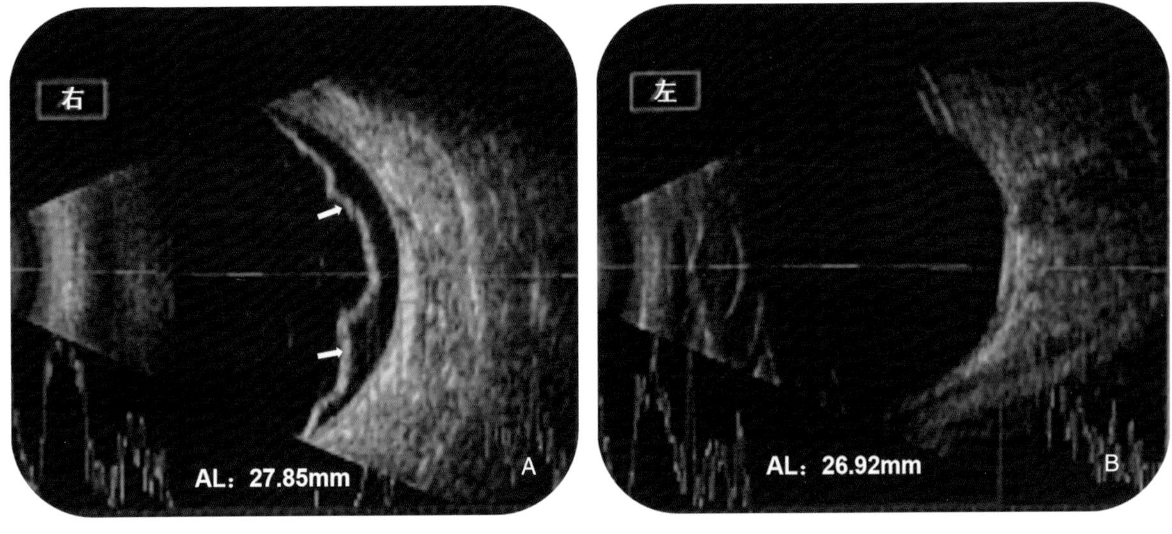

图病例 16-3　双眼 B 超（2021-06-05）
A. 右眼轴 27.85mm，见视网膜脱离光带（白色箭头）；B. 左眼轴 26.92mm。

诊断：①右眼孔源性视网膜脱离；②双眼激光角膜屈光手术术后；③双眼高度近视视网膜病变。

治疗：2021 年 6 月 10 日在局部麻醉下行右眼巩膜环扎 + 外垫压 + 放液术。

术中视网膜裂孔定位；240# 硅胶带赤道部环扎，接头放置于颞下；276# 硅胶轨道 10:00–2:00 放置于 240# 硅胶带下；507# 硅海绵放射状放置于 12:30 裂孔定位处，前部放在 276# 硅胶轨道下，后部缝线固定；11:00 赤道部 276# 硅胶轨道及环扎带下巩膜切开放出视网膜下液。

复诊：

（1）2021 年 6 月 11 日右眼巩膜环扎 + 外垫压术后第 1 天。

视力：OD 0.4，眼压：15.6mmHg。右眼结膜轻充血，角膜清，前房（-），眼底视网膜复位，环形术嵴可见，上方放射状垫压嵴明显，马蹄形裂孔位于术嵴，裂孔后缘呈“鱼嘴状”，其后形成视网膜皱褶，视网膜下液基本吸收。

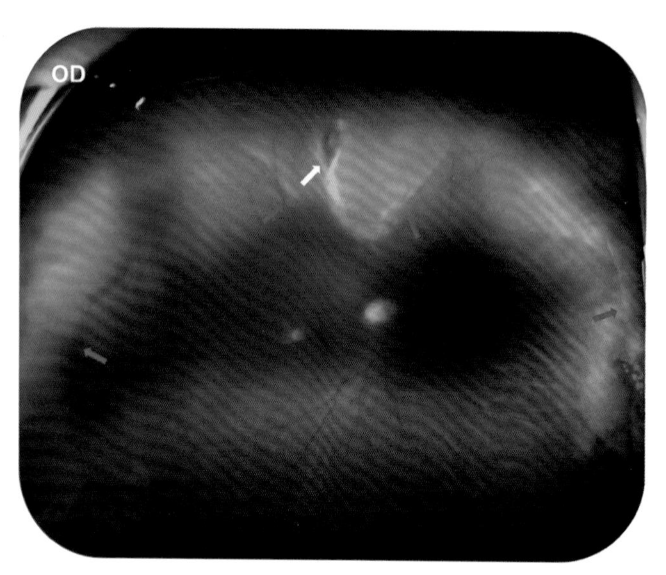

图病例 16-4 Optos 超广角成像彩图（2021-06-11）

右眼底视网膜复位，术嵴明显（蓝色箭头），马蹄形裂孔位于放射状垫压嵴上（白色箭头）。

（2）2021 年 6 月 23 日右眼巩膜环扎 + 外垫压术后第 13 天。

视力：OD -2.25DS/-0.50DC*45° →0.8，OS -0.50DS/-0.50DC*60° →1.0。眼底检查同前，给予视网膜裂孔光凝处理。

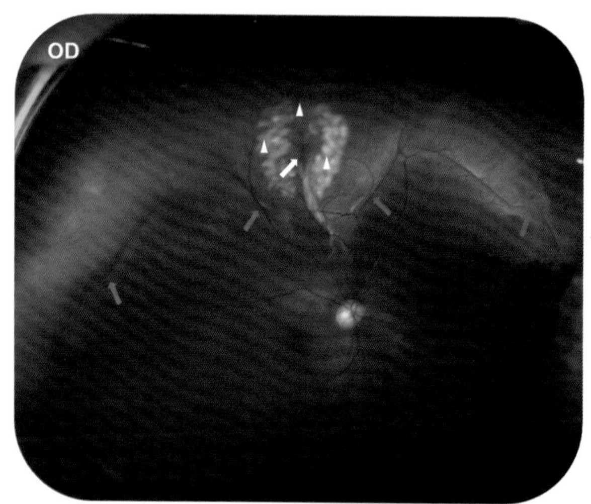

图病例 16-5 Optos 超广角成像彩图（2021-06-23）

右眼底视网膜复位，术嵴明显（蓝色箭头），马蹄形裂孔周围见光凝斑（白色三角）。

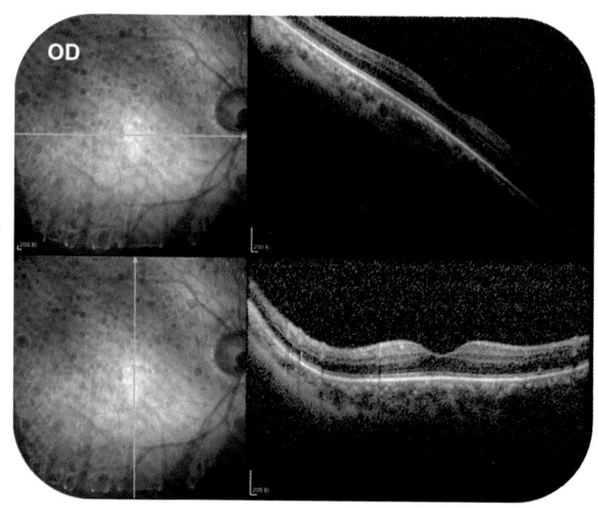

图病例 16-6 右眼黄斑区 OCT（2021-06-23）

右眼黄斑区结构恢复正常。

（3）2022 年 2 月 9 日右眼巩膜环扎 + 外垫压术后 8 个月。

视力：OD 0.3 → 0.8，OS 1.0。

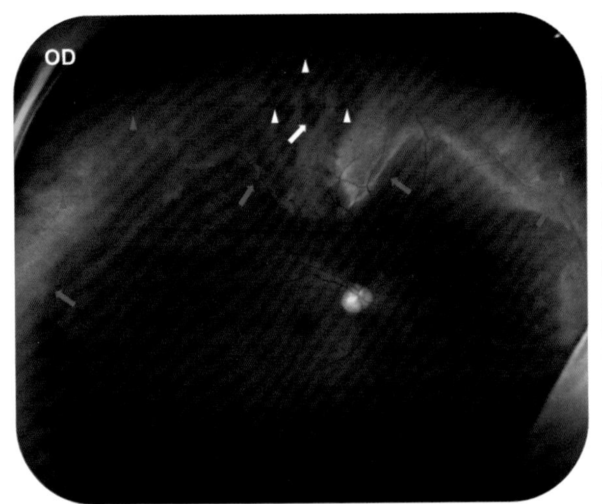

图病例 16-7　Optos 超广角成像彩图（2022-02-09）
右眼底视网膜平伏，术嵴可见（蓝色箭头），视网膜裂孔周围陈旧性光凝斑（白色三角）。

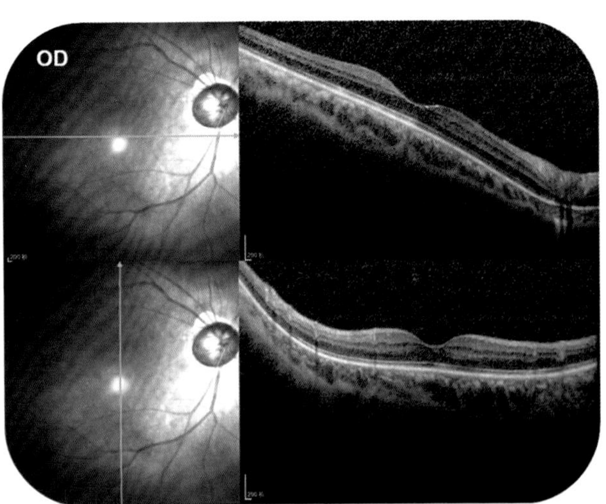

图病例 16-8　右眼黄斑区 OCT（2022-02-09）
右眼黄斑区结构无明显异常。

解析：

该患者 14 年前因双眼近视，行双眼激光角膜屈光手术，此次右眼视力下降伴下方黑影遮挡 1 周来诊。视网膜裂孔多发，上下周边视网膜均有变性，手术方式选择环扎联合外垫压术及术后视网膜裂孔光凝。对视网膜裂孔的处理同病例 15 的方法一样，术中为了缩短手术时间，减少术后可能的反应，对视网膜裂孔未处理，术后 2 周左右给予视网膜裂孔光凝处理。术前 OCT 检查视网膜脱离未累及黄斑中心凹，术后视力恢复较好。注意：术前需告知外路术后尤其是环扎术后会有屈光度的增加，一般在半年后需验光配镜矫正。

（病例提供医师：雷春灵　李凤至）

参考文献

[1] 李凤鸣 . 眼科全书 [M] . 北京 : 人民卫生出版社，1996:2576-2577.

[2] Kaluzny J . Myopia and retinal detachment [J] . Klinika Oczna, 1970, 40(6):663-668.

[3] Schepens C L , Marden D . Data on the Natural History of Retinal Detachment : Further Characterization of Certain Unilateral Nontraumatic Cases [J] . American Journal of Ophthalmology, 1966, 61(2):213-226.

[4] Ghazi NG, Green WR. Pathology and pathogenesis of retinal detachment [J] . Eye ,2002,16:411-421.

[5] Mitry D, Charteris DG, Fleck BW, et al. The epidemiology of rhegmatogenous retinal detachment: geographical variation and clinical associations [J] . Br J Ophthalmol, 2010, 94:678-684.

[6] Ogawa A, Tanaka M.The relationship between refractive errors and retinal detachment: analysis of 1,166 retinal detachment cases [J] . Jpn J Ophthalmol,1988,32:310-315.

[7] The Eye Disease Case-Control Study Group. Risk factors for idiopathic rhegmatogenous retinal detachment [J] . Am J Epidemiol,1993,137:749-757.

[8] Zaldivar R, Davidorf JM, Oscherow S. Laser in situ keratomileusis for myopia from 5.50 to 11.50 diopters with astigmatism [J]. J Refract Surg,1998,14:19–25.

[9] Arevalo JF. Posterior segment complications after laser assisted in situ keratomileusis [J]. Curr Opin Ophthalmol, 2008,19:177–184.

[10] Ozdamar A, Aras C, Sener B, et al. Bilateral retinal detachment associated with giant retinal tear after laser–assisted in situ keratomileusis [J]. Retina, 1998,18:176–177.

[11] Arevalo JF, Ramirez E, Suarez E. Incidence of vitreoretinal pathologic conditions 24 months after laserassisted in situ keratomileusis (LASIK) [J]. Ophthalmology ,2000,107:25862.

[12] Arevalo JF, Ramirez E, Suarez E, et al. Retinal detachment in myopic eyes after laser in situ keratomileusis [J]. J Refract Surg, 2002,18:70814.

[13] RuizMoreno JM, Alio JL. Incidence of retinal disease following refractive surgery in 9239 eyes [J]. J Refract Surg, 2003,19:53447.

[14] Arevalo JF, Lasave AF, Torres F, et al. Rhegmatogenous retinal detachment after LASIK for myopia of up to 10 diopters: 10 years of followup [J]. Graefes Arch Clin Exp Ophthalmol, 2012,250:96370.

[15] Faghihi H, Jalali KH, Amini A,et al. Rhegmatogenous retinal detachment after LASIK for myopia [J]. J Refract Surg, 2006,22:44852.

[16] Arevalo JF, Ramirez E, Suarez E, et al. Rhegmatogenous retinal detachment in myopic eyes after laser in situ keratomileusis. Frequency, characteristics and mechanism [J]. J Cataract Refract Surg, 2001,27:67480.

[17] J.Fernando Arevalo, Oly Azar–Arevalo. Retinal detachment in myopic eyes after laser in situ keratomileusis [J]. American Journal of Ophthalmology, 2000, 129(6):e825.

[18] Liu J, Tonk RS, Huang AM, et al. Transient effect of suction on the retinal neurovasculature in myopic patients after small–incision lenticule extraction [J]. J Cataract Refract Surg, 2020, 46(2):250–259.

[19] 中华医学会眼科学分会角膜病学组 . 激光角膜屈光手术临床诊疗专家共识 (2015 年).2015.

[20] 胡博杰 , 赵少贞 , Peter Tseng. 角膜屈光手术后人工晶状体植入度数的计算 [J]. 中华眼科杂志 , 2006, 42(10):4.

[21] 吕雅平 , 周浩 , 褚仁远 . 准分子激光屈光手术对角膜生物力学及术后眼压测量的影响[J]. 中国眼耳鼻喉科杂志 , 2010,(4):2.

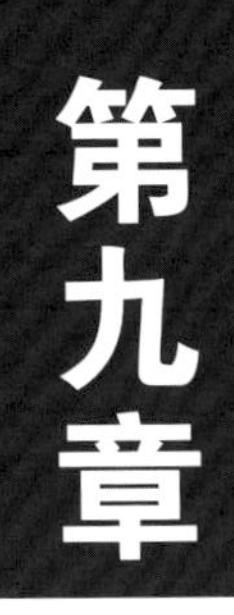

第九章 睫状上皮裂孔性视网膜脱离

睫状体平坦部睫状上皮细胞层由 2 层细胞构成，分内层无色素上皮及外层的色素上皮，通常 2 层之间紧密连接。由于各种原因造成睫状体平坦部无色素上皮裂孔，引起无色素上皮层与色素上皮层脱离后，液化的玻璃体或房水会通过脱离的睫状体上皮经玻璃体基底部进入视网膜下而发生视网膜脱离，称为睫状上皮裂孔性视网膜脱离。睫状上皮裂孔性视网膜脱离在临床上非常少见，常因无视网膜裂孔而延误治疗。[1]

第一节　睫状上皮裂孔性视网膜脱离的发病机制

睫状上皮裂孔的原因目前并不十分清楚，大多数学者认为外伤和变性是 2 个重要的因素。[2-4]睫状上皮裂孔分类：

一、原发性睫状上皮裂孔

指排除眼部及全身已知相关诱因发生在睫状体无色素上皮的裂孔，原因不明。裂孔可发生在睫状体冠部，或睫状体平坦部。

二、继发性睫状上皮裂孔

指有明显原因引起的睫状体无色素上皮裂孔，如炎症[5]、外伤等。炎症引起的睫状体无色素上皮裂孔性视网膜脱离以特应性皮炎最常见[2,6,7]，特应性皮炎患者频繁发生睫状体无色素上皮裂孔可能是由于其底部的玻璃体凝胶异常所致[6]，提出了变性是裂孔形成的原因之一。眼挫伤可引起玻璃体基底部前界的撕裂，直接引起睫状体无色素上皮撕裂和脱离，而锯齿缘部的无色素上皮和色素上皮的结合也在外伤时变得疏松[8]，液体由睫状上皮撕裂处进入视网膜下，进而引起视网膜脱离。眼前段穿通伤发生玻璃体嵌顿时，可牵拉睫状体平坦部，继发睫状体无色素上皮囊肿，囊肿破裂形成睫状体无色素上皮裂孔。

三、医源性睫状上皮裂孔

指玻璃体手术引起的睫状体上皮裂孔，术中剥离前段增殖性玻璃体视网膜病变的增殖膜牵拉无色素上皮破裂和撕脱[9,10]；做压陷式基底部玻璃体切除时不慎咬伤睫状体平坦部；术中巩膜穿刺孔处玻璃体嵌顿，牵拉睫状体无色素上皮和色素上皮发生撕脱。

第二节　睫状上皮裂孔性视网膜脱离的临床特点

（1）睫状上皮裂孔性视网膜脱离的特点是扁平视网膜脱离，少部分病例脱离较高；表面光滑，一般无视网膜皱褶；类似渗出性视网膜脱离，但视网膜下液位置不随体位改变；病程长可见视网膜脱离边缘水渍线和视网膜下网状增殖膜；玻璃体内可有色素颗粒，但玻璃体增生不明显；睫状上皮脱离明显者裂隙灯下见晶状体后有薄纱样脱离的睫状体无色素上皮；睫状上皮裂孔性视网膜脱离眼与对侧眼相比有时有明显的眼压波动。[11]

（2）继发性睫状上皮裂孔性视网膜脱离除上述表现外，还伴随原发疾病特点。特应性皮炎患者发生睫状上皮裂孔性视网膜脱离，通常在发生视网膜脱离时或之前存在白内障[11]，因此这些患者的视网膜脱离可能比无特应性皮炎的患者更早被诊断出来。外伤性睫状上皮裂孔性视网膜脱离其裂孔部位多位于鼻上方[1]，这可能与眼球的颞下方无眼眶保护，所以最容易受到外伤有关。[4]受外伤时反射性的 Bell 现象使眼球上转，暴露了眼球的颞下方，而颞下方直接受外力时，鼻上方的赤道部扩张最甚，引起鼻上方睫状上皮撕裂。同时，由于外伤的直接作用和颞侧视网膜比较薄弱，颞上和颞下象限也易出现睫状上皮撕裂。

（3）医源性睫状上皮裂孔性视网膜脱离具有眼部玻璃体手术史，典型撕脱的呈锯齿缘离断状，术中可立即引起视网膜脱离。单纯睫状体无色素上皮裂孔和撕脱，见裸露处深棕色的睫状体色素上皮层；如果色素上皮一起被损伤，则露出红白相间的睫状肌，损伤睫状肌易引起出血。

第三节　睫状上皮裂孔性视网膜脱离的眼部检查

由于睫状上皮裂孔位置隐蔽，疾病早期对视功能的影响小，临床很难发现，漏诊率较高。因此，对于裂孔不明确的视网膜脱离，应警惕睫状上皮裂孔的可能，尤其是具有外伤史更应引起高度注意。

详细的三面镜及间接检眼镜检查至关重要，特别应注意远周边部，锯齿缘之前，可结合巩膜顶压法间接检眼镜下动态对照观察。当怀疑有睫状上皮裂孔或脱离时，移动顶压器位置，看到锯齿缘前薄纱样漂浮，甚至部分游离于玻璃体腔内，即为睫状上皮脱离，部分病例会合并锯齿缘裂隙样离断。[1]

UBM 检查是一种用于眼科[12]的无创、无痛的高分辨率超声图像诊断系统，用于显示角膜、前房、房角及虹膜、睫状体平坦部、周围视网膜和前部脉络膜，而不受角膜混浊的影响。[13]在怀疑睫状上皮脱离时，UBM 检查可以清楚显示脱离的睫状上皮和睫状上皮裂孔，但小的睫状上皮裂孔不易被发现。

双目间接检眼镜结合巩膜压迫法对睫状上皮裂孔性视网膜脱离的诊断非常重要，而 UBM 在进行睫状上皮裂孔定位、指导巩膜扣带手术以及观察术后睫状上皮裂孔的闭合方面也起着关键作用。[14]

第四节　睫状上皮裂孔性视网膜脱离的手术治疗

手术是睫状上皮裂孔性视网膜脱离唯一治疗方法，针对不同的临床特点可选用不同手术方式，主要有外路手术（巩膜扣带术）、玻璃体切割联合眼内填充手术。

一、外路手术

原发性及继发性睫状上皮裂孔性视网膜脱离，尤其是外伤性的多数认为巩膜外垫压联合环扎手术成功率较高，甚至高于一般的孔源性视网膜脱离。[1, 15]

1）如睫状上皮裂孔较小、无广泛的睫状体平坦部病变、睫状上皮局限性脱离，或视网膜下无广泛增殖的病例，可选择行单纯巩膜外垫压手术。

2）如睫状上皮裂孔较大伴睫状上皮脱离广泛时，单纯巩膜外垫压难以有效加压裂孔，且睫状上皮下的液体可绕过无手术嵴的部位漏到视网膜下，应选择巩膜环扎联合外垫压术。

3）部分患者环扎术后早期视网膜复位良好，但随着时间的推移，由于睫状上皮裂孔不闭合以及新锯齿缘的不可靠性，液体很容易冲破锯齿缘而进入视网膜神经上皮层下形成再次视网膜脱离。因此，术后早期的随访至关重要，积极补充视网膜激光，激光部位尽量靠前且尽量大范围包绕有利于形成稳定的锯齿缘，提高手术成功率。[18]如液体再次进入视网膜下，环扎“锯齿缘”作用消失，就必须再次手术。

4）术中应注意：

（1）有专家建议手术选用窄硅胶带（≤ 4mm 宽）[16]，在锯齿缘处做环扎及外垫压，尽量将脱离的锯齿缘均压在手术嵴上。环扎手术的意义更大程度上是形成新的锯齿缘，术中行放液充分软化眼球有利于形成高且稳定的环扎嵴。

（2）间接镜下冷凝睫状上皮脱离区及锯齿缘周围，使睫状体无色素上皮和外层组织产生局部的炎症反应，形成新的锯齿缘脉络膜粘连[16]；冷凝强度应控制在视网膜变白为宜，减轻对血 - 视网膜屏障的破坏[1]，冷凝范围不应过大，以防损害睫状体的功能。

（3）术中可联合球内注气，术后采用与睫状上皮裂孔相对应的头位，使气泡对裂孔产生有效的内顶压和封闭作用，有利于裂孔的封闭及睫状上皮及视网膜神经上皮层的复位。[17]

二、玻璃体切割手术

医源性睫状上皮裂孔引起的视网膜脱离，尤其是玻璃体切割手术中巩膜穿刺口嵌顿引起的，主张再次玻璃体切割手术联合眼内填充治疗。[10] 由于睫状上皮裂孔隐匿，睫状上皮脱离病变进展缓慢，如睫状上皮裂孔位于鼻侧引起鼻侧的视网膜脱离对黄斑影响较小，容易延误，部分病例就诊时已发生明显视网膜下增殖，需行玻璃体切割手术。行玻璃体切割手术时，因睫状上皮裂孔位置靠前，为术中充分处理裂孔及脱离的部位，有时需切除晶状体；术中可联合冷凝、激光处理睫状上皮的裂孔及脱离的锯齿缘；眼内填充可以选择惰性气体或硅油，术后保持顶压裂孔头位。术中也可以联合巩膜环扎手术，提高玻璃体切割手术成功率。

总之，睫状上皮裂孔引起的视网膜脱离，一般选择巩膜环扎联合巩膜外垫压手术能有效地将睫状上皮裂孔压在手术嵴前，同时本病不常发生增殖性玻璃体视网膜病变，因此环扎联合外垫压手术成功率高于一般孔源性视网膜脱离，应首选外路手术。

（李凤至）

病例 17

睫状上皮裂孔伴脱离——巩膜环扎 + 外垫压术。

基本信息：男性，49 岁。　　就诊日期：2020-12-20

主诉：左眼视物模糊 1 个月。

既往史：2020 年 7 月 20 日在我院因“右眼孔源性视网膜脱离”行右眼巩膜外垫压术，2020 年 11 月 9 日因“右眼外垫压物前移”行拆除术。双眼屈光不正史。否认外伤史。

眼部检查：

表病例 17-1　眼部检查结果

	右眼	左眼
视力	0.15	0.12
矫正视力	0.5	0.6
眼压	13.2mmHg	13.1mmHg
眼前节	角膜清，前房（-），晶状体透明	
玻璃体	混浊，可见棕色色素颗粒	
眼底	视网膜平伏，呈豹纹状，下方见色素沉着（光凝后）。	视网膜平伏，呈豹纹状改变，颞下睫状上皮脱离，5:00 睫状上皮可见一 1PD 大小的撕裂孔，颞下周边视网膜未见明显脱离

影像检查

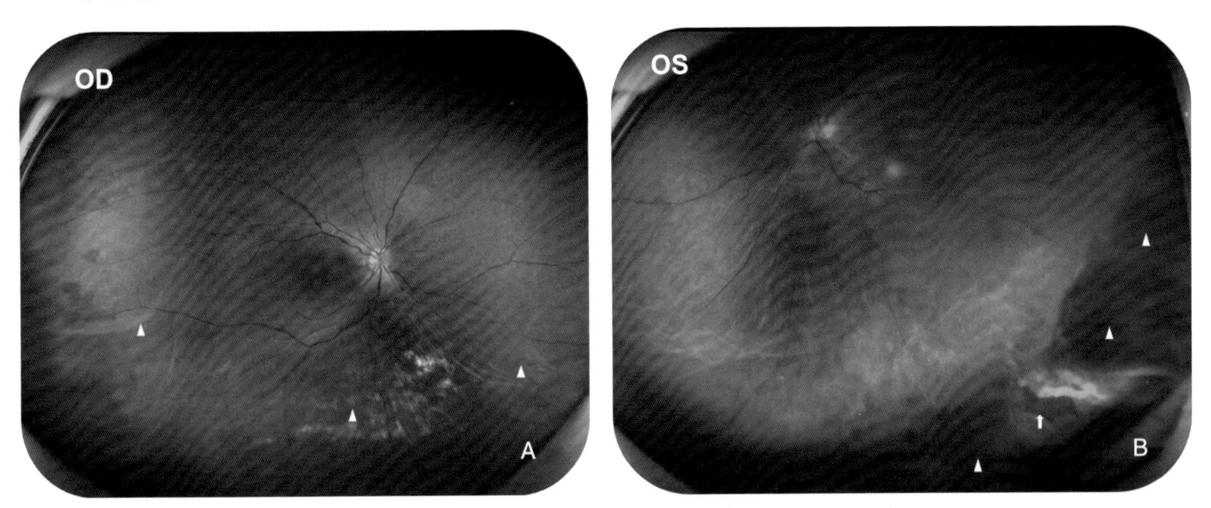

图病例 17-1　Optos 超广角成像彩图（2020-12-20）

A. 右眼底视网膜平伏，下方赤道部及周边可见色素沉着及视网膜下增殖（白色三角）；B. 左眼底视网膜无明显脱离，颞下见薄纱样漂浮膜——睫状上皮脱离（白色三角），5:00 脱离的睫状上皮见 1PD 撕裂孔（白色箭头）。

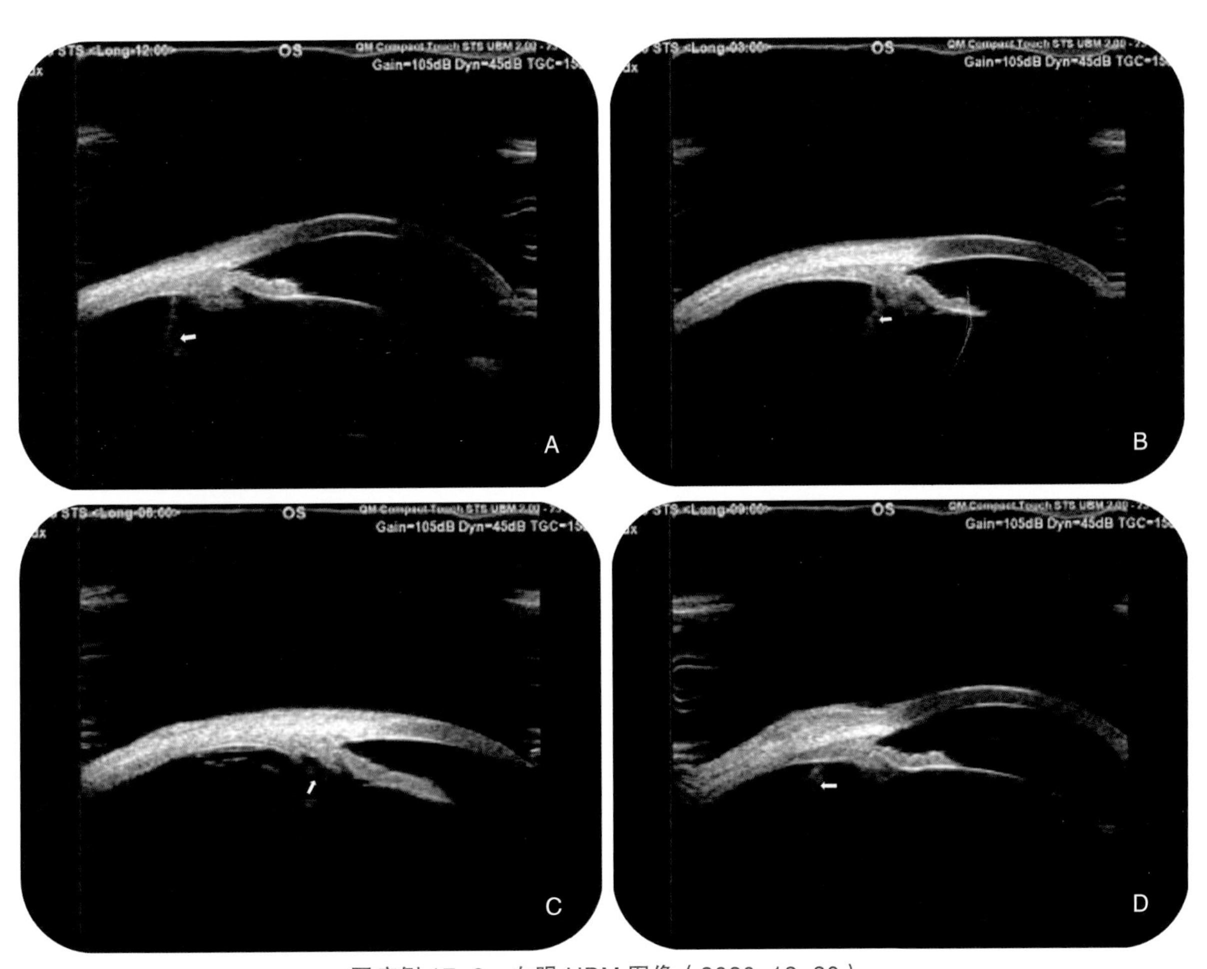

图病例 17-2　左眼 UBM 图像（2020-12-20）

A. 12:00 矢状切面图；B. 3:00 矢状切面图；C. 6:00 矢状切面图；D. 9:00 矢状切面图。显示左眼全周睫状上皮脱离（白色箭头）。

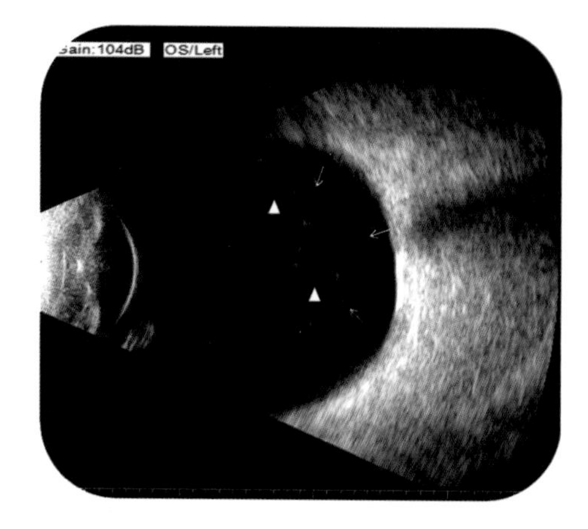

图病例 17-3　左眼 B 超图（2020-12-20）

眼轴长 26.73mm，玻璃体后脱离（白色箭头），可见少量点状强回声（白色三角），未见明显视网膜脱离光带。

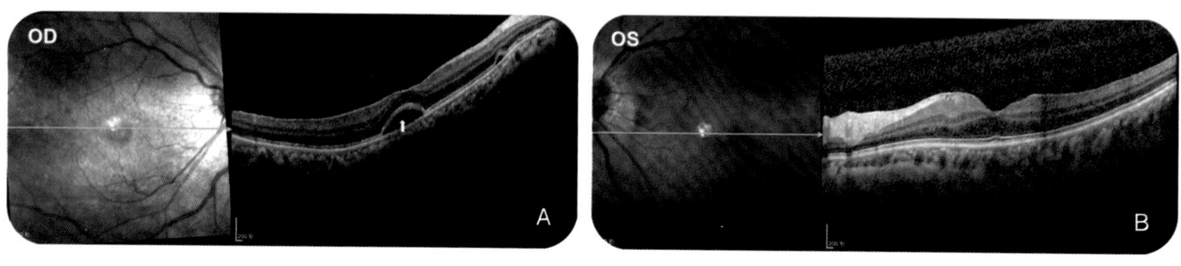

图病例 17-4　双眼黄斑 OCT（2020-12-20）

A. 右眼外垫压术后 5 个月，黄斑区神经上皮局限性脱离、积液（白色箭头）；B. 左眼黄斑区各层结构清晰，未见明显异常。

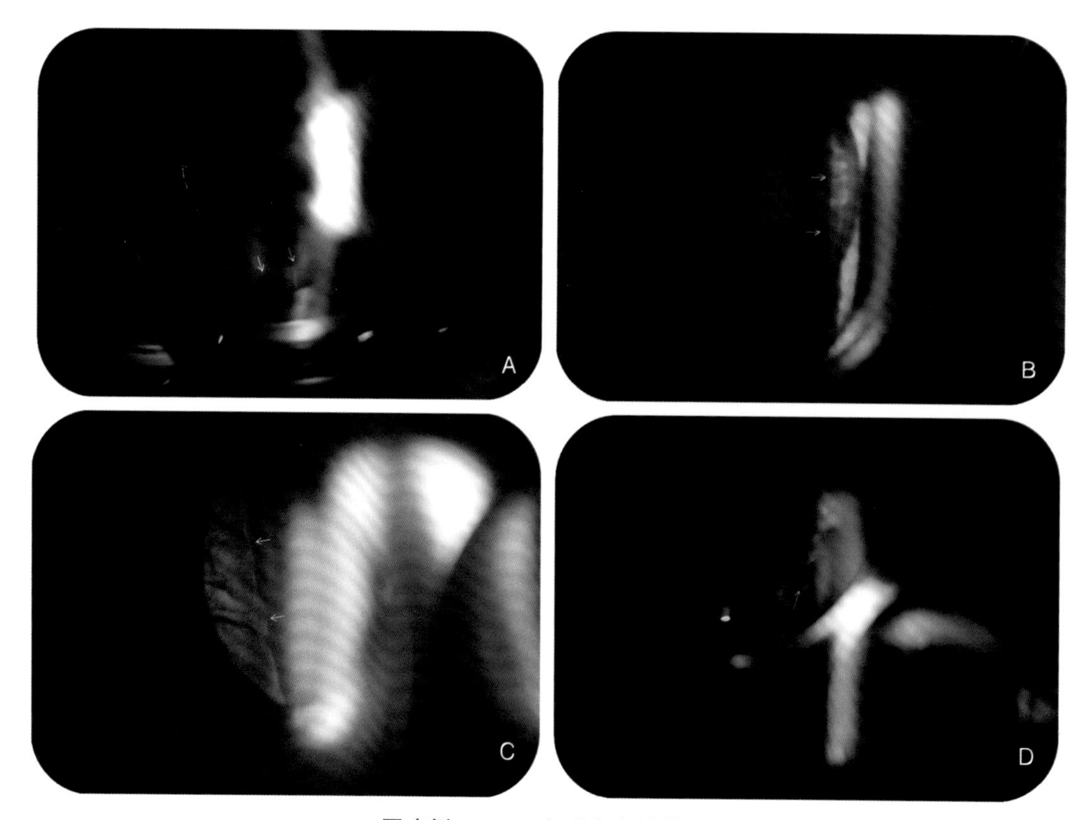

图病例 17-5　左眼房角镜检查

360° 睫状上皮脱离。A. 上方脱离的睫状上皮（白色箭头）；B. 鼻侧脱离的睫状上皮（白色箭头）；C. 颞侧脱离的睫状上皮（白色箭头）；D. 颞下 5:00 脱离的睫状上皮撕裂孔牵拉盖（白色箭头）。

诊断：①左眼睫状上皮裂孔伴脱离；②右眼视网膜脱离复位术后；③双眼屈光不正。

治疗：2020 年 12 月 24 日在局部麻醉下行左眼巩膜环扎 + 外垫压 + 前房穿刺术。

术中 240# 硅胶带置于四直肌下，接头点位于鼻下象限，各象限缝线固定于浅层巩膜。276# 硅胶带置于 3:00-6:30 环扎带下，最前端距角膜缘 6~7mm，缝线固定于浅层巩膜，缝线跨度 9mm，间接镜下见颞下锯齿缘截离孔，将锯齿缘截离孔及睫状上皮裂孔置于术嵴。反复前房穿刺放房水调整眼压（图病例 17-6）。

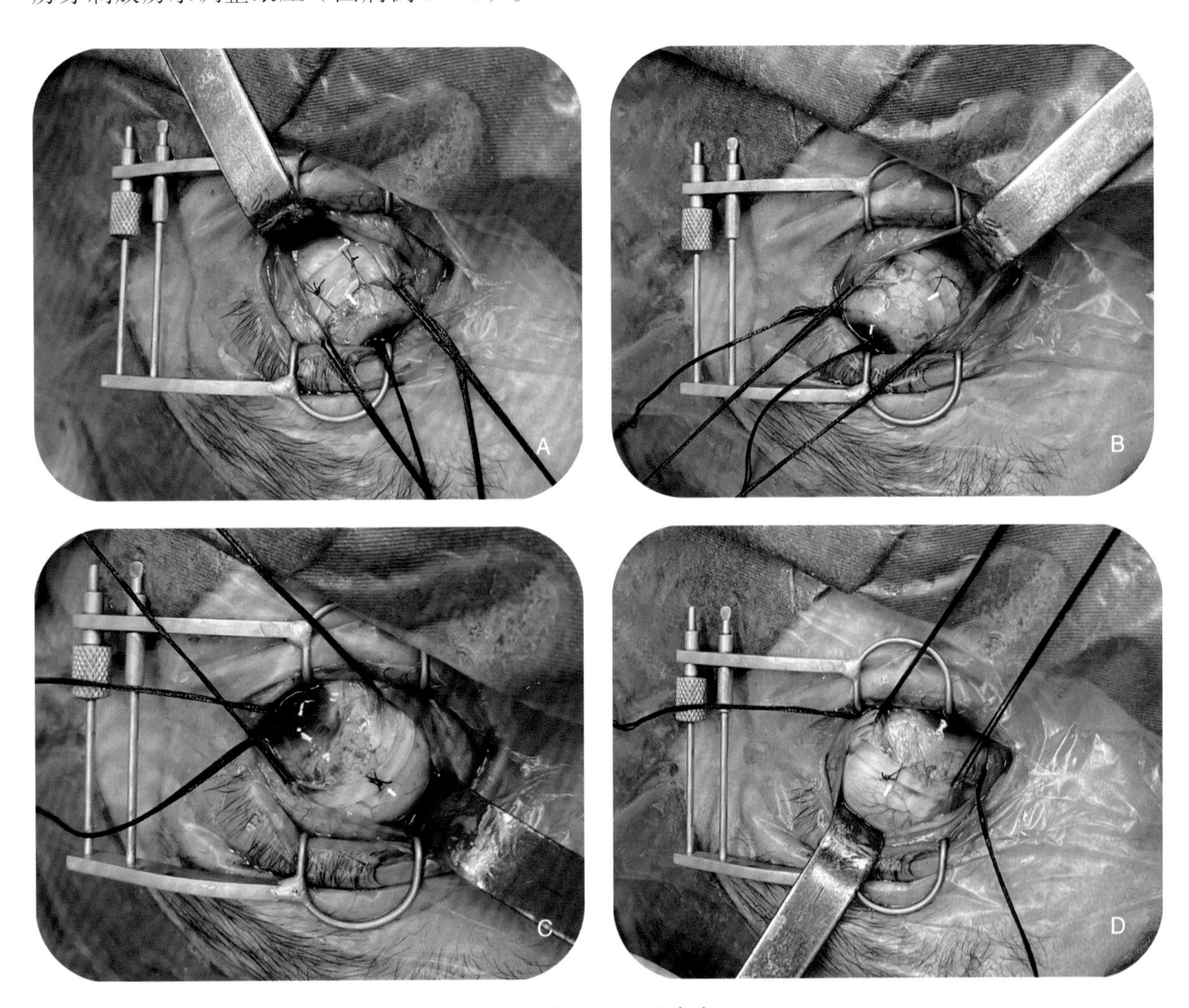

图病例 17-6 手术中

A. 颞下 240#+276#；B. 鼻下 240# 接头；C. 鼻上 240#；D. 颞上 240#。环扎位置均位于赤道前，建立新的“锯齿缘”。

术后复查：

（1）2020 年 12 月 25 日左眼巩膜环扎 + 外垫压术后第 1 天。

视力：OD 0.15 → 0.5，OS 0.06 → 0.4。眼压：OD 14mmHg，OS 22.2mmHg。

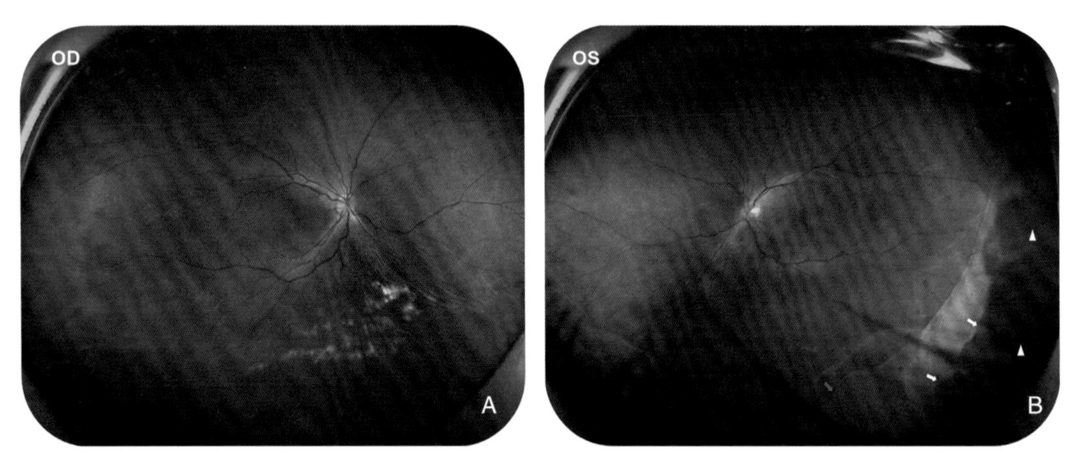

图病例 17-7　双眼 Optos 超广角成像彩图（2020-12-25）

A. 右眼底视网膜平伏，呈豹纹状，下方见色素沉着；B. 左眼底视网膜平伏，呈豹纹状改变，颞下术嵴隆起（蓝色箭头），视网膜截离孔明显位于术嵴（白色箭头），颞下漂浮脱离的睫状上皮（白色三角）。

（2）2021 年 1 月 6 日左眼巩膜环扎 + 外垫压术后 2 周。

视力：OD 0.15 → 0.5，OS 0.1 → 0.5。眼压：OD 10.7mmHg，OS 12.4mmHg。

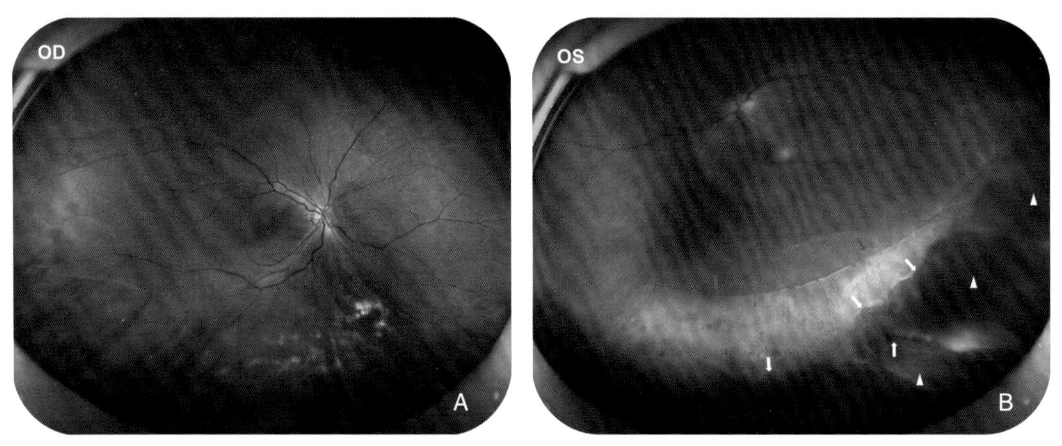

图病例 17-8　双眼 Optos 超广角成像彩图（2021-01-06）

A. 右眼同术前；B. 左眼视网膜平伏，术嵴明显（蓝色箭头），截离孔、6:00 小圆孔均位于术嵴（白色箭头），可见睫状上皮漂浮及撕裂孔（白色三角）。

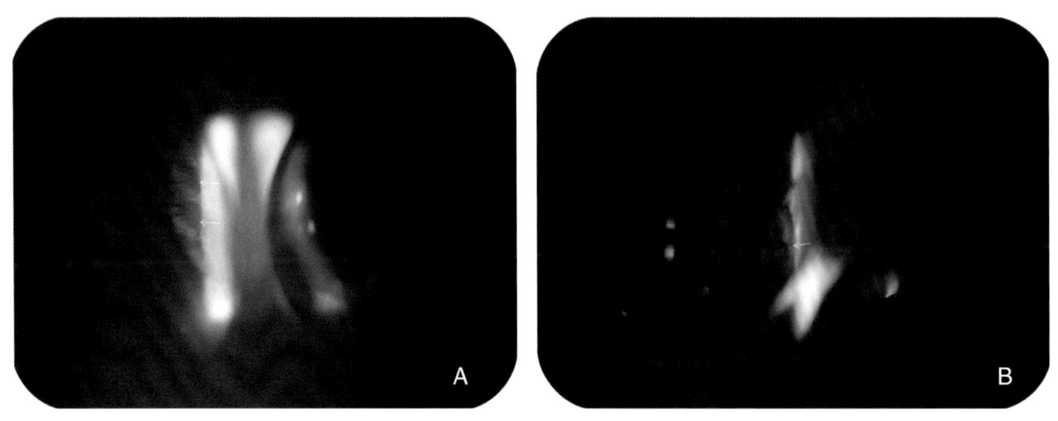

图病例 17-9　左眼房角镜检查（2021-01-06）

A. 颞侧；B. 颞下，左眼仅有颞侧及颞下睫状体上皮脱离（白色箭头）。

（3）2021年1月26日右眼巩膜环扎+外垫压术后6个月，左眼巩膜环扎外垫压术后1个月。视力：OD 0.15→0.5，OS 0.1→0.5。眼压：OD 12.5mmHg，OS 11.8mmHg。

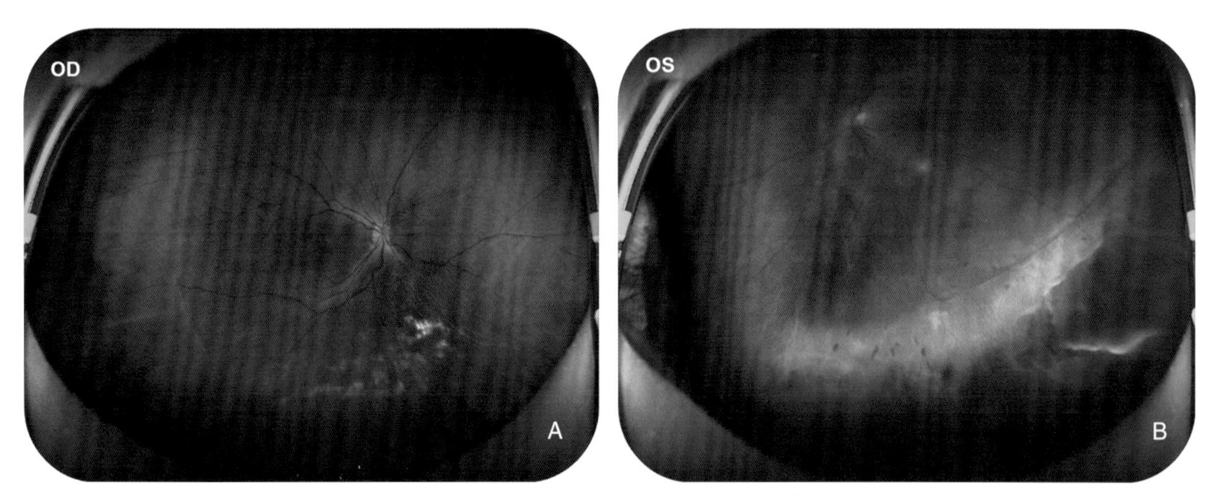

图病例17-10　双眼Optos超广角成像彩图（2021-01-26）

双眼底同前。

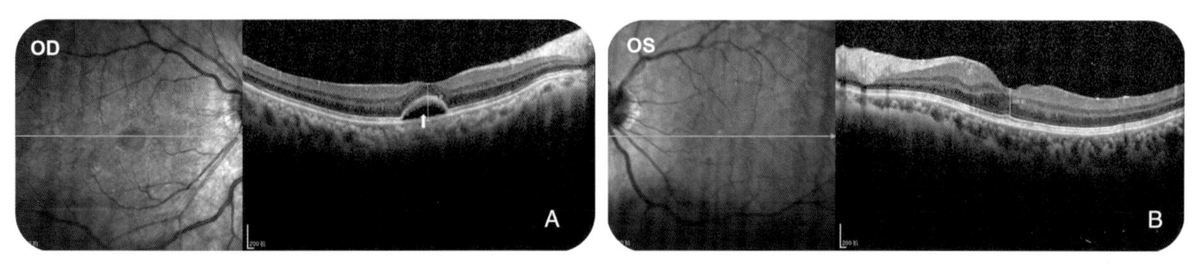

图病例17-11　双眼黄斑OCT（2021-01-26）

A. 右眼黄斑区神经上皮脱离局限性脱离同1个月前（白色箭头）；B. 左眼黄斑区各层结构清晰，未见明显异常。

（4）2021年7月6日右眼巩膜环扎+外垫压术后11个月，左眼巩膜环扎外垫压术后6个月。视力：OD 0.15→0.6，OS 0.1→0.8。眼压：OD 13.6mmHg，OS 10.7mmHg。

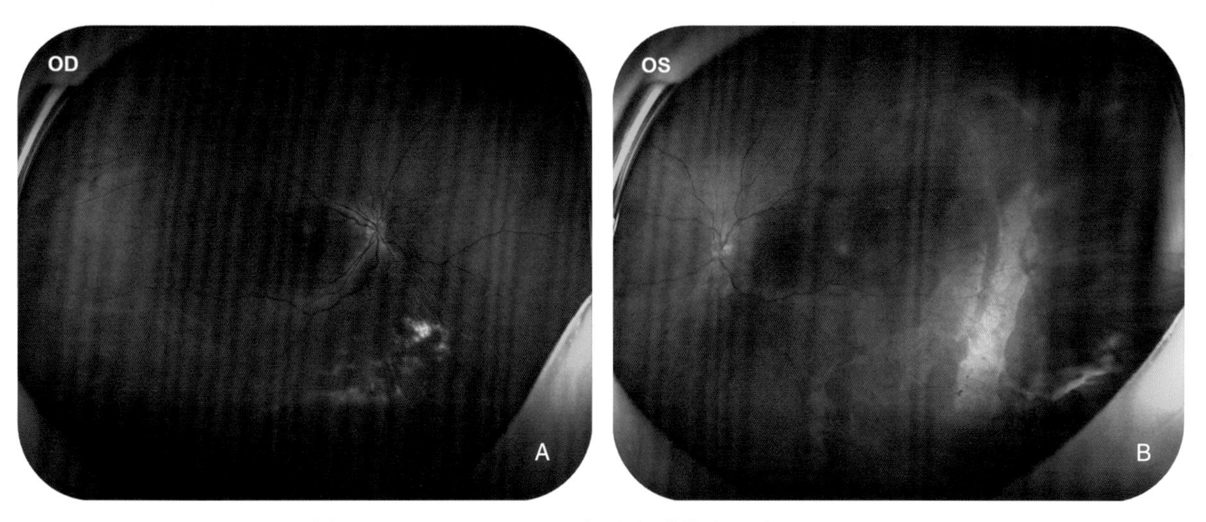

图病例17-12　双眼Optos超广角成像彩图（2021-07-06)

双眼底检查同前。

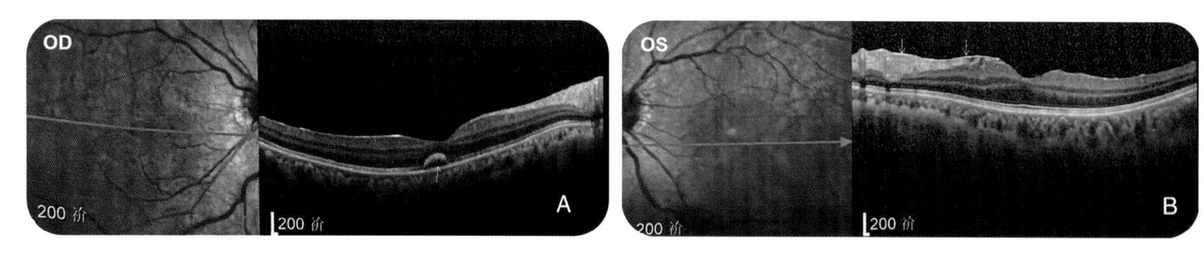

图病例 17-13　双眼黄斑 OCT（2021-07-06）

A. 右眼黄斑区神经上皮局限性脱离较 6 个月前缩小（白色箭头）；B. 左眼黄斑区鼻下增殖膜形成（白色箭头）。

（5）2022 年 3 月 29 日右眼巩膜环扎 + 外垫压术后 20 个月，左眼巩膜环扎外垫压术后 15 个月。

视力：OD 0.15 -4.75DS/-1.50DC*25°　→1.0，OS 0.1 -6.50DS/-1.75DC*155°　→1.0。眼压：OD 14.6mmHg，OS 13.7mmHg。双眼前节（-），双眼晶体透明，双眼玻璃体少量色素颗粒，玻璃体后脱离，双眼底视网膜在位，左眼底颞下见漂浮睫状上皮，截离孔及睫状上皮裂孔位于术嵴。

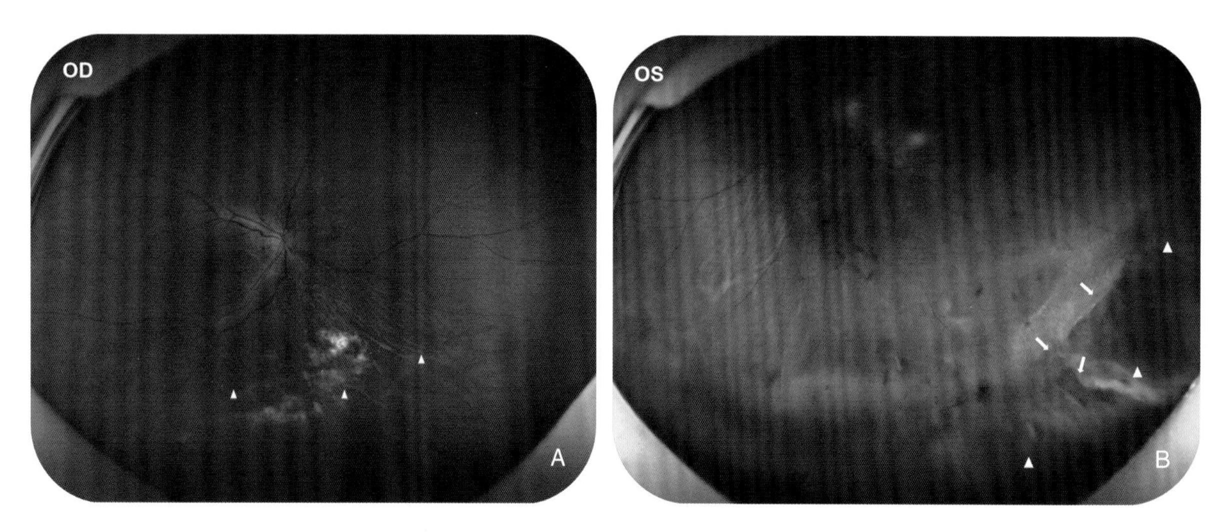

图病例 17-14　双眼 Optos 超广角成像彩图（2022-03-29）

A. 右眼底视网膜豹纹状，鼻下赤道部大量色素沉积（白色三角）；B. 左眼底视网膜平伏，颞下见漂浮睫状上皮（白色三角），术嵴可见（蓝色箭头），截离孔及睫状上皮裂孔位于术嵴（白色箭头）。

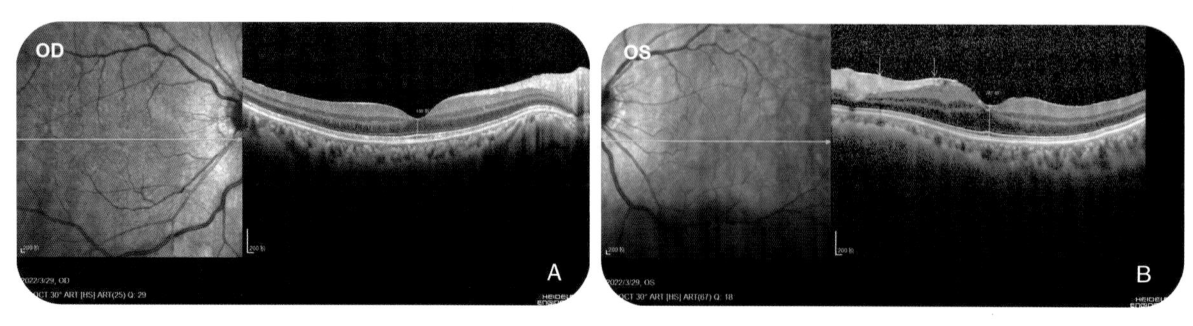

图病例 17-15　双眼黄斑 OCT（2022-03-29）

A. 右眼黄斑区结构恢复正常；B. 左眼黄斑区鼻下增殖膜形成同 8 个月前（白色箭头）。

解析：

睫状上皮裂孔引起的视网膜脱离是视网膜脱离中比较少见的类型，由于睫状上皮裂孔和脱离部位隐蔽，早期对视功能影响小，临床很难发现，易被漏诊或误诊为非孔源性视网膜脱离。临床上疑似患者可采用 UBM 及房角镜辅助检查，UBM 作为一种无创高清晰的眼前段成像检测技术，可以清晰地检测脱离的睫状上皮及较大的睫状上皮裂孔，术前房角镜检查明显提高了睫状上皮裂孔的发现率；术中应用双目间接检眼镜联合巩膜压迫法更容易发现睫状上皮裂孔及其下方周边的视网膜裂孔。该患者术前超广角眼底照相可见颞下睫状上皮脱离及 5:00 处的裂孔；房角镜检查发现左眼 360° 睫状上皮脱离；术中应用双目间接检眼镜联合巩膜压迫法发现 3:30–5:00 视网膜截离孔 ,6:00 见 1/3PD 圆形裂孔。因裂孔位于周边，无视网膜脱离，玻璃体视网膜无明显增殖，故对截离孔及小圆孔行巩膜外垫压，同时联合 360° 巩膜外环扎术，建立“新锯齿缘”，预防新截离孔的发生，避免视网膜脱离；术中考虑冷冻可能造成术后反应加重及低眼压，故未采取冷冻术。术后因颞下漂浮的睫状上皮遮挡部分裂孔，不易行视网膜裂孔光凝术；由于睫状上皮脱离存在，需长期密切随访观察。

（病例提供医师：雷春灵　李凤至）

病例 18

睫状上皮脱离性视网膜脱离——巩膜环扎 + 外垫压术。

基本信息：女性，26 岁。　　就诊时间 :2021–12–10

主诉：右眼视力下降 6 个月，加重 2 个月。

既往史：6 个月前诊断为“右眼葡萄膜炎”，给予口服激素治疗（具体不详）。

眼部检查：

表病例 18–1　眼部检查结果

	右眼	左眼
视力	0.1	1.0
矫正视力	不提高	—
眼压	20.6mmHg	16.1mmHg
眼前节	角膜清，前房（－），瞳孔圆，虹膜无粘连，晶状体透明	
玻璃体	玻璃体大量色素颗粒	无明显混浊
眼底	较模糊，隐见鼻上方视网膜呈青灰色隆起，房角镜下见 11:00–3:00 睫状上皮漂浮	未见明显异常

影像检查：

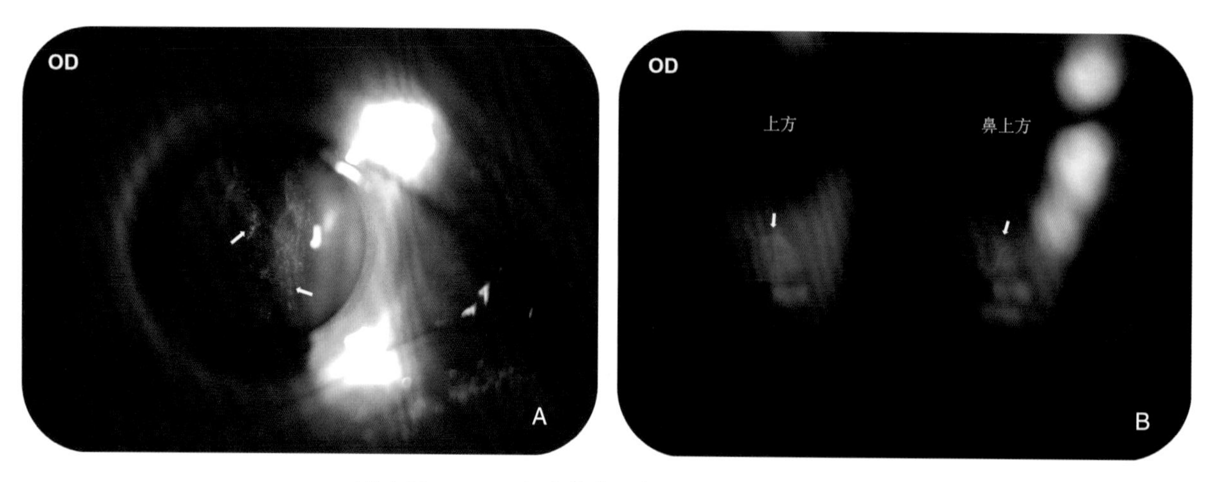

图病例 18-1 右眼前节照相（2021-12-10）

A. 右眼前部玻璃体大量色素颗粒（白色箭头）；B. 房角镜下见上方及鼻上方漂浮睫状上皮（白色箭头）。

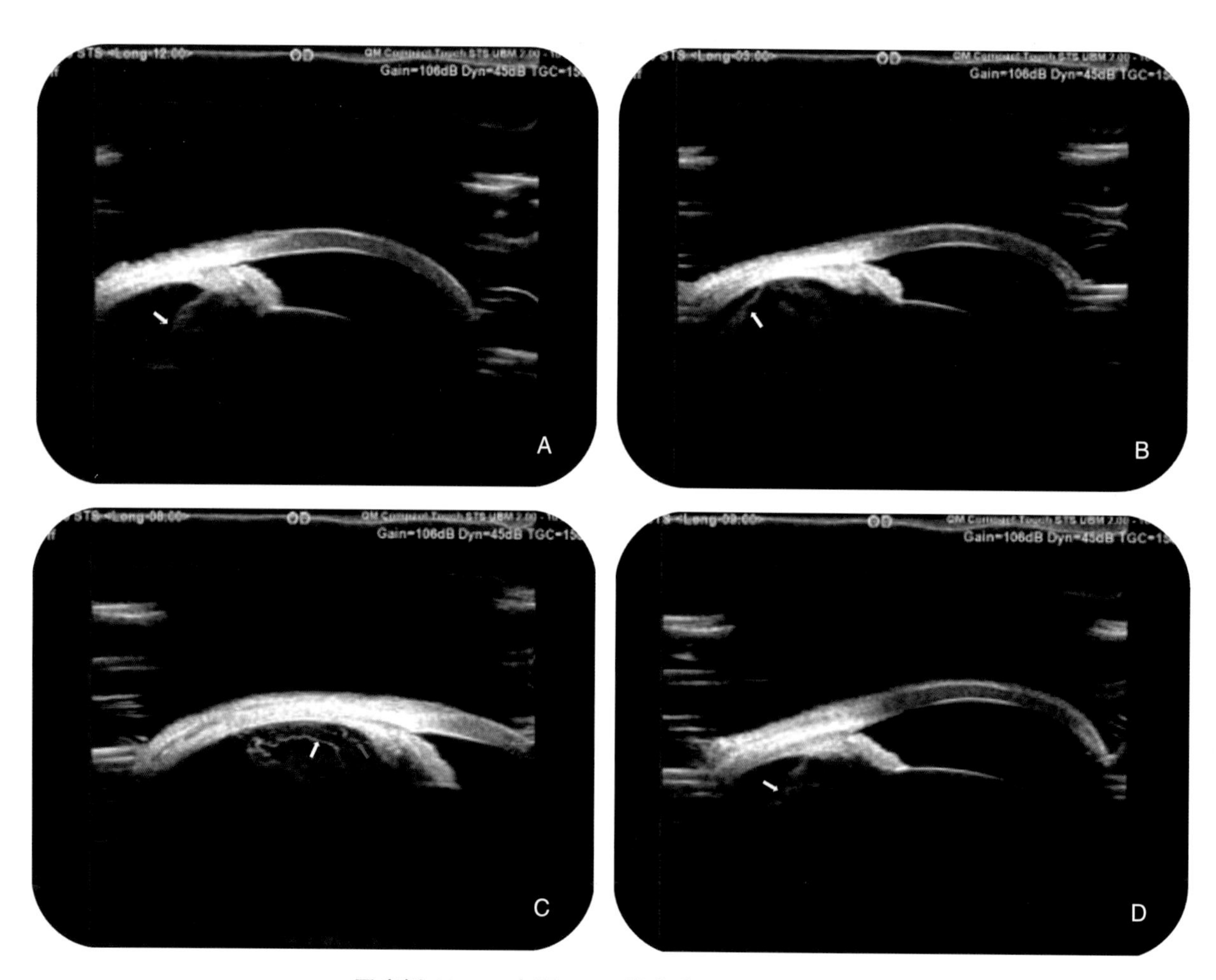

图病例 18-2 右眼 UBM 检查（2021-12-10）

A. 12:00 见睫状上皮脱离，一端与睫状体相连，一端游离玻璃体（白色箭头）；B.3：00 见睫状上皮脱离同 A（白色箭头）；C. 6:00 见局限性睫状上皮脱离，脱离两端均与睫状体相连（蓝色箭头），密集玻璃体混浊光带及光点（白色箭头）；D. 9:00 见睫状上皮脱离同 A。（注：左眼 UBM 正常未展示）

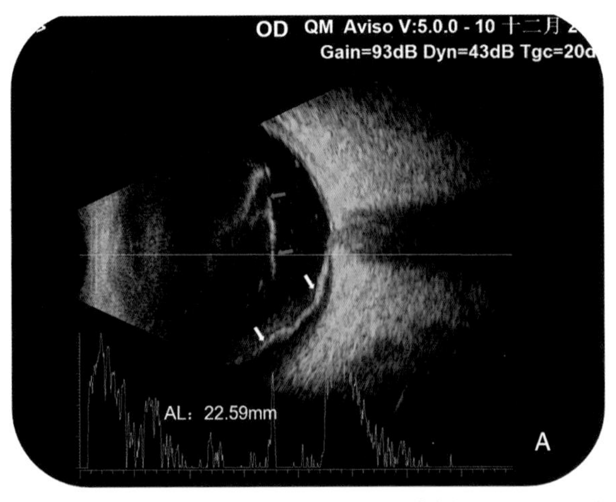

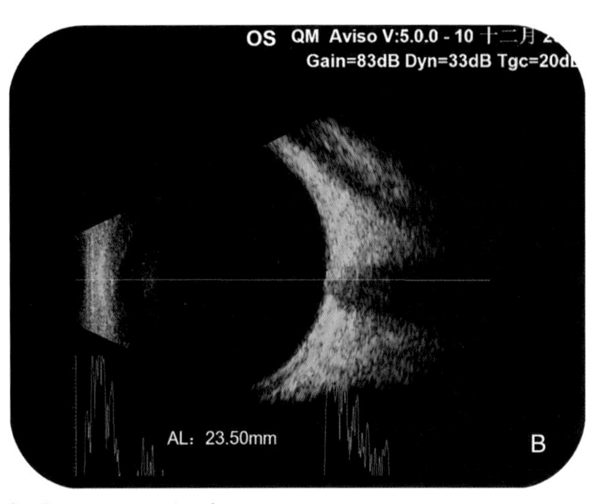

图病例 18-3 双眼 B 超（2021-12-10）

A. 右眼见与视盘相连的视网膜脱离光带（白色箭头），玻璃体腔见玻璃体后脱离飘动光带（蓝色箭头），密集混浊光点；B. 左眼未见明显异常。

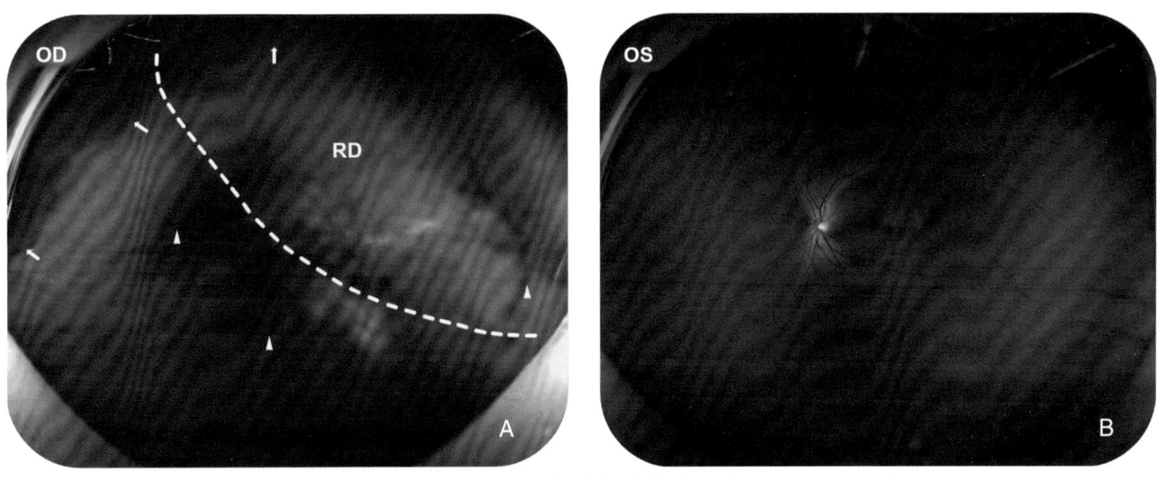

图病例 18-4 双眼 Optos 超广角成像彩图（2021-12-04）

A. 右眼玻璃体混浊明显（白色三角），隐见鼻上视网膜青灰色隆起（白色虚线），9:00-3:00 漂浮睫状上皮（白色箭头）；B. 左眼底未见明显异常。

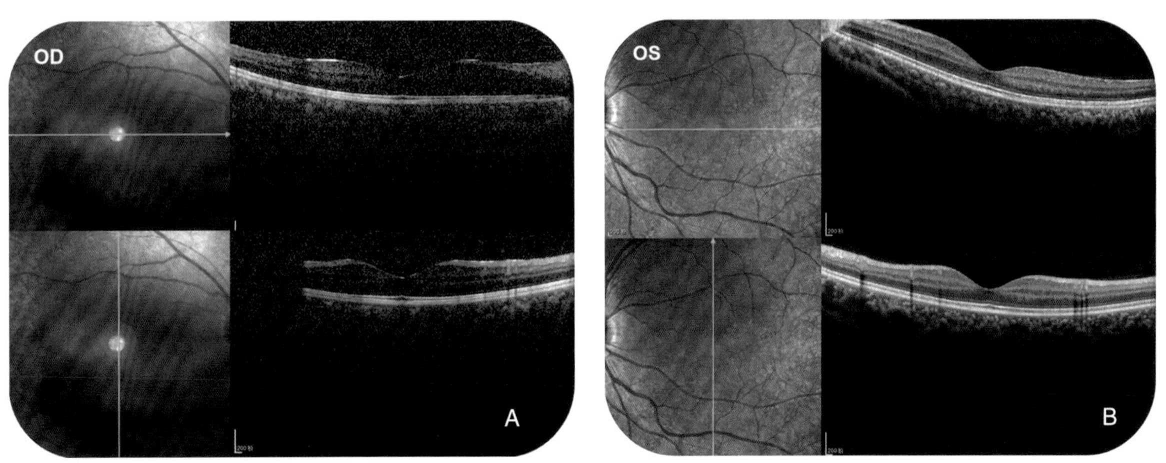

图病例 18-5 双眼黄斑 OCT（2021-12-04）

A. 右眼黄斑区结构不清（玻璃体混浊导致），视网膜脱离未累及黄斑区；B. 左眼黄斑区结构清晰正常。

诊断：右眼睫状上皮脱离性视网膜脱离。

治疗：2021 年 12 月 13 日在局部麻醉下行右眼巩膜环扎 + 外垫压术。

术中查找见 2:00 约 1PD 截离孔；240# 环扎带，接头位于颞下；276# 硅胶轨道 9:00–3:00 环扎带下，前缘位于角膜缘后 7~8mm；鼻上角膜缘后 10mm 巩膜切开放出视网膜下液。

复诊：

（1）2021 年 12 月 14 日 /2022 年 1 月 9 日右眼巩膜环扎 + 外垫压术后 1 天 /3 周。

视力：0.04/0.06，眼压：OD 21.8/19.5mmHg，OS 19.3/18.5mmHg。右眼前节（–），玻璃体混浊，眼底较模糊，鼻上视网膜下液逐渐吸收，环形术嵴可见。

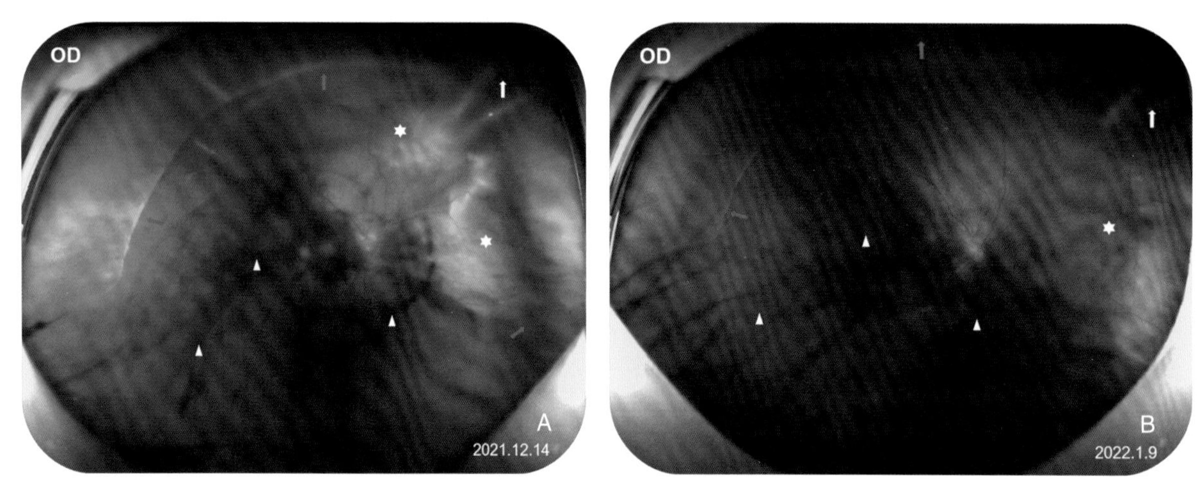

图病例 18- 6　右眼 Optos 超广角成像彩图

A. 术后 1 天；B. 术后 3 周。玻璃体混浊明显（白色三角），鼻上视网膜下液逐渐吸收（鼻上星），环形术嵴可见（蓝色箭头），鼻上 2:00 术嵴视网膜放射状褶皱（截离孔所致——白色箭头）。

（2）2022 年 2 月 22 日右眼巩膜环扎 + 外垫压术后 2 月余。

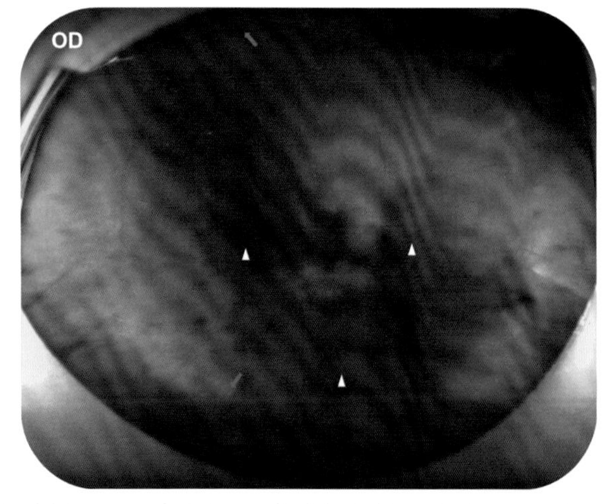

图病例 18-7　右眼 Optos 超广角成像彩图（2022-02-22）

玻璃体混浊（白色三角），视网膜平伏，环形术嵴可见（蓝色箭头）。

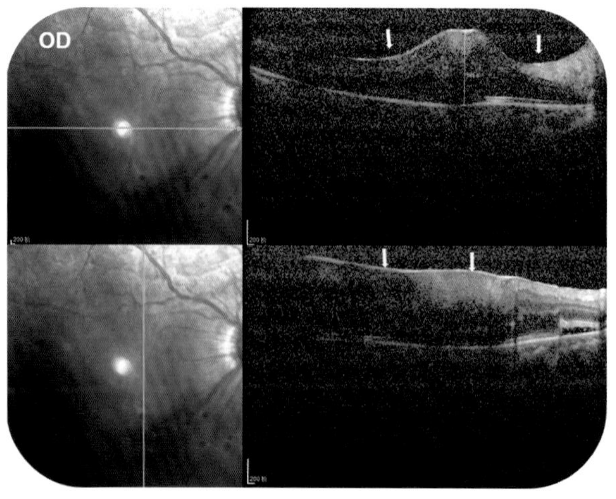

图病例 18-8　右眼黄斑 OCT（2022-02-22）

黄斑区前膜形成（白色箭头），牵拉黄斑区视网膜增厚 583μm。

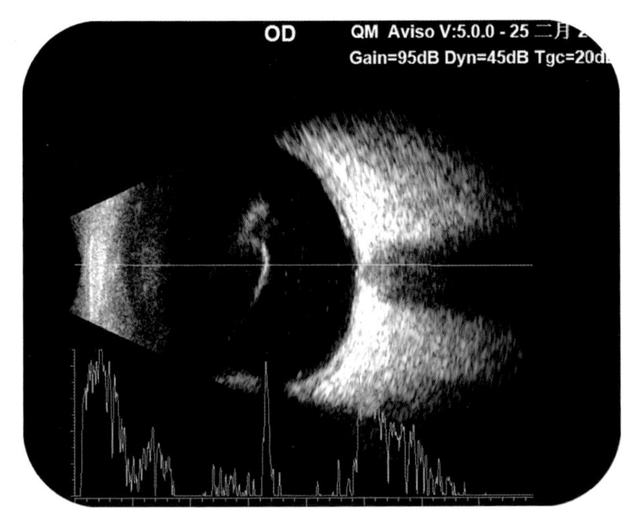

图病例 18-9　右眼 B 超（2022-02-25）
玻璃体混浊，后脱离，无视网膜脱离。

视力：OD 0.08，眼压：OD 15.0 mmHg，OS 18.5mmHg。右眼前节（-），晶体透明，玻璃体混浊无明显加重，眼底视网膜平伏，环形术嵴可见，黄斑区窥不清。根据影像检查，补充诊断为右眼黄斑前膜，建议行右眼玻璃体切割联合剥膜术。

（3）2022 年 2 月 28 日在全身麻醉下右眼玻璃体切除 + 剥膜 + 激光 + 注气（C3F8）术。

（4）2022 年 3 月 1 日 /3 月 9 日右眼 PPV 术后 1 天 /9 天。

视力：OD 0.02 → 0.2。眼压：OD 17.6/19.2mmHg，OS19.3/21.3mmHg。右眼前节（-），晶体无混浊，玻璃体腔清亮，见残留 20%~25% 气体，眼底视网膜复位，术嵴可见。

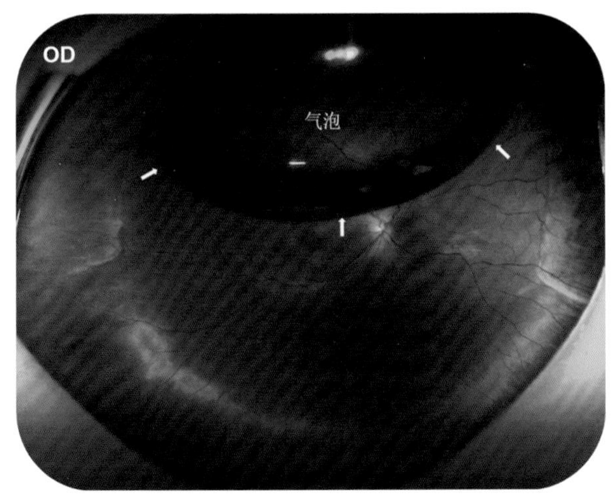

图病例 18-10　右眼 Optos 超广角成像彩图（2022-03-09）
右眼玻璃体腔残留 20% 气体（白色箭头），眼底清晰可见，视网膜平伏。

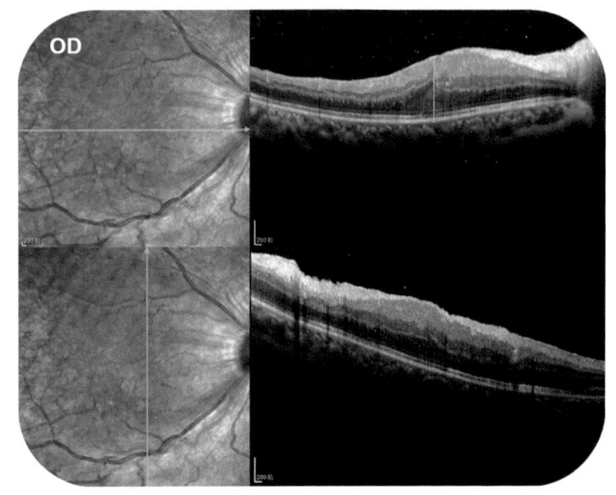

图病例 18-11　右眼黄斑区 OCT
黄斑中心凹厚度 517μm。

（5）2022 年 3 月 30 日右眼 PPV 术后 30 天。

视力：OD 0.2 -2.75DS/-1.25DC*105° → 0.4。眼压：OD 20.6mmHg，OS 21.3mmHg。右眼前节（-），玻璃体腔清亮，眼底视网膜平伏，黄斑中反弥散，鼻上术嵴清晰可见截离孔，孔后缘光凝斑包绕。

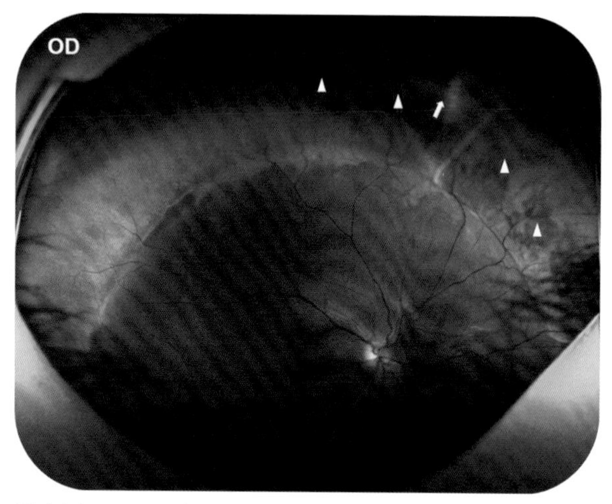

图病例 18-12　右眼 Optos 超广角成像彩图（2022-03-30）
右眼玻璃体腔清亮，眼底清晰可见，视网膜平伏，鼻上术嵴清晰可见截离孔（鼻上箭头），孔后缘光凝斑包绕（白色三角）。

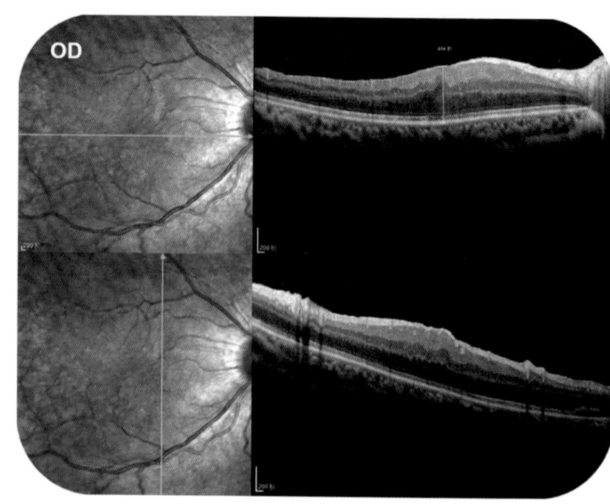

图病例 18-13　右眼黄斑区 OCT
黄斑中心凹厚度 454μm。

（6）2022 年 6 月 8 日右眼 PPV 术后 3 月余。

视力：OD 0.3。

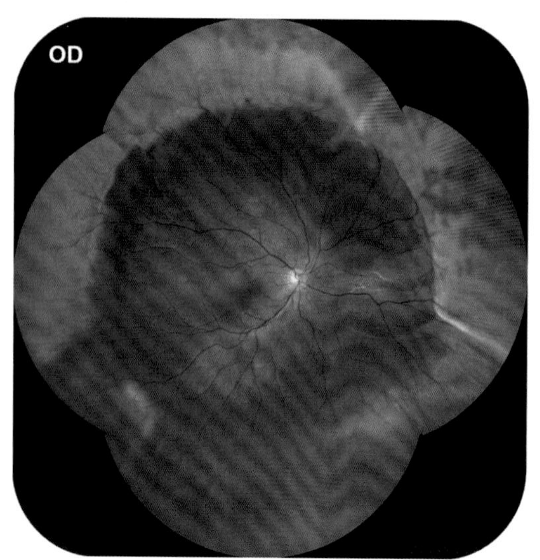

图病例 18-14　CLARUS 超广角成像彩图（2022-06-08）
右眼底视网膜平伏，周边环形术嵴可见，上方术嵴明显，鼻上见色素沉着。

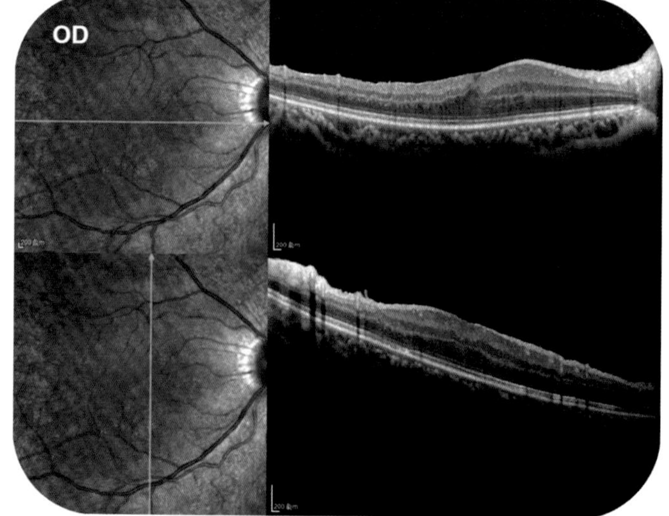

图病例 18-15　右眼黄斑区 OCT（2022-06-08）
右眼黄斑中心凹厚度较前下降。

（7）2022 年 8 月 23 日右眼巩膜环扎 + 外垫压术后 8 个月，右眼 PPV 术后 6 个月。

视力：OD 0.12 -3.00DS/-1.00DC*110° → 0.5，OS 1.0。眼压：OD 12.5mmHg，OS 15.6mmHg。右眼前节（-），玻璃体清亮，眼底视网膜平伏，周边环形术嵴可见，鼻上孔位于术嵴，孔后缘见光凝斑。

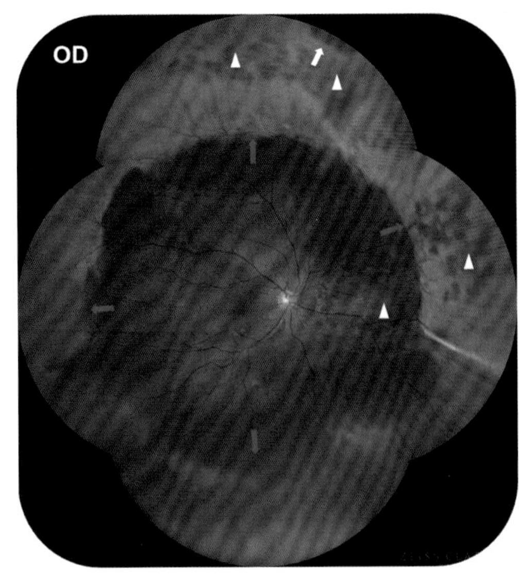

图病例 18-16　CLARUS 超广角成像彩图（2022-08-23）

右眼底视网膜平伏，周边环形术嵴可见（蓝色箭头），环形术嵴明显，鼻上裂孔位于术嵴（鼻上箭头），色素沉着（鼻上术嵴）。

图病例 18-17　右眼黄斑区 OCT（2022-08-23）

右眼黄斑中心凹厚度 354μm。

解析：

该患者系少见的睫状上皮裂孔性脱离误诊为“葡萄膜炎”，给予口服及局部激素治疗无效且逐渐加重，发生视网膜脱离后转至我院眼科进一步诊治。经术前各种眼科影像检查，尤其是 UBM 及房角镜发现睫状上皮脱离，明确诊断，制订治疗方案。根据患者检查情况，右眼前节（-），玻璃体色素颗粒较多，混浊明显，视网膜部分脱离，但视网膜表面及下方无明显增殖膜形成，制定先行外路手术环扎及外垫压，形成一个新的“锯齿缘”，防止睫状上皮进一步脱离，促使视网膜复位。如视网膜复位，裂孔封闭，睫状上皮脱离被控制不再进展，再考虑玻璃体手术清除混浊的玻璃体，改善屈光间质。经治疗达到预期的目的，但患者黄斑区出现前膜，可能与玻璃体大量色素颗粒刺激有关。因此临床上早期睫状上皮脱离不易被发现，易漏诊或误诊，应仔细检查。如玻璃体有不能解释的大量的色素颗粒，要尽早做 UBM 或房角镜检查辅助诊断，做到早发现，早诊断，早治疗。

（病例提供医师：雷春灵　李凤至）

参考文献

[1] 屠颖，魏文斌，周丹．睫状上皮撕裂并发视网膜脱离的临床特点和手术疗效观察［J］．中华眼科杂志，2007，43(12): 1093-1096.

[2] Tsai FY, Lau LI, Chen SJ, et al. Retinal detachment with a break at pars plicata associated with congenital malformation of the lens-zonule-ciliary body complex［J］. Taiwan J Ophthalmol,2015,5(3): 143-146.

[3] Azuma N, Hida T, Katsura H,et al. Retrospective survey of surgical outcomes on rhegmatogenous retinal detachments

associated with atopic dermatitis [J] . Arch Ophthalmol,1996,114(3): 281–285.

[4] Alappatt JJ, Hutchins RK. Retinal detachments due to traumatic tears in the pars plana ciliaris [J] . Retina, 1998,18(6): 506–509.

[5] Sasoh M, Uji Y, Arima M, et al. Retinal detachment due to breaks in pars plicata of ciliary body after endogenous fungal endophthalmitis [J] . Jpn J Ophthalmol,1993,37(1): 93–99.

[6] Matsuo T, Shiraga F, Matsuo N. Intraoperative observation of the vitreous base in patients with atopic dermatitis and retinal detachment [J] . Retina,1995, 15(4): 286–290.

[7] Iijima Y, Wagai K, Matsuura Y, et al. Retinal detachment with breaks in the pars plicata of the ciliary body [J] . Am J Ophthalmol,1989,108(4): 349–355.

[8] Andy. 显微镜直视下外路视网膜脱离手术探讨 [J] . 视网膜脱离诊断治疗学 , 2010.

[9] 刘文 . 切除基底部玻璃体的临床意义 [J] . 中华眼底病杂志 ,2001,(02): 78–79.

[10] 张英 , 张至菲 , 刘文 , 等 . 全玻璃体切割术治疗巨大裂孔视网膜脱离的临床效果观察 [J] . 眼科，2014，23(03): 205–209.

[11] Matsuo T, Muraoka N, Shiraga F, et al. Schwartz–Matsuo syndrome in retinal detachment with tears of the nonpigmented epithelium of the ciliary body [J] . Acta Ophthalmol Scand，1998，76(4): 481–485.

[12] Potop V, Coviltir V, Schmitzer S, et al. Ultrasound biomicroscopy as a vital tool in occult phacomorphic glaucoma. Rom J Ophthalmol， 2019，63(4): 311–314.

[13] Leshno A, Barak A, Barzelay A,et al. Diagnosis of Peripheral Retinoschisis Using Ultrasound Biomicroscopy [J] . Ophthalmic Surg Lasers Imaging Retina,2019,50(8): e196–e202.

[14] Wang Y, Hu Z, Jiang Y, et al. UBM–guided scleral buckling for Schwartz–Matsuo syndrome with tear of nonpigmented epithelium of the ciliary body: a case report [J] . BMC Ophthalmol, 2021,21(1): 49.

[15] 纪惠谦 , 李宇航 , 梁敏 , 等 . 睫状体上皮脱离合并视网膜脱离的临床特征及治疗 .2006.

[16] 刘文 . 视网膜脱离显微手术学 . 临床眼科杂志 ,2008,(03): 270.

[17] 吴建华 , 邢怡桥 , 艾明 , 等 . 孔源性睫状上皮脱离合并视网膜脱离的手术治疗 [J] . 中华眼底病杂志 , 2000,(01): 56–57.

[18] 田超伟 , 王雨生 , 窦国睿 , 等 . 外伤性睫状上皮撕裂并发视网膜脱离六例 [J] . 眼科 ,2013,22(6): 413–415.

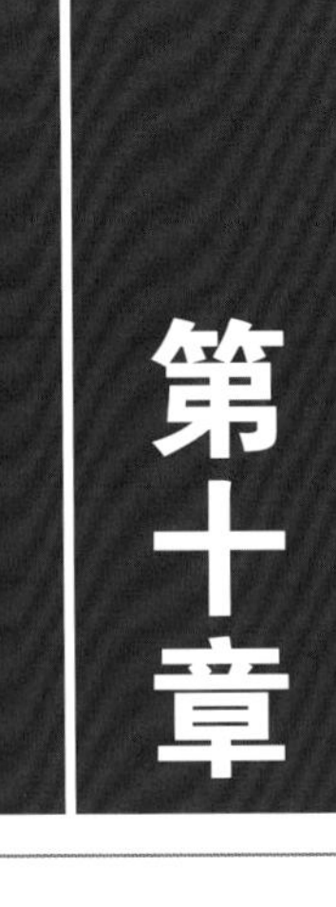

第十章 脉络膜脱离型视网膜脱离

脉络膜脱离型视网膜脱离（choroidal detachment associated with retinal detachment，RRDCD，简称脉脱型视网膜脱离）是指孔源性视网膜脱离同时合并睫状体、脉络膜脱离。这是一种特殊类型的复杂性视网膜脱离，具有发病急、进展快、预后差的特点。在临床上并不少见。据国外文献报道，其发病率占孔源性视网膜脱离的2.0%~4.5%，国内报道为4.2%~17.0%，发病率明显高于国外。

本病多见于老年人、高度近视和无晶状体眼患者，无明显性别差异。[1] Seelenfreund[2]报道50例脉络膜脱离型视网膜脱离患者，其中86%的患者年龄超过50岁，22.7%近视屈光度数超过6D，58%为无晶状体眼，男、女发病率各为54%和46%；Gottlieb[3]报道36例脉络膜脱离型视网膜脱离患者，36%为无晶状体眼，25%为高度近视；朱剑锋[4]等报道188只脉络膜脱离型视网膜脱离眼，近视屈光度在6D以上者118只眼，占62.8%。

我国是一个近视大国，这也是造成我国脉络膜脱离型视网膜脱离发病率明显高于国外的原因之一。[5]我们将从以下几方面阐述脉络膜脱离型视网膜脱离的临床特点，探讨手术方式的选择及预后。

第一节 脉络膜脱离型视网膜脱离的发病机制

RRDCD的发病机制尚存在争论，目前主要存在3种理论：

一、“炎症-低眼压联合”理论

该理论在起始阶段尚存争议。大多数学者认为视网膜脱离突发的低眼压是脉络膜脱离的起始阶段。[4,6-11]机制为脉络膜血管在低眼压状态下失去支撑而扩张，血管屏障破坏，使富含蛋白质的液体渗出到脉络膜和睫状体上腔后造成脱离；此刻睫状体水肿致房水生成减少，眼压继续下降，导致脉络膜血管继续扩张，液体渗出增加，脉络膜脱离进一步加重，形成恶性循环。但部分学者认为视网膜脱离后的眼内炎症启动了这一过程，机制为液化的玻璃体刺激色素上皮、脉络膜后产生一些细胞因子，如前列腺素、血管内皮生长因子(VEGF)、组胺等造成血－眼屏障破坏，血管通透性改变，液体渗出到脉络膜或睫状体上腔后形成脱离，而低眼压为第二阶段。

二、“玻璃体牵拉－低眼压－炎症联合”理论

有学者[12]认为，脉络膜的脱离是一个多因素共同作用的结果，低眼压状态、液化玻璃体粘附于脉络膜表面形成的牵拉以及脉络膜血管的炎症，三者共同导致脉络膜和睫状体的脱离。

三、“脉络膜上腔压力学说”理论

段安丽[13]等认为，正常情况下，脉络膜与巩膜相贴，眼内压高于脉络膜上腔内的压力至少 2mmHg。眼内压降低时，脉络膜血管壁两侧压力变化，血管通透性改变导致液体渗出而产生分离。

第二节　脉络膜脱离型视网膜脱离的临床表现

一、症状

此处所讨论的脉络膜脱离型视网膜脱离因先出现孔源性视网膜脱离，再继发脉络膜脱离，所以患者主诉同典型的孔源性视网膜脱离主诉，如眼前闪光，黑影遮挡，视力下降或视物变形等。有一部分患者，在玻璃体反复出血、视网膜脱离 1~3 周或更长时间后才出现脉络膜脱离，患者会主诉视力长时间不好的情况下突然视力下降加重，同时伴有眼红、痛，眼球变软。

二、眼部表现

1. 眼前段表现

表现为严重的葡萄膜炎和低眼压体征。球结膜不同程度地充血，以角膜缘为重。角膜虽然清亮，但可出现皱褶，有时可见少许色素性角膜后壁沉着物（KP），但很少见灰白色 KP。前房加深，房闪阳性，虹膜出现同心圆式皱褶，虹膜晶状体震颤，如不及时散瞳，瞳孔会很快发生后粘连，晶状体表面色素沉着。眼压多在 3mmHg 以下，甚至测不出，轻压眼球会出现瞳孔变形。低眼压与脉络膜脱离显著相关，随着脉络膜脱离的消失，眼压也逐渐回升。

2. 玻璃体及眼底表现

表现为玻璃体混浊、浓缩，早期若未能及时诊断和治疗，可迅速发生增生改变及膜形成。眼底视网膜脱离范围一般较大，多在 3 个象限以上，但当脉络膜脱离较高，像塞子或扣带样将视网膜裂孔封闭时，视网膜脱离会出现暂时性变浅或消失，当脉络膜脱离好转后，视网膜脱离隆起度变高。晚期视网膜发生广泛增生，形成大量固定皱褶。脉络膜脱离的程度和形状可以不同，小至 1~2 个钟点的局限性脱离，大到 360° 脱离；脱离的形状可以是弥漫性小山丘样改变，也可呈大的球形脱离。球形脱离呈棕色，表面光滑，在涡静脉处与巩膜附着，不发生脱离。脱

离高时，不需巩膜压迫，即可看见锯齿缘。视网膜裂孔多位于后极部，以黄斑裂孔和马蹄形裂孔多见，但多因瞳孔粘连、玻璃体混浊、脉络膜脱离等原因，视网膜裂孔不易被发现。

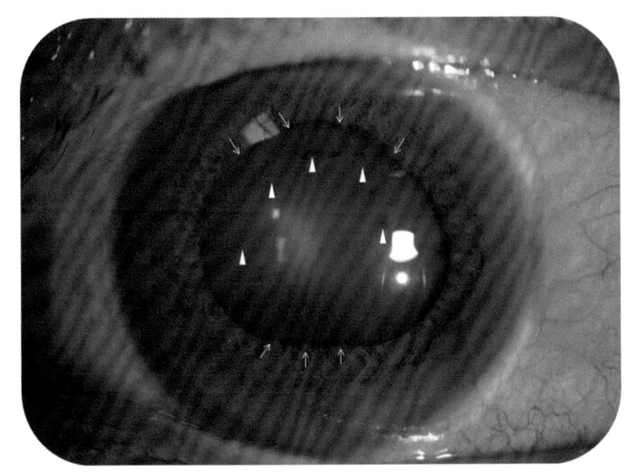

图 10-2-1 眼前节照相

脉络膜脱离型视网膜脱离患眼，虹膜部分后粘连（白色箭头），晶体前囊见色素沉着（白色三角）。

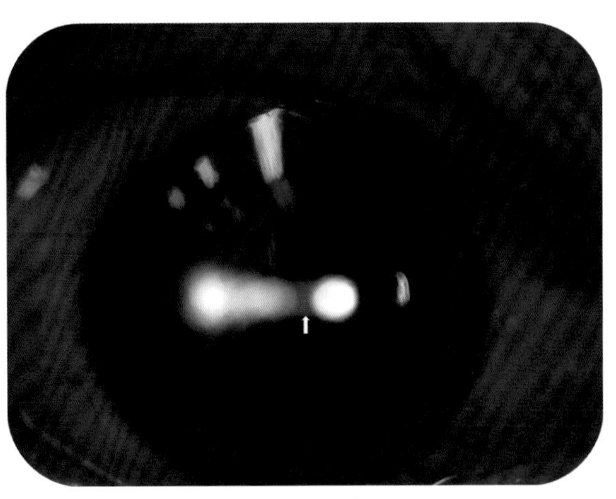

图 10-2-2 眼前节照相

脉络膜脱离型视网膜脱离患眼，房闪阳性（白色箭头）。

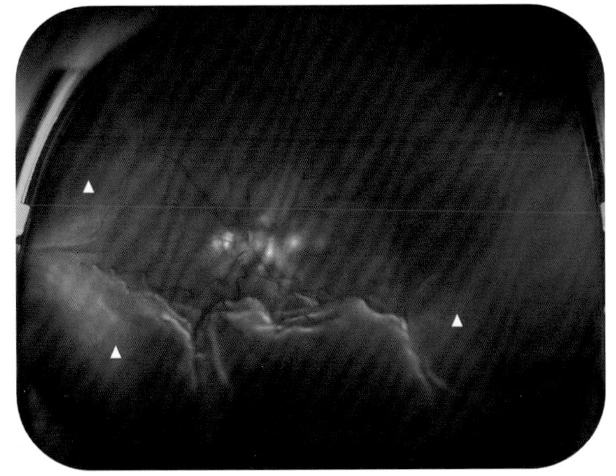

图 10-2-3 左眼脉络膜脱离型视网膜脱离

Optos 超广角成像彩图：见左眼视网膜全脱离，颞下、鼻下、鼻上视网膜脱离下隐约可见棕色隆起。（病例信息：患者女性，61 岁。左眼视力下降 1 个月，双眼高度近视史。左眼视力：HM/ 眼前，眼压 5.7mm。图 10-2-3、图 10-2-4）。

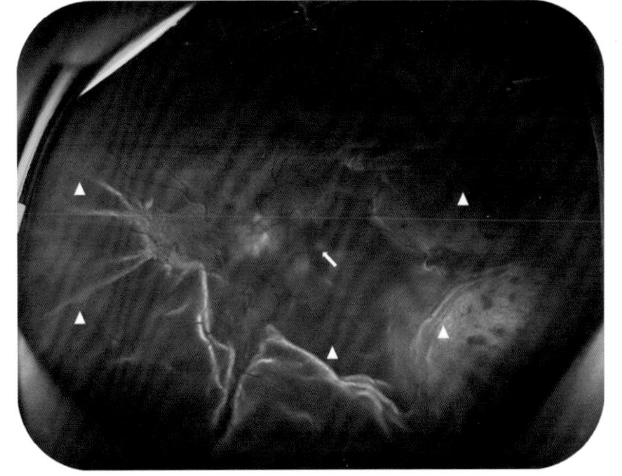

图 10-2-4 左眼脉络膜脱离型视网膜脱离

Optos 超广角成像彩图：见左眼视网膜全脱离，黄斑区 1/3PD 圆形裂孔（白色箭头），鼻侧及颞侧下方见棕色隆起（白色三角）。（病例信息：患者女性，62 岁。左眼看不见 1 周，双眼高度近视史。左眼视力：CF/30CM，眼压 6.1mmHg。图 10-2-4、图 10-2-6、图 10-2-7）

3. 辅助检查提示眼部表现

B 超的诊断作用尤其突出。典型视网膜脱离图像特征：形态多呈强回声，弯曲呈波浪状，与球壁一端相连或平行，视网膜全脱离呈 V、Y、T 形光带，与视盘相连。典型脉络膜脱离图像特征：脉络膜球形脱离呈半球形光带，凸面向玻璃体暗区，表面光滑清晰，后运动中等。长时间脉络膜脱离光带上出现一光环，且光环缺乏内回声，后运动不明显。视网膜脱离合并脉络膜脱离图形特征：赤道前球壁膜状隆起，光带较厚，回声强缺乏后运动，分内、外两层，内层为视网膜脱离光带，回声强而纤细，止于视盘边缘；外层为脉络膜脱离光带，止于赤道部附近，膜下为无回声液性暗区。[14]B超不但可确定脱离的部位，还可根据脉络膜上腔为低密度或高密度影来区分是渗出性脱离还是出血性脱离，可同时显示有无眼内占位等伴随情况，以鉴别诊断。超声生物显微镜（UBM）有利于观察睫状体脱离及前房角情况，对该病的诊断也具有重要意义。[15、16]

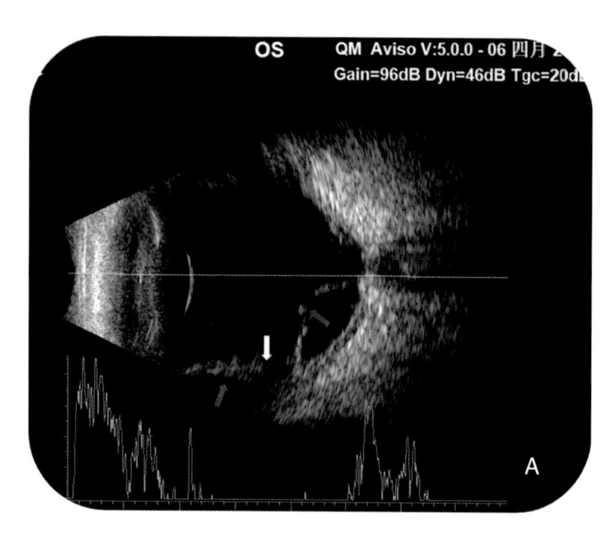

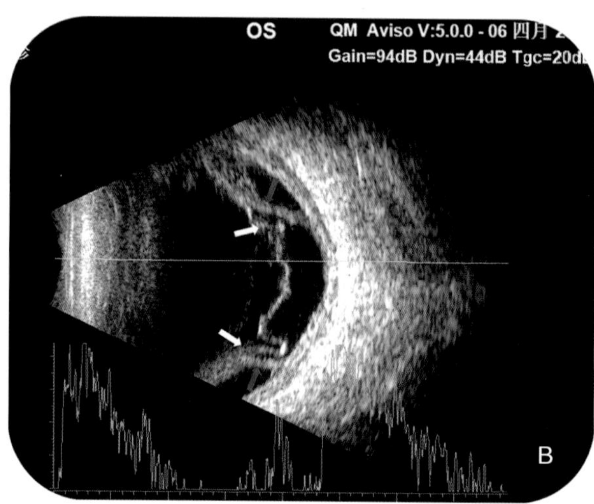

图 10-2-5　左眼脉络膜脱离型视网膜脱离轴位及下方

B超：玻璃体腔见双光带，凹面向玻璃体腔光带，中度活动度是视网膜脱离光带（白色箭头），凸面向玻璃体腔光带，无活动度，其后为液性暗区，是脉络膜脱离光带（红色箭头）。A. 轴位；B. 下方。

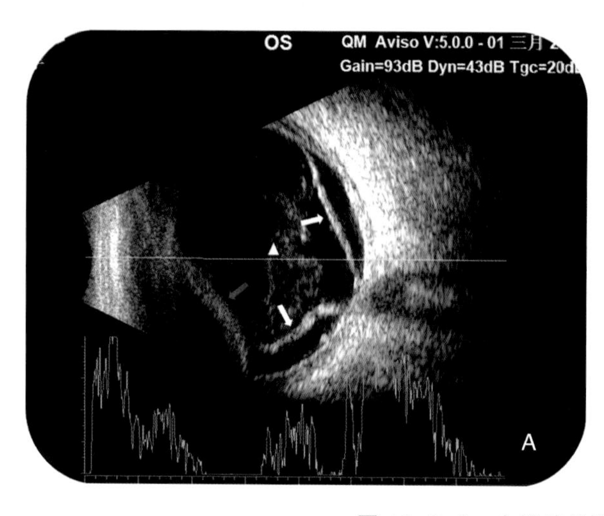

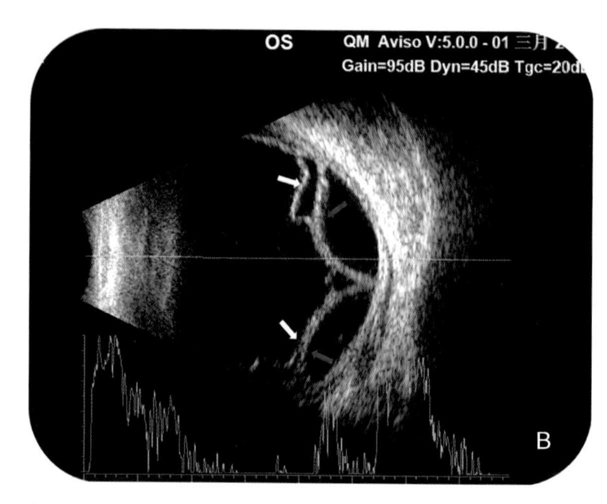

图 10-2-6　左眼脉络膜脱离型视网膜脱离轴位

A. B超轴位：玻璃体腔见与视盘相连光带，中度活动度是视网膜脱离光带（白色箭头）；B. 左眼下方位B超：玻璃体腔见双光带，凹面向玻璃体腔光带，中度活动度是视网膜脱离光带（白色箭头），凸面向玻璃体腔光带，无活动度，其后为液性暗区，是脉络膜脱离光带（红色箭头）。

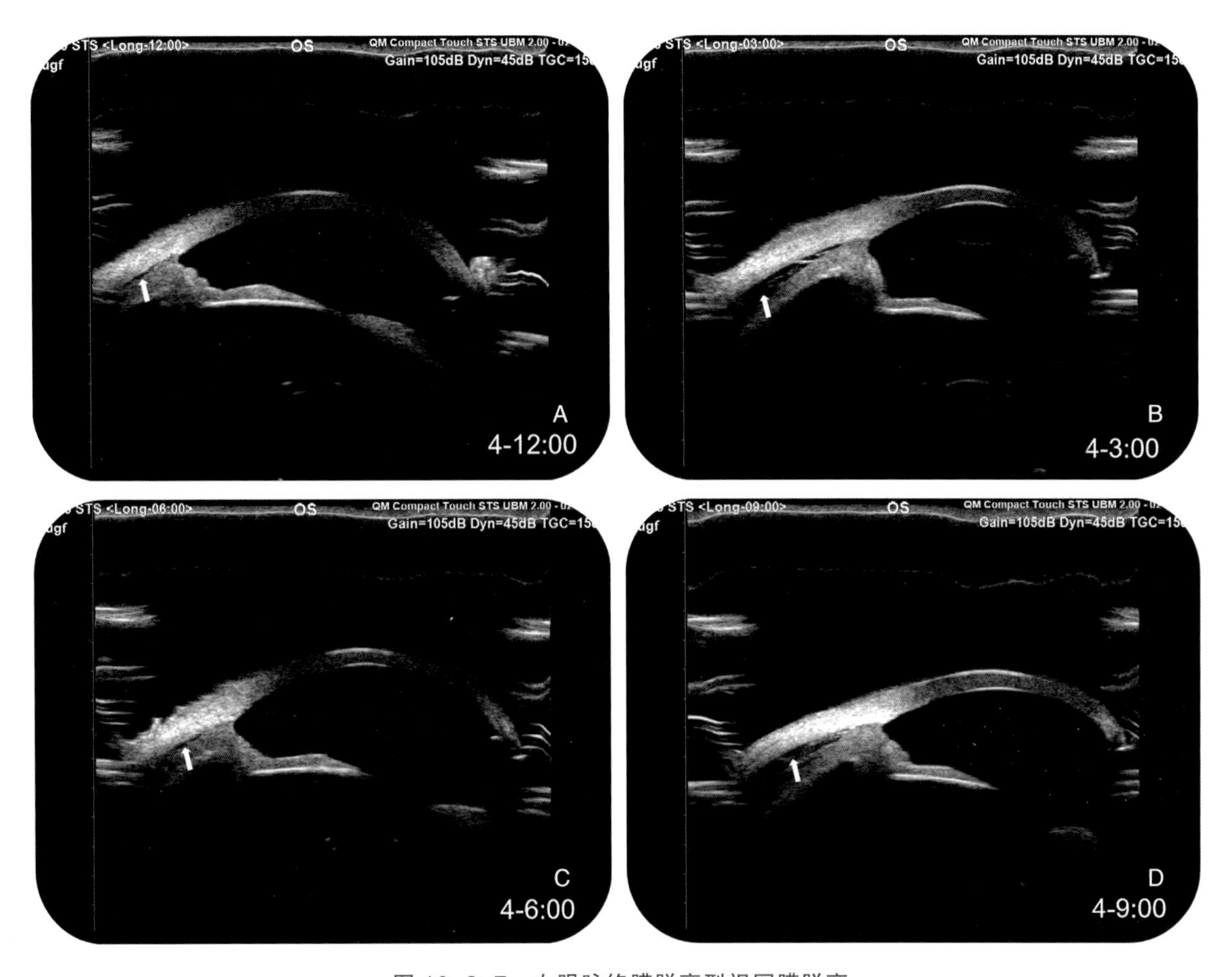

图 10-2-7　左眼脉络膜脱离型视网膜脱离

UBM 图像：4 个钟点位均有睫状体脱离（白色箭头）。A. 12:00；B. 3:00；C. 6:00；D. 9:00。

第三节　激素治疗时机及方式

一、治疗时机

糖皮质激素是否应用，以及使用时机的争议一直存在。大部分学者[7、17-21]认为，糖皮质激素的应用能够控制葡萄膜炎、促进脉络膜上腔积液的吸收和脉络膜脱离的复位，缩短手术时间，降低手术难度。有学者[2]认为激素的作用有限，全身及局部不良反应显著，且在用药过程中，PVR 存在加速发展而影响疾病预后的可能。需要注意的是大多数 RRDCD 来势凶猛，增殖性玻璃体视网膜病变 (PVR) 发展快，过分强调术前长时间的糖皮质激素治疗而延误手术时机，增加手术操作难度以及降低手术效果是不可取的。也有部分文献报道，糖皮质激素使用时间长短与手术复位率无关。[4]本书笔者结合临床经验认同后者观点。激素的使用是双刃剑，在具体到每一位患者的治疗方案中，需要密切观察眼部炎症变化及对激素的反应，若炎症反应并未减轻，需尽快安排手术治疗。

二、治疗方式

1. 局部滴眼和涂眼

Samadre 等[22]研究证实，外眼滴用激素对眼前节炎症有良好的抗炎作用，具有操作简捷、全身无副作用的特点。但由于眼表泪液的稀释和冲洗作用加上角膜本身的吸收能力差，玻璃体、眼后节组织药量极低，加强点眼频率可提高玻璃体内药物浓度，故对 RRDCD 患者术前可加强点眼频率。但有学者[20]发现，相对于全身使用激素者，局部频繁点眼后行玻璃体手术的视网膜一次性复位率明显降低，故在治疗眼后节疾病时，还需选择能保障玻璃体药物浓度的用药方式。

2. 球周注射

有学者[19、23]认为，甲泼尼龙琥珀酸钠联合地塞米松交替球周注射是一种 RRDCD 玻璃体切割术前良好的治疗方法，能取得较静脉给药一样的手术成功率，且可避免并发症；还有学者[24]认为，Tenon 囊下注射 TA 与全身用药相比，前者升高眼压及改善术前脉络膜脱离的作用更有效，且术后黄斑水肿情况更轻微。球周注射激素起效快，且可达到较高的药物浓度，对不适宜全身使用激素者是必然选择。

3. 玻璃体腔注射曲安奈德

曲安奈德（TA）在玻璃体手术治疗脉络膜脱离型视网膜脱离的应用中经历了术前使用、术中标记，到玻璃体腔硅油中留存的历程，越来越多的学者认可术中使用 TA 标记玻璃体和玻璃体后皮质，有利于手术时彻底切除玻璃体，同时节省了手术时间，降低了医源性损伤发生的概率，并且残存的 TA 颗粒也能起到继续抗炎、抑制细胞增殖的作用，降低术后 PVR 及发生，降低视网膜再脱离的发生。硅油眼中注射 TA 后，10% 的注射眼在 3 个月后还能检测到 TA 颗粒的存在，故在硅油眼中硅油可以起到载体的作用，延迟了激素的排空[27、28]；同时 TA 硅油眼内注射后的血浆中未发现 TA 颗粒的存在，提示注射 TA 后，不会因为反馈抑制的出现导致类固醇皮质激素分泌失调而出现全身副作用，再一次证实了 TA 在硅油眼内长期存在的安全性和有效性。还有学者[19]发现，将 TA 注入 RRDCD 术后的硅油眼内，术后 PVR 发生率明显降低，提高了初次手术的成功率。对于严重的 RRDCD 的患眼，可以使用 TA 注射玻璃体腔，抗感染及抑制细胞增殖。

4. 全身用药

目前还是治疗 RRDCD 最常见的用药。有文献[19、29]报道，全身给药组的手术成功率高于局部给药组。该方法既能保证较高的玻璃体腔药物浓度，治疗效果较佳，同时又避免了球旁或球内注射激素给患者带来的疼痛和恐惧感。但该方法受血－眼屏障、血浆蛋白载体等因素影响，进入眼内的药量有限，难以快速达到有效的治疗浓度，部分患者起效慢，治疗时间相对较长。而激素的全身使用可能引起高血压、高血糖、消化道溃疡和出血、骨质疏松、向心性肥胖等全身副作用以及停药反应，都会导致医患双方的担心。

第四节 脉络膜脱离型视网膜脱离手术方式选择及预后

一、RRDCD 巩膜外路术（扣带术）

对于脉络膜脱离型视网膜脱离，如果病程短、视网膜裂孔明确、无明显玻璃体视网膜增殖病变、对激素治疗反应有效，建议首选外路手术（巩膜扣带术）。与常见孔源性视网膜脱离的扣带手术相同，但手术过程中是否放出视网膜下液，报道观点不一。有学者[5]认为本病视网膜下液富含蛋白，术后吸收缓慢，因此主张在巩膜扣带术中放出视网膜下液。还有学者[30]认为合并有脉络膜脱离者，其脉络膜充血、水肿、肥厚、不易穿刺，且眼压过低不利于液体向外流出，还会有玻璃体流出、放液口严重出血、放不出液体、玻璃体嵌顿及视网膜嵌顿等并发症发生，其结果显示不放液患者手术成功率为92.5%，而放液的手术成功率为89.5%，两者无统计学差异。另有学者[31]在巩膜扣带术术前玻璃体内注射平衡盐溶液，升高眼内压后再行巩膜穿刺外放液，避免了低眼压状态下巩膜穿刺困难、视网膜下液不易流出，以及放液后进一步眼压降低而导致的各种手术风险及弊端。笔者认为，低眼压状态下放液有一定困难且扰动了眼内，可能会加重术后 PVR 的发展，如果术中裂孔定位有困难，需要放液，一定要采取一些可以提高眼压的办法，比如先做环扎或玻璃体腔注入平衡盐液，尽量减少放液带来的风险。

对于脉络膜脱离型视网膜脱离行巩膜扣带术视网膜复位失败的原因分析有[32]：①脉络膜脱离引起的皱褶导致视网膜裂孔遗漏；②脉络膜上腔积液使电凝或冷冻不起效；③低眼压情况下放液并发症；④原本存在的玻璃体积血或炎症、术中巩膜外视网膜裂孔冷冻等因素进一步加重了术后 PVR 的发生，而导致视网膜不易复位、视网膜脱离加重。

二、玻璃体切割术

对于脉络膜脱离型视网膜脱离，如果病程较长、视网膜裂孔不明确、有明显玻璃体视网膜增殖病变、对激素治疗反应效果差或巩膜扣带术失败的病例，建议行玻璃体切割术。优点[33-37]是能切除玻璃体中所有的炎症介质，包括在 PVR 过程中起重要作用的生长因子，还能清除掉视网膜表面还未形成固定皱襞的管膜，从而打断 PVR 的恶性循环，同时避免了极低眼压状态下手术所带来的风险。术中术者可通过平坦部巩膜切口排出脉络膜上腔积液，尽可能复位脉络膜，提高视网膜裂孔的检出率，直接封闭裂孔，提高了手术成功率。眼内填充可以选气体或硅油，硅油的使用以及 TA 在硅油中的应用避免了长期大量糖皮质激素的应用。有学者[35、39]报道，玻璃体手术治疗脉络膜脱离型视网膜脱离的成功率在47%~82.2%。还有学者[25]认为，联合使用激素可以使得视网膜复位率提高到95.7%。

也有学者[38、39]认为，玻璃体切除手术后 PVR 进一步进展、术中残留玻璃体、由于脱离的脉络膜挤占一部分玻璃体腔空间而导致硅油填充不足、术后眼压波动或晶状体并发症等将可能成为玻璃体手术失败的原因。有报道[40]认为，针对此类问题玻璃体手术联合巩膜环扎外垫压手术可能也是一种治疗方案。

三、预后

据报道[41-44]，影响手术预后的因素有脉络膜脱离的范围，低眼压的程度，PVR，视网膜裂孔的大小，而男性、中年、术前视力差、眼轴长也是需要考虑的影响因素。当然，恰当的手术时机、糖皮质激素的合理应用、正确的手术方法、脉络膜脱离的及时控制和复位，以及全部视网膜裂孔的有效封闭是治疗成功的必要条件。

（龚 珂）

病例 19

脉络膜脱离型视网膜脱离——巩膜环扎 + 外垫压术。

基本信息：男性，56 岁。 就诊日期：2020-08-09

主诉：右眼前视物遮挡 1 周，视物不见 1 天。

既往史：2019 年 8 月曾因左眼“视网膜劈裂”于当地医院行左眼玻璃体切除注硅油术，2019 年 10 月于当地医院行左眼白内障超声乳化人工晶体植入术，2019 年 11 月于当地医院行右眼白内障超声乳化人工晶体植入术。高血压病 5 年。双眼屈光不正病史。

眼部检查：

表病例 19-1 眼部检查结果

	右眼	左眼
视力	0.05	0.1
矫正视力	不提高	不提高
眼压	6.0 mmHg	11.0mmHg
眼前节	角膜清，前房深，房闪（+++），少量渗出，瞳孔圆、中等散大、人工晶体位正	角膜清，前房（-），人工晶体位正
玻璃体	玻璃体混浊明显，大量色素颗粒，下方少量积血	硅油填充
眼底	全视网膜脱离，周边 1:00 见 1.5PD 马蹄孔，周边扁平棕色隆起	下方视网膜脱离

影像检查：

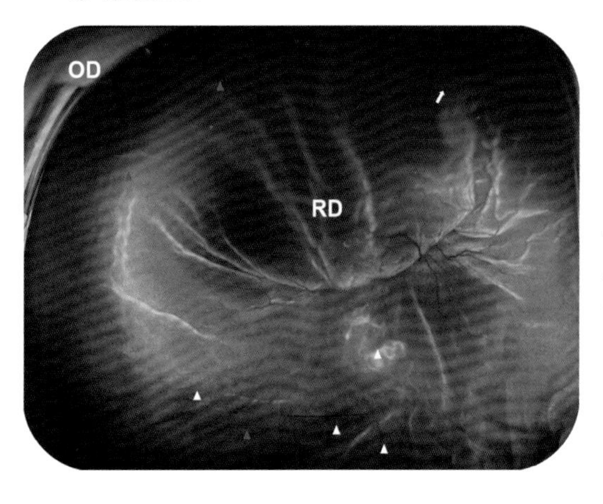

图病例 19-1 Optos 超广角成像彩图（2020-08-09）

右眼玻璃体下方少量积血（白色三角），眼底视网膜全呈青灰色隆起，周边脉络膜脱离呈棕色隆起（蓝色三角），1:00 可见 1.5PD 马蹄孔（白色箭头）。

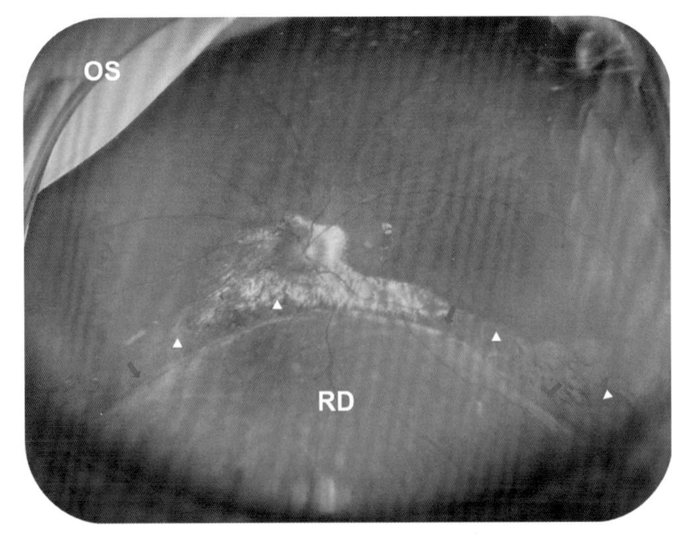

图病例 19-2　Optos 超广角成像彩图（2020-08-09）
左眼底下方视网膜脱离，边界清楚（蓝色箭头），脱离边缘见色素沉积（白色三角）。

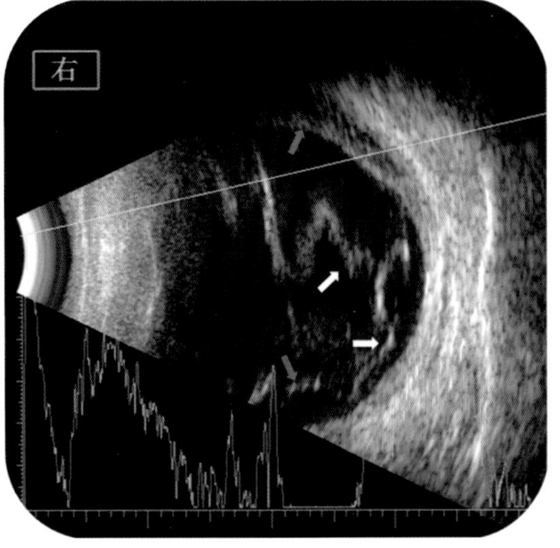

图病例 19-3　右眼 B 超（2020-08-09）
显示眼轴 29.51mm，视网膜脱离光带（白色箭头），脉络膜脱离光带（蓝色箭头）。

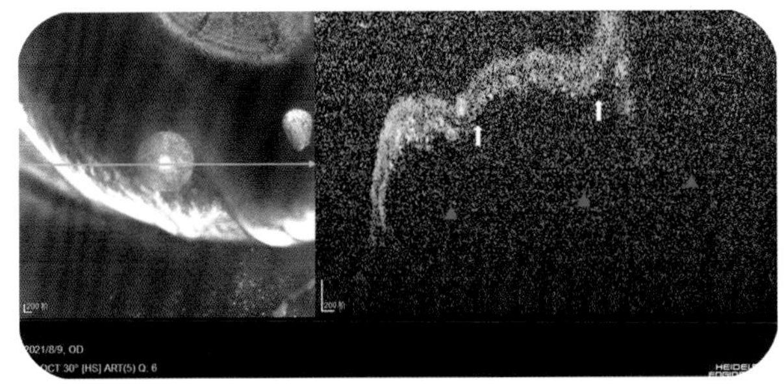

图病例 19-4　右眼黄斑 OCT（2020-08-09）
黄斑部视网膜神经上皮层明显脱离（白色箭头），大量视网膜下液（蓝色三角），脉络膜层不见。

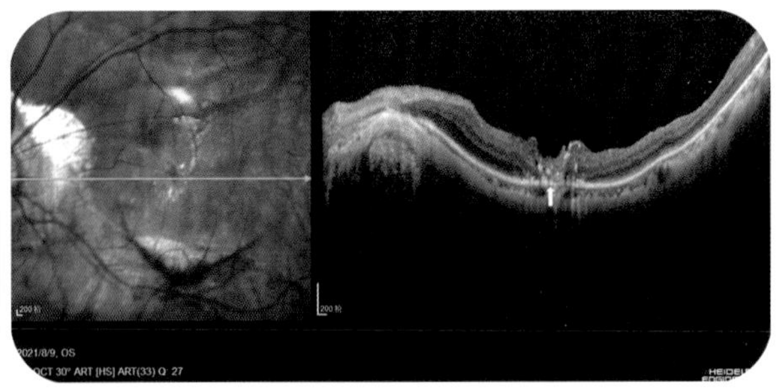

图病例 19-5　左眼黄斑 OCT（2020-08-09）
黄斑部椭圆体带消失，中心凹高反射病灶（白色箭头）。

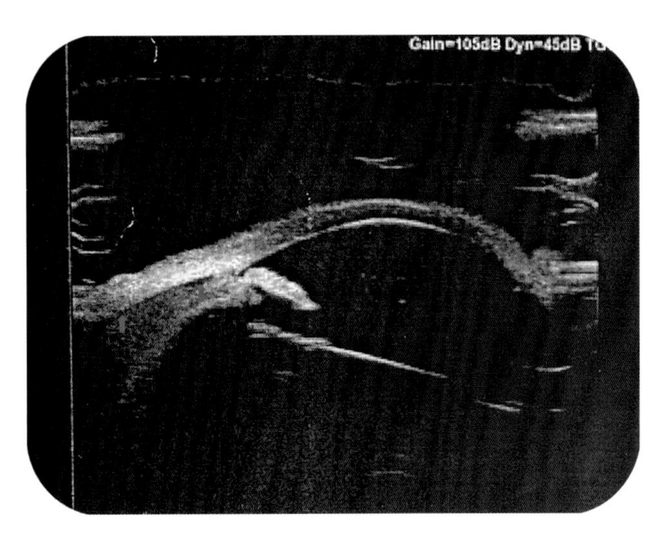

图病例 19-6　右眼 UBM（2020-08-09）
360° 睫状体脱离（蓝色箭头）。

诊断：①右眼脉络膜脱离型视网膜脱离；②左眼硅油眼；③左眼复发性视网膜脱离；④双眼人工晶体眼；⑤双眼高度近视；⑥高血压病。

治疗：（1）术前给予口服泼尼松30mg，晨服，每日1次；右眼球旁地塞米松2.5mg，每日1次；包双眼制动，经治疗后右眼玻璃体下方积血减少，视网膜脱离及脉络膜脱离较前明显减轻。

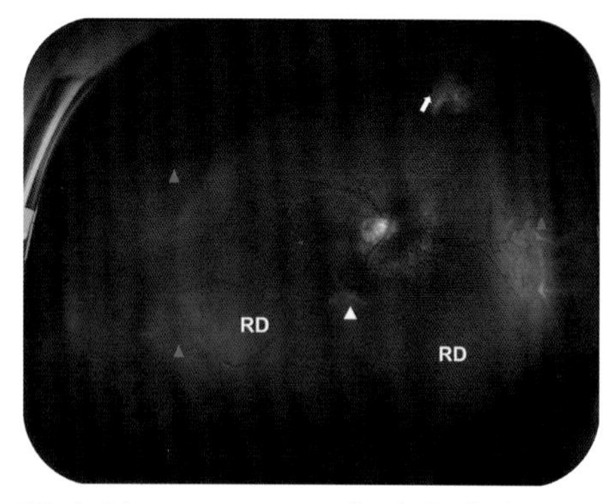

图病例19-7　Optos超广角成像彩图（2020-08-13）

经药物治疗后与2020年8月9日欧堡眼底照相比较，右眼玻璃体下方积血减少，视网膜脱离及脉络膜脱离较前明显减轻（蓝色三角）。

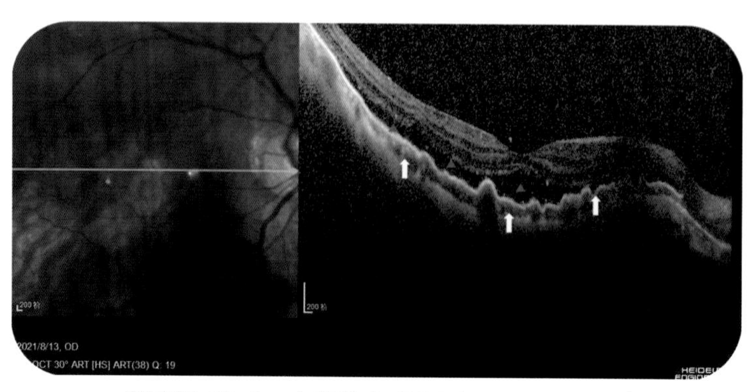

图病例19-8　右眼黄斑OCT（2020-08-13）

黄斑部视网膜神经上皮层脱离较前减轻，视网膜下液减少（蓝色三角），脉络膜增厚，色素上皮呈高低不等锯齿状（白色箭头）。

（2）2021年8月16日在全身麻醉下行右眼巩膜外环扎+外垫压术。

术中发现上方11:00-2:00格子样变性区，11:30多发筛孔，1:00处1.5PD马蹄孔。

240#环扎带放置赤道部，276#带轨道硅胶，范围11:00-2:00，放置于240#环扎带下，未放液；对视网膜裂孔未处理。

（3）术后继续口服泼尼松1周，检查右眼前房房闪（-）后逐渐减量至停。

术后复诊：

（1）2020年8月17日至9月28日复查。

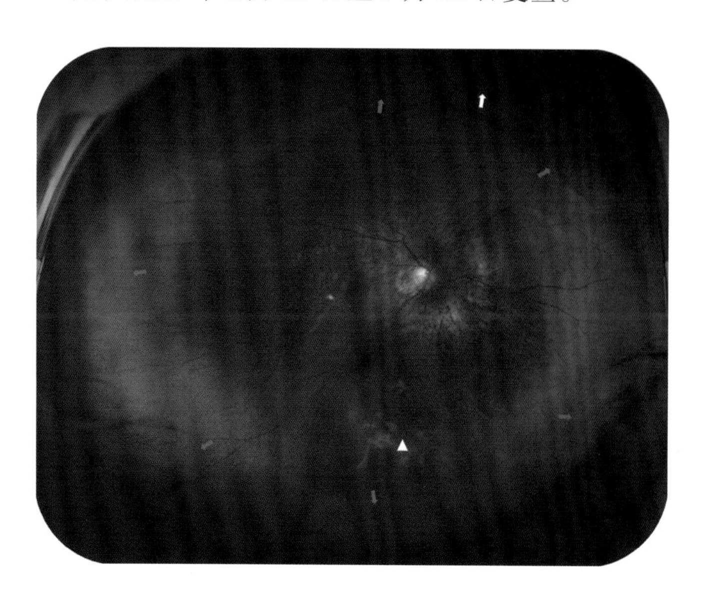

图病例19-9　Optos超广角成像彩图（2020-09-28）

右眼视网膜脱离复位，马蹄形裂孔位于术嵴（白色箭头），术嵴隆起（蓝色箭头），玻璃体少量积液（白色三角）。

视力：OD 0.1→0.3，眼前节（-），玻璃体混浊逐渐减轻，眼底视网膜平伏，环形术嵴可见，鼻上马蹄形裂孔位于术嵴上。术后 2 周复查后给予视网膜裂孔光凝处理。

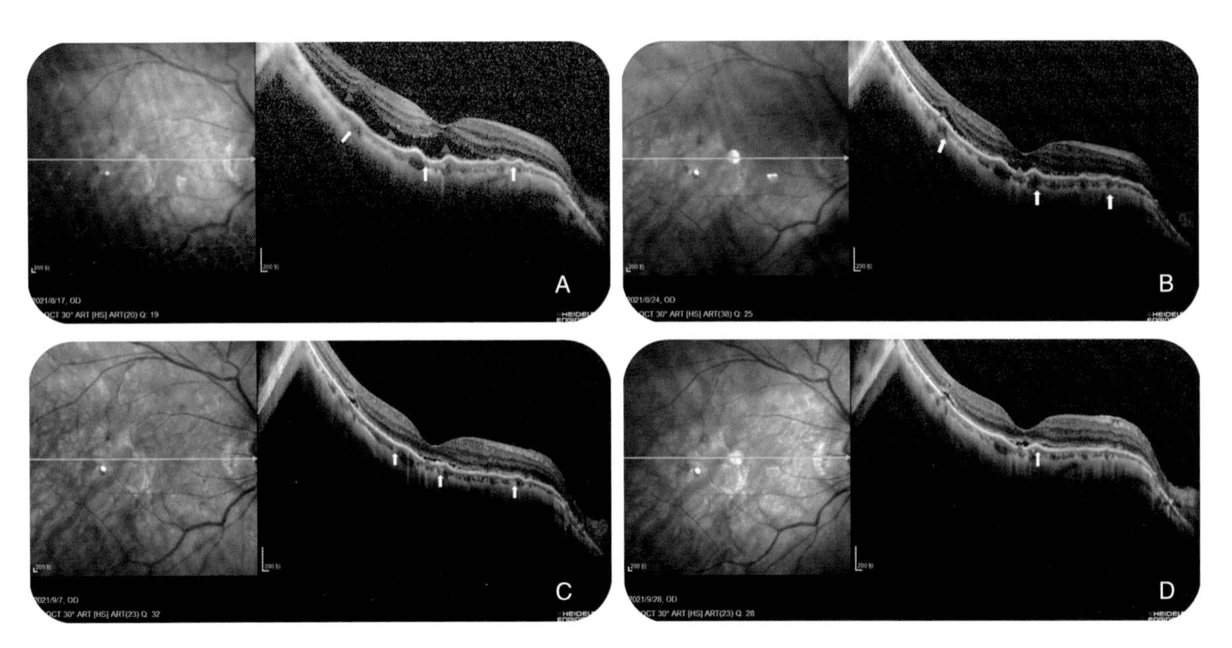

图病例 19-10　右眼黄斑 OCT 术后

A. 术后 1 天；B. 术后 1 周；C. 术后 3 周；D. 术后 1 个月复查可见黄斑中心凹视网膜下积液逐渐吸收（蓝色三角），色素上皮高低不等锯齿状减少（白色箭头）。

（2）2021 年 11 月 16 日右眼巩膜环扎 + 外垫压术后 3 个月。

视力：OD 0.3，眼压：18.9mmHg。右眼底视网膜平伏，周边术嵴可见，鼻上马蹄形裂孔位于术嵴，其周见光凝斑。右眼 UBM 检查睫状体已完全复位。

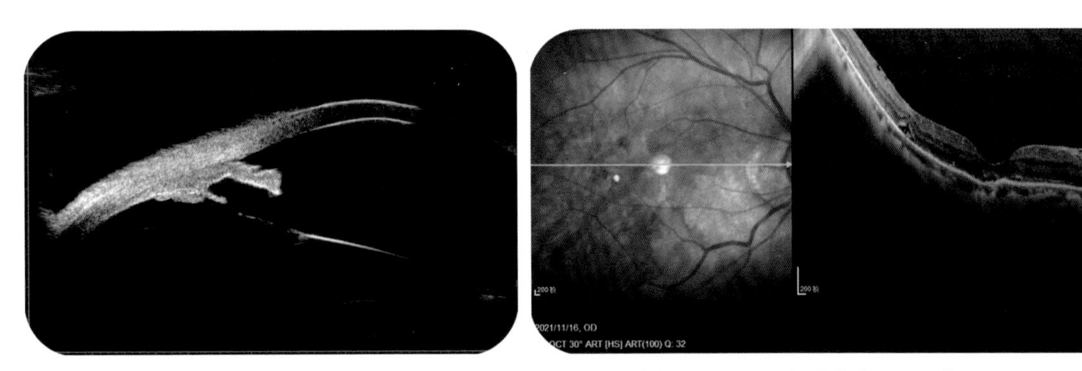

图病例 19-11　右眼 UBM（2021-11-16）

术后 3 个月复查，睫状体脱离复位。

图病例 19-12　右眼黄斑 OCT（2021-11-16）

黄斑区仍有微量视网膜下液残留（蓝色三角）。

（3）2022 年 1 月 25 日右眼巩膜环扎 + 外垫压术后 5 个月。

视力：OD 0.3-3.25DS/-1.50DC*100° →0.6，眼压：15.7mmHg。右眼底检查同前。

（4）2022 年 5 月 10 日右眼巩膜环扎 + 外垫压术后 9 月。

视力：OD 0.3-3.75DS/-1.75DC*75° →0.8，眼压：12.6mmHg。

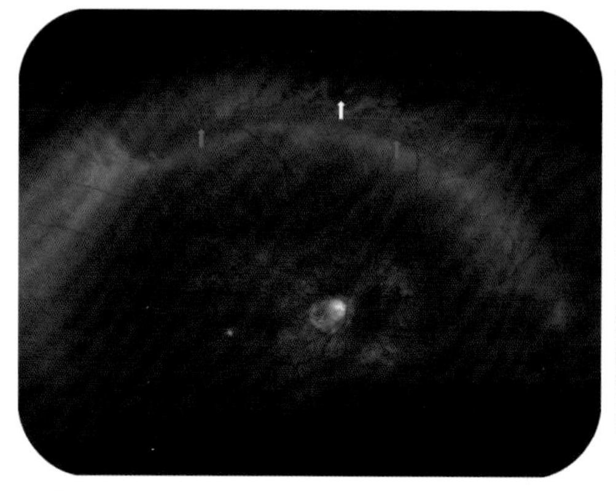

图病例 19-13　Optos 超广角成像彩图（2022-01-25）

右眼术后 5 个月。视网膜平伏，裂孔位于术嵴（白色箭头），孔周色素沉着，术嵴可见（蓝色箭头）。

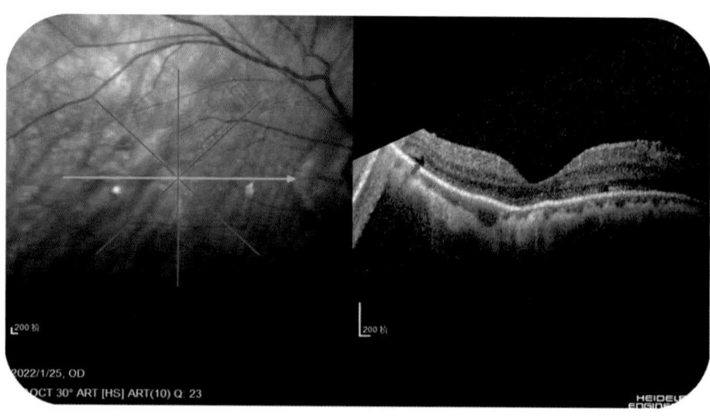

图病例 19-14　右眼黄斑 OCT（2022-01-25）

黄斑中心颞侧见小囊泡（蓝色箭头）。

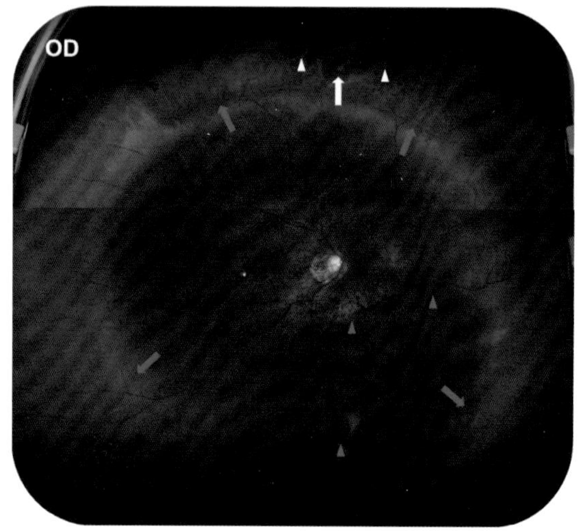

图病例 19-15　Optos 超广角成像彩图（2022-05-10）

右眼术后 9 个月。右眼玻璃体混浊明显减轻，视网膜平伏呈豹纹状，术嵴可见（蓝色箭头），1:00 马蹄形裂孔位于术嵴（白色箭头），其周色素沉着（白色三角）。

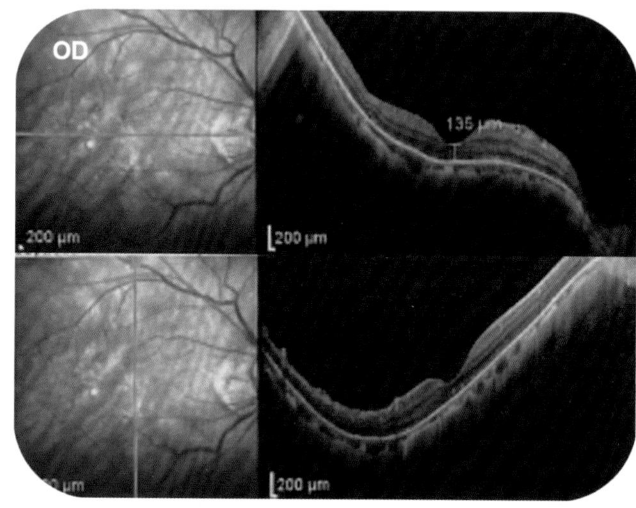

图病例 19-16　右眼黄斑区 OCT

黄斑区结构清晰。

解析：

该患者右眼突发脉络膜脱离型视网膜脱离，起病迅速，且马蹄形裂孔撕裂血管引发少量玻璃体积血，有加重 PVR 风险，预后欠佳。由于左眼曾患有视网膜脱离进行玻璃体切割联合硅油注入手术治疗的经历，导致患者极度排斥玻璃体手术，坚决要求行外路手术复位视网膜。在此种情况下，仔细检查评估了裂孔位置及脉络膜脱离的程度，同时做两手准备，一边完善术前检查安排手术，一边全身及球旁激素治疗，包双眼制动，经 3 天治疗后再次检查眼底见脉络膜及视网膜脱离程度明显好转，与患者进行充分的沟通后遂施行外路视网膜脱离复位术。考虑到眼轴长、脉络膜脱离程度减轻，为避免术中并发症，术中未行放液及冷冻处理视网膜裂孔。术后次日检查视网膜复位，此后患者严格遵循医嘱继续口服激素，按时复查逐渐减量至停，术后 2 周给予视网膜裂孔激光处理。术后 3 个月最佳矫正视力可改善至 0.6+，但复查 OCT 提示黄斑区神经上皮下残留少量积液，可能与脉络膜脱离有关。该病例提示对于一眼已经发生视网膜脱离的患者应做好患教及沟通工作，定期检查对侧眼（高危眼），对于格子样变性区应早做预防性治疗，避免发生视网膜脱离。

（病例提供医师：雷春灵　龚珂）

病例 20

脉络膜脱离型视网膜脱离——巩膜外垫压 + 视网膜裂孔冷冻术。

基本信息：女性，55 岁。　　就诊日期：2022-01-18

主诉：右眼视力下降 20 天。

既往史：双眼屈光不正史。

眼部检查：

表病例 20-1　眼部检查结果

	右眼	左眼
视力	0.02	0.4
矫正视力	0.1	0.8
眼压	6.8mmHg	16.8mmHg
眼前节	角膜清，前房深，房闪（++），晶状体周边混浊	角膜清，前房（-），晶状体周边混浊
玻璃体	较多色素颗粒	无明显混浊
眼底	11:00-9:00 视网膜青灰色隆起，下方明显；1:30 周边视网膜见 2PD 马蹄形裂孔，11:00-1:30 格子样变性，下方隐约可见棕色脉络膜脱离	呈豹纹状，未见视网膜裂孔

影像检查：

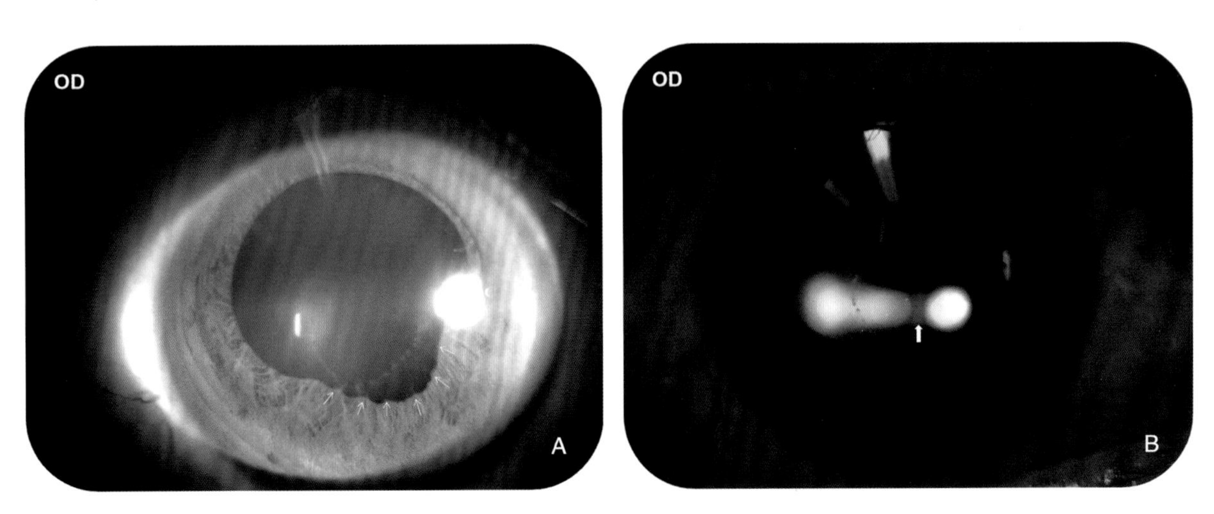

图病例 20-1　右眼前节照相（2022-01-18）

A. 瞳孔药性散大不圆，下方虹膜部分后粘连（白色箭头）；B. 前房深，房闪（++）（白色箭头）。

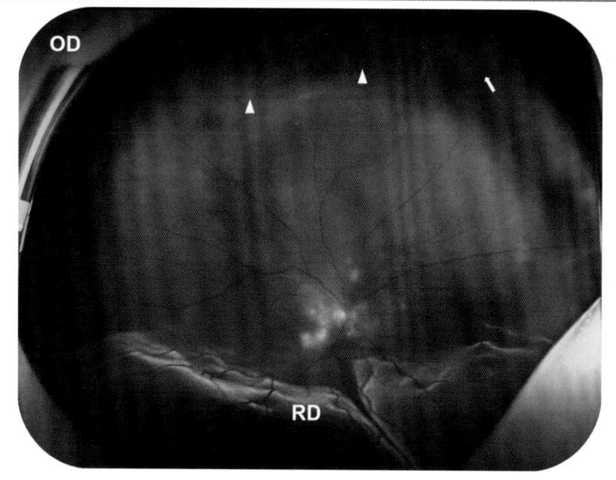

图病例 20-2　Optos 超广角成像彩图（2022-01-19）

右眼底 11:00–9:00 视网膜青灰色隆起，下方明显，隐约可见棕色脉络膜脱离；1:30 周边视网膜见 2PD 马蹄形裂孔（白色箭头），11:00–1:30 格子样变性（白色三角）。

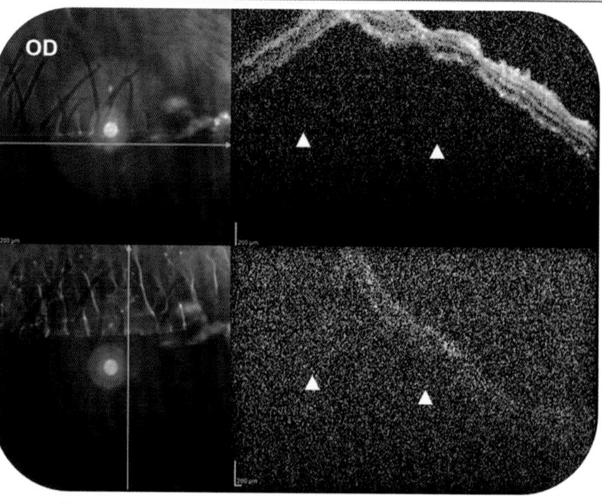

图病例 20-3　右眼黄斑区 OCT（2022-01-19）

视网膜神经上皮脱离明显（白色三角），下方脉络膜未扫出。

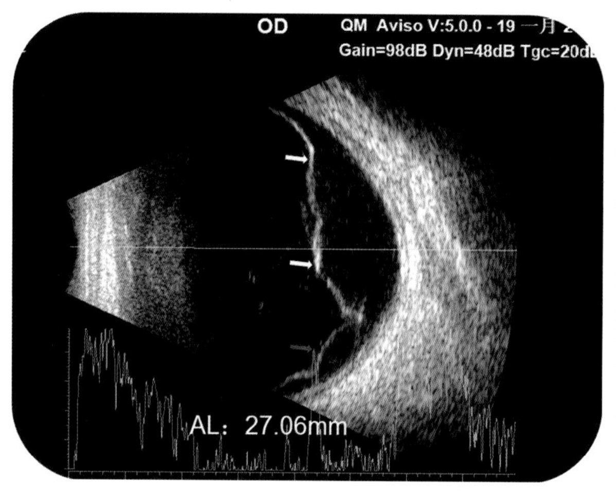

图病例 20-4　右眼 B 超（2022-01-19）

眼轴长 27.06mm，视网膜脱离光带（白色箭头）；凸面向玻璃体腔的脉络膜脱离光带（红色箭头）。

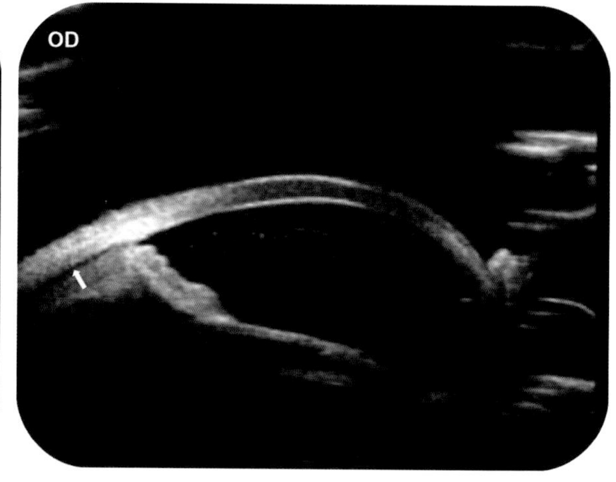

图病例 20-5　右眼 UBM（2022-01-19）

右眼睫状体 360° 脱离（白色箭头）。

诊断：①右眼脉络膜脱离型视网膜脱离；②双眼年龄相关性白内障；③双眼屈光不正。

治疗：2022 年 1 月 20 日在局部麻醉下行右眼巩膜外垫压 + 冷冻术（视频病例 20-1）。

术中视网膜裂孔定位、冷冻；276# 硅胶轨道 10:30–2:30 定位视网膜裂孔及变性区局部外垫压，缝线固定（图病例 20-6）。

术前及术后局部加强散瞳，右眼半球后注射地塞米松 2.5mg/d，连续 5 天。

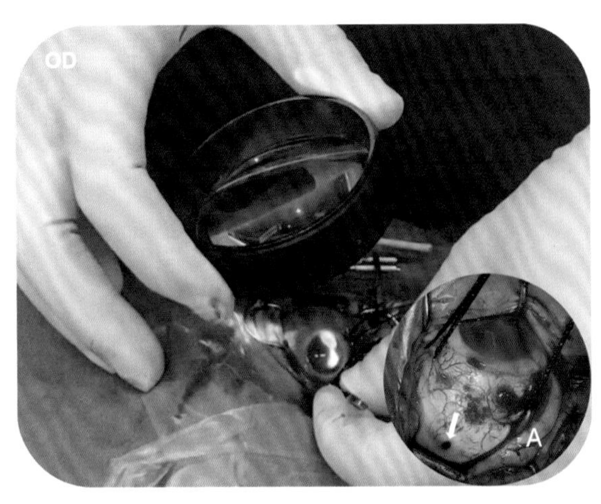

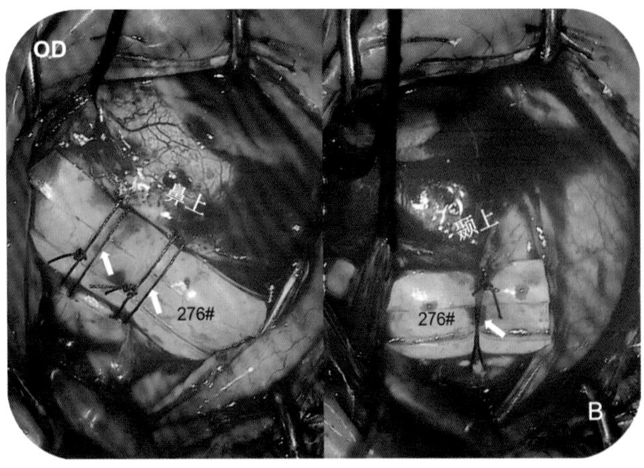

图病例 20-6　手术中

A. 间接镜下视网膜裂孔定位及冷冻；B. 276# 硅胶轨道 10:30–2:30 视网膜裂孔及变性区外垫压，缝线固定。

视频病例 20-1　巩膜外垫压联合冷冻术手术录像

复诊：

（1）2022 年 1 月 21 日右眼巩膜外垫压术后 1 天。

视力：OD 0.02，眼压：12.1mmHg。右眼角膜清，前房房闪（+），瞳孔药性散大、圆，晶体轻混，玻璃体色素颗粒，眼底视网膜复位，上方术嵴明显，视网膜裂孔及变性区均位于术嵴。

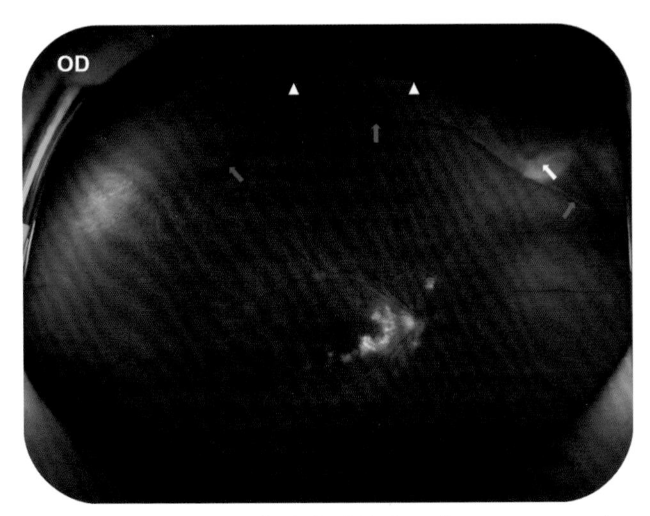

图病例 20-7　Optos 超广角成像彩图（2022-01-21）
右眼底视网膜平伏，上方术嵴可见（蓝色箭头），视网膜裂孔（白色箭头）及变性区（白色三角）均位于术嵴。

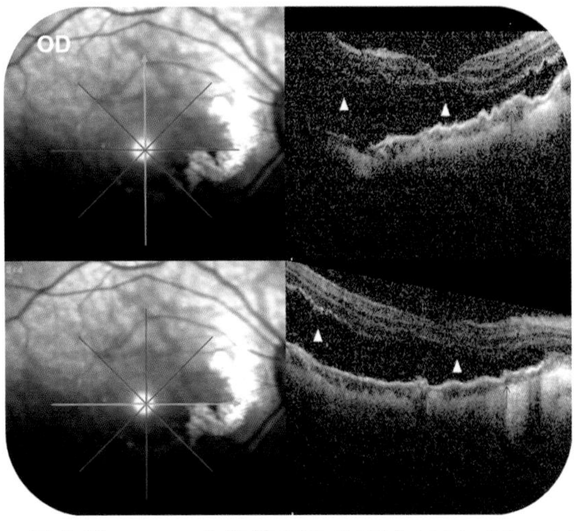

图病例 20-8　右眼黄斑区 OCT（2022-01-21）
视网膜神经上皮下积液较术前明显减少（白色三角），色素上皮呈锯齿状（红色箭头）。

（2）2022 年 2 月 8 日右眼巩膜外垫压术后 18 天。

视力：OD 0.04，眼压：15.6mmHg。

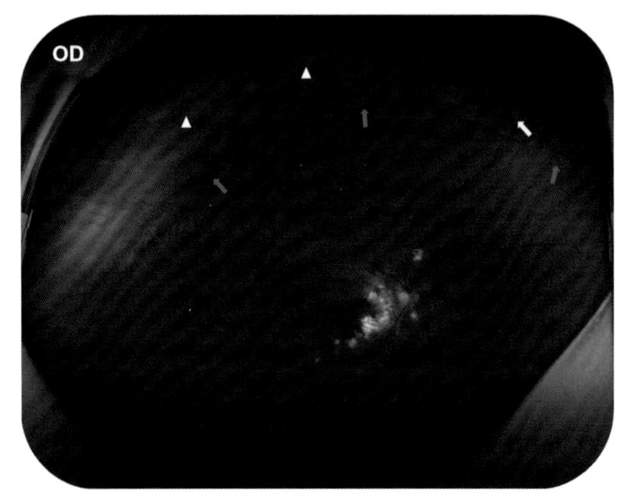

图病例 20-9　Optos 超广角成像彩图（2022-02-08）

右眼底视网膜平伏，上方术嵴可见（蓝色箭头），视网膜裂孔不清（白色箭头）及变性区（白色三角）均位于术嵴。

图病例 20-10　右眼黄斑区 OCT（2022-02-08）

黄斑区神经上皮下残留少量积液（白色三角），色素上皮呈锯齿状较前明显减轻（红色箭头）。

（3）2022 年 4 月 28 日右眼巩膜外垫压术后 3 个月（当地医院眼科复查）。

视力：OD 0.1 -8.00DS/-0.50DC*40° → 0.15，OS 0.6-0.75DS/-0.50DC*80° → 1.0。

右眼底视网膜复位，上方术嵴可见，后极部脉络膜萎缩灶。

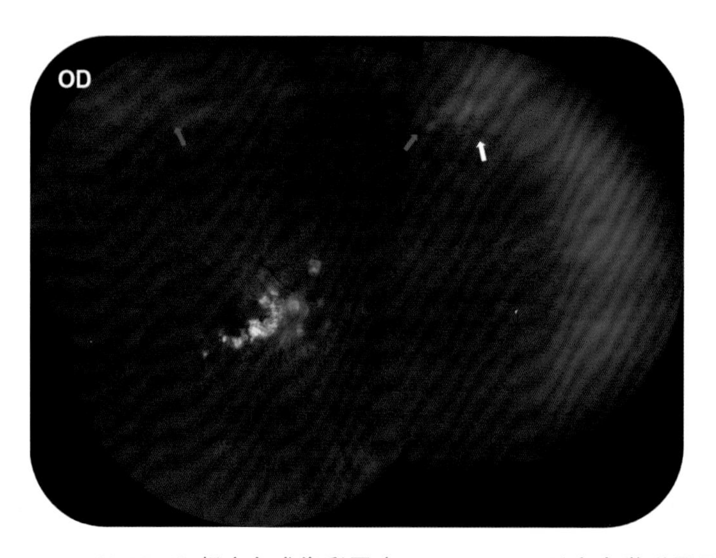

图病例 20-11　CLARUS 超广角成像彩图（2022-04-28 延安大学附属医院眼科王理论医师提供）

右眼底视网膜复位呈豹纹状改变，上方周边见术嵴（蓝色箭头），裂孔不清，其周色素沉着（白色箭头）。

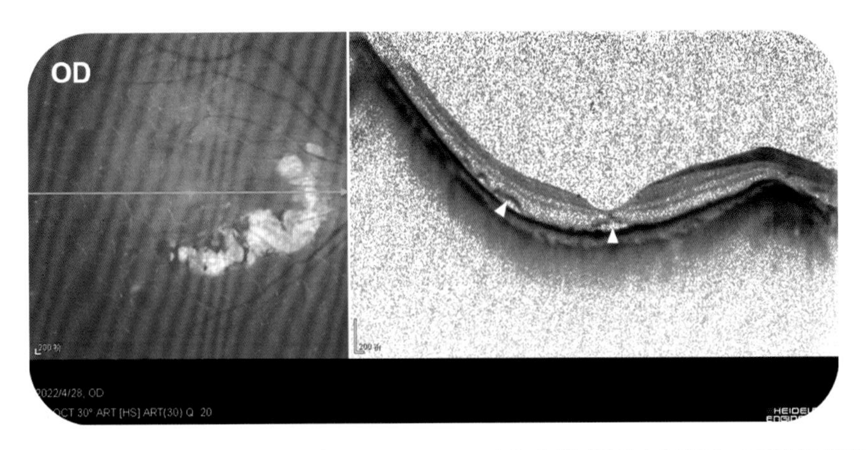

图病例 20-12　右眼黄斑区 OCT（2022-04-28 延安大学附属医院眼科王理论医师提供）

黄斑区神经上皮下局限性微量积液（白色箭头），色素上皮光滑完整。

（4）2022 年 8 月 20 日右眼巩膜外垫压术后 7 个月（当地医院眼科复查）。

视力 OD 0.08-8.00DS/-1.00DC*10° →0.4，OS 0.5-0.50DS/-0.50DC*70° →1.0。右眼前节（-），晶状体轻度混浊，玻璃体见 WEISS 环，眼底视网膜复位呈高度近视改变，上方术嵴明显，视网膜裂孔位于术嵴，局部色素沉着。

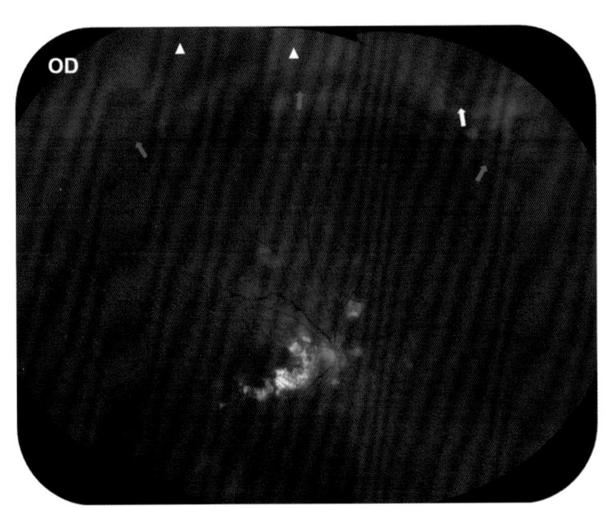

图病例 20-13　CLARUS 超广角成像彩图（2022-08-20 延安大学附属医院眼科王理论医师提供）

右眼底视网膜平伏，上方周边见术嵴（蓝色箭头），变性区及裂孔不清，其周色素沉着（白色箭头及白色三角）。

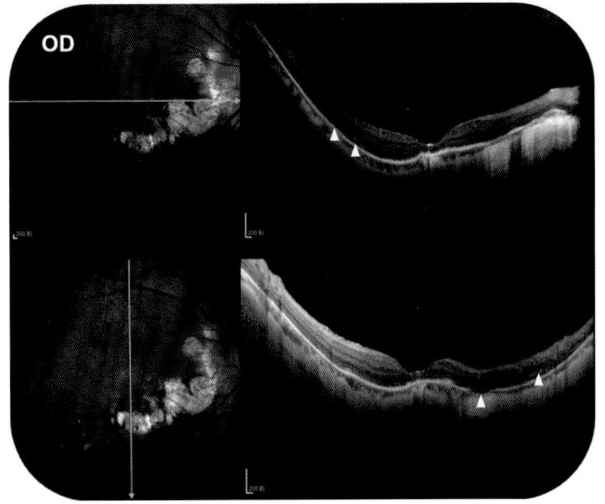

图病例 20-14　右眼黄斑区 OCT（2022-08-20 延安大学附属医院眼科王理论医师提供）

黄斑区中心神经上皮已复位，残留局限性微量积液于黄斑中心颞侧及下方（白色三角）。

解析：

该患者具有典型的脉络膜脱离型视网膜脱离的临床特点：①眼前节房闪阳性，虹膜部分后粘连，经散瞳拉开后粘连；②眼底见视网膜裂孔，下方隐约可见棕色脉络膜脱离，可能与病程较短有关；③眼压低；④ B 超检查提示视网膜脱离及脉络膜脱离，UBM 提示睫状体脱离。由于裂孔明显、病程短、无 PVR，故给予外垫压及视网膜裂孔冷冻处理。术中考虑眼压低，外垫压后眼压指测大致正常，未行视网膜下液放出。由于术前及术后根据脉络膜脱离的严重程度选择糖皮质激素全身或局部使用，从而有利于脉络膜脱离的恢复，促使视网膜复位。通过术后随诊 OCT 显示色素上皮呈锯齿样改变，提示脉络膜脱离仍存在，3 个月时基本恢复正常，仅残留局限性微量视网膜下液。因此OCT可作为脉络膜脱离术后是否复位的重要检查手段及观察指标。

（病例提供医师：雷春灵　李凤至）

参考文献

[1] 李凤鸣，谢立信．中华眼科学［M］．第 3 版．北京：人民卫生出版社，2014：2368-2370.

[2] Seelenfreund M H，KrausharM F，Sehepens CL，et al. Choroidal detachmentassociatedwith primaryretinaldetachment[J]. Arch Ophthalmol，1974，91：254-258.

[3] F, Gottlieb. Combined choroidal and retinal detachment［J］. Arch Ophthalmol,1972,88(5):481-486.

[4] 朱剑锋，许迅，张哲．合并脉络膜脱离的孔源性视网膜脱离患者的手术疗效分析［J］．中华眼科杂志,2002,(3):10-14.

[5] 段安丽，王宁利，王景昭．脉络膜脱离型视网膜脱离［J］．国外医学（眼科学分册）,2005,29(4):279-283. DOI:10.3760/cma.j.issn.1673-5803.2005.04.018.

[6] 黄晓丽，武志峰．关于脉络膜脱离型视网膜脱离的研究进展［J］．国际眼科杂志,2010,10(6):1103-1105. DOI:10.3969/j.issn.1672-5123.2010.06.025.

[7] 姜华，程岩，刘早霞．激素治疗脉络膜脱离型视网膜脱离的研究现状［J］．国际眼科杂志,2019,19(2):256-259. DOI:10.3980/j.issn.1672-5123.2019.2.16.

[8] 刘忠人，王敏扬，朱赛林，等. 62 例睫状体脉络膜脱离型裂孔性视网膜脱离的研究［J］. 眼科研究,1985,(4): 202-206.

[9] Kang JH, Park KA, Shin WJ, et al . Macular hole as a risk factor of choroidal detachment in rhegmalogenous retinal detachment［J］. Korean J Ophthalmol,2008,22(2):100-103.

[10] Loo A, Fitt AW, Ramchandani M, et al. Pars plana vitrectomy with silicone oil in the management of combined rhegmatogenous retinal and choroidal detachment［J］. Eye,2001,15(5):612-615.

[11] Sharma T, Gopal L, Reddy RK, et al. Primary vitrectomy for combined rhegmatogenous retina! detachment and choroidal detachment with or without oral corticosteroids: a pilot study［J］. Retina,2005,25(2):152-157.

[12] Yu M,Wu Z,Zhang Z,et al. Metabolomid analysis of human vitreous in rhegmatogenous retinal detachment ssociated with choroidal detachment［J］.Invest Ophthalmol Vis Sci, 2015,56(9):5706-5713.

[13] 段安丽，王宁利，王景昭．脉络膜脱离型视网膜脱离的临床研究［J］．眼科研究,2007,25(3):222-225. DOI:10.3760/cma.j.issn.2095-0160.2007.03.018.

[14] 陆君如，吴又凯，孟小妹．视网膜脱离和脉络膜脱离的超声鉴别诊断［J］．临床眼科杂志,2006,14(6):547-549. DOI:10.3969/j.issn.1006-8422.2006.06.027.

[15] 刘志雄，吴国基，吴正秀．超声生物显微镜联合 B 超检查和诊断视网膜脱离合并睫状体脉络膜脱离［J］．中国超声诊断杂志,2005,6(3):161-163.

[16] Zhaohui Li, Yanghao Li, Xinhua Huang, et al. QUANTITATIVE ANALYSIS OF RHEGMATOGENOUS RETINAL DETACHMENT ASSOCIATED WITH CHOROIDAL DETACHMENT IN CHINESE USING UBM［J］. Retina,2012,32(10):2020-2025.

[17] 张海江，许大玲，刘文，等．脉络膜脱离型视网膜脱离外路显微手术的效果［J］．中华眼外伤职业眼病杂志,2013,35(05): 382-384. DOI: 10.3760/cma.j.issn.2095-1477.2013.05.021

[18] 张喜梅，高晓虹，贾亚丁．曲安奈德玻璃体腔注射联合巩膜扣带术治疗脉络膜脱离型视网膜脱离的疗效观察[J].

中国药物与临床 ,2011,11(11):1331-1333.DOI:10.3969/j.issn.1671-2560.2011.11.047.

[19] 魏勇 , 毕春潮 , 朱忠桥 , 等 . 球周及眼内注射曲安奈德对脉络膜脱离型视网膜脱离预后的影响 [J] . 眼科新进展 ,2013,33(10):968-970.

[20] 桂君民 , 王一 . 伴脉络膜脱离的原发性孔源性视网膜脱离术前局部和全身应用皮质类固醇激素效果比较 [J] . 第三军医大学学报 ,2007,29(11):1105-1107.DOI:10.3321/j.issn:1000-5404.2007.11.034.

[21] 毛剑波 , 吴素兰 , 陈亦棋 , 等 . 后 Tenon 囊下注射曲安奈德联合玻璃体切割术在脉络膜脱离型视网膜脱离中的应用 [J] . 中华实验眼科杂志 ,2017,35(5):448-452.DOI:10.3760/cma.j.issn.2095-0160.2017.05.013.

[22] Samadre SS,Lattanzio FA Jr,Williams PB,et al. Comparison of topical triamc steroids for acute anterior uveitis [J] . J Ocul Pharmacol Ther, 2004, 20(6): 533-547.

[23] 韩林峰 , 柯根杰 , 顾永昊 , 等 . 甲强龙联合地塞米松交替球周注射治疗脉络膜脱离型视网膜脱离 [J] . 眼科新进展 ,2015,35(10):935-938.DOI:10.13389/j.cnki.rao.2015.0255.

[24] Shen L,MaoJ,Sun S,et al. Peri operative pharmacological management of choroidaldetachment associ ated with rhegmatogenous retinal detachment [J] .Acta Ophthalmol,2016,94(4):391-396.

[25] Mao JB,Wu SL, Chen YQ, et al. The efficiency of 23C vitrectomy combined with preoperative subtenon injection of triamcinolone acetonide for treatment of retinal detachment associated with choroidal detachment [J] . Zhonghua Yan Ke Za Zhi,2018,54(4):252-257.

[26] Yuksel- Elgin C,Elgin C. Intraocular pressure elevation after intravitreal triamcinolone acetonide injection: Meta-analysis [J] . Int J a Ophthalmol,2016,9(1):139-144.

[27] Kivilcim M,Peyman GA,El-Dessouky ES,et al. Retinal toxicity of triamcinolone acetonide in silicone-filled eyes [J] . Ophthalmic Surg Lasers,2000,31(6):474-478.

[28] Jonas JB. Concentration of intravitr eally injected triamcinolone acetonide in intraocular silicone oil [J] . Br J Ophthalmol,2002,86(12): 1450-1451.

[29] Akkoyun I,Pinarc1 EY,Yesilirmak N,et al. Choroidal thickness after scleral buckling surgery in macula off rhegmatogenous retinal detachment [J] . Ophthalmologe,2014,111(10):954-960.

[30] 王奇, 张晰 . 视网膜脱离伴脉络膜脱离的临床分析 [J] . 眼科研究 ,1995,13(2):117-119.

[31] 田汝银 , 黄鹏 , 马绪代 , 等 . 脉络膜脱离型视网膜脱离巩膜扣带术前玻璃体注液效果观察 [J] . 中华眼外伤职业眼病杂志 ,2019,41(8):593-597.DOI:10.3760/cma.j.issn.2095-1477.2019.08.007.

[32] Yang CM.Pars plana vitrectomy in the t reatment of combined rhegmatogenous retinal detachment and choroilal detachment in aphakic or pseudophakic patients [J] .Ophthalmic Surg La sers,1997(28):288.

[33] 吴国基 , 刘志雄 . 玻璃体视网膜手术联合脉络膜上腔引流术治疗视网膜脱离合并脉络膜脱 离 [J] . 国际眼科杂志 ,2007,7(6):1729-1730.DOI:10.3969/j.issn.1672-5123.2007.06.072.

[34] 徐晶 , 刘早霞 . 脉络膜脱离型视网膜脱离治疗的临床分析 [J] . 中国实用眼科杂志 ,2009,27(9):962-965. DOI:10.3760/cma.j.issn.1006-4443.2009.09.016.

[35] 于文贞 , 孙摇遥 , 赵敏 , 等 . 玻璃体切割联合眼内硅油填充术治疗脉络膜脱离型视网膜脱离临床疗效观察 [J] . 中国实用眼科杂志 ,2012,30(2):137-140.DOI:10.3760/cma.j.issn.1006-4443.2012.02.012.

[36] 刘文 , 张少波 , 柯治生 , 等 . 微创玻璃体切割手术治疗脉络膜脱离型视网膜脱离临床疗效观察 [J] . 中华眼底病杂志 ,2012,28(06): 593-597.DOI: 10.3760/cma.j.issn.1005-1015.2012.06.012.

[37] 高韶晖 , 路小楠 , 栗占荣 , 等 . 微创玻璃体切割手术联合改良脉络膜上腔引流治疗脉络膜脱离型视网膜脱离的疗效观察 [J] . 中华眼底病杂志 ,2018,34 (2): 116-119. DOI: 10.3760/cma.j.issn.1005-1015.2018.02.003.

[38] 徐格致 , 江睿, 吕嘉华, 等 . 伴有脉络膜脱离的孔源性视网膜脱离的治疗 [J] . 中国眼耳鼻喉科杂志 ,2007,7(2):120-122.

[39] 黄定国, 陈伟奇, 黄惠春 . 玻璃体切割联合硅油填充术治疗脉络膜脱离型视网膜脱离临床观察 [J] . 中国实

用眼科杂志,2016,34(6):589-592.

[40] 胡淑琼,方家华,黄祥平,等.合并脉络膜脱离的视网膜脱离的临床观察[J].国际眼科杂志,2013, 13(7): 1403-1405.DOI:10.3980/j.issn.1672-5123.2013.07.31.

[41] A Adelman, Aaron J, Parnes, et al. Clinical variables associated with failure of retinal detachment repair: the European vitreo-retinal society retinal detachment study report number4 [J] .Ophthalmology,2014,121(9):1715-1719. DOI:10.1016/j.ophtha.2014.03.012.

[42] Yajie,Yu,Ming,et al.Risk factors for choroidal detachment following rhegmatogenous retinal detachment in a chinese population [J] .BMC ophthalmology,2016(16):140.DOI:10.1186/s12886-016-0319-9.

[43] Li-Yun,Jia,Yan-Xia,et al.Risk Factors of Recurrent Retinal Detachment Following Surgical Treatment for Rhegmatogenous Retinal Detachment: A Retrospective Study. [J] .Risk management and healthcare policy,2020(13):3165-3171.DOI:10.2147/RMHP.S288777.

[44] 贾力蕴,张永鹏,周海英,等.高度近视合并脉络膜脱离型孔源性视网膜脱离预后相关因素分析[J].眼科,2021,30(1):42-46.

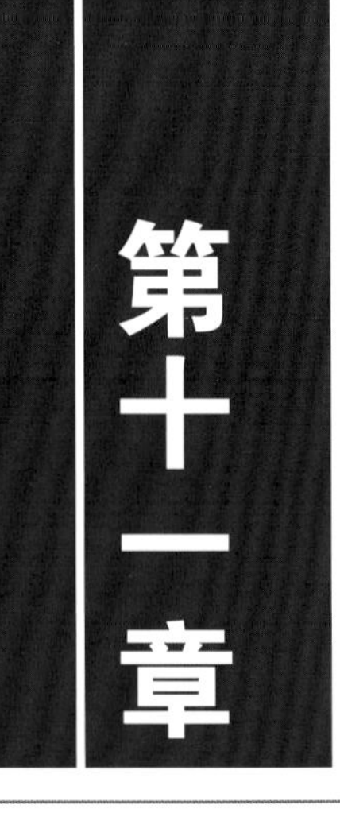

第十一章 陈旧性视网膜脱离

陈旧性视网膜脱离在临床上往往是指视网膜脱离较长时间未治疗，出现视网膜脱离范围扩大、玻璃体混浊加重及色素颗粒增多、视网膜下液多且不能吸收、广泛的视网膜下膜及视网膜皱褶形成等改变。[1] 目前临床上对陈旧性视网膜脱离并没有一个确切的称呼，文献中也常称之为慢性视网膜脱离，或者长期孔源性视网膜脱离。

第一节 对陈旧性视网膜脱离的认识

陈旧性视网膜脱离的诊断与增殖性玻璃体视网膜病变（proliferative vitreoretinopathy，PVR）有关。

一、增殖性玻璃体视网膜病变

这是视网膜脱离后的自我创伤修复，也是视网膜脱离手术失败的主要原因，继发的细胞迁徙和胶原纤维增殖引起视网膜内外表面的增殖膜形成，继而收缩牵引形成视网膜皱褶甚至视网膜脱离。[2-5] PVR 的分级和分型最早提出于 1981 年美国旧金山的视网膜年会上，1983 年发表。[6]

表 11-1-1　1983 年美国视网膜协会 PVR 分级

分级	程度	临床体征
A	轻度	玻璃体混浊，有色素簇
B	中度	视网膜表面皱缩、裂孔缘卷边、视网膜开始变硬、血管迂曲累及全层的视网膜固定皱褶
C	重度	累及全层的视网膜固定皱褶
C-1		达 1 个象限
C-2		达 2 个象限
C-3		达 3 个象限
D	超重度	视网膜固定皱褶达 4 个象限的视网膜全脱离
D-1		宽漏斗状
D-2		窄漏斗状
D-3		关闭的漏斗状（看不见视盘）

1983 年的 PVR 分类至今仍是应用较为广泛的一种分类方式，其表达了 PVR 的主要病变发展过程，但对前部 PVR 描述不够，而这又是视网膜脱离手术失败的常见原因。1989 年德国 Klaus Heimann 提出的针对 PVR 的 C 级分类法，以视网膜固定皱褶出现于赤道前或后分为前部 PVR 和后部 PVR，以视网膜固定皱褶累及的象限数量定级。[7]

表 11-1-2　1989 年 PVR-C Klaus 分类法

视网膜固定皱褶部位	范围	特点
赤道后视网膜	P1	1 个象限的固定皱褶
	P2	2 个象限的固定皱褶
	P3	3 个象限的固定皱褶
	P4	4 个象限的固定皱褶
赤道前视网膜	A1	1 个象限的固定皱褶
	A2	2 个象限的固定皱褶
	A3	3 个象限的固定皱褶
	A4	4 个象限的固定皱褶

目前临床上大量应用的仍然是 1983 年美国视网膜协会的 PVR 分级，同时对 C 级合并使用 1989 年 PVR-C Klaus 分类法。

我国赵东生教授于 1979 年提出视网膜脱离膜的形成实质是玻璃体视网膜增生粘连、牵拉膜，并依据牵拉膜的程度制定了膜的三级分类法。分类原则如下：第一级膜属于牵引性质，第二级膜是玻璃体赤道前出现固定皱褶、玻璃体浓缩，第三级膜是视网膜固定皱襞出现在视盘附近。[8]三级膜分类法对指导临床病情估计和治疗具有很大的应用价值，在国内也有一定的影响，与 1983 年国际视网膜协会分类法类似，二级膜类似于 1983 年分类的 C 级，三级膜类似 D 级。但由于该分类法不利于国际交流，未被广泛应用。

1991 年，美国 Robert Machemer 等提出了 PVR 的新分级法，取消了 D 级，同时将 C 级分为 5 种类型。[9]

表 11-1-3　1991 年国际视网膜协会分类法

分级	特征
A	玻璃体雾状混浊，色素团块，下方视网膜表面色素聚集
B	视网膜表层皱纹，视网膜僵硬，血管扭曲，裂孔卷边或边缘不规则，玻璃体活动度降低
CP1~12	位于赤道后的局部、弥漫或环形视网膜全层皱襞，视网膜下条索
CA1~12	位于赤道前的局部、弥漫或环形视网膜全层皱襞，视网膜下条索，视网膜前移位，玻璃体浓缩伴条索

注：1~12 表示病变累及的钟点数

表 11-1-4　C 级 PVR 的各种收缩类型

类型	部位（以赤道分界）	特征
1. 局部	后部	玻璃体基底后星形皱襞
2. 弥漫	后部	玻璃体基底后融合的星形皱襞，视盘可看不见
3. 视网膜下	后 / 前部	视网膜下增殖，近视盘的环形条索、线性条索或虫蛀样薄膜
4. 环形	前部	沿玻璃体基底部后缘的收缩伴有视网膜向中心移位，周边视网膜牵引，后部分视网膜呈放射状皱襞
5. 前移位	前部	玻璃体基底部被增殖组织向前牵引，周边视网膜形成沟槽，睫状突被绷紧，其上可覆盖膜，虹膜也可能被牵拉

1991 年国际视网膜协会分类相对复杂，但体现了对 PVR 临床特征认识更加细致和深入。在实际的临床工作中，虽然 1991 年的国际视网膜协会分类更加贴近 PVR 的病理生理，以及对疾病预后有了更好的指导作用，但不难看出，视网膜脱离引发的 PVR 仍有不同的表现，部分以视网膜前增殖为主，部分以视网膜下条索为主，增殖部位的差异对应的手术预后也有巨大差异。完全不同的 PVR 增殖方式可能和视网膜脱离不同类型有关。[10-12]

二、孔源性视网膜脱离

最重要的组织病理改变就是裂孔。裂孔以颞上及颞下方赤道部附近最多见，表现为视网膜神经上皮层的缺失。根据裂孔的成因，主要有两种：萎缩孔和牵拉孔，裂孔的成因可将视网膜脱离继续细分为两类：视网膜源性视网膜脱离和玻璃体源性视网膜脱离。[13]

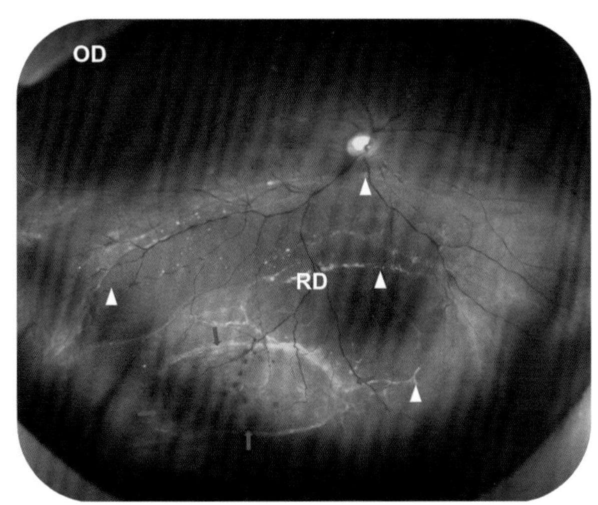

图 11-1-1　Optos 超广角成像彩图

右眼下方视网膜脱离，视网膜下广泛增殖形成（白色三角），颞下 3~4PD 视网膜囊肿（蓝色箭头）。

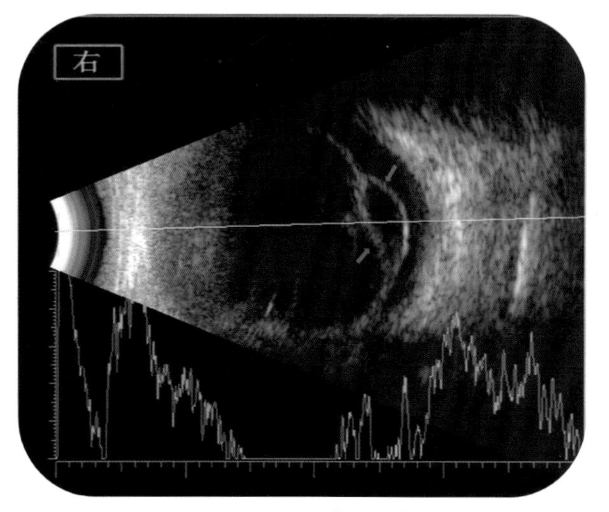

图 11-1-2　右眼 B 超

视网膜囊肿光带（蓝色箭头）。（病例信息：患者男性，24 岁，右眼视力下降伴视物变形 6 个月，右眼视力 0.12。）

1. 视网膜源性视网膜脱离

（1）主要特征：①年轻。据 Tillery 和 Lucier 报道，50% 的患者年龄在 30 岁以下。②孔通常为萎缩圆孔，经常双侧和多发性视网膜小裂孔。③无玻璃体牵引或者玻璃体后脱离迹象。

④玻璃体无出血。⑤通常无症状发病。在眼压明显低于正常时，可突然发作，同时会伴发玻璃体炎性改变。⑥视网膜薄而透明伴萎缩，视网膜脱离通常不移动，于正常的视网膜之前有明显的分界线。⑦伴有视网膜下增殖和视网膜内囊肿，一般 PVR 没有进展的倾向，引流时视网膜下液体黏稠，手术预后良好。[12]

（2）早期无症状，不易早发现。对于视网膜源性的视网膜脱离，由于视网膜脱离从周边开始，玻璃体液化不明显，同时不伴有玻璃体后脱离，所以病程初患者没有视觉功能的降低，因而大部分患者不能明确告知视网膜脱离的时间，通常在视网膜脱离累及黄斑时发现或眼底检查时发现。临床上部分以视网膜下膜出现为主，即陈旧性视网膜脱离的诊断依据。

（3）视网膜源性的视网膜脱离形成的 PVR 有其特殊性，视网膜裂孔大多位于周边部，炎性细胞的数量少，组织修复过程缓慢，炎症反应轻，玻璃体浑浊不严重，多以视网膜下增生为主，表现为慢性病理过程。因为视网膜下增生并不都造成视网膜收缩皱褶，因此视网膜下增殖膜并不都需要手术剥除。据文献报道，玻璃体切割术中仅有 28% 的视网膜下膜需要被剥除，其余并不影响视网膜复位。基于此，视网膜源性的陈旧性视网膜脱离，单纯合并视网膜下增生不伴有视网膜表面增生，多数是适合巩膜扣带术的。[14-18] 当外加压将裂孔封闭后视网膜下液吸收，残留的视网膜下增生不影响视网膜复位。[19]

（4）玻璃体切割手术难度大。此类患者因脱离区域视网膜僵硬、菲薄，视网膜出现缩短，视网膜下膜形成，不易解剖复位。同时由于玻璃体后脱离不明显，玻璃体手术中人工 PVD 难度高，容易玻璃体残留，残留玻璃体刺激术后发生更为严重的 PVR，导致手术失败。[20,21]

2. 玻璃体源性视网膜脱离

（1）主要特征：①通常视网膜裂孔为瓣状撕裂；②视网膜表面或者玻璃体中可能出现不同程度的出血；③通常是突然和有症状的发病；④不同程度的继发炎症表现；⑤伴有玻璃体后脱离；⑥ PVR 可能有不同程度的变化趋势；⑦发病年龄较晚。[12]

（2）对于玻璃体源性视网膜脱离而言，由于其通常是突然和有症状的发病，多数患者可以在第一时间得到妥善的医治。

（3）部分患者因各种原因延误治疗，会出现严重的 PVR，常为 PVR 分级（1991 年）C 中的 1、2、4、5 型，临床治疗较为棘手，需要行玻璃体切割手术。术中常需要联合视网膜前膜剥除、视网膜切开、视网膜下膜取出等复杂的玻璃体手术操作，术后仍有 PVR 进一步发展的可能，部分患者需要反复手术。

第二节　陈旧性视网膜脱离（视网膜源性）手术方法选择

一、观察或激光

部分病例可不手术。对诊断明确但视力不降低，双眼视觉平衡影响小，视网膜脱离范围局限且极浅，无扩大趋势，且脱离视网膜与正常视网膜交界处已有广泛色素形成的，可密切随访。

部分患者可以选择激光光凝正常视网膜边缘。

二、外路手术（巩膜扣带术）

（1）对于裂孔小并位于周边，视网膜脱离浅，裂孔处无牵拉，视网膜下增殖范围小的病例可单纯用外垫压术（节段巩膜扣带术）。

（2）对于视网膜脱离范围广、时间长，并有广泛的视网膜下膜形成，单纯加压不能放松视网膜下膜的牵引，手术多采用环扎联合外垫压术。环扎的优势是可以缓解周边及赤道部浓缩玻璃体的部分牵拉，减轻裂孔周围的牵引力。

（3）放与不放视网膜下液是手术前考虑的重点。陈旧性视网膜脱离的视网膜下液色黄黏稠，但分散于视网膜下膜之间，流动性差，不易吸收但又难完全放出。如视网膜下液过浅或下液靠后极，放液困难的病例，为避免放液并发症，如出血、玻璃体或视网膜嵌顿、视网膜穿破等，可不放液。其他的病例由于视网膜活动度略差且视网膜下液黏稠不易吸收，建议尽量放液[22]。

三、玻璃体切割术

如果视网膜下增殖已形成“晾衣绳样”或“餐巾环状”改变，需选择玻璃体切割手术。术中剥除视网膜下膜，眼内填充，促使视网膜复位。[23]

总之，对于年轻患者的视网膜脱离合并视网膜下增殖但不伴有视网膜表面增生的孔源性视网膜脱离，由于该类患者玻璃体黏稠且无后脱离，不容易清除干净，填充物如硅油容易引起晶状体浑浊等并发症，因此可能巩膜扣带术是更优的选择。[24-26]

（邵娟）

病例 21

孔源性视网膜脱离（陈旧性）——巩膜环扎＋外垫压术。

基本信息：女性，21岁。　　就诊日期：2021-11-08

主诉：右眼视力下降伴视物变形2个月。

既往史：双眼屈光不正史。

眼部检查：

表病例 21-1　眼部检查结果

	右眼	左眼
视力	0.2	0.3
矫正视力	-2.50DS→不提高	-2.00DS→1.0
眼压	12.0mmHg	12.6mmHg
前节	晶状体透明	晶状体透明
玻璃体	轻度混浊，见棕色色素颗粒	清
眼底	视盘界清色可，3:00-12:00视网膜呈青灰色隆起，累及黄斑区，视网膜下广泛增殖条索，8:00周边1/3PD圆形裂孔，6:00-8:30赤道部格子样变性	视盘界清色可，未见明显异常

术前眼底影像及功能检查：

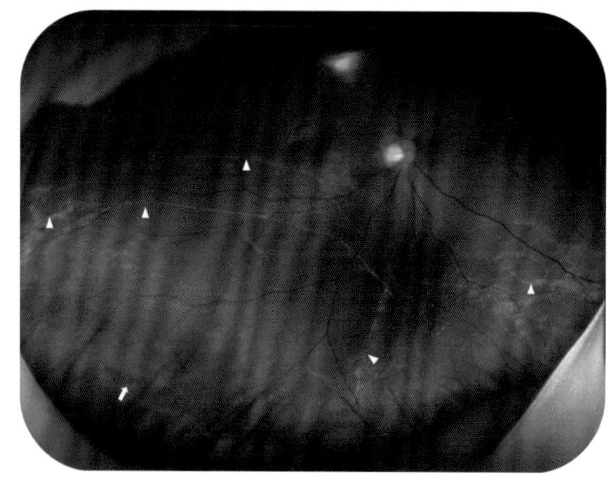

图病例 21-1 Optos 超广角成像彩图右眼孔源性视网膜脱离

右眼底 3:00–12:00 视网膜青灰色隆起，8:00 见 1 个 1/3 PD 圆形裂孔（白色箭头），视网膜下广泛增殖条索（白色三角）。

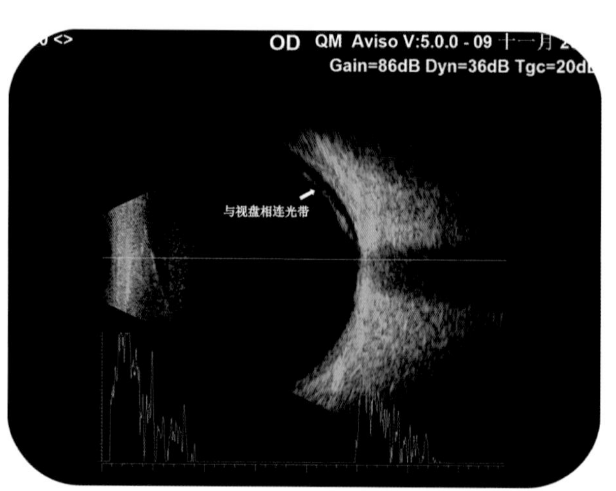

图病例 21-2 右眼 B 超图

可见与视盘相连的光带（白色箭头）。

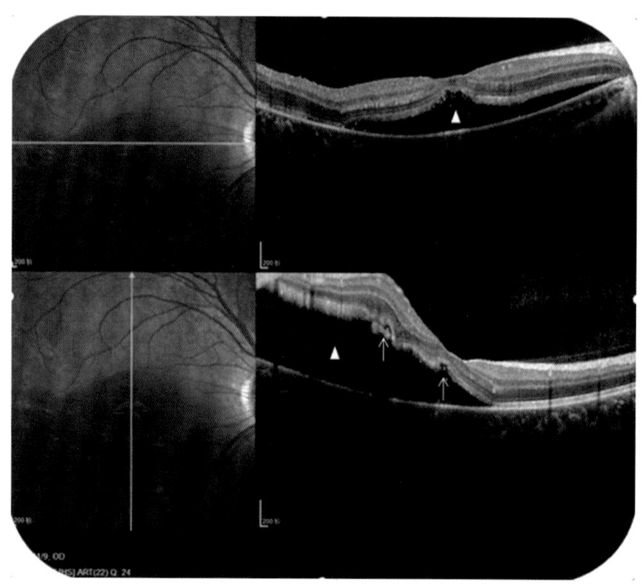

图病例 21-3 右眼黄斑区 OCT

提示黄斑区神经上皮脱离，视网膜下积液（白色三角），视网膜下增殖条索（白色箭头）。

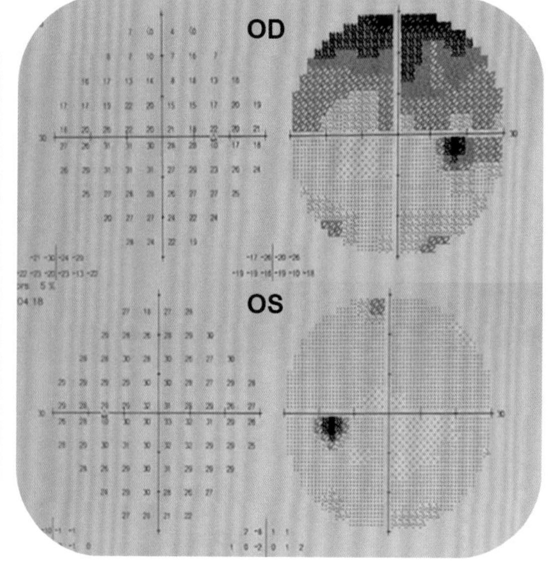

图病例 21-4 双眼视野检查

提示右眼与视网膜脱离，相对应视野缺损。

诊断：①右眼孔源性视网膜脱离（陈旧性）；②双眼屈光不正。

治疗：2021 年 11 月 11 日在全身麻醉下行右眼巩膜环扎 + 外垫压术。

术中 240# 环扎带巩膜外环扎，接头放置鼻上象限；276# 硅胶轨道 3:00–11:00 放置于环扎带下；颞下角膜缘后 12mm 巩膜切开放出视网膜下液；4 个象限缝线固定。

复查：

（1）2021 年 11 月 12 日右眼视网膜脱离复位术后 1 天。

视力：OD 0.1 → 0.4，眼压：17.6mmHg。右眼底见视网膜复位，环形术嵴明显。

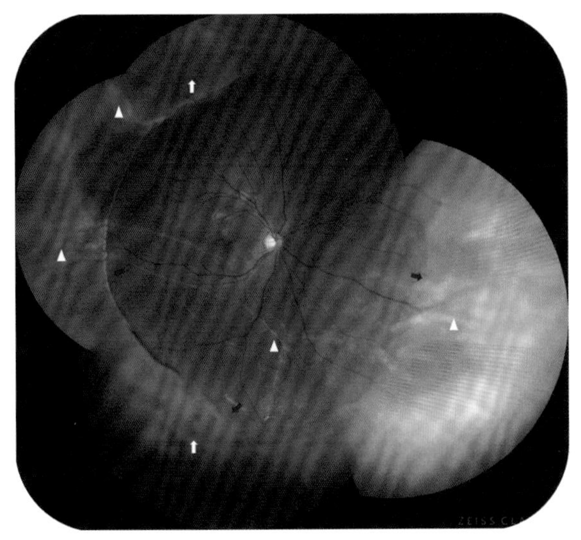

图病例 21-5　CLARUS 超广角成像彩图（2021-11-12）

右眼底视网膜复位，环形术嵴明显（蓝色箭头），裂孔位于术嵴（白色箭头），周边视网膜下增殖条索位于术嵴（白色三角）。

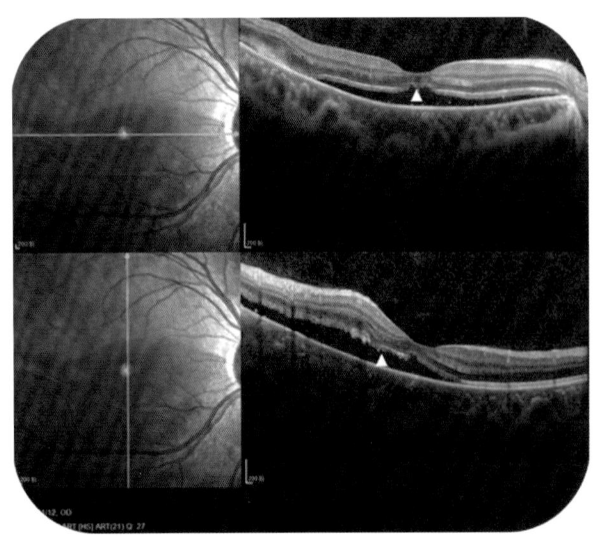

图病例 21-6　右眼黄斑 OCT（2021-11-12）

提示视网膜下积液比术前明显减少（白色三角）。

（2）2021 年 11 月 26 日右眼视网膜脱离复位术后 2 周。

视力：OD 0.2，眼压：15.4mmHg。右眼底视网膜平伏，裂孔位于术嵴，给予裂孔周围光凝包绕处理。

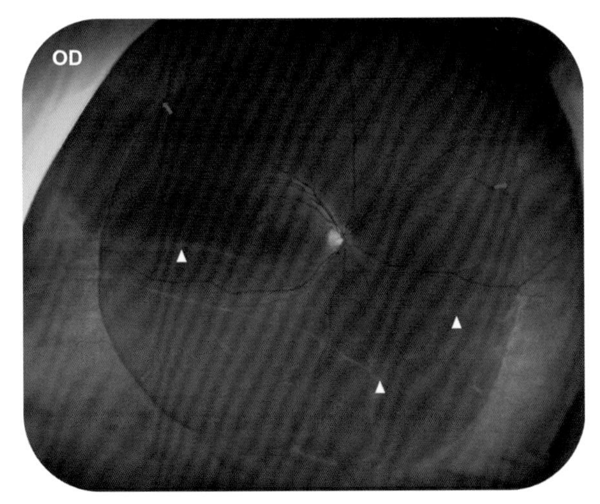

图病例 21-7　Optos 超广角成像彩图（2021-11-26）

右眼底检查同前。

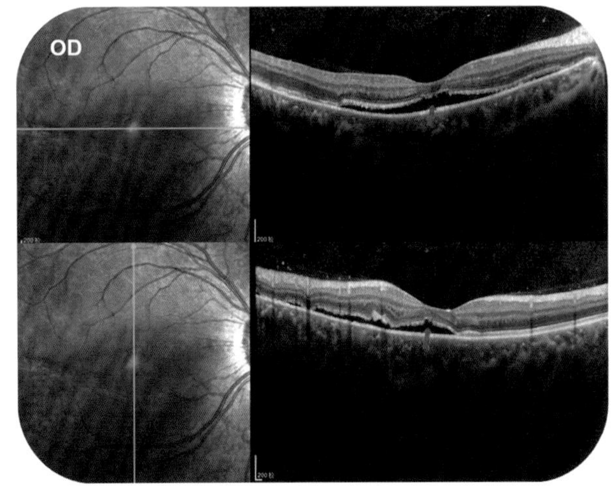

图病例 21-8　右眼黄斑区 OCT（2021-11-26）

视网膜神经上皮下残留少量积液（红色箭头）。

（3）2022 年 2 月 15 日右眼视网膜脱离复位术后 3 个月。

视力：OD 0.2 → -4.75DS/-100DC*75° → 0.5，OS 0.4-2.25DS → 1.0。眼压：OD 12.9mmHg，OS 13.0mmHg。

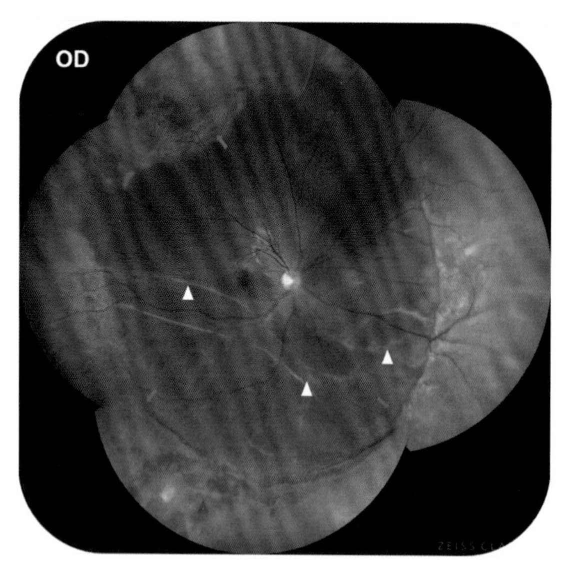

图病例 21-9　CLARUS 超广角成像彩图（2022-02-16）
右眼视网膜复位，裂孔位于术嵴（白色箭头），裂孔周围见光凝斑（蓝色三角），广泛视网膜下增殖条索，周边位于术嵴（白色三角），术嵴明显（蓝色箭头）。

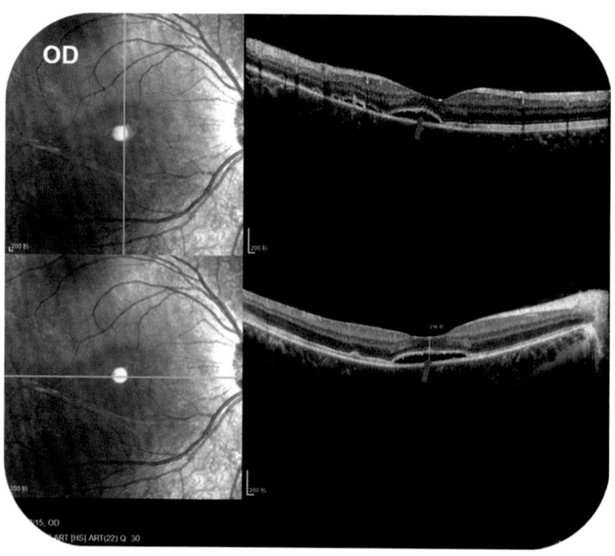

图病例 21-10　右眼黄斑 OCT（2022-02-16）
神经上皮下仍残留局限性少量积液（红色箭头）。

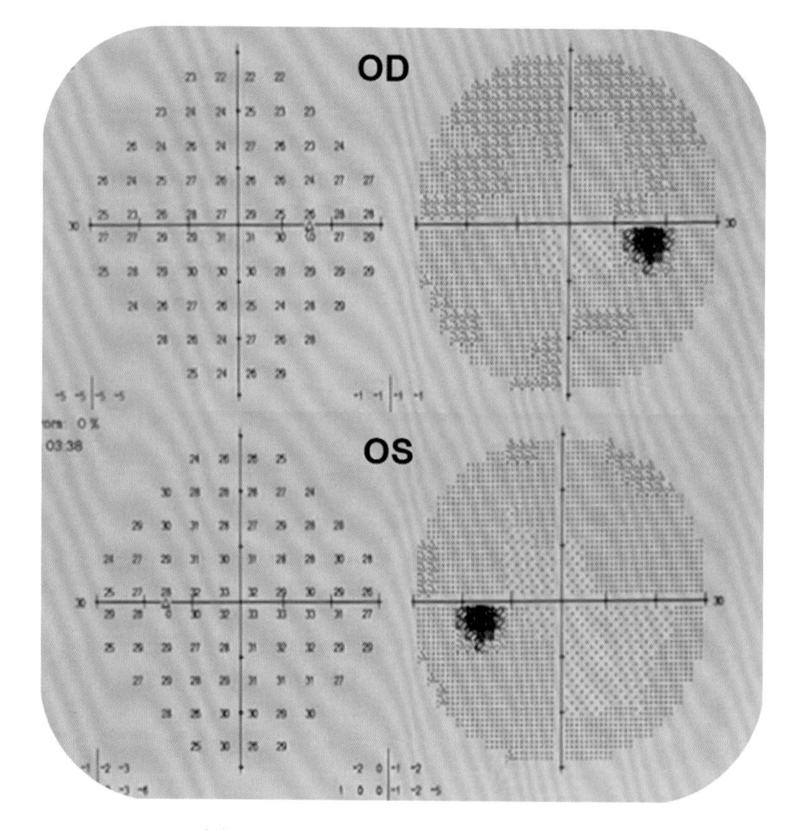

图病例 21-11　双眼视野（2022-02-16）
右眼上方视野缺损较术前明显消失，但与左眼相比仍然未完全恢复。

（4）2022 年 8 月 16 日右眼视网膜脱离复位术后 9 个月

视力：OD -4.50DS/-0.75DC*60° →0.6，O S-2.25DS/-0.50DC*180° →1.0。

眼部检查：右眼前节（-），眼底视网膜平伏，周边术嵴可见，裂孔及变性区周围见光凝斑，黄斑中心凹反射存在，视网膜下较多增殖条，与术前相比无明显加重。

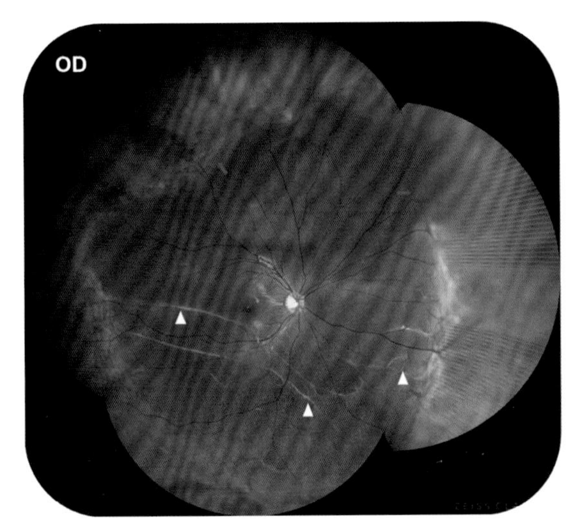

图病例 21-12 CLARUS 超广角成像彩图（2022-08-16）

右眼底同前。

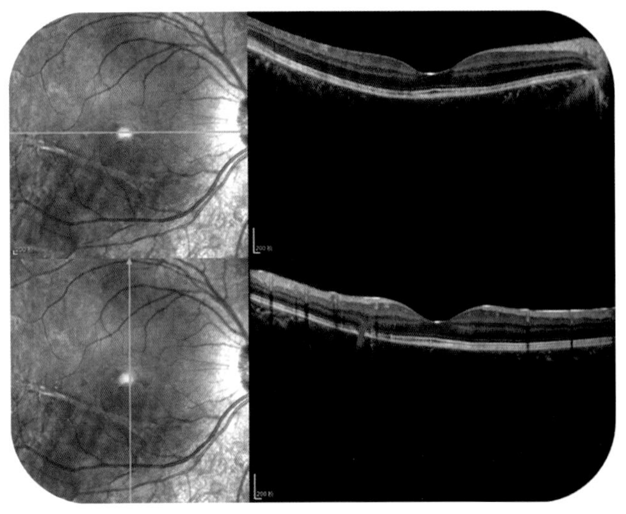

图病例 21-13 右眼黄斑 OCT（2022-08-16）

右眼黄斑区结构基本正常，见黄斑中心凹下方与增殖相对应的高反光，局部色素上皮缺失（红色箭头）。

解析：

该患者为陈旧性视网膜脱离，由于裂孔位于下方且较小，视网膜脱离进展缓慢，容易被延误治疗，而长期视网膜脱离可导致视网膜下广泛增殖形成。

临床上对此类患者术前应详细检查，综合评估，即使已存在视网膜下广泛增殖，但未形成收缩，就应首选外路手术（巩膜扣带术）。采用巩膜外环扎缩小玻璃体腔，减缓视网膜下增殖的牵拉，联合巩膜外垫压封闭裂孔，促使视网膜裂孔闭合，视网膜复位。

对于视网膜下广泛增殖并收缩形成“餐巾环”或“晾衣绳”样改变，外路手术后视网膜因增殖不易复位的再考虑选择玻璃体切割手术。术后仍需密切追踪随访观察，发现眼底异常病变及时治疗。

（病例提供医师：雷春灵 李凤至）

病例 22

孔源性视网膜脱离（陈旧性）——巩膜外垫压术 + 术后视网膜裂孔光凝。

基本信息：男性，25 岁。 就诊时间：2022-04-06

主诉：左眼视力逐渐下降 3 年。

既往史：屈光不正 10 年。

眼部检查：

表病例 22-1　眼部检查结果

	右眼	左眼
视力	0.1	CF/10cm
矫正视力	1.0	不提高
眼压	13.8mmHg	10.3mmHg
眼前节	角膜清，前房（-），晶状体透明	
玻璃体	无明显混浊	少量色素颗粒
眼底	视网膜未见裂孔及变性区	整个视网膜呈青灰色轻度隆起，视网膜下广泛增殖累及4个象限且同时累及赤道前和后，2:00赤道部视网膜见1/4PD圆形裂孔，孔周视网膜僵硬增殖

影像检查：

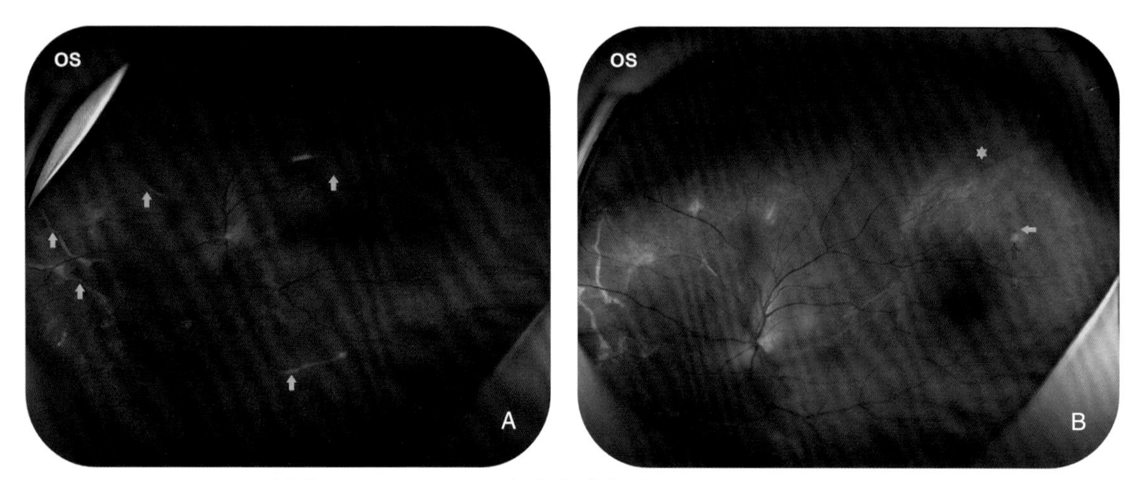

图病例 22-1　Optos 超广角成像彩图（2022-04-06）

A. 左眼底视网膜青灰色轻度隆起，可见视网膜下增殖累及4个象限且同时累及赤道前和后（黄色箭头示视网膜下增殖）；B. 左眼位引导照相见颞上方裂孔（黄色箭头），孔周视网膜僵硬增殖（红色箭头），颞上方可见色素沉着（黄色六角星示视网膜色素沉着）。

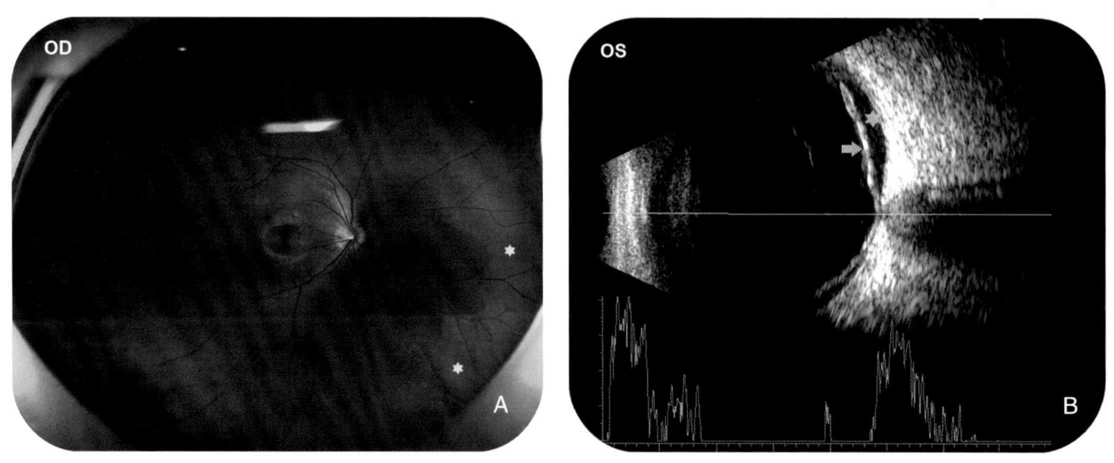

图病例 22-2　Optos 超广角成像彩图（2022-04-06）

A. 右眼底周边视网膜未见裂孔，鼻侧周边非压迫白（黄色星示）；B. 左眼B超示球壁带状中低回声与视盘相连续（为脱离视网膜条带，见黄色箭头），后方呈液性暗区（黄色六角星）。

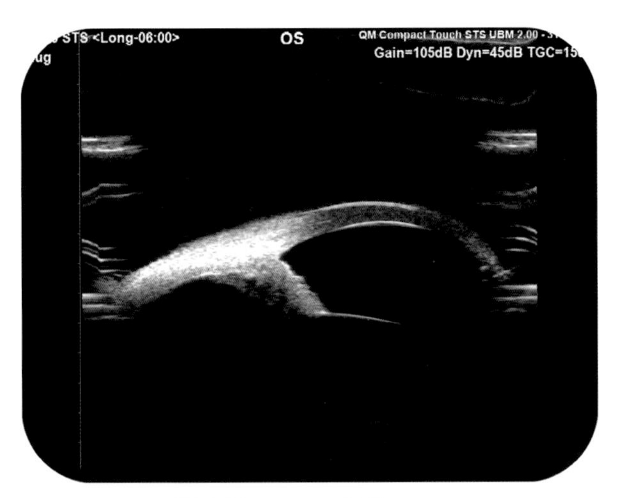

图病例 22-3 左眼 UBM

未见明确的前部 PVR。

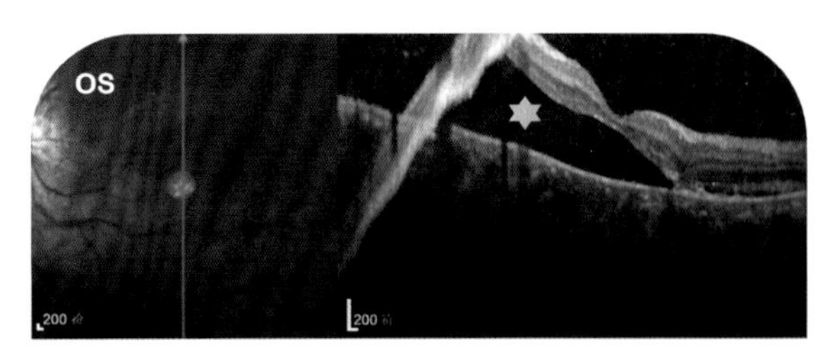

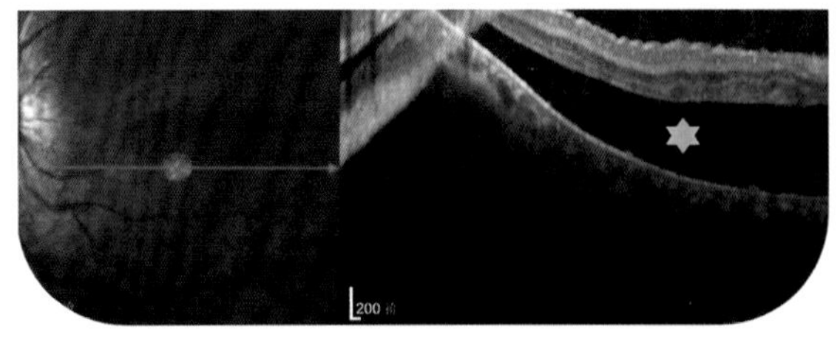

图病例 22-4 左眼 OCT

提示黄斑区视网膜脱离（黄色星示黄斑区神经上皮层脱离）。

诊断：①左眼陈旧性视网膜脱离；②双眼屈光不正。

治疗：（1）手术方式的制定：①根据术前检查后见左眼原发裂孔位于 2 点赤道部，为牵拉裂孔，裂孔约 1/4PD，裂孔周围视网膜血管纤细，部分伴白鞘形成；②考虑到患者视网膜脱离时间较长，虽然 PVR 分期属于 C，但以视网膜下条索为主，且视网膜脱离为孔源性的视网膜脱离；③做 UBM 检查，排除了患者的前部 PVR。手术方案为：左眼巩膜外加压术联合术后视网膜裂孔光凝。

（2）手术：2022 年 4 月 8 日在局部麻醉下行左眼巩膜外垫压术。术中裂孔定位于 2 点角巩膜缘后 16mm；外加压物选择为 506 硅海绵，平行于角巩膜缘置于裂孔相应位置；因裂孔附近视网膜脱离较浅，术中未行巩膜穿刺引流视网膜下液。

复诊：

（1）2022 年 4 月 9 日左眼巩膜外垫压术后第 1 天。

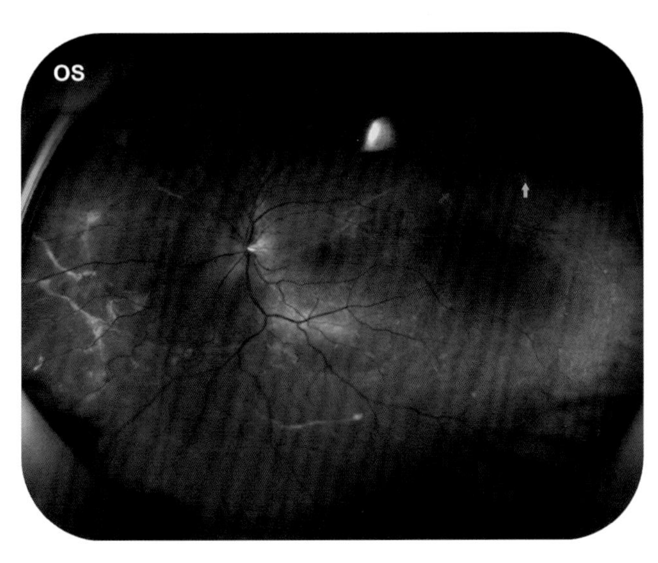

图病例 22-5 Optos 超广角成像彩图（2022-04-09）

左眼底颞上术嵴明显，裂孔位于术嵴附近视网膜已经复位，下方视网膜仍然浅脱离（黄色箭头示已经封闭的裂孔，红箭头示手术嵴）。

视力：OS CF/10cm，眼压：10.3mmHg。左眼底颞上术嵴明显，裂孔位于嵴上。给予左眼视网膜激光封闭裂孔。

（2）2022 年 5 月 9 日左眼巩膜外垫压术后 1 个月。

视力：OS 0.1，眼压：11.3mmHg。眼前节（－），眼底视网膜平伏，颞上术嵴明显，视网膜下增殖可见。

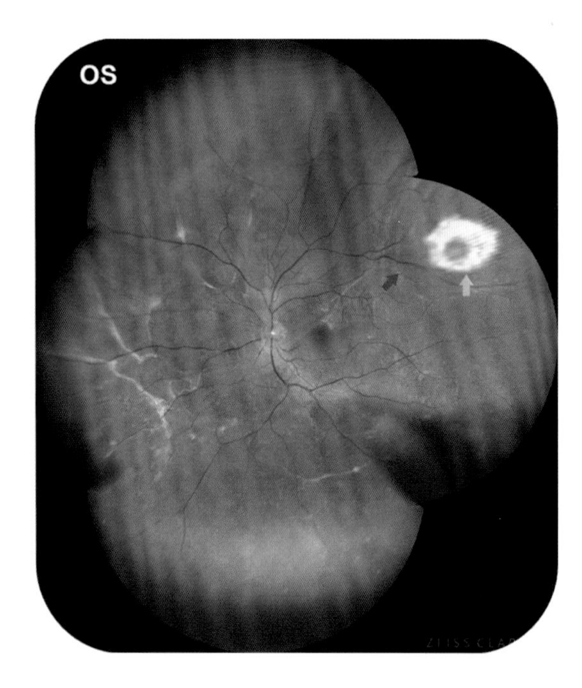

图病例 22-6 CLARUS 超广角成像彩图（2022-05-09）

左眼视网膜裂孔激光术后，裂孔周围可见 3 级光凝斑（黄色箭头），可见术嵴（红色箭头），下方见少量视网膜下液存在。

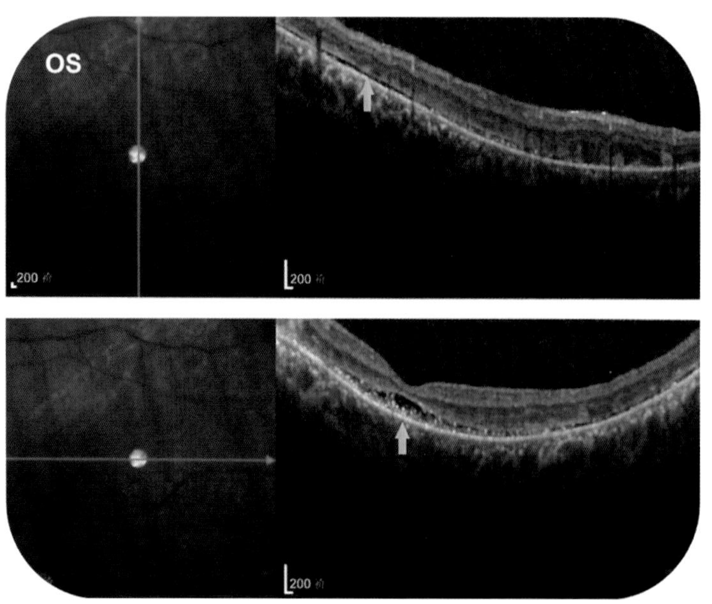

图病例 22-7 左眼 OCT（垂直 + 水平扫描）

提示黄斑区神经上皮下少量积液残留（黄色箭头）。

解析：

该患者左眼病史时间较长，3 年来曾在外院眼科就诊，因为均告知外路手术视网膜不复位可能，内路手术术后增殖可能，患者及家属对疾病认识不足，对预后不理解及顾虑较多，一直未行手术。来我院眼科门诊就诊后，我们对患者进行详细的检查：①三面镜检查明确裂孔；②分析患者增殖以视网膜下增殖为主；③做 UBM 检查，排除明显的前部 PVR。考虑视网膜下增殖和玻璃体视网膜表面的增殖有所不同，通常是发生在较年轻的患者，玻璃体黏稠且没有后脱离，不容易形成收缩牵拉；视网膜下增生也预示病程较长，是陈旧性视网膜脱离的表现之一。由于视网膜下增生并不都造成视网膜收缩皱褶，因此并不都需要手术剥除，综合分析该例患者是适合巩膜扣带术的。手术注意：①由于视网膜浅脱离、视网膜下液较少，术中不考虑外放液，避免因放液导致并发症；②视网膜裂孔较小，术中不选择冷冻处理，减少术后反应，避免刺激可能的增殖加重；③术后视网膜复位后给予视网膜裂孔周围光凝处理。将手术方案及预后与患者家属充分告知和沟通后，给予外垫压手术治疗。术后复查，视网膜裂孔封闭，视网膜复位，视力改善。该病例提示对于陈旧性视网膜脱离，术前需仔细检查，根据视网膜裂孔及脱离的类型，增殖的情况与视网膜的关系——是单纯合并视网膜下增殖，不伴有视网膜表面的增殖，还是伴有视网膜表面的增殖，选择手术方式。正确选择手术方式有利于疾病的预后。

（病例提供医师：邵娟）

参考文献

[1] 杨小丽，张晢，陈凤娥，等. 陈旧性视网膜脱离的临床分析［J］. 临床眼科杂志，2002,10(5):410-412.

[2] Paster JC. Proliferative vitreoretinopathy: An overview［J］. Surv Ophyhalmol,1998,43:3-18.

[3] Sobaci G, Mutliu FM, Vayer A, et al. Deadly weapon-related open-globe injuries: outcome assessment by the ocular trauma classification system［J］. Am J Ophthalmol, 2000, 129:147.

[4] Mitamura Y, Takeuchi S, Matsuda A, et al. Macrophage migration inhibitory factor levels in the vitreous of patients with proliferative vitreoretinopathy［J］. Am J Ophthalmol, 1999(128):763.

[5] 张秀兰，吕林，高汝龙. 牵拉性视网膜脱离. 国外医学・眼科学分册，1993(17)：361-364.

[6] The retina society terminology committee. The classification of retinal detachment with proliferative vitreoretinopathy［J］. Ophthalmology, 1983(90): 121-125.

[7] Lean JS, Stern WH, Irvine AR. Classification of proliferative vitreoretinopathy used in the silicone study［J］. Ophthalmology, 1989(96): 765-771.

[8] 赵东生. 赵东生视网膜脱离手术学［M］. 上海：上海科技教育出版社，1999,42-47.

[9] Machemer R, Aaberg TM, Freeman HM. An updated classification of retinal detachment with proliferative vitreoretinopathy［J］. Am J Ophthalmol, 1991(112): 159-165.

[10] Malbran E, Dodds R. Different types of holes and their significance［J］. Bibl Ophthalmol, 1967(72):170-186.

[11] Tillery WV, Lucier AC. Round atrophic holes in lattice degeneration—an important cause of phakic retinal detachment［J］. Trans Sect Ophthalmol Am Acad Ophthalmol Otolaryngol, 1976(81):509-518.

[12] Malbran ES, Dodds R, Hulsbus R. Two distinct types of myopic retinal detachment［J］. Mod Probl Ophthalmol,1977(18):293-304.

[13] Malbran E, Dodds RA, Hulsbus R, et al. Retinal break type and proliferative vitreoretinopathy in nontraumatic retinal detachment［J］. Graefes Arch Clin Exp Ophthalmol,1990(228):423-425.

[14] 柯根杰，王林，顾永昊. 巩膜扣带术治疗陈旧性视网膜脱离Ⅰ临床分析［J］. 中国实用眼科杂志，2006,

24(11)：1183–1184.

[15] 田超伟，朱琦，王雨生，等. 巩膜外加压术治疗陈旧性视网膜脱离[J]. 中华眼底病杂志，2006，22(1)：35–38.

[16] 潘栋平，李学喜，范军华，等 . 环扎外加压术治疗陈旧性视网膜脱离疗效观察[J]. 临床眼科杂志，2008，16(1)：42–44.

[17] 张有亭，胡宏阁，程红松，等. 外路手术治疗陈旧性裂孔性视网膜脱离[J]. 中国实用眼科杂志，2008，26(2)：126–128.

[18] 史少阳，冯雪梅，裴存文，等. 巩膜扣带术治疗陈旧性视网膜脱离[J]. 国际眼科杂志，2010，10(9)：1768–1770.

[19] Yao Y, Jiang L, Wang Z, et al. Scleral buckling procedures for longstanding or chronic rhegmatogenous retinal derachment with subretinal proliferation [J]. Ophthalmology, 2006,113(5): 821–825.

[20] KreissigI. 视网膜脱离最小量手术治疗使用指南[M]. 惠延年，译 . 北京：北京科学技术出版社，2004, 243–263.

[21] 曾水清 , 水迎波 , 胡椿枝 . 巩膜环扎术治疗复杂性视网膜脱离[J]. 实用眼科杂志 ,1993(5)：302–303.

[22] 杨琼 , 魏文斌 . 巩膜扣带术治疗合并视网膜下增生的孔源性视网膜脱离的疗效观察[J]. 国际眼科杂志 ,2021,21(8):1479–1481.

[23] Kim H, Chuang IY. Successful scleral bucking for long–standing retinal detachment with subretinal proliferation 4– year after strabismus surgery [J]. Int J Ophalmol,2019, 12(11):1812–1814.

[24] Ghasemi K, Falavarjani S, Alemzadeh A, et al. Scleral bucking surgery for rhegmatogeous retinal detachment with subretinal proliferation [J]. Eye, 2015,29(4): 509–514.

[25] Zhou C, Lin Q, Wang Y, et al. Pneumatic retinopesy combined with scleral buckling in the management of relatively complocated cases of rhegmatogeous retinal detachment: A multicenter, retrospective observational consecutive case series [J]. J Int Med Res,2018,46(1):316–325.

[26] Wallyn RH, Hilton GF. Subretinal fibrosis in retinal detachment [J]. Arch Ophthalmol,1979, 97(11):1812–1814.

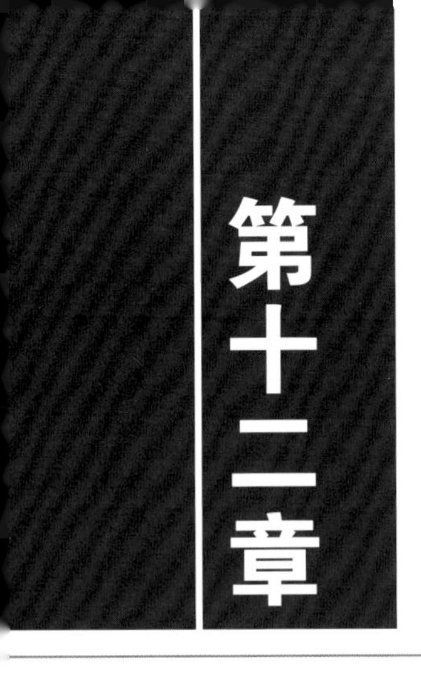

黄斑裂孔性视网膜脱离

黄斑裂孔性视网膜脱离（macular hole retinal detachment，MHRD)是一种特殊类型的视网膜脱离，是指黄斑区视网膜形成裂孔（macular hole，MH）后，玻璃体中的液体经MH进入视网膜下，使视网膜神经上皮层与色素上皮层间分离，是高度近视眼的一种致盲并发症。好发于亚洲人群，中老年女性多见，严重影响视力。[1]我国MHRD占所有孔源性视网膜脱离（rhegmatogenous retinal detachment，RRD）的9.1%~21%，而所有MHRD中58%~67.5%的病例是由高度近视引起的。[2]本文就MHRD的发病机制、临床表现、鉴别诊断、手术方式、MHRD的预防及预后等方面做一综述。

第一节　黄斑裂孔性视网膜脱离的发病机制

MHRD的确切发病机制尚不明确，一般认为黄斑裂孔的形成是导致视网膜脱离发生的直接原因，而黄斑区前的玻璃体及视网膜前膜切线方向的牵拉力是MH形成的主要原因。

一、其可能发生的机制

1. 后巩膜葡萄肿

高度近视后巩膜不断拉长，使黄斑区视网膜、脉络膜组织变薄；脉络膜毛细血管的减少和消失又加重了黄斑区视网膜组织的退行性变性和萎缩或发生囊样改变。[3]高度近视常伴有玻璃体皮质的异常粘连，发生玻璃体皮质劈裂或不完全玻璃体后脱离。巩膜葡萄肿向后牵拉及玻璃体皮质向前牵拉的反作用力长期作用于黄斑区，导致黄斑区视网膜发生劈裂或者MH。

2. 玻璃体牵拉

黄斑区玻璃体前后牵拉及切线方向牵拉是高度近视发生HM形成的重要力量。研究发现，高度近视眼的玻璃体黄斑牵拉综合征可以发展为MH，从而继发视网膜脱离[4]。

3. 内界膜及视网膜前膜

内界膜及视网膜前膜切线方向的牵拉力是MH形成的主要原因，依据是手术剥除的高度近视内界膜行病理检查发现其内表面有明显的胶原纤维增生。[5,6] 高度近视 MH 形成后，玻璃体牵拉和液化增加了 RD 的风险。

二、可能是多种因素共同作用的结果

首先，最主要的因素是由于黄斑部不完全的玻璃体后脱离与视网膜前膜及内界膜产生的垂直和切线方向牵引力，增加了 MHRD 发生的风险。[7,8] 其次，是高度近视眼轴延长及后巩膜葡萄肿牵拉巩膜和视网膜，而视网膜的延伸度远小于巩膜，造成视网膜相对短缩，导致视网膜劈裂及脱离。[9,10] 再次，高度近视患者常有视网膜萎缩、脉络膜萎缩、视网膜神经上皮层和色素上皮层粘附能力降低等异常，因而容易并发 MHRD[11,12]。

第二节　黄斑裂孔性视网膜脱离的临床表现

一、症状

视物模糊，视力急剧下降，视物变形，眼前黑影遮挡等。

二、体征

1. 黄斑裂孔

黄斑区见圆形裂孔，裂孔直径一般 < 0.5DD，边界清楚呈暗红色。部分高度近视后极部伴脉络膜萎缩灶，透见巩膜，裂孔呈白色，临床上也称“白孔”。

2. 视网膜脱离

视网膜脱离的范围与病程长短、裂孔大小、玻璃体液化程度及是否存在玻璃体视网膜牵拉等多种因素相关。一般 MHRD 多见于高度近视，特发性黄斑裂孔引起视网膜脱离少见；早期局限于后极部，逐渐向下方及颞侧进展，最后累及全视网膜。如发生增殖性改变一般以后极部为主，发生在视盘、黄斑周围，形成固定皱褶，较少累及远周边部视网膜。临床上根据 RD 的范围，将 MHRD 分为 3 种类型 :I 型，RD 局限于黄斑周边区（图 12-2-1）；Ⅱ型，RD 扩展到赤道部但未达视网膜锯齿缘（图 12-2-2）；Ⅲ型，RD 至少有 1 个象限已达锯齿缘（图 12-2-3）。

3. 玻璃体状态

高度近视 MHRD 玻璃体凝缩及液化明显，伴有色素颗粒，不同程度的玻璃体后脱离，可见 Weiss 环，有时在后部玻璃体可见黄斑裂孔的盖膜。

4. 其他

可伴随高度近视视网膜病变，如盘周脉络膜萎缩弧，后极部黄斑区脉络膜萎缩灶伴色素增生，豹纹状眼底，漆裂纹等。如伴有后巩膜葡萄肿，可见一环形界限。

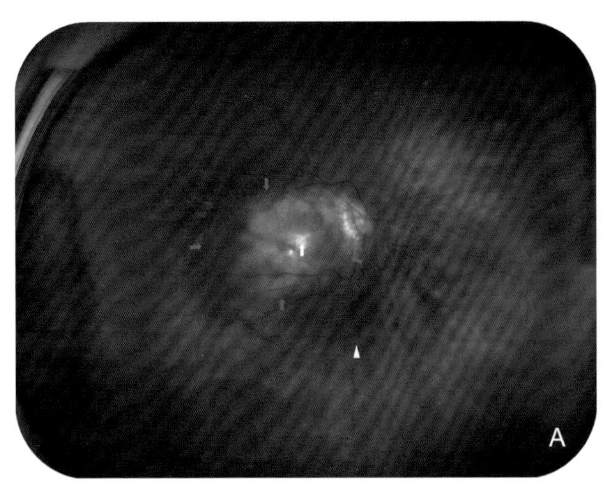

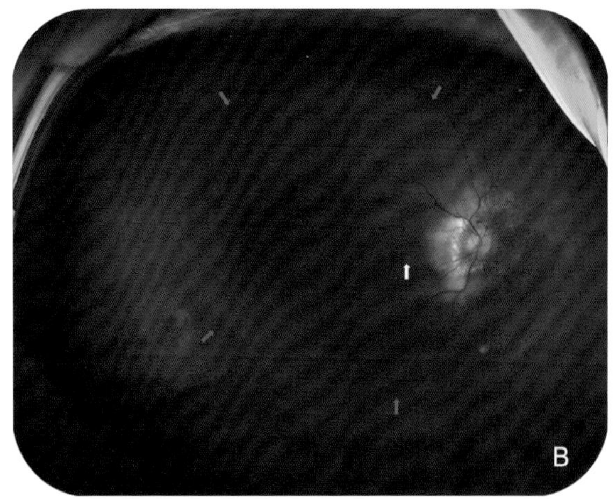

图 12-2-1　Optos 超广角成像彩图

A. 右眼黄斑裂孔性视网膜脱离（Ⅰ型），黄斑区圆形裂孔呈白色（白色箭头），后极部视网膜脱离（蓝色箭头），玻璃体腔见 Weiss 环（白色三角）；B. 右眼黄斑裂孔性视网膜脱离（Ⅰ型），黄斑区圆形裂孔呈红色（白色箭头），视网膜脱离局限在赤道后（蓝色箭头）。

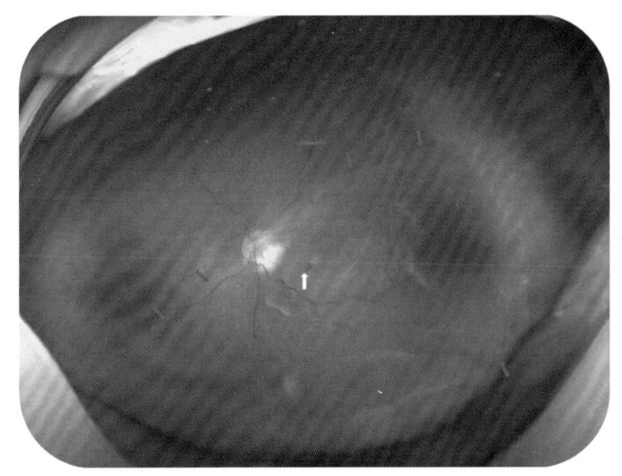

图 12-2-2　Optos 超广角成像彩图

左眼黄斑裂孔性视网膜脱离（Ⅱ型），黄斑区裂孔（白色箭头），颞下视网膜脱离（蓝色箭头）。

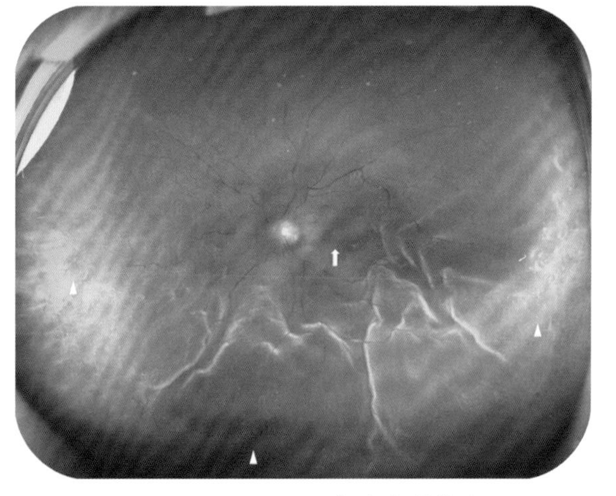

图 12-2-3　Optos 超广角成像彩图

左眼黄斑裂孔性视网膜脱离（Ⅲ型），黄斑区裂孔（白色箭头），视网膜全脱离，周边见格子样变性及蜗牛迹样变性（白色三角）。

三、辅助检查

1. 眼底照相

临床上有普通眼底照相及超广角眼底照相两种，屈光间质透明时可通过眼底照相见黄斑区全层缺损圆形裂孔、视网膜脱离及范围、是否伴随其他病变（图 12-2-4）。

2. OCT 检查

屈光间质透明和黄斑区视网膜浅脱离时，可以清晰地显示裂孔大小、黄斑区脱离的范围。如果裂孔太小不易查看，通过 OCT 检查能够发现临床不易窥见的、难以辨认的“针尖”孔，以及清晰显示黄斑前膜及牵拉的形态，排除黄斑部其他疾病。OCT 检查还可以提供术后对黄斑裂孔的随访监测（图 12-2-5）。

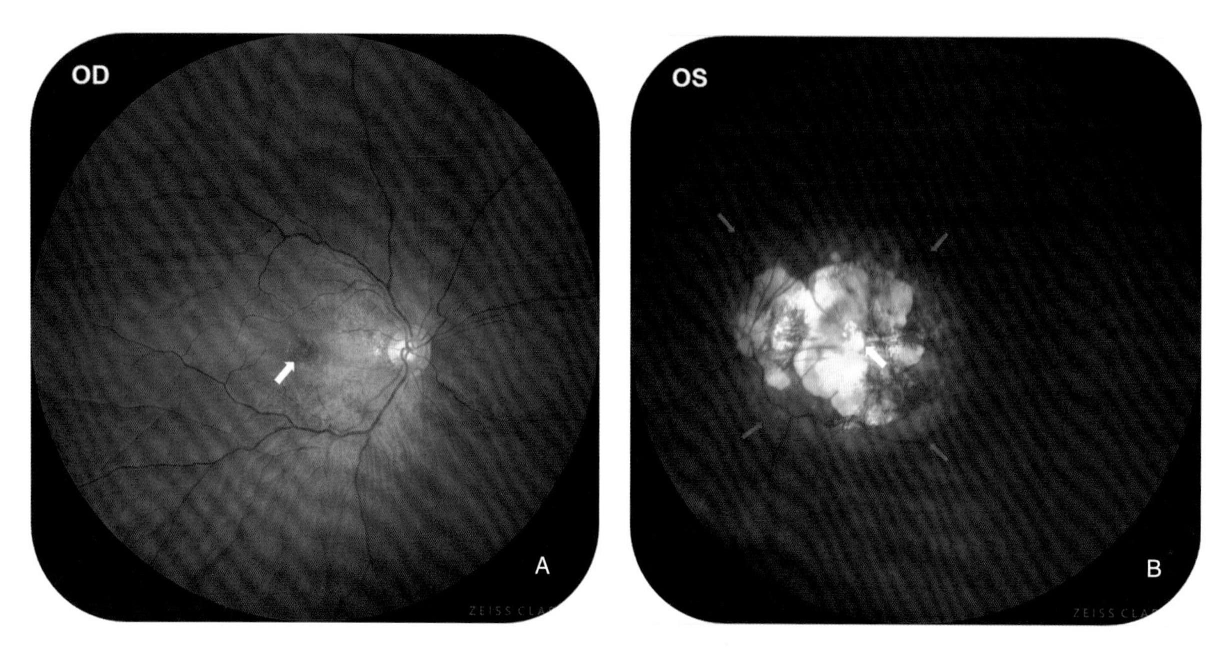

图 12-2-4　CLARUS 超广角成像彩图

A. 右眼底黄斑区 1/2PD 圆形裂孔；B. 左眼底视网膜呈豹纹状，后极部见后巩膜葡萄肿包括视盘及黄斑区（红色箭头），黄斑区地图状脉络膜萎缩（黄白色）及浅脱离（黄色），其中央见 2/3PD 白色圆孔（白色箭头）。

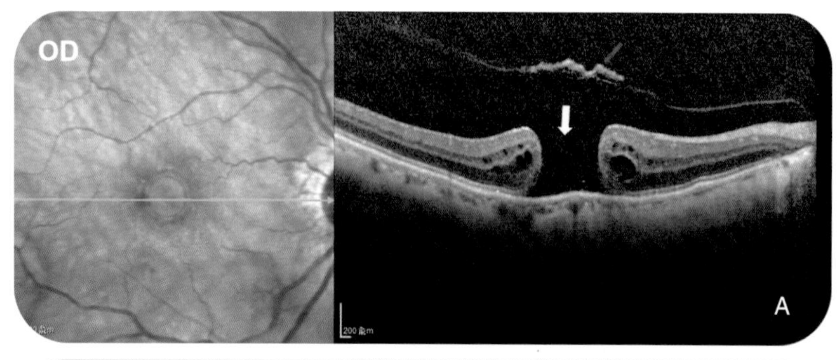

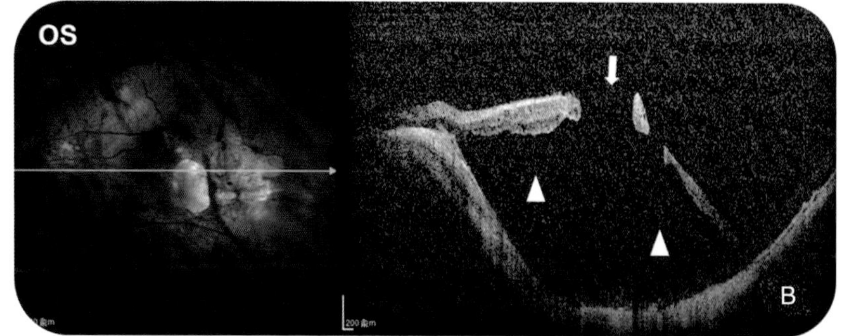

图 12-2-5　双眼黄斑区 OCT

A. 右眼黄斑区神经上皮断裂提示黄斑裂孔（白色箭头）及玻璃体后脱离反光带（红色箭头）；B. 左眼黄斑区视网膜神经上皮脱离（白色三角）、中央断裂提示黄斑裂孔（白色箭头）。

3. B 超检查

能穿透混浊的屈光间质检查视网膜脱离的形态和范围，甚至裂孔的大小及位置，并且能显示是否存在后巩膜葡萄肿（图 12-2-6）。

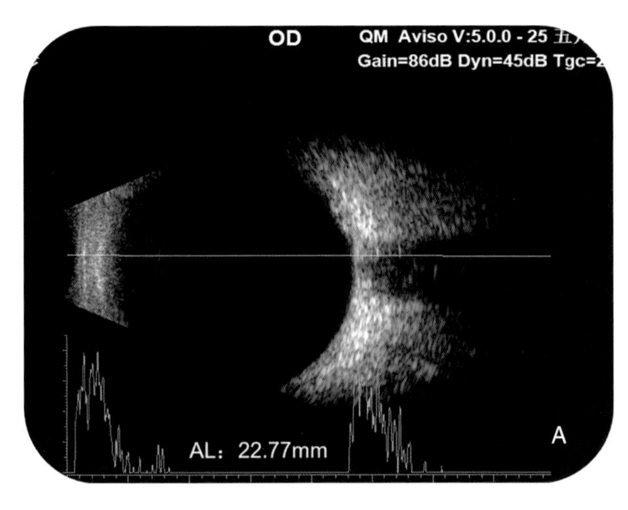

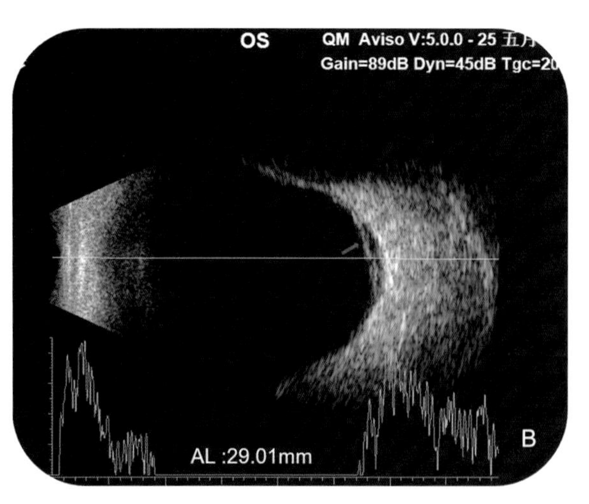

图 12-2-6　双眼 B 超

A. 右眼正常；B. 左眼轴延长，后部见视网膜脱离光带（红色箭头）。（病例信息：患者女性，74 岁，双眼视力差多年。主诉左眼视物模糊加重半年。视力 OD 0.1，OS CF/30cm。诊断：左眼黄斑裂孔性视网膜脱离，右眼黄斑裂孔。双眼屈光参差，左眼高度近视视网膜病变，双眼年龄相关性白内障。）

第三节　黄斑裂孔性视网膜脱离的诊断

根据黄斑中心凹全层裂孔、视网膜脱离即可确诊。临床上据其原因，分为高度近视 MHRD、外伤性 MHRD、周边裂孔合并 MHRD，以及其他少见原因引起的 MHRD。

第四节　黄斑裂孔性视网膜脱离的手术方式

治疗 MHRD 的关键是解除玻璃体及视网膜前膜牵引或减少后巩膜葡萄肿的反向牵拉力，促进视网膜复位和黄斑裂孔闭合。手术方式有很多，包括外路手术（巩膜扣带术、巩膜缩短术、后巩膜加固术）、内眼手术（单纯玻璃体腔注气术、玻璃体切割术及其联合手术）、眼内外联合手术。[11,13-17]

一、外路手术

1. 巩膜扣带术

巩膜扣带术是在眼球壁上造成巩膜的向内压陷以顶压裂孔，缓解玻璃体腔内的条索牵引；环扎术后适中的眼压有利于视网膜下液的被动吸收，形成内外压力相互作用，有利于视网膜复位，尤其适合于伴其他周边裂孔或视网膜广泛变性、无明显黄斑前膜，近视性屈光度不大于 10D、不伴 PVR 或伴轻度 PVR 的患眼。其优点是手术方式简单，手术时间短，对眼球的创伤小，对手术设备要求低，手术费用低。而且即使术后复发，也可以再次行视网膜复位术，尤其是为玻璃体视网膜手术留有很大的余地。

2. 巩膜缩短术

通过缩短眼轴，恢复视网膜和脉络膜巩膜复合体之间的解剖关系，促进视网膜复位和黄斑裂孔闭合。缺点是巩膜缩短手术技术复杂，手术效果不稳定，常需联合黄斑区冷凝，对黄斑区功能损伤大，现临床基本不用此手术方式。

3. 后巩膜加固术

后巩膜加固术是治疗高度近视 MHRD 常用的外眼手术方法，通过机械性加固眼球后极部巩膜以减轻视网膜向后方的牵拉力，还可以改善后极部循环[18]。术后具有较高的视网膜复位率和较好的视力，还可以在一定程度上控制后巩膜伸展，减少视网膜脱离的复发。[17,19-21]缺点是顶压的效果不稳定，易引起黄斑裂孔视网膜脱离的复发。适应证：①超高度近视伴有严重后巩膜葡萄肿的 MHRD 患者；②首次 PPV 失败 MHRD 复发的患者；③ PPV 后黄斑裂孔不能闭合的患者。

二、内眼手术

1. 玻璃体腔注气术

1984 年，Miyake[22] 首次报道了运用玻璃体腔气体填充术治疗 MHRD。手术原理是利用空气或惰性气体的浮力和表面张力顶压黄斑裂孔，促进视网膜复位。适用于单纯 MHRD，脱离范围小，PVR ≤ B 级，玻璃体已经完全后脱离，无玻璃体黄斑牵拉和明显增殖膜牵拉的病例。据统计，单纯气体填充术的第 1 次手术视网膜复位率在 54%~83%。[23]手术优点是技术简单易行，术后并发症较少，手术成本低，但存在诸多局限（如成功率低，易复发）。[24]其原因是气体在玻璃体腔内留存的时间较短，当气体已吸收而视网膜下液尚未完全消失，同时玻璃体对视网膜的牵引仍然存在，视网膜就不容易复位。此外，气体对后极部视网膜的顶压作用不能抵消后巩膜葡萄肿产生的牵引作用[11]，甚至会引起视网膜和脉络膜巩膜复合体的解剖错位，引起 MH 进一步扩大。

2. 玻璃体切割术

1982 年，Gonvers 等[25]首次报道玻璃体切割术治疗 MHRD，术后视网膜成功复位。随后在 1997—2011 年，PPV 开始被广泛应用，并引入大量玻璃体腔手术操作，包括眼内填充术、黄斑裂孔激光光凝术等。2011 年至今，玻璃体切除联合视网膜前膜和内界膜（ILM）剥除术、玻璃体腔重硅油填充术等成为研究热门。PPV 手术解除玻璃体对视网膜的牵拉，保存和提高受损黄斑的功能，手术成功率明显提高。近年来，玻璃体切除联合内界膜填塞术和内界膜覆盖术被引入 MHRD 的治疗中。①染色剂应用：ILM 染色技术使 ILM 剥除更加完整与彻底，降低手术的医源性视网膜损伤。[26]尤其是高度近视眼 ILM 不仅薄脆且透明，还与视网膜粘合紧密，导致剥除困难，染色剂的应用降低了医源性的裂孔及出血的风险。但也有研究者认为，MHRD 在剥离 ILM 时可以不使用染色剂，以防染色剂进入视网膜下对 RPE 产生毒性。[27]常用的 ILM 染色剂有吲哚菁绿（indocyanine green, ICG）、亮蓝、台盼蓝、曲安奈德（triamcinolone acetonide，TA），其中ICG因对ILM亲和性高、选择性着染效果好且人体耐受性高、不良反应发生率低，而成为目前最常用的染色剂。[28]但其具有视网膜毒性，导致远期视觉功能恢复较差、视野缺损发生率高，因此，建议用通过降低ICG注射浓度，避免ICG重复使用，缩短ICG染色时间，注射位置远离MH以防止染料与RPE直接接触等方法降低其对RPE毒性。[29]TA常用于PPV中玻璃体后皮质的染色。有学者[30]认为其也可以改善ILM的可视化，但术后少数患者会出现短期可控的眼压升高，除此之外尚未证实有其他明显的副作用。同时，TA还有减轻术后炎症反应、抑制PVR发生的作用。[31]亮蓝因对ILM具有良好的亲和性、水溶性，以及术后残留少、毒性作用小等优点而在近几年逐渐被关注。有学者认为其有替代ICG的潜质，但目前亮蓝的应用依然较少，需要更多的临床实践证实。[28]还有研究发现，在黄斑处滴注透明质酸钠或自体全血可防止术中染色剂和RPE的直接接触，以减少染色剂的毒性作用。②内界膜处理：内界膜是玻璃体后皮质和视网膜前的边界结构，由Müller细胞组成。剥除内界膜可以去除残留的玻璃体皮质和视网膜前膜而彻底解除牵拉，增加视网膜在后巩膜葡萄肿处的延展性[32]，目前已成为PPV的首选联合手段。许多研究显示，行ILM剥离患者的视网膜复位率及MH闭合率优于ILM保留患者。基于在特发性黄斑裂孔的治疗中，内界膜填塞技术可以将闭孔率从10%~70%提升至98%[33]，有学者将这项技术被运用到了MHRD的治疗中，提出了PPV联合ILM翻瓣术。[34]覆盖在黄斑孔表面的ILM瓣含有Müller细胞片段，可诱导胶质细胞增殖、创建光感受器细胞正确定位的微环境，并最终改善术后解剖和功能结果。[34]Meta分析结果表明，ILM翻转治疗能显著提高黄斑裂孔的解剖闭合率，但术后的视网膜复位率和最佳矫正视力较ILM剥除组未见明显差异。[35]为了进一步提高手术成功率及预后，各种改良术式及材料也不断出现，如晶状体囊膜[36]、自体视网膜神经上皮游离瓣、人羊膜等新材料也被用于MH内移植并取得了良好的裂孔闭合率及视功能的改善，但样本量较小、并发症尚不确切，仍需进一步研究。③填充物的选择：MHRD行PPV后，需进行玻璃体替代物填充，一方面维持眼球压力，另一方面用来封闭黄斑裂孔。目前临床常用的眼内填充物主要包括惰性气体(C_3F_8等)和硅油。当气液交换后，如MH缩小或闭合，可以选择惰性气体填充；当裂孔不缩小时，尤其是对于高度近视后巩膜葡萄肿和黄斑区脉络膜萎缩形成“白孔”时，建议硅油填充。由于高度近视视网膜脉络膜的萎缩导致视网膜粘附力的减弱，硅油填充可以提供长期稳定的顶压作用，所以为了提高视网膜的复位率，临床上在高度近视MHRD患者PPV后填充物的选择上均倾向于选择硅油。

三、眼内外联合手术

1. 玻璃体腔注气联合巩膜扣带术

巩膜扣带术能够缩小玻璃体腔内径，减少腔内液体及玻璃体动荡，有利于气体顶压黄斑裂孔，可进一步提高手术疗效。但是其缺点也很明显：①手术并没有充分解除造成MH和RD的牵拉力，并且球内注气可能引起或加重眼内增殖；②环扎可加重高度近视及后巩膜葡萄肿患者近视程度及后巩膜葡萄肿的程度，使得原本就因为巩膜后葡萄肿而不够长的菲薄的视网膜变得更加难与巩膜依附，且环扎将眼轴变长，改变了角膜曲率，增加了近视和散光。因此，严格掌握适应证尤为重要。目前对于 MHRD 是否需要行巩膜环扎术尚有争议。

2. 玻璃体视网膜手术联合巩膜缩短术或巩膜环扎术

2001 年，Matsuo 等[37]使用玻璃体切除联合巩膜缩短术治疗 MHRD，研究中 5 例患眼均实现了视网膜复位和黄斑裂孔闭合。Fujikawa 等[38]发现巩膜缩短术后患眼的眼轴显著缩短，术后 BCVA 显著提高。基于相同的理论，Ghoraba 等[39]运用玻璃体切除联合 360° 巩膜环扎术增加视网膜和脉络膜巩膜复合体的粘附性，但研究结果显示联合术后的视网膜复位率、黄斑裂孔闭合率和术后 BCVA 与无环扎组相比无显著差异。这提示巩膜环扎术可能增加眼轴长度，不利于高度近视患眼的视网膜复位和视功能改善。

3. 玻璃体视网膜手术联合后巩膜加固术

此联合术式有效解除眼内外的双向牵拉，降低了 MH 未闭合时视网膜再脱离的风险。[40]但此内外联合手术操作难度大、并发症多，建议作为二线手术应用于难治性 MHRD 病例。对于玻璃体视网膜手术联合治疗高度近视 MHRD 是否需要后巩膜加固手术辅助有待进一步研究探索。

第五节　黄斑裂孔性视网膜脱离的预防及预后

影响 MHRD 的预后因素有很多，Lim 等[41]发现视网膜解剖复位和黄斑裂孔闭合的程度是改善视力的关键，并且发生玻璃体完全后脱离的 MHRD 患者术后视力的提高较玻璃体未完全脱离的 MHRD 患者更为显著。此外，眼轴长度过长 (>30mm) 和后巩膜葡萄肿的形成则是导致预后不良的 2 个最主要的因素。[42]视网膜无法适应过长的眼轴和后巩膜葡萄肿，这最终可能阻碍黄斑裂孔的闭合及引起视网膜脱离的复发。因此，如何抑制长眼轴、后巩膜葡萄肿对视网膜造成的持续牵引，以及提高黄斑裂孔的闭合率是提高手术成功率和术后视力恢复的关键。同时，早期检查和早期手术治疗在预防 MHRD 和提高预后方面至关重要。[19]

综上所述，随着手术技术的不断成熟及改进，玻璃体视网膜手术、后巩膜加固术等手术方法广泛运用于 MHRD，可以有效解除视网膜表面的牵引，帮助视网膜复位，但仍无法解决其解剖和功能预后等问题，因此寻找既有利于视网膜复位和黄斑裂孔闭合，又有助于视功能改善的手术治疗方式是未来要努力的方向。

（李凤至）

病例 23

黄斑裂孔性视网膜脱离——巩膜环扎 + 注气术。

基本信息：女性，71 岁。　　就诊日期：2021-01-25

主诉：左眼视力下降伴眼前上方黑影遮挡 2 周。

既往史：左眼视力差多年。

眼部检查：

表病例 23-1　眼部检查结果

	右眼	左眼
视力	0.5	HM/ 眼前
矫正视力	-0.50DS/-1.00DC*85° →1.0	-6.50DS/-2.50DC*170° →不提高
眼压	14.6mmHg	13.9mmHg
眼前节	角膜清，前房（-），晶状体周边混浊明显	
玻璃体	无明显混浊	液化，可见 Weiss 环
眼底	未见明显异常	视网膜呈豹纹状，下方视网膜青灰色隆起，黄斑区见 1/3PD 圆形裂孔

影像检查：

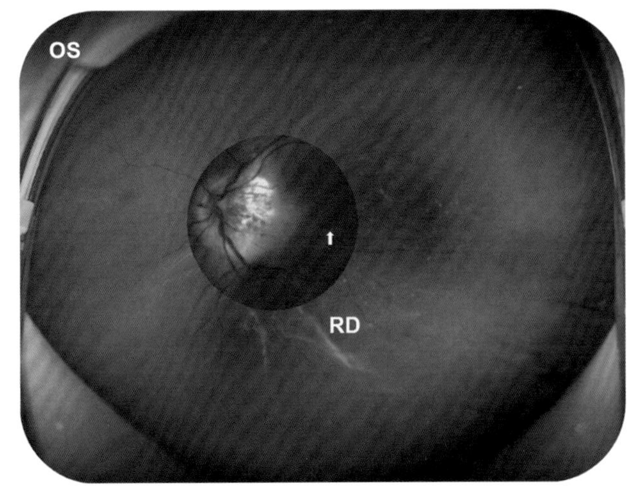

图病例 23-1　Optos 超广角成像彩图（2021-01-26）
左眼黄斑区见 1/3PD 圆形裂孔（白色箭头），下方视网膜脱离。

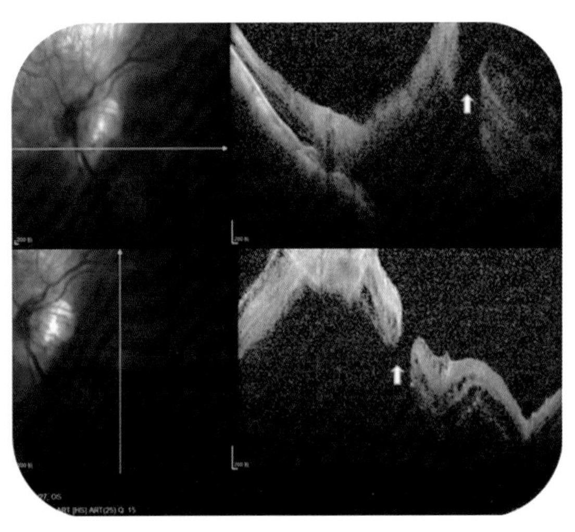

图病例 23-2　左眼黄斑区 OCT（2021-01-27）
视网膜神经上皮脱离，中央断开（白色箭头）。

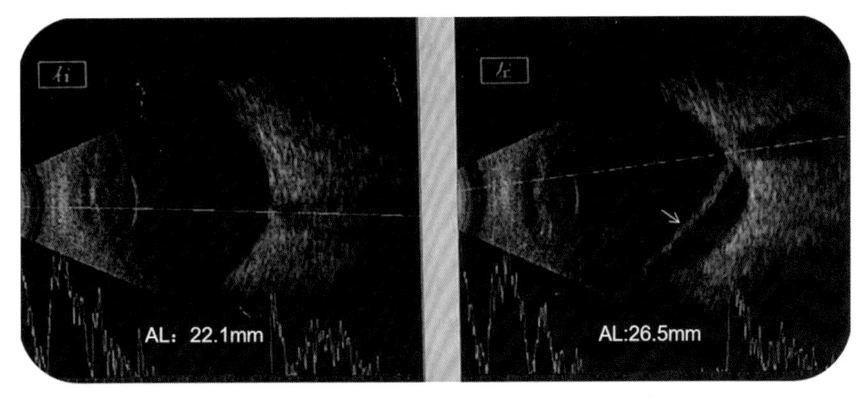

图病例 23-3　双眼 B 超（2021-01-26）

右眼未见明显异常，眼轴 22.1mm，左眼玻璃体腔见一条光带一端与视盘相连（白色箭头），眼轴 26.5mm。

诊断：①左眼黄斑裂孔性视网膜脱离；②左眼高度近视；③双眼年龄相关性白内障。

治疗：2021 年 1 月 28 日在局部麻醉下行左眼巩膜外环扎 + 放液 + 注气术。

术中使用 240# 硅胶带（剪除 48mm 硅胶带）；视网膜下液放出；注入 C_3F_8 0.6mL；术后要求俯卧位 1~2 周（根据气体吸收的情况调整时间）（图病例 23-6）。

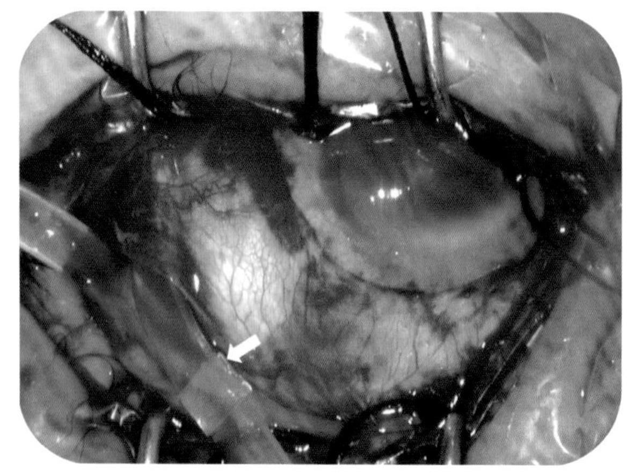

图病例 23-4　放置环扎带

术中 240# 硅胶带环扎，接头放置在颞上（白色箭头）。

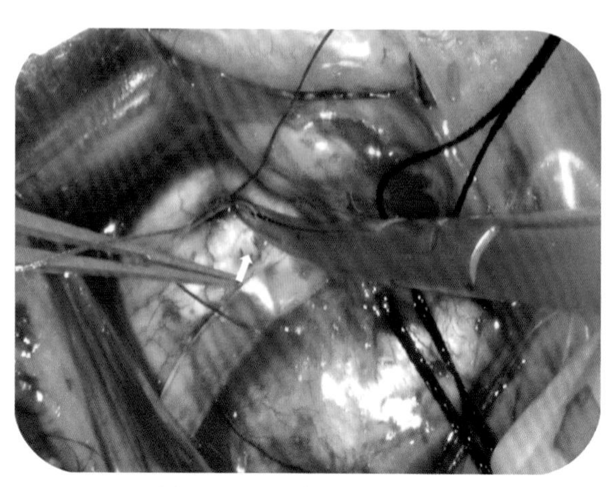

图病例 23-5　放液术中颞下硅胶带下做巩膜切开放液（白色箭头）。

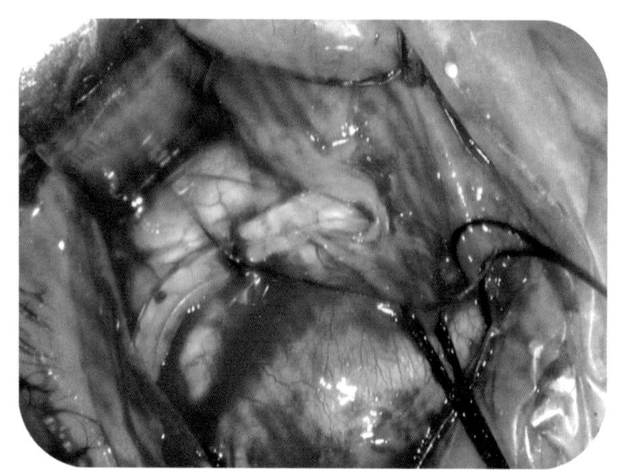

图病例 23-6　放液切口处理

放液切口不缝合，放置于环扎带下，缝线固定环扎带。

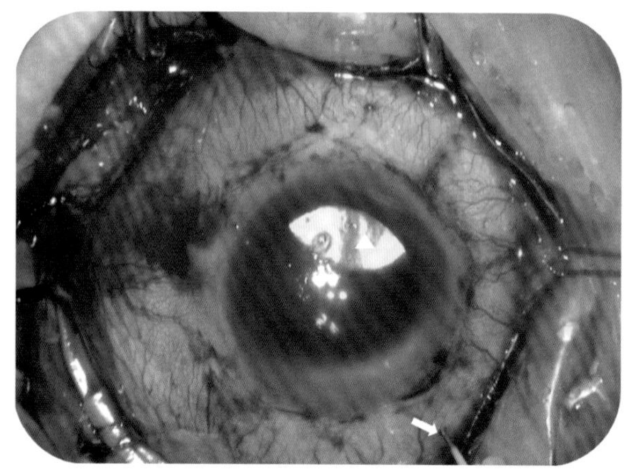

图病例 23-7　注气

术中注入 C_3F_8 0.6mL（白色三角示气体反光），鼻上角膜缘后 3~4mm 注气（白色箭头）。

术后复诊：

（1）2021 年 1 月 29 日左眼术后第 1 天，

眼部检查：视力 OD 0.8，OS CF/15cm。眼压：OD 21.9mmHg，OS 27.1mmHg。

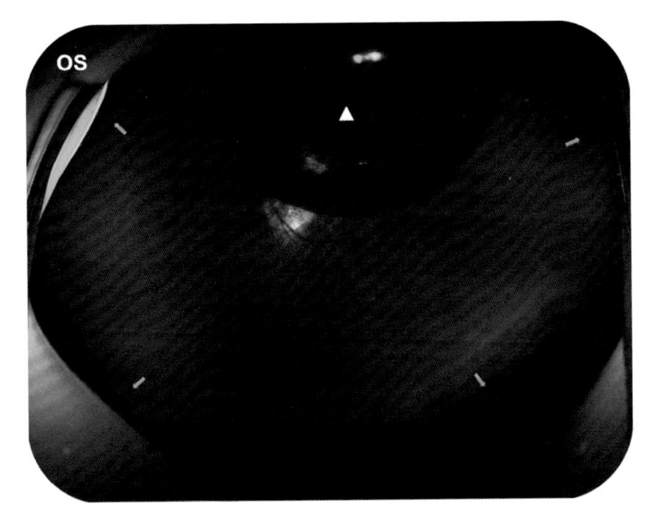

图病例 23-8　Optos 超广角成像彩图（2021-01-29）
左眼术后 1 天视网膜复位，玻璃体腔见气体（白色三角），周边术嵴明显（蓝色箭头）。

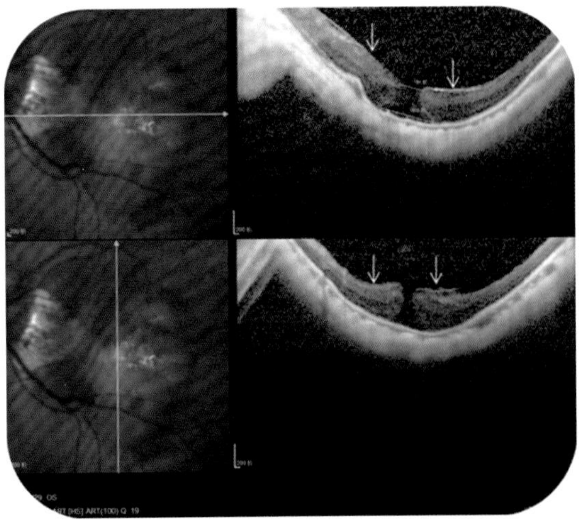

图病例 23-9　左眼黄斑 OCT（2021-01-29）
左眼术后 1 天，视网膜复位，黄斑裂孔可见未闭合，内表面强反光带 - 黄斑前膜（白色箭头）。

（2）2021 年 2 月 9 日左眼术后第 12 天。

眼部检查：视力 OD 0.8 -0.25DS/-0.75DC*85° → 1.0，OS 0.02 -18.00DS/-2.00DC*170° → 0.06。眼压：OD 17.9mmHg， OS 18.5mmHg。

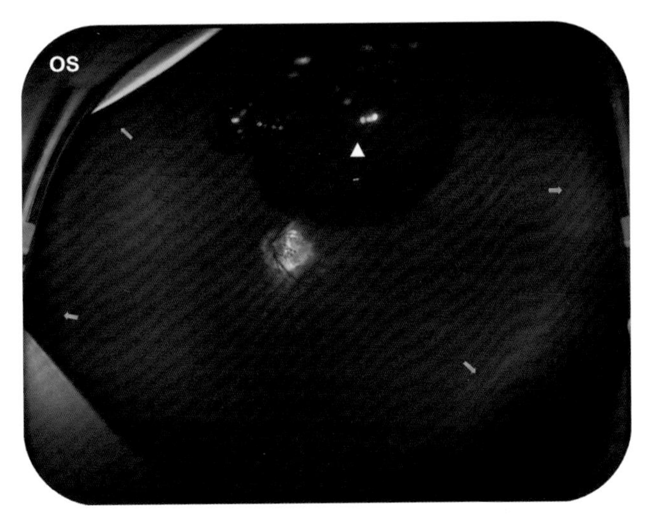

图病例 23-10　Optos 超广角成像彩图（2021-02-09）
左眼术后 12 天，玻璃体腔见残留气体（白色三角），视网膜平伏，周边术嵴明显（蓝色箭头）。

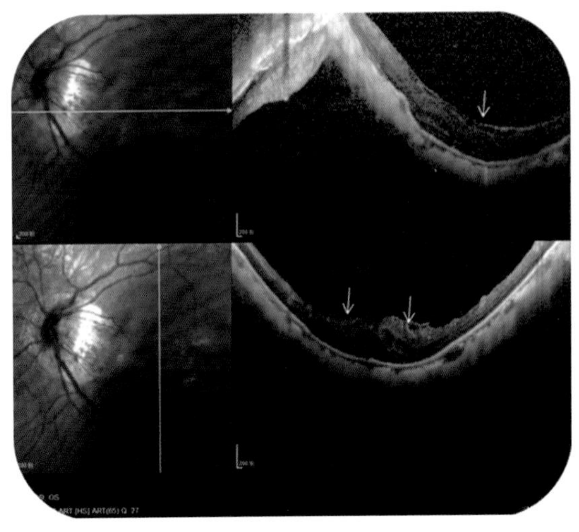

图病例 23-11　左眼黄斑 OCT（2021-02-09）
左眼术后 12 天，视网膜复位，黄斑区裂孔缩小（白色箭头）。

（3）2022 年 2 月 22 日左眼术后 1 年。

眼部检查：视力 OD 0.8-0.50DS/-0.75DC*85° → 1.0，OS 0.02-16.00DS/-6.00DC*5° → 0.04。眼压：OD 16.4mmHg，OS 17.5mmHg。

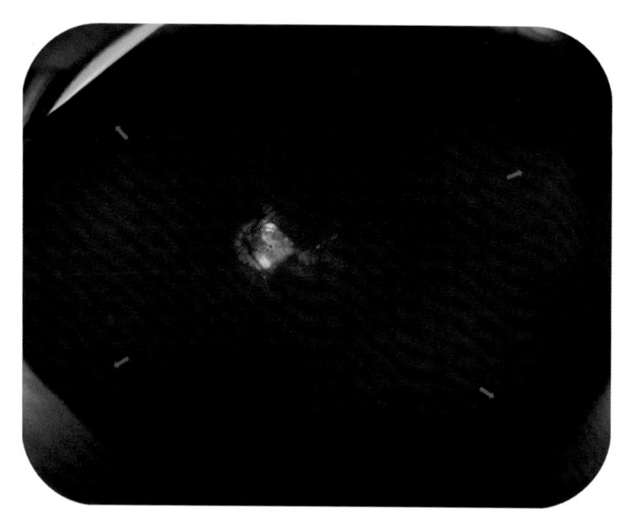

图病例 23-12 Optos 超广角成像彩图(2022-02-22)
左眼底视网膜平伏，盘周脉络膜萎缩，周边术嵴稍隆起（蓝色箭头）。

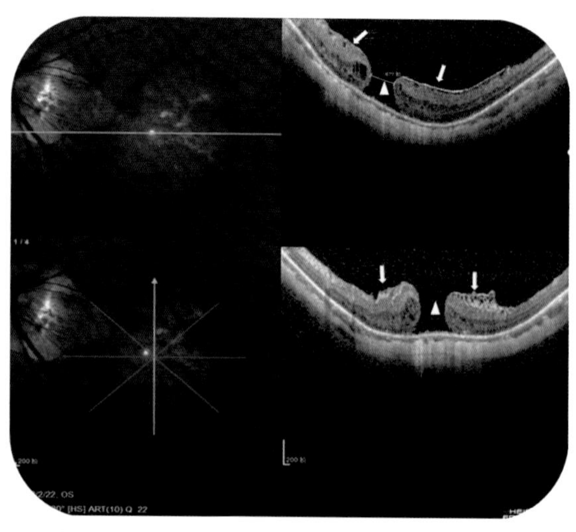

图病例 23-13 左眼黄斑 OCT (2022-02-22)
黄斑区视网膜复位，黄斑区裂孔 677μm，较术后 12 天变大（白色三角），前膜形成（白色箭头）。

解析：

视网膜脱离伴有黄斑裂孔常包括 2 种情况：一种是孔源性视网膜脱离合并黄斑裂孔，这种情况多是由周边裂孔引起视网膜脱离后，视网膜下液蔓延至黄斑处导致高张力，引起黄斑裂孔形成[43]；一种是由原发的黄斑裂孔导致的视网膜脱离，多见于高度近视患者。[44]近年来随着玻璃体切割手术的飞速发展，大量文献报道目前黄斑裂孔性视网膜脱离主流的手术方式是玻璃体切割术[45-50]，仅在内界膜是否剥除、内界膜填塞或翻转填塞等手术细节上有所争论。玻璃体切割术联合内界膜填塞可以提供良好的视网膜复位率及黄斑裂孔闭合率，但最终视力很少能提高，尤其是眼轴超过 30mm 的患者效果更加有限。[51]针对黄斑裂孔合并周边裂孔性视网膜脱离的病例，国外报道在巩膜扣带术后视网膜复位，黄斑裂孔闭合。[52]也有报道巩膜外加压联合玻璃体腔注气术后，73.8% 的患者视网膜复位、黄斑裂孔闭合。[53]高度近视眼的黄斑裂孔性视网膜脱离是最难治疗的视网膜脱离类型之一，手术除了玻璃体切割术，有的病例巩膜扣带术也取得了不错的手术效果。[54-56]有报道单纯玻璃体内注射惰性气体治疗有的黄斑裂孔性视网膜脱离，视网膜复位率可达 71%。[57]有研究发现，对于高度近视黄斑劈裂合并黄斑区脱离的患者，黄斑扣带术优于玻璃体切割术。[58]

该患者高度近视，黄斑裂孔性视网膜脱离，查三面镜周边未见裂孔，发病时间较短，视网膜活动度好，没有明显的后巩膜葡萄肿及脉络膜萎缩，无明显玻璃体牵拉及增殖，视力差，年龄大，沟通后患者不愿意因填充硅油而较长时间俯卧位，因此我们选择巩膜环扎术联合玻璃体腔注入惰性气体，术中行巩膜外穿刺放液放出视网膜下液，进一步促进视网膜复位及调整眼压。术后 1 年复查，视网膜完全复位，黄斑裂孔未闭合。建议患者再次玻璃体手术闭合黄斑裂孔，但是患者自觉满意，不愿再次手术。因此这种手术方式对于一些特殊病例，年老的、多年视力差，独眼患者可以考虑，易于掌握，避免了复杂的玻璃体切割术的手术风险及并发症。当然，对于有明显玻璃体牵拉增殖、黄斑“白孔”（巩膜后葡萄肿及脉络膜萎缩）等情况，还是首选玻璃体切割术。具体选择哪一种手术方式，应根据患者病情，权衡利弊，严格掌握适应证。

（病例提供医师：雷春灵　王丽萍）

参考文献

[1] 陈松，刘培，赵秉水．不同术式治疗黄斑裂孔视网膜脱离的临床观察［J］．临床眼科杂志，2002,10(5): 396–400.

[2] 王玲．高度近视黄斑裂孔性视网膜脱离术式选择［J］．国际眼科杂志，2009,9(7): 1328–1329.

[3] Baba T, Ohno–Matsui K, Futagami S, et al. Prevalence and characteristics of foveal retinal detachment without macular hole in high myopia［J］. Am J Ophthalmol, 2003,135(3): 338–342.

[4] Matsuhashi H, Sakuraba T, Suzuki Y. Epiretinal membranous tissue in retinal detachment due to macular holesin highly myopic eyes［J］. Nippon Ganka Gakkai Zasshi,1999,103(9): 653–657.

[5] Ishida S, Yamazaki K, Shinoda K, et al. Macular hole retinal detachment in highly myopic eyes: ultrastructure of surgically removed epiretinal membrane and clinicopathologic correlation［J］. Retina,2000,20(2):176–183.

[6] Bando H, Ikuno Y, Choi JS, et al. Ultrastructure of internal limiting membrane in myopic foveoschisis［J］. Am J Ophthalmol,2005,139(1): 197–199.

[7] 陈莉，陈松．微创玻璃体切割联合内界膜剥除术治疗高度近视黄斑裂孔［J］．眼科新进展，2016,36(3): 261–264.

[8] Gao X, Guo J, Meng X, et al. A meta–analysis of vitrectomy with or without internal limiting membrane peeling for macular hole retinal detachment in the highly myopic eyes［J］. BMC Ophthalmol. 2016,16: 87.

[9] Laviers H, Li JO, Grabowska A, et al. The management of macular hole retinal detachment and macular retinoschisis in pathological myopia; a UK collaborative study［J］. Eye (Lond), 2018, 32(11): 1743–1751.

[10] Ohno–Matsui K, Jonas JB. Posterior staphyloma in pathologic myopia［J］. Prog Retin Eye Res, 2019,70: 99–109.

[11] Chen YP, Chen TL, Yang KR, et al. Treatment of retinal detachment resulting from posterior staphyloma–associated macular hole in highly myopic eyes［J］. Retina, 2006,26(1): 25–31.

[12] Wu TT, Kung YH, Chang CY, et al. SURGICAL OUTCOMES IN EYES WITH EXTREMELY HIGH MYOPIA FOR MACULAR HOLE WITHOUT RETINAL DETACHMENT［J］. Retina, 2018, 38(10): 2051–2055.

[13] Lai CC, Chen YP, Wang NK, et al. Vitrectomy with Internal Limiting Membrane Repositioning and Autologous Blood for Macular Hole Retinal Detachment in Highly Myopic Eyes［J］. Ophthalmology, 2015, 122(9): 1889–1898.

[14] Ho TC, Ho A, Chen MS. Vitrectomy with a modified temporal inverted limiting membrane flap to reconstruct the foveolar architecture for macular hole retinal detachment in highly myopic eyes［J］. Acta Ophthalmol, 2018,96(1): e46–e53.

[15] Steinle NC, Dhoot DS, Quezada Ruiz C, et al. TREATMENT OF VITREOMACULAR TRACTION WITH INTRAVITREAL PERFLUOROPROPANE (C3F8) INJECTION. Retina, 2017,37(4): 643–650.

[16] Meng L, Wei W, Li Y, et al. Treatment of retinal detachment secondary to macular hole in highly myopic eyes: pars plana vitrectomy with internal limiting membrane peel and silicone oil tamponade［J］. Retina,2014,34(3): 470–476.

[17] Siam AL, El Maamoun TA, Ali MH. Macular buckling for myopic macular hole retinal detachment: a new approach. Retina,2012,32(4): 748–753.

[18] Qi Y, Duan AL, You QS, et al. Posterior scleral reinforcement and vitrectomy for myopic foveoschisis in extreme myopia［J］. Retina,2015, 35(2): 351–357.

[19] Zhu SQ, Zheng LY, Pan AP, et al. The efficacy and safety of posterior scleral reinforcement using genipin cross–linked sclera for macular detachment and retinoschisis in highly myopic eyes［J］. Br J Ophthalmol, 2016, 100(11): 1470–1475.

[20] Burés-Jelstrup A, Alkabes M, Gómez-Resa M, et al. Visual and anatomical outcome after macular buckling for macular hole with associated foveoschisis in highly myopic eyes. Br J Ophthalmol, 2014,98(1): 104–109.

[21] Ji X, Wang J, Zhang J, et al. The effect of posterior scleral reinforcement for high myopia macular splitting [J]. J Int Med Res, 2011, 39(2): 662–666.

[22] Miyake Y. A simplified method of treating retinal detachment with macular hole [J]. Am J Ophthalmol, 1984, 97(2): 243–245.

[23] Blankenship GW, Ibanez-Langlois S. Treatment of myopic macular hole and detachment. Intravitreal gas exchange [J]. Ophthalmology, 1987, 94(4): 333–336.

[24] Chen FT, Yeh PT, Lin CP, et al.Intravitreal gas injection for macular hole with localized retinal detachment in highly myopic patients [J]. Acta Ophthalmol,2011,89(2): 172–178.

[25] Gonvers M, Machemer R. A new approach to treating retinal detachment with macular hole [J]. Am J Ophthalmol, 1982,94(4): 468–472.

[26] Zheng B, Chen Y, Chen Y, et al. Vitrectomy and internal limiting membrane peeling with perfluoropropane tamponade or balanced saline solution for myopic foveoschisis [J]. Retina, 2011,31(4): 692–701.

[27] Creuzot-Garcher C, Acar N, Passemard M, et al. Functional and structural effect of intravitreal indocyanine green, triamcinolone acetonide, trypan blue, and brilliant blue g on rat retina [J]. Retina,2010,30(8): 1294–1301.

[28] Méndez-Martínez S, Calvo P, Rodriguez-Marco NA, et al. BLINDNESS RELATED TO PRESUMED RETINAL TOXICITY AFTER USING PERFLUOROCARBON LIQUID DURING VITREORETINAL SURGERY. Retina, 2018, 38(9): 1856–1864.

[29] Rodrigues EB, Meyer CH, Mennel S, et al. Mechanisms of intravitreal toxicity of indocyanine green dye: implications for chromovitrectomy [J]. Retina,2007,27(7): 958–970.

[30] Kumagai K, Furukawa M, Ogino N, et al. Long-term outcomes of macular hole surgery with triamcinolone acetonide-assisted internal limiting membrane peeling [J]. Retina, 2007,27(9): 1249–1254.

[31] Cacciatori M, Azzolini M, Sborgia M, et al. Sodium hyaluronate 2.3% prevents contact between indocyanine green and retinal pigment epithelium during vitrectomy for highly myopic macular hole retinal detachment [J]. Retina,2004, 24(1): 160–161.

[32] Sayanagi K, Ikuno Y, Tano Y. Tractional internal limiting membrane detachment in highly myopic eyes [J]. Am J Ophthalmol, 2006,142(5): 850–852.

[33] Shin MK, Park KH, Park SW, et al. Perfluoro-n-octane-assisted single-layered inverted internal limiting membrane flap technique for macular hole surgery [J]. Retina, 2014, 34(9): 1905–1910.

[34] Michalewska Z, Michalewski J, Dulczewska-Cichecka K, et al. Inverted internal limiting membrane flap technique for surgical repair of myopic macular holes [J]. Retina,2014, 34(4): 664–669.

[35] 陈君虹，吴韩飞，陈焕，等．玻璃体切除联合 ILM 翻转对比 ILM 剥除治疗黄斑裂孔性视网膜脱离的 meta 分析．浙江医学 ,2018, 40(23): 2541–2545.

[36] Chen SN, Yang CM. LENS CAPSULAR FLAP TRANSPLANTATION IN THE MANAGEMENT OF REFRACTOR MACULAR HOLE FROM MULTIPLE ETIOLOGIES. Retina, 2016, 36(1): 163–170.

[37] Matsuo T, Shiraga F, Takasu I, et al. Scleral infolding combined with vitrectomy and gas tamponade for retinal detachment with macular holes in highly myopic eyes [J]. Jpn J Ophthalmol, 2001,45(4): 403–408.

[38Fujikawa M, Kawamura H, Kakinoki M, et al. Scleral imbrication combined with vitrectomy and gas tamponade for refractory macular hole retinal detachment associated with high myopia [J]. Retina,2014,34(12): 2451–2457.

[39] Ghoraba HH, Mansour HO, Elgouhary SM. Effect of 360° episcleral band as adjunctive to pars plana vitrectomy and silicone oil tamponade in the management of myopic macular hole retinal detachment. Retina,2014, 34(4): 670–678.

[40] Alkabes M, Mateo C. Macular buckle technique in myopic traction maculopathy: a 16-year review of the literature and a comparison with vitreous surgery [J] . Graefes Arch Clin Exp Ophthalmol,2018, 256(5): 863-877.

[41] Lim LS, Tsai A, Wong D, et al. Prognostic factor analysis of vitrectomy for retinal detachment associated with myopic macular holes [J] . Ophthalmology, 2014, 121(1): 305-310.

[42] Alkabes M, Pichi F, Nucci P, et al. Anatomical and visual outcomes in high myopic macular hole (HM-MH) without retinal detachment: a review [J] . Graefes Arch Clin Exp Ophthalmol,2014,252(2): 191-199.

[43] Riordan-Eva P, Chignell AH. Full thickness macular breaks in rhegmatogenous retinal detachment with peripheral retinal breaks. The British journal of ophthalmology,1992,76(6):346-348.

[44] Morita H, Ideta H, Ito K, et al. Causative factors of retinal detachment in macular holes [J] . Retina (Philadelphia, Pa),1991,1(3):281-284.

[45] Yuan J, Zhang LL, Lu YJ, et al. Vitrectomy with internal limiting membrane peeling versus inverted internal limiting membrane flap technique for macular hole-induced retinal detachment: a systematic review of literature and meta-analysis [J] . BMC ophthalmology,2017,17(1):219.

[46] Xin W, Cai X, Xiao Y, et al. Surgical treatment for type II macular hole retinal detachment in pathologic myopia [J] . Medicine, 2020,99(17):e19531.

[47] Kim HY, Lee JJ, Kwon HJ, et al. Long-term Outcomes of Macular Hole Retinal Detachment in Highly Myopic Eyes after Surgical Reattachment [J] . Korean journal of ophthalmology : KJO, 2019,33(6):539-546.

[48] Chen SN, Hsieh YT, Yang CM. Multiple Free Internal Limiting Membrane Flap Insertion in the Treatment of Macular Hole-Associated Retinal Detachment in High Myopia [J] . Ophthalmologica Journal international d'ophtalmologie International journal of ophthalmology Zeitschrift fur Augenheilkunde, 2018,240(3):143-149.

[49] Gao X, Guo J, Meng X, et al.A meta-analysis of vitrectomy with or without internal limiting membrane peeling for macular hole retinal detachment in the highly myopic eyes [J] . BMC ophthalmology,2016(16):87.

[50] 刘海芸，周亦凡，孙晓东．玻璃体切割联合单层内界膜翻转覆盖手术治疗孔源性视网膜脱离合并黄斑裂孔的疗效观察 [J] . 中华眼底病杂志 ,2019(06):539-543.

[51] Nadal J, Verdaguer P, Canut MI. Treatment of retinal detachment secondary to macular hole in high myopia: vitrectomy with dissection of the inner limiting membrane to the edge of the staphyloma and long-term tamponade [J] . Retina (Philadelphia, Pa). 2012,32(8):1525-1530.

[52] Mennel S, Kicova N, Callizo J. Scleral buckling in rhegmatogenous retinal detachment with concomitant full-thickness macular hole [J] . Acta ophthalmologica,2012,90(6):590-591.

[53] 明媚，杨安怀，邢怡桥，等．巩膜外加压联合玻璃体腔注气术治疗黄斑裂孔合并周边裂孔性视网膜脱离．临床眼科杂志 , 2011,19(01):43-45.

[54] Ortisi E, Avitabile T, Bonfiglio V. Surgical management of retinal detachment because of macular hole in highly myopic eyes [J] . Retina (Philadelphia, Pa),2012,32(9):1704-1718.

[55] Siam AL, El Maamoun TA, Ali MH. Macular buckling for myopic macular hole retinal detachment: a new approach [J] . Retina (Philadelphia, Pa), 2012,32(4):748-753.

[56] 周仕福，梅立新，吴昌凡．巩膜环扎术联合玻璃体腔注气治疗黄斑裂孔性视网膜脱离疗效观察 [J] . 临床眼科杂志 , 2007(03):257-258.

[57] 田超伟，王雨生，李夏，等．玻璃体内注气 (C_3F_8) 术治疗有玻璃体眼黄斑裂孔性视网膜脱离的临床观察 [J] . 临床眼科杂志 , 2011,19(01):40-42.

[58] Liu B, Chen S, Li Y, et al. Comparison of macular buckling and vitrectomy for the treatment of macular schisis and associated macular detachment in high myopia: a randomized clinical trial [J] . Acta ophthalmologica,2020,98(3):e266-e272.

第十三章 锯齿缘离断视网膜脱离

锯齿缘离断（retinal dialysis）视网膜脱离指视网膜沿锯齿缘周边发生的弧形断裂，引起的视网膜脱离，是一种特殊类型的孔源性视网膜脱离，占孔源性视网膜脱离的6%~17%。[1-4]

第一节 锯齿缘离断视网膜脱离的病因及分类

锯齿缘离断视网膜脱离根据致病原因可分为自发性和外伤性。

一、自发性主要与格子样变性和遗传因素有关

有报道显示，周边脉络膜视网膜变性是导致锯齿缘离断性视网膜脱离的可疑因素。[5] 有报道称1型神经纤维瘤病的患者自发锯齿缘离断，神经纤维瘤病导致基底部玻璃体皮质的成纤维细胞发生改变，基底部玻璃体固定到平坦部和周围神经感觉视网膜的胶原纤维产生不足，导致玻璃体基底部的自发撕脱，而这种自发性撕脱与锯齿缘离断有关。[6] 有文献[7] 指出，双侧锯齿缘离断的发生率为2%~54%，可能具有遗传性因素。这类患者没有外伤，发病机制仍然不清楚，孤立的病例报告表明可能存在遗传成分。[8-10] 有病例报告[11]，涉及同卵双胞胎同时出现相同位置的锯齿缘离断，并且位置在同一只眼睛。还有报道提到两兄弟均发生锯齿缘离断。该研究表示，该族裔群体表现出较高比例的患有锯齿缘离断，并且表现为双侧的锯齿缘离断，均考虑具有遗传因素。[11,12]

二、外伤性是锯齿缘离断的主要原因

从外伤到视网膜脱离间隔时间最短为36小时，最长为21个月，以1~9周为常见[13]，眼外伤后视网膜裂孔75%来自锯齿缘离断，85%的外伤性视网膜脱离可以与锯齿缘离断有关。[14]

第二节 锯齿缘离断的发病机制

锯齿缘离断视网膜脱离常发生于青年人群，玻璃体与视网膜结合紧密有弹性，当发生离

断时，短时间内可不发生视网膜脱离。

当玻璃体逐渐发生退行性改变如液化及后脱离时，液体进入视网膜感觉层和色素上皮层之间，当色素上皮层的吸附力和玻璃体牵拉力之间的平衡失调时形成视网膜脱离，所以视网膜脱离可发生在外伤后的不同时期。一般单眼发病，离断范围局限，大部分病例范围小于2PD，提示局部的离断是由于外伤重力点引起，而不单是由于锯齿缘处视网膜薄弱所致，可发生于任何象限，以颞下方最多见[15]，可能与此处部位最易发生外伤有关，也可能是因为颞下方的视网膜血管化是出生后发生并且最晚形成，因此视网膜的弹性及抗压能力相对较弱。[16,17]锯齿缘离断可发生在一个象限的多个部位，也可涉及几个象限。[2]

当外部力量作用于眼球时，眼轴迅速缩短，赤道径变长。当外力撤离后眼轴拉长，赤道径缩短后发生震荡。整个过程中最大的张力位于玻璃体基底部和黄斑周围，若发生在锯齿缘，则导致锯齿缘离断视网膜脱离。[18]有研究[13]对18例正视眼锯齿缘离断视网膜脱离眼和对侧正常眼B超检查，测定轴长、赤道直径，并计算出眼球容积，结果表明锯齿缘离断视网膜脱离眼的轴长较对侧正常眼略长，赤道部直径比正常眼大1.3mm，眼球容积平均差0.94mL，差异有统计学意义。

第三节 锯齿缘离断的临床特点与检查方法

一、临床特点

1. 询问病史

临床上询问病史时如有外伤史，眼底检查未见明显异常，应仔细观察玻璃体及周边视网膜情况，尽早发现有无锯齿缘离断。因为基底部的玻璃体与视网膜结合紧密有弹性，当视网膜基底部发生裂孔时短时间内可不发生视网膜脱离，所以全面的眼部检查非常重要。[14]锯齿缘离断视网膜脱离较一般的孔源性视网膜脱离出现较晚[15]，可能是因为锯齿缘离断视网膜脱离没有发生明显的PVD。有研究[19]表明41%的锯齿缘离断视网膜脱离在受伤后1年多才被确诊。还有报道[2]排除了慢性或稳定型暂时不需要手术的锯齿缘离断视网膜脱离，大约3/4的患者有临床症状，这与之前的研究相一致。对于这些有症状的患者，从发生锯齿缘离断至进行手术时间为14.5天，这个时间与之前公布的研究数据一致。[1]

2. 眼底表现

锯齿缘离断常见于颞下，窥不见孔前缘，后缘内卷或见玻璃体牵拉，需借助三面镜或间接检眼镜下辅助巩膜外加压查找，可伴有视网膜囊肿、视网膜下增殖、黄斑损害（黄斑囊肿、黄斑裂孔）等（图13-3-1，图13-3-2）。

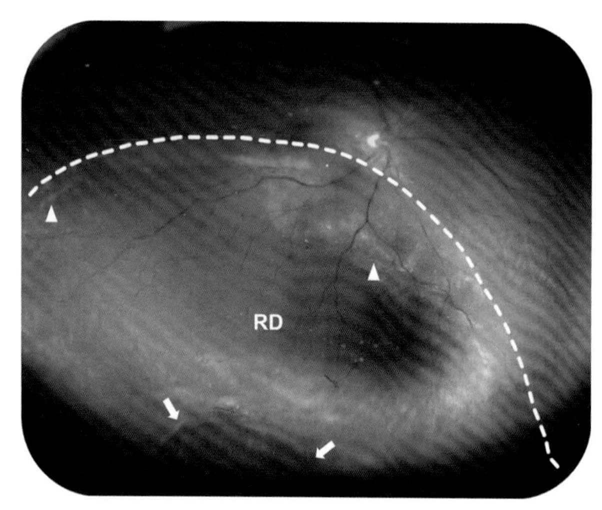

图 13-3-1 Optos 超广角成像彩图

右眼颞下视网膜脱离，6:00–7:00 见锯齿缘离断（白色箭头），视网膜前玻璃体见较多色素颗粒（红色箭头），视网膜下增殖形成（白色三角）。

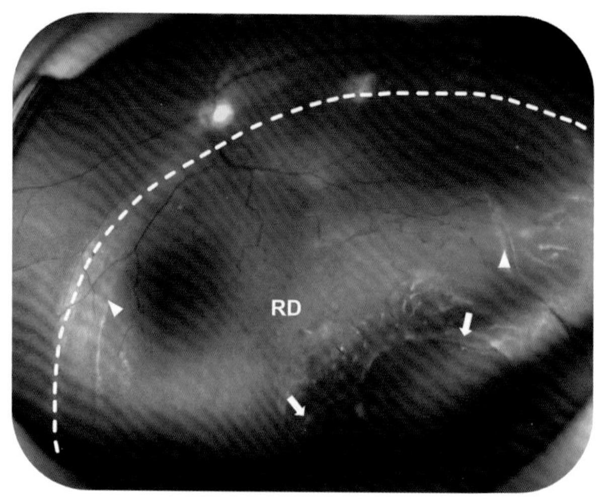

图 13-3-2 Optos 超广角成像彩图

左眼颞下视网膜脱离，4:30–6:00 见锯齿缘离断（白色箭头），离断后缘局部玻璃体见较多色素颗粒（红色箭头），视网膜下增殖形成（白色三角）。

二、锯齿缘离断视网膜脱离的 B 超图像

具有典型的特征。视网膜脱离的光带远端距离视神经较远，常呈弧形及漏斗状，距离多超过 12mm；视网膜脱离的光带隆起度高，光带呈明显的波浪形；视网膜脱离的光带面积一般较大，超过 90°。[20]但对于一些位于极周边部的裂孔或并存屈光间质浑浊的患眼，单纯通过上述方法，往往无法明确裂孔的存在。

三、超声生物显微镜检查

可以不受屈光间质的影响。由于其采用了高频超声波 (50MHz)，可以获得类似低倍显微镜，观察虹膜、睫状体及玻璃体基底部和周边部视网膜，为我们观察周边部视网膜、睫状体及诊断视网膜脱离提供了一种新的方法。患者在初诊时未发现有明确的视网膜裂孔，根据患者的病史与体征怀疑有锯齿缘离断的存在，可以使用超声生物显微镜（ultrasound biomicroscopy，UBM）进行检查，提示有无锯齿缘离断存在的可能。有报道在连续跟踪随访的 12 例患者中，有 11 例在以后的手术中证实了锯齿缘离断的存在，UBM 诊断的准确率为 91.7%[21]，说明 UBM 在锯齿缘离断检查方面具有一定的优势。锯齿缘离断往往与外伤存在一定的联系，外伤常会引起玻璃体积血机化，同时视网膜脱离也会加剧玻璃体的浓缩增殖，这些都会加剧屈光间质的浑浊而导致检查困难。此外，由于睫状上皮的脱离往往会遮挡视网膜裂孔所在的部位，也可使裂孔检出发生困难，而 UBM 不受屈光间质的影响，能克服这一困难，使我们能够很好地了解检查部位各组织的相互关系。[21]

第四节 锯齿缘离断视网膜脱离的治疗及预后

一、单纯的锯齿缘离断可给予激光治疗

通过光凝后产生炎症反应，炎症被吸收后则留下粘连性瘢痕组织，从而将视网膜神经上皮层和色素上皮层及脉络膜紧密粘连在一起。常规 3~4 排激光斑围绕变性区、裂孔或局限脱离区时，这种粘连作用更加有力。激光光凝之所以能促进视网膜下积液被吸收，是由于其刺激视网膜色素上皮泵，在视网膜色素上皮与视网膜之间的纤维蛋白反应，可能起到暂时性压塞裂孔的作用；同时激光产生灼热的炎性反应，形成脉络膜与视网膜瘢痕性粘连，而使裂孔封闭。[18]

二、巩膜扣带术的选择

对于锯齿缘离断视网膜脱离，如果裂孔较小，视网膜脱离范围在 1~2 象限，可以选择局部巩膜扣带；如果裂孔较大，脱离范围广，则需要进行巩膜环扎联合外垫压手术；对于锯齿缘离断视网膜脱离，外路手术有很高的手术成功率，原因主要是贴附在离断锯齿缘后唇的玻璃体基底部限制了视网膜色素上皮细胞的迁移，减少了玻璃体视网膜增殖性病变 (PVR) 的形成。[15]87.5% 的患者可经过巩膜扣带术治疗后一次性视网膜复位，锯齿缘离断视网膜脱离的愈后与先前文献一致[2,22,23]，初次巩膜扣带手术是手术修复锯齿缘离断视网膜脱离的有效方法。据报道，巩膜扣带术后单次手术再附着率为 87%~97%[3,23-25]。Jan 等人[26]报道，尽管 25% 的病例存在 PVR C 级，但在单次巩膜扣带手术后的手术复位率为 95.8%。因为锯齿缘离断视网膜脱离经过巩膜扣带术后往往能保持良好的视力，主要考虑是因为锯齿缘离断视网膜脱离往往发病在周边，发生黄斑部视网膜脱离相对较少并且视网膜脱离进展相对缓慢，术后可获得良好的视力，因此研究证实了巩膜扣带术在保护视力方面非常有效。[3]有学者报道了 50 例因锯齿缘离断引发的视网膜脱离年轻患者的 52 只眼进行了巩膜环扎手术，评估了随访 1 年的患者特征和手术结果，表明巩膜扣带术治疗因锯齿缘离断视网膜脱离从长期来看也能产生良好的治疗效果，尽管玻璃体切割术已广泛应用于视网膜脱离的治疗，但巩膜扣带术仍然是年轻患者的首选治疗方法。[23]

三、玻璃体切除手术的选择

锯齿缘离断后玻璃体仍然附着在视网膜上，从而阻止视网膜色素上皮细胞的播散，具有较低的 PVR 发生率，约为 6%。[4]但对于锯齿缘离断范围超过 180° 并伴有严重 PVR、脉络膜脱离等病变的视网膜脱离，考虑行玻璃体切割术。此类患者由于锯齿缘离断范围较大，后缘视网膜增厚、收缩卷曲严重，术中在重水辅助下展平视网膜，同时进行视网膜光凝，并在视网膜光凝完成后直接行硅油 / 重水交换，能有效防止后缘下滑，视网膜皱褶的形成。因为眼外伤多发生在较年轻的患者，前部 PVR 是导致手术失败的最主要原因，因此对于锯齿缘离断范围较大

的患者进行玻璃体切除手术的同时考虑联合巩膜环扎术，对术后基底部 PVR 形成的牵拉有明显的缓解作用。[27]

总之，锯齿缘离断视网膜脱离常见于眼外伤及年轻人，临床上诊断明确后应尽量采用外路手术促使视网膜复位，以获得较好的视功能。

（邓　瑾）

病例 24

锯齿缘离断视网膜脱离——巩膜外垫压 + 视网膜裂孔冷冻术。

基本信息：男性，9 岁。　　就诊日期：2021-06-20

主诉：右眼视力下降 1 个月。

既往史：2 个月前右眼被桌角碰伤，未诊治。

眼部检查：

表病例 24-1　眼部检查结果

	右眼	左眼
视力	0.3	1.0
矫正视力	不提高	—
眼压	9.9mmHg	13.4mmHg
眼前节	角膜清，前房（-），晶状体透明	角膜清，前房（-），晶状体透明
玻璃体	少量色素颗粒	未见明显异常
眼底	颞下视网膜青灰色隆起，6:30-7:00 锯齿缘离断，孔后缘内卷	视网膜未见异常

影像检查：

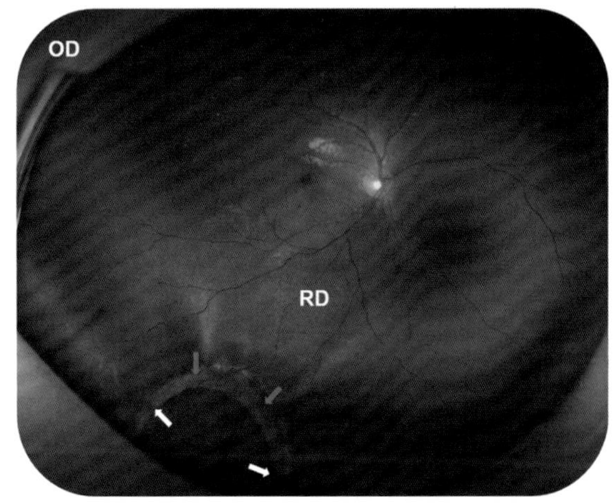

图病例 24-1　Optos 超广角成像彩图

右眼底见颞下视网膜青灰色隆起，6:30-7:00 锯齿缘离断（白色箭头），孔后缘内卷（蓝色箭头）。

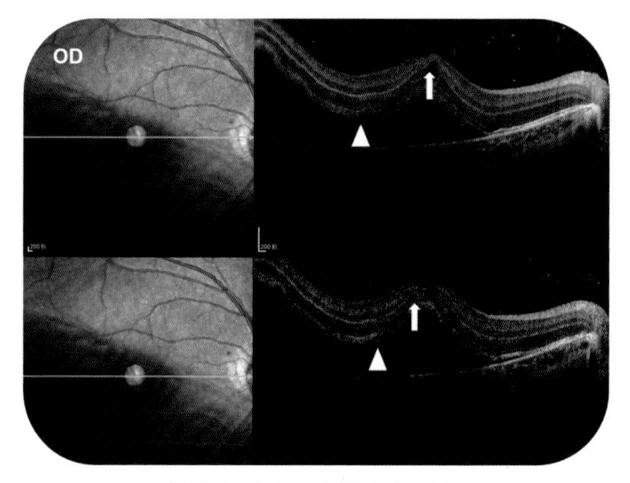

图病例 24-2　右眼黄斑区 OCT

视网膜神经上皮脱离水肿及囊肿（白色箭头），积液（白色三角）。

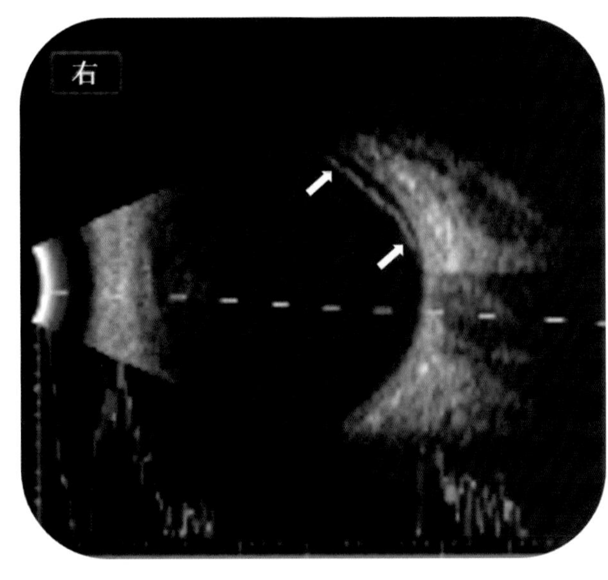

图病例 24-3　右眼 B 超
见视网膜脱离光带（白色箭头）。

诊断：右眼锯齿缘离断视网膜脱离。

治疗：2021 年 6 月 21 日在全身麻醉下行右眼巩膜外垫压 + 视网膜裂孔冷冻术。

术中裂孔定位后，冷冻；507# 硅海绵 6:00–7:30 与角膜缘平行外垫压，距角膜缘 7mm，缝线固定；前房穿刺调整眼压。

复诊：

（1）2021 年 6 月 22 日 /7 月 7 日右眼巩膜外垫压 + 视网膜裂孔冷冻术后 1 天 /2 周。

视力：OD 0.4，眼压：16.3mmHg。右眼底视网膜复位，颞下术嵴明显，嵴上裂孔不清。

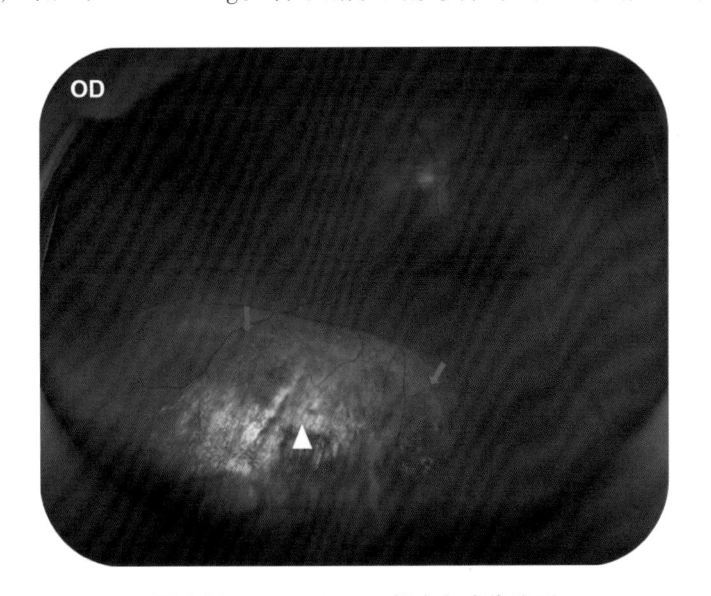

图病例 24-4　Optos 超广角成像彩图
右眼底视网膜平伏，颞下术嵴明显隆起（蓝色箭头），嵴上裂孔不清（白色三角）。

（2）2021 年 8 月 6 日右眼巩膜外垫压 + 视网膜裂孔冷冻术后 6 周。

视力：OD 0.5，眼压：14.2mmHg。门诊复查医师认为术嵴后缘视网膜呈灰色，给予嵴后缘光凝处理。

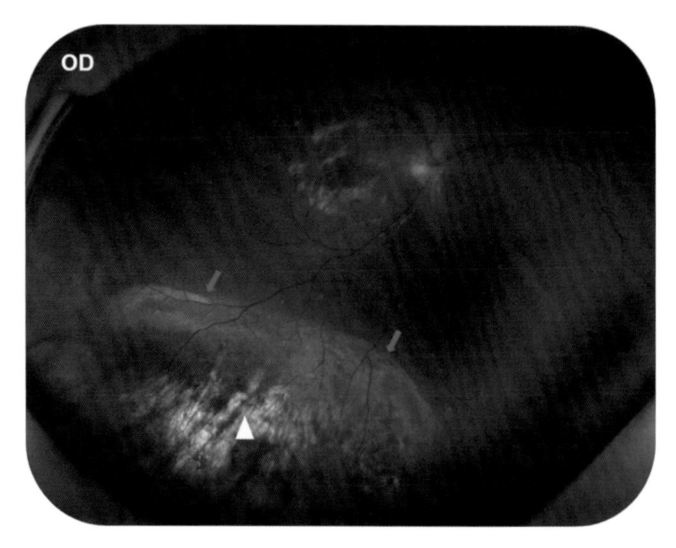

图病例 24-5 Optos 超广角成像彩图

右眼底检查同前。

（3）2022 年 2 月 11 日右眼巩膜外垫压 + 视网膜裂孔冷冻术后 8 个月。

视力：OD 0.6，眼压：16.4mmHg。

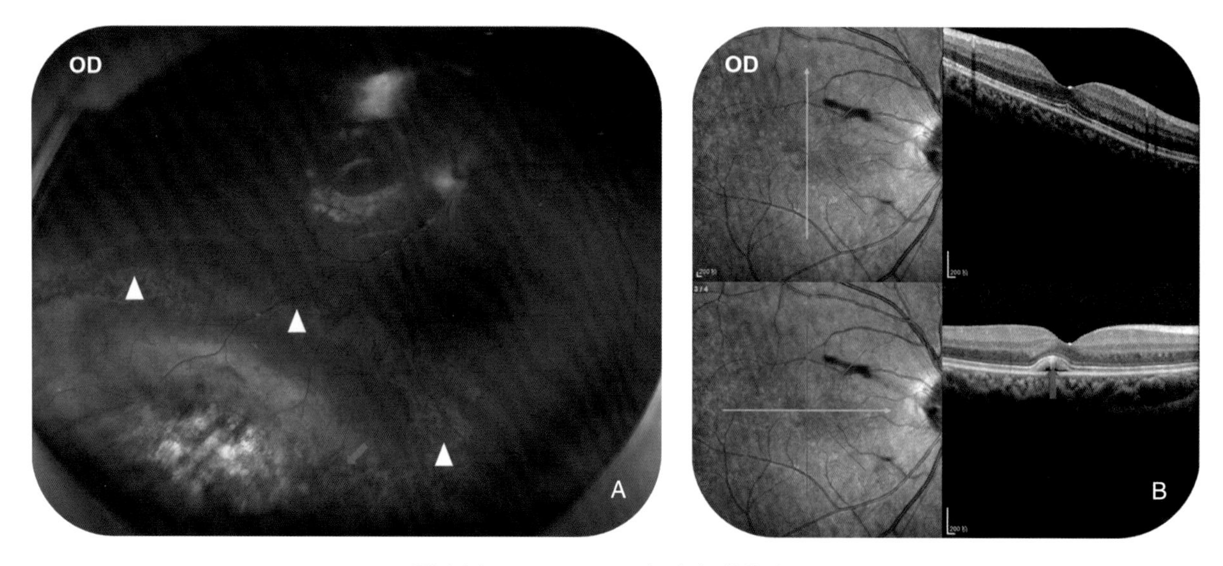

图病例 24-6 Optos 超广角成像彩图

A. 右眼底视网膜平伏，颞下术嵴稍低平（蓝色箭头），嵴上原裂孔不清，嵴后缘见光凝斑（白色三角）；B. 黄斑中心凹局限性微量积液（红色箭头）。

（4）2022 年 8 月 30 日右眼巩膜外垫压 + 视网膜裂孔冷冻术后 14 个月。

视力：OD 1.0，前节（-），眼底视网膜平伏，颞下周边术嵴低平，视网膜裂孔不清，局部较多色素沉着。

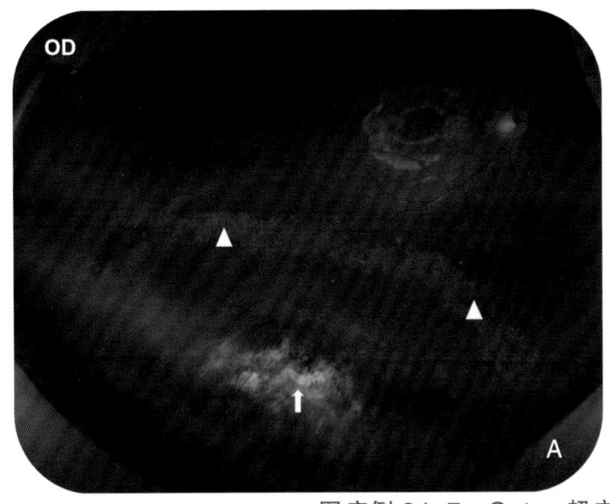

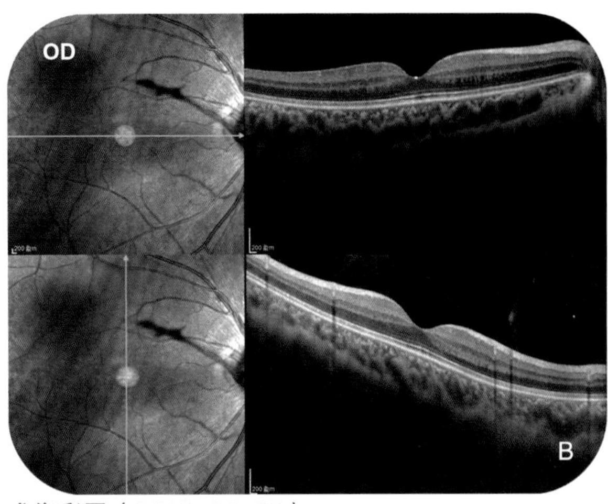

图病例 24-7　Optos 超广角成像彩图（2022-08-30）

A. 右眼底视网膜平伏，颞下术嵴低平，视网膜裂孔不清，见色素沉着（白色箭头）及陈旧性光凝斑（白色三角）；B. 右眼黄斑区 OCT（2022-08-30）：黄斑区神经上皮完全复位，结构清晰。

解析：

该患儿为锯齿缘离断视网膜脱离，有外伤史，诊断明确。术前检查评估后制定：①选择全身麻醉手术；②选择最小量手术方式单纯外垫压，减少手术损伤及术后屈光变化，但术中垫压要保证足够的术嵴；③由于儿童术后不易对视网膜裂孔做激光处理，术中联合冷冻凝固裂孔处理。通过设定手术方案，术后视网膜复位，视力改善，效果满意。术后门诊医师复查时见术嵴后仍有视网膜下液，给予激光补充包绕治疗稍有过度，应观察。但术后需长期随访，密切观察眼底的变化。

（病例提供医师：雷春灵　李凤至）

病例 25

锯齿缘离断视网膜脱离复位术后视网膜未复位——巩膜外垫压调整术（附手术录像剪辑）。

基本信息：女性，27 岁。　　就诊日期：2021-08-25

主诉：右眼视网膜脱离复位术后伴视物变形 1 个月。

既往史：2021 年 7 月 26 日曾因右眼孔源性视网膜脱离行巩膜外环扎 + 外垫压术（外院），双眼屈光不正史，无明显外伤史。

眼部检查：

表病例 25-1　眼部检查结果

	右眼	左眼
视力	0.08	0.25
矫正视力	0.3	0.6
眼压	13.9mmHg	15.2mmHg
眼前节	角膜清，前房（-），晶状体透明	
玻璃体	玻璃体较多色素颗粒	无明显混浊
眼底	颞下视网膜青灰色隆起，波及黄斑区，6:30-8:30 见 2 个截离孔，孔后缘内卷，术嵴可见	视网膜呈豹纹状

影像检查:

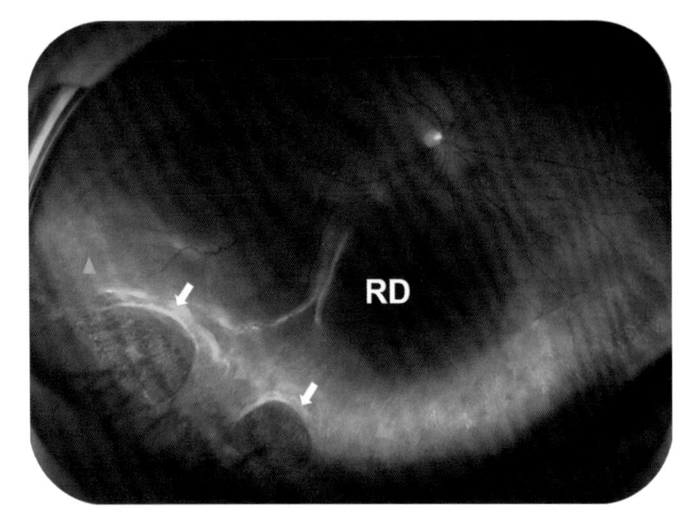

图病例 25-1 Optos 超广角成像彩图

右眼底颞下视网膜青灰色隆起，波及黄斑区，6:30-8:30 见 2 个截离孔(白色箭头)，术嵴可见稍低欠实(蓝色三角)。

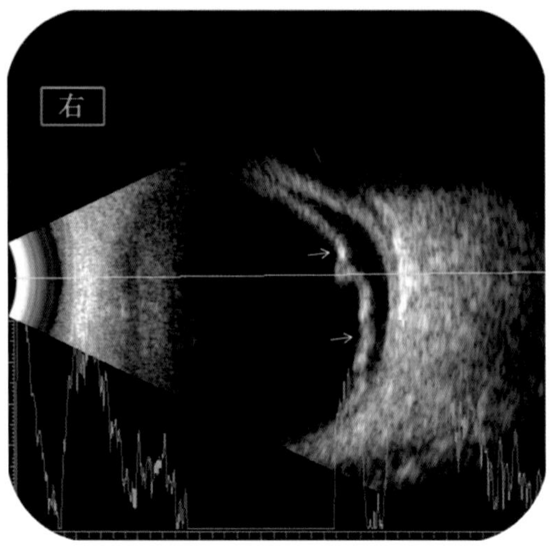

图病例 25-2 右眼 B 超

提示颞下视网膜脱离光带(白色箭头)。

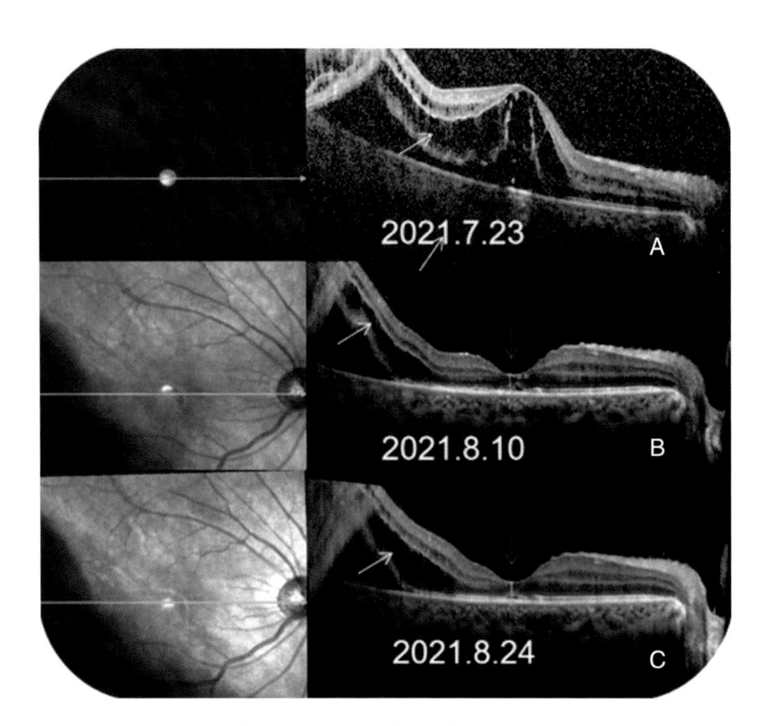

图病例 25-3 右眼黄斑 OCT

A. 第一次术前(2021-07-23)，神经上皮脱离呈囊样水肿波，及中心凹(白色箭头)；B、C. 第二次术前(2021-08-10 及 2021-08-24)，黄斑中心凹已部分复位(红色箭头)，2 次变化不明显，仍有囊样水肿(白色箭头)。

诊断：①右眼锯齿缘离断视网膜脱离复位术后(视网膜未复位)；②双眼屈光不正。

治疗: 2021 年 8 月 26 日在局部麻醉下行右眼巩膜外垫压调整术(视频病例 25-1 手术录像)。

术中在颞下原有 240# 环扎带及 276# 带轨道硅胶下加垫 507# 约 1/2 厚度硅海绵，范围为 6:00-9:00(图病例 25-4)。

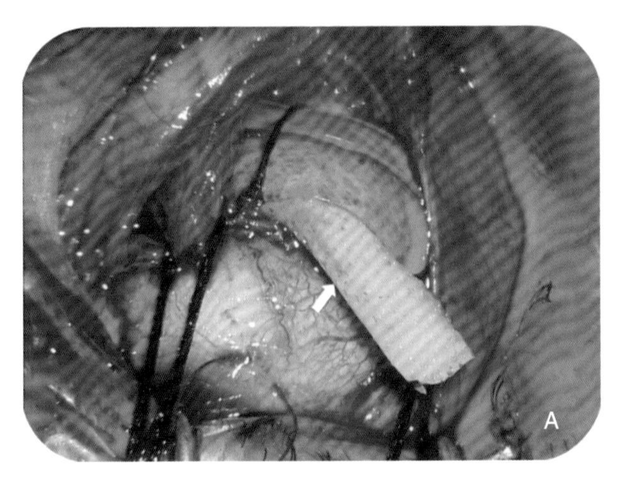

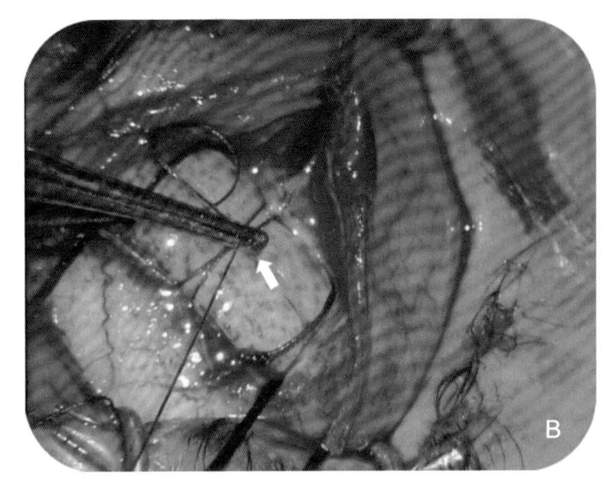

图病例 25-4 术中外垫压调整

A. 加入硅海绵垫压：507# 约 1/2 厚度（白色箭头）；B. 缝线固定：中间加缝线固定（白色箭头）。

视频病例 25-1 巩膜外垫压调整录像

术后复诊：

（1）2021 年 8 月 27 日右眼二次巩膜外垫压调整术后 1 天。

视力：OD 0.1，眼压：20.6mmHg。右眼底视网膜复位，颞下术嵴明显，锯齿缘离断位于术嵴。

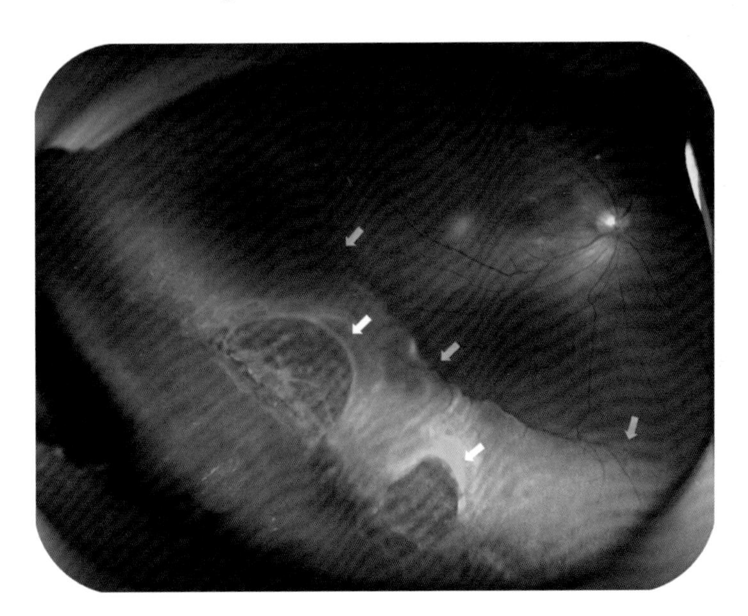

图病例 25-5 Optos 超广角成像彩图（2021-08-27）

右眼底视网膜平伏，截离孔位于术嵴（白色箭头），术嵴明显高起（蓝色箭头）。

（2）2021 年 9 月 7 日右眼二次巩膜外垫压调整术后 11 天。

视力：OD 0.1 → 0.4，眼压：15.2mmHg。右眼底检查同前，给予锯齿缘离断激光处理。

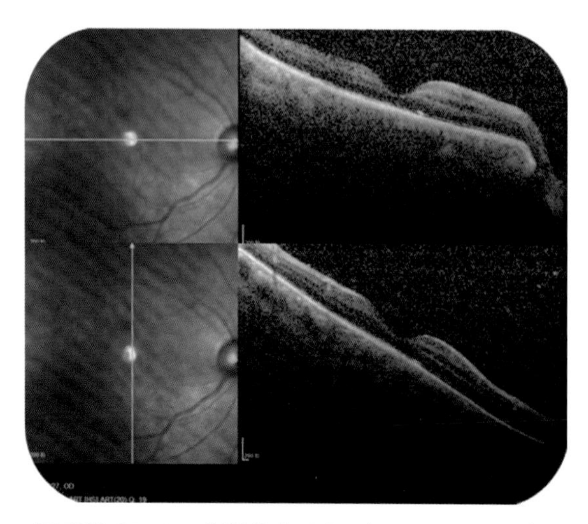

图病例 25-6　右眼黄斑 OCT（2021-09-07）
右眼视网膜神经上皮复位，层间囊样水肿消退。

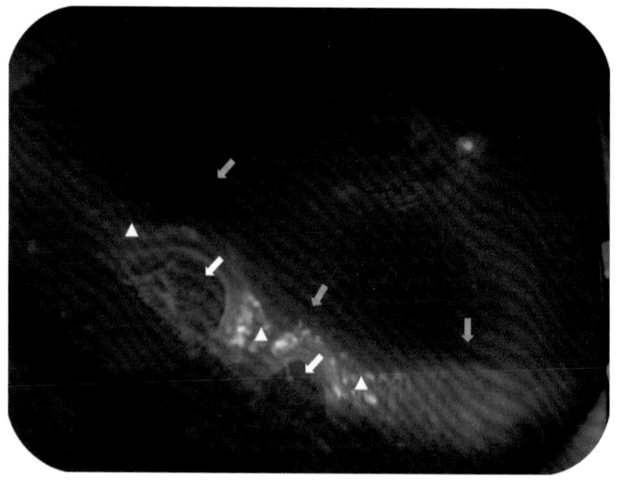

图病例 25-7　Optos 超广角成像彩图（2021.9.7）
右眼底视网膜平伏，颞下术嵴高起（蓝色箭头），锯齿缘离断孔后缘见光凝斑（白色三角）。

（3）2022 年 1 月 15 日右眼二次巩膜外垫压调整术后 5 个月复查。

视力：OD 0.2 -5.75DS/-2.25DC*170°　→0.8，OS 0.3 -5.00DS/-2.25DC*180°　→1.0。眼压：OD 14.9mmHg，OS 13.7mmHg。眼部检查同前。

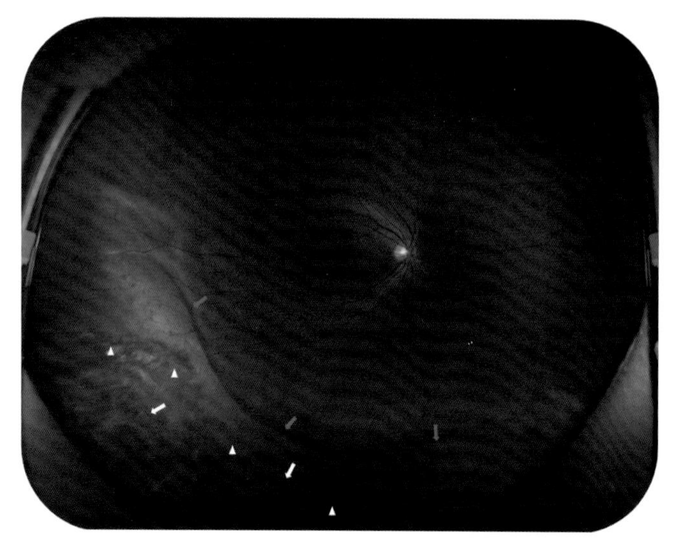

图病例 25-8　Optos 超广角成像彩图（2022-01-15）
右眼底视网膜复位，颞下术嵴可见（蓝色箭头），截离孔位于术嵴（白色箭头），孔周色素沉着（白色三角）。

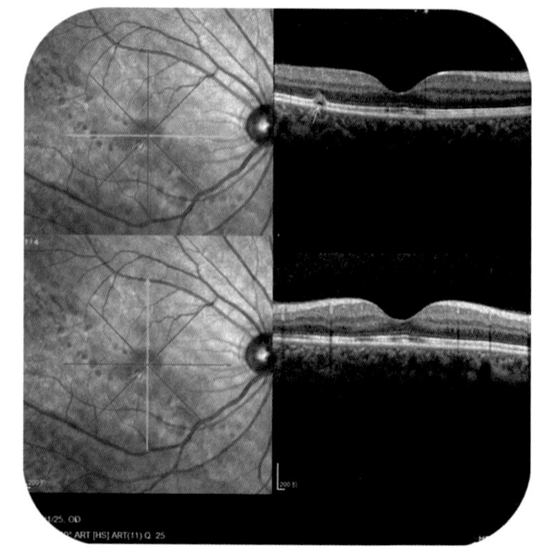

图病例 25-9　右眼黄斑 OCT（2022-01-15）
右眼水平扫描黄斑中心颞侧见神经上皮下局限性小囊泡（白色箭头）。

解析：

该患者原是锯齿缘离断视网膜脱离，术后复查眼底颞下视网膜下液 1 个月未吸收，故来我院就诊。术前详细检查及评估眼部情况：①黄斑 OCT 检查评估视网膜不易复位且已 1 个月；②眼底检查术嵴存在但不够高，孔后缘顶压不实在；③再次手术难度较大，易出血，不宜行巩膜冷冻。与患者沟通建议：①再次手术调整增加垫压，进一步抬高术嵴顶压裂孔；②为减轻术后冷冻的可能反应，建议术后给予裂孔光凝处理。经二次手术后次日检查右眼视网膜复位，术后 5 个月复查视力矫正较好，OCT 恢复，预后良好。因此对于此类锯齿缘离断视网膜脱离即使外路术后，视网膜仍未复位，通过检查及评估仍有可能选择外路手术再调整，获得较好的结果。

（病例提供医师：雷春灵　李凤至）

参考文献

[1] Hagler WS. Retinal dialysis as the cause of a special type of retinal detachment [J]. South Med J, 1965, 58(12): 1475–1482.

[2] Qiang Kwong T, Shunmugam M, Williamson TH. Characteristics of rhegmatogenous retinal detachments secondary to retinal dialyses [J]. Can J Ophthalmol,2014, 49(2): 196–199.

[3] Chang JS, Marra K, Flynn HW Jr, et al. Scleral Buckling in the Treatment of Retinal Detachment Due to Retinal Dialysis[J]. Ophthalmic Surg Lasers Imaging Retina, 2016,47(4): 336–340.

[4] Mitry D, Singh J, Yorston D, et al. The predisposing pathology and clinical characteristics in the Scottish retinal detachment study [J]. Ophthalmology, 2011,118(7): 1429–1434.

[5] Sundar D, Sharma A, Chawla R, et al. Coastline like peripheral chorioretinal degeneration as a suspected cause of nasal retinal dialysis [J]. Indian J Ophthalmol, 2019,67(9): 1500–1502.

[6] Clemente–Tomas R, Ru í z–Del R í o N, Gargallo–Benedicto A, et al.Retinal detachment with spontaneous dialysis of the ora serrata in a 13–year–old child with neurofibromatosis type 1: A case report [J]. Indian J Ophthalmol, 2020,68(7): 1473–1475.

[7] Hagler WS. Retinal dialysis: a statistical and genetic study to determine pathogenic factors [J]. Trans Am Ophthalmol Soc, 1980(78): 686–733.

[8] Brown GC, Tasman WS. Familial retinal dialysis [J]. Can J Ophthalmol, 1980,15(4): 193–195.

[9] Chan WH, Michaelides M, Towler HM. Idiopathic retinal holes in monozygotic twins [J]. Clin Exp Ophthalmol, 2006,34(6): 612–613.

[10] Flaxel CJ, Allen PJ, Leaver PK. Bilateral familial inferotemporal retinal dialyses [J]. Eye (Lond),1998, 12 (Pt 1): 150–152.

[11] Hamrick KE, Helgeson MK. Retinal dialysis [J]. Optom Clin, 1992, 2(3): 93–112.

[12] Hilton GF, Richards WW. Retinal detachment in American Indians [J]. Am J Ophthalmol, 1970, 70(6): 981–983.

[13] 李晓鹏，张轲，张洪远，等．眼挫伤致视网膜脱离临床分析 [J]．眼外伤职业眼病杂志附眼科手术，2007,29(10): 789–791.

[14] 李才锐，赵微，洪卫，等．双眼锯齿缘离断视网膜脱离误诊 2 例 [J]．国际眼科杂志，2010，10(2): 404.

[15] Kennedy CJ, Parker CE, McAllister IL. Retinal detachment caused by retinal dialysis [J]. Aust N Z J Ophthalmol, 1997，25(1): 25–30.

[16] Smiddy WE, Green WR. Retinal dialysis: pathology and pathogenesis [J]. Retina，1982，2(2): 94–116.

[17] CAMERON ME. Non–traumatic dialysis in the young [J]. Br J Ophthalmol，1960，44(9): 541–546.

[18] 刘豪杰，周明．外伤性锯齿缘离断 48 例行激光光凝临床疗效分析 [J]．中国实用眼科杂志，2011，29(5): 507–508.

[19] Ross WH. Traumatic retinal dialyses [J]. Arch Ophthalmol，1981，99(8): 1371–1374.

[20] 李庆华，田岩，杨序．锯齿缘离断视网膜脱离眼 B 超图像特征探讨 [J]．黑龙江医药，2016，29(1): 128–130.

[21] 刘堃，许迅，樊莹，等．超声生物显微镜下观察锯齿缘截离 [J]．眼视光学杂志，2006,8(6): 387–389.

[22] Dolan BJ. Traumatic retinal detachment [J]. Optom Clin,1993,3(2): 67–80.
[23] Stoffelns BM, Richard G. Is buckle surgery still the state of the art for retinal detachments due to retinal dialysis [J]. J Pediatr Ophthalmol Strabismus,2010,47(5): 281–287.
[24] Zhang Y, Hu P, Shun L, et al. External approach microsurgery of retinal dialysis [J]. Yan Ke Xue Bao, 2005, 21(1): 12–26.
[25] Koraszewska–Matuszewska B, Donocik E, Nita M. Surgical treatment of retinal detachment with ora serrata dialysis in children [J]. Klin Oczna,1991,93(4–5): 134–135.
[26] Znaor L, Medic A, Binder S, et al. Pars plana vitrectomy versus scleral buckling for repairing simple rhegmatogenous retinal detachments [J]. Cochrane Database Syst Rev, 2019,3(3): CD009562.
[27] 崔凌，李敏，钟海彬，等．显微镜直视下冷凝联合眼内光凝治疗锯齿缘离断性视网膜脱离 [J]．广西医科大学学报，2014,31(3):410–411.

第十四章 儿童视网膜脱离

儿童视网膜脱离（RD）较成人视网膜脱离少见，据文献报道，儿童 RD 占视网膜脱离总数的 2.9%~12%。[1-3] 但由于儿童眼球发育尚未完全、玻璃体视网膜自身特点、病因复杂如合并先天眼球发育异常及遗传疾病、眼外伤等因素，治疗较棘手，预后亦较差。[4-6] 据国内外文献报道，儿童 RD 的视网膜复位率为 32%~86.6%。[1,2,4,7] 因此，了解儿童 RD 的病因及临床特点，才能更好地预防及治疗儿童 RD。我们将从以下几方面阐述儿童 RD 的临床特点，探讨儿童 RD 手术方式的选择及预后。

第一节　儿童玻璃体、视网膜生理特点及自身特点

儿童玻璃体粘稠，玻璃体前界通过 Wieger 韧带与晶状体连接，儿童的 Wieger 韧带附着紧密，以致在晶状体囊内摘除时玻璃体粘在后囊上被一起拉出，但老年人的此种附着变松弛。从生化角度，玻璃体分为凝胶玻璃体和液化玻璃体，14~18 岁液化玻璃体为总玻璃体体积的 20%，可推测儿童的液化玻璃体含量更低，凝胶玻璃体含量高使得玻璃体性质更加粘稠，并且儿童玻璃体皮质与视网膜的基底膜（内界膜）粘连异常紧密。[8] 因以上生理特点，PPV 手术中难以形成完全的玻璃体后脱离，需要多次耐心的操作。儿童再生能力强，加上术中残留的玻璃体，都会导致术后增殖性玻璃体视网膜病变（PVR）的发生率较高，引起 RD 复发影响预后。

在眼球发育过程中，颞侧和鼻侧不对称扩大，颞侧球壁的快速扩大，使锯齿缘部视网膜变薄，而颞下象限尤为薄弱，这些变化是造成颞下周边部圆形孔的解剖学基础。[9] 伴有眼部先天性遗传病或先天发育异常的儿童 RD，与先天遗传病的玻璃体、视网膜病理生理特点密切相关。以家族性渗出性玻璃体视网膜病变（FEVR）和先天性脉络膜缺损为例，FEVR 周边视网膜存在无灌注区，正常视网膜与其交界处可出现新生血管，部分纤维组织增生严重者可发生牵拉性视网膜脱离（常发生在 10 岁以下儿童），而有的是因为无血管区视网膜菲薄出现视网膜裂孔引起了孔源性视网膜脱离（多见于 10 岁以上患者）。[10] 先天性脉络膜缺损属眼部组织缺损的一种，多数患者并不出现 RD，部分患者脉络膜缺损区域残余视网膜前组织牵拉异常菲薄的

视网膜引起裂孔是导致 RD 的解剖基础。[11]眼部先天性遗传病或先天发育异常的患者往往有异常的玻璃体液化、更强的玻璃体视网膜结合力和更靠后的粘连类型，导致视网膜脱离的高发生率和复杂性，这也解释了小儿孔源性视网膜脱离双侧发生率高的原因。

儿童因年龄小，出现主诉及就诊时间晚，而使病程拖延时间较长；有时病情发展隐匿，早期视网膜裂孔及脱离多位于周边部，不易觉察，直到累及黄斑导致中心视力下降甚至眼位偏斜才来就诊，致使儿童 RD 伴 PVR 明显高于成人，且严重 PVR 发生率明显增高。[4,12,13]有报道，儿童 RD 最常见的视网膜裂孔为圆孔，占 62%~73%[14,15]，也有报道锯齿缘离断发生率高达 40%[16]及 63%。[12]据报道，有 6.3%~22.9% 的患眼出现了巨大裂孔[14,17,18]，普遍发现黄斑裂孔少见。[19-21]

第二节　儿童视网膜脱离的病因

儿童 RD 病因复杂，根据发病原因不同，可大致分为：眼外伤、眼部先天性遗传病或先天发育异常、近视和内眼手术等其他原因。

一、眼外伤与儿童视网膜脱离

根据大量文献报道，儿童 RD 有明确眼外伤史者（包括开放性眼外伤及闭合性眼外伤）占 43.47%~52.54%[22-26]，甚至有报道眼外伤是儿童 RD 最常见的原因，占比高达 90%。[27]说明外伤是儿童视网膜脱离的一个重要因素。眼外伤导致的儿童 RD 患者中，以男性患儿更多见。有报道男女比例为 4.7∶1[28]，或 5.2∶1[26]，这可能与男性儿童天性好动有关。大部分报道其中开放性眼外伤更为常见。由于存在弱视风险，儿童外伤性视网膜脱离比成人外伤性视网膜脱离严重得多。其他由创伤导致的病理改变，如角膜裂伤和混浊、晶状体混浊和不规则散光，也可能会导致弱视。

二、眼部先天性遗传病或先天发育异常与儿童视网膜脱离

有研究表明，儿童 RD 患者有 18.2％~23.73% 伴有眼部先天性遗传病或先天发育异常。[21,23-25]其中，包括伴有 FEVR、先天性白内障、Coats 病、永存原始玻璃体增生症（PHPV）、先天性脉络膜缺损、Marfan 综合征、早产儿视网膜病变（ROP）、遗传性视网膜劈裂、Stickler 综合征、牵牛花综合征、先天性青光眼、视网膜色素变性及 Leber 病等。有报道称，20% 的 FEVR 患者会发生 RD，47.6% 的非综合征性先天性 RD 患者为 FEVR 患者。[29,30]在日本的研究中，FEVR 被认为是一个重要的危险因素，占儿童孔源性 RD 的 13%~16%。[31,32]在台湾地区的报告中，49.0% 的儿童 RD 存在先天性结构异常，FEVR 也是最常见的先天性结构异常 (20.0%)，其次是 ROP。[15]这表明眼部先天性遗传病或先天发育异常在儿童 RD 的发病机制中起重要作用。随着我们对这些疾病认识的不断加深，可能会在儿童 RD 中发现更多的眼部先天性遗传病或先天发育异常。患有先天性或发育异常的单眼视网膜脱离的儿童，其对侧眼发生 RD 的风险特别高，应定期对双眼底进行随访检查。

三、近视与儿童视网膜脱离

成人孔源性视网膜脱离主要因素是近视，尤其以高度近视为主，但近视对儿童 RD 的影响不如对成人视网膜脱离影响大。在以前的文献中，近视也被报道为儿童RD的一个主要危险因素，然而作者没有确定是否有先天性眼部异常与近视并存。[16]事实上，大多数近视患者同时存在先天性或结构性异常，包括 Stickler 综合征、ROP 或 Marfan 综合征。有报道，近视作为单一的危险因素导致的视网膜脱离占儿童 RD 的 16.95%~22.9%。[15,25]据日本和中国台湾的报告，近视作为一个单一的危险因素在亚洲地区更显著，这与亚洲近视儿童更多的事实相吻合。在年龄方面，先天性或发育异常儿童和有外伤史的儿童发生 RD 的年龄明显低于近视儿童，而近视作为单一危险因素的重要性随着年龄的增长而增加。

四、内眼手术与儿童视网膜脱离

Agarkar S 等报道小儿白内障手术后的第一个 10 年发生视网膜脱离的概率为 5.5%。[12]李略、董方田等报道其研究的 36 只眼中，有内眼手术史者 7 只眼 (占 19.4%)，其中最常见的是晶状体摘除术 4 只眼（占 11.1%）。[33] Weinberg 等报道，其研究的接受视网膜脱离手术的 39 只眼睛中，20 只眼 (51%) 既往有眼外科手术史，在排除了曾行冷冻联合放射治疗的 1 只眼、激光治疗的 2 只眼、开放性眼外伤缝合术的 6 只眼后，有内眼手术史的 11 只眼 (28.2%) 中，也有 9 只眼（23.1%）曾行晶状体摘除术。[17]由此可见，晶状体手术是与儿童 RD 相关的内眼手术中最常见的原因。

有报道称，部分儿童RD患者既无明确眼外伤史，又不合并有眼部先天发育异常、屈光不正、内眼手术等因素，这可能是由于病史资料不全或屈光不正的诊断未记录等原因所致。[21]也有部分患儿因年龄太小，无法肯定眼钝挫伤病史，或者是眼科医生对眼部先天性遗传病或先天发育异常认识不足造成。

第三节　儿童视网膜脱离手术方式的选择、预后

儿童 RD 的流行病学特点、解剖特点和预后与成人不同，儿童 RD 的手术对玻璃体视网膜外科医生来说是一个很大的挑战。与成人 RD 一样，根据儿童 RD 的具体情况，会采用不同的手术方法，常见的是巩膜扣带术、巩膜外冷冻术、玻璃体切割术、巩膜扣带术联合玻璃体切割术等。

有报道，儿童孔源性 RD 中大多数患者 (52.8%~83.3%) 采用巩膜扣带术作为首次手术方案。[2,13,24,33]首都医科大学附属北京同仁医院收集了 2004 年 1 月至 2018 年 12 月的儿童 RRD 患者 668 例（737 只眼）的病历资料进行研究，其中行巩膜扣带术者 569 只眼，占 75.4%；玻璃体切割术者 140 只眼，占 20.3%；玻璃体切割手术联合巩膜扣带术者 28 只眼，占 4.1%。[21] Weinberg 等[17]报道，首次手术是巩膜扣带术的共 16 只眼 (占 41%)，首次手术是巩膜扣带术联合玻璃体切割术的共 18 只眼 (占 46%)，5 只眼 (13%) 采用玻璃体切割术作为首次手术方案。

据文献报道，FEVR 合并的视网膜脱离手术方案应根据牵拉及增生膜的情况合理选择，并首选巩膜扣带手术。[34-36]

对于儿童 RD 来说，首次手术能选择巩膜扣带术的尽量选择外路手术。国外有报道，不伴 PVR 的儿童 RD 行巩膜扣带术，1 次手术视网膜复位率为 87.9%[37]，与国内姜燕荣等报道的 1 次手术复位率（90.5%）相符。[22]。除外少见的黄斑裂孔、后极部视网膜裂孔及严重的 PVR 增殖牵拉后极部视网膜隆起（不解除增殖牵拉视网膜就无法复位）外，大部分的儿童孔源性 RD，首次手术可以选择巩膜扣带术。周边裂孔，包括周边多发裂孔，只要裂孔大致在同一纬度，也可以选择外路手术，常选巩膜外垫压联合巩膜外环扎术。有的儿童牵拉性 RD，局限于周边小范围的牵拉，视网膜脱离未累及后极部，虽然未发现明确的视网膜裂孔，病变无进展加重趋势，也可以考虑巩膜外垫压术缓解玻璃体视网膜牵拉，使视网膜复位。视网膜脱离伴 PVR 并不一定是玻璃体切割术的手术指征，在临床中我们发现，有的视网膜脱离裂孔位于周边且孔小，视网膜脱离较浅，虽有视网膜前增殖或视网膜下增殖条索，但在巩膜环扎联合外垫压术后也常能使视网膜复位。术中外垫压注意不仅要封闭裂孔，也要尽量松解增殖膜或增殖条索张力最大的部位。巩膜扣带术的优点对儿童更显而易见，避免了儿童不易配合术后特殊体位的特点，更避免了儿童 PPV 手术的难度及并发症。即使通过外路手术部分患儿视网膜无法复位，仍有机会进行玻璃体切割手术，且首次手术的巩膜外加压嵴在 PPV 术后对视网膜复位是大有裨益的。

儿童渗出性 RD 的治疗与孔源性 RD 治疗方法不同。以 Coats 病为例，伴有渗出性视网膜脱离时，因视网膜隆起可能无法行视网膜光凝治疗，可采取巩膜外冷冻疗法（必要时可能需巩膜外穿刺放液引流），联合玻璃体腔注射抗 VEGF 药物治疗和（或）抗炎药物治疗，后续渗出性视网膜脱离吸收好转后，再补充视网膜光凝治疗。[38,39]

很大一部分复杂的儿童 RD 患者仍需要玻璃体切割术才能解决问题。儿童 RD 的玻璃体切割术适应证：①开放性眼外伤造成的视网膜嵌顿伴视网膜脱离者；②眼球内异物合并 RD；③ PVR C3 及以上者；④黄斑裂孔、后部裂孔、巨大裂孔造成的 RD 者；⑤先天性脉络膜缺损伴 RD，裂孔位于脉络膜缺损区内；⑥复发的视网膜脱离或其他情况术前判断外路手术不能复位者。[22] 儿童玻璃体切割术最大的挑战是儿童玻璃体黏稠且与视网膜内界膜粘连异常紧密，术中人工玻璃体后脱离较难形成，玻璃体难以清除干净，为了彻底清除玻璃体，又易造成医源性视网膜裂孔，而儿童玻璃体细胞再生能力强，术后易发生 PVR 导致手术失败。儿童先天发育异常造成的 RD，眼底情况复杂，也给玻璃体切割手术带来了很大难度。加上玻璃体切割术后常需保持特殊体位而儿童难以配合，也容易出现并发症而影响预后。随着玻璃体切割手术设备的不断发展更新，儿童玻璃体切割手术的难度较前已经有很大改善，但术中仍然需要注意以上问题。

很多原因导致部分患儿术后视力恢复有限，比如视网膜脱离累及黄斑区、眼外伤导致的损伤或瘢痕、原发病的进展、白内障的进展、晶状体缺失等。手术之后视力的恢复也不要忽视弱视的治疗，需要眼科多专科协同合作，最大程度减少低龄儿童的视力损害。

综上所述，儿童 RD 的特点为不易早发现、病情复杂、预后较差，提醒我们对于存在眼部高风险因素的患儿，应重视眼底的检查，对家长进行宣传教育。国家重视近视防控及视力筛查，也可一并加强对眼底疾病的筛查，早发现早治疗，尽最大努力挽救患儿视力。

（王丽萍）

病例 26

锯齿缘离断视网膜脱离——巩膜环扎 + 外垫压术。

基本信息：男，13 岁。　　就诊日期：2020-06-30

主诉：右眼视力下降伴黑影遮挡 1 个月。

既往史：1 个月前右眼被篮球击中病史。

眼部检查：

表病例 26-1　眼部检查结果

	右眼	左眼
视力	0.1	0.5
矫正视力	-1.50DS → 0.1	-2.00DS → 1.0
眼压	14.6mmHg	9.3mmHg
前节	晶状体透明	
玻璃体	轻度混浊，可见棕色色素颗粒	无明显混浊
眼底	视盘界清色可，周边 5:00-12:00 视网膜呈青灰色隆起，8:00-9:30 锯齿缘离断，7:00 变性区可见筛样孔，10：30-11:00 变性区可见筛样孔	视盘界清色可，视网膜平伏，黄斑区中反清晰

影像检查：

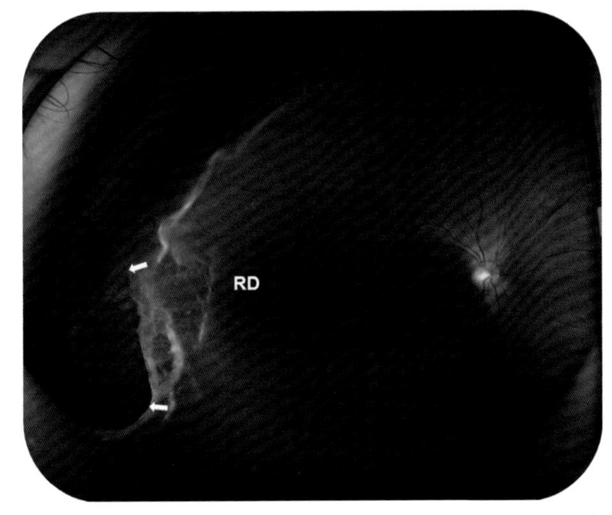

图病例 26-1　Optos 超广角成像彩图（2020-07-01）

右眼底视盘界清，周边 5:00-12:00 视网膜呈青灰色隆起，8:00-9:30 锯齿缘离断（白色箭头）。

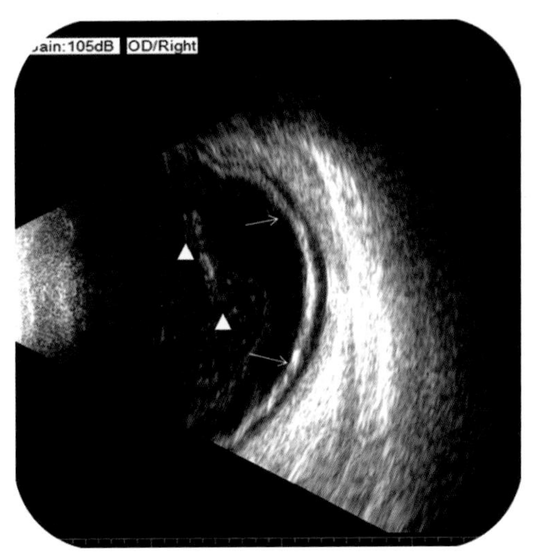

图病例 26-2　右眼 B 超（2020-07-01）

提示视网膜脱离光带（白色箭头），玻璃体有点状光斑（白色三角）。

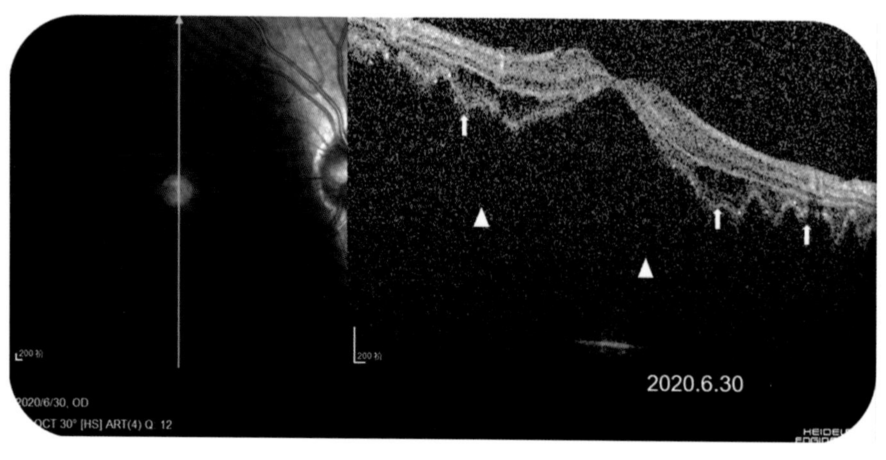

图病例 26-3 右眼黄斑 OCT（2020-06-30）
黄斑区神经上皮脱离水肿，外层呈波浪状改变（白色箭头），视网膜下积液（白色三角）。

诊断：①右眼锯齿缘离断视网膜脱离；②双眼屈光不正。

治疗：2020 年 7 月 2 日在全身麻醉下行右眼巩膜环扎 + 外垫压 + 放液术。

术中用 240# 硅胶带环扎；276# 硅胶带外垫压范围为 6:30–11:00，因截离孔较大，为预防术后裂孔呈“鱼嘴样”张开，故在 276# 硅胶带下在 8:00–9:30 位额外加入一片 507# 硅海绵 1/2 厚度；6:30 角膜缘后 12mm 巩膜切开放液。

术后复查：

（1）2020 年 7 月 3 日右眼视网膜脱离复位术后第 1 天。

视力：OD 0.12，OS 0.5。眼压：OD 15.3mmHg，OS 16.8mmHg。双眼前节（–）晶状体透明，右眼玻璃体轻度混浊，可见棕色色素颗粒。右眼底：视网膜平伏，环扎嵴可见，截离孔及变性区小孔均位于外垫压嵴上。

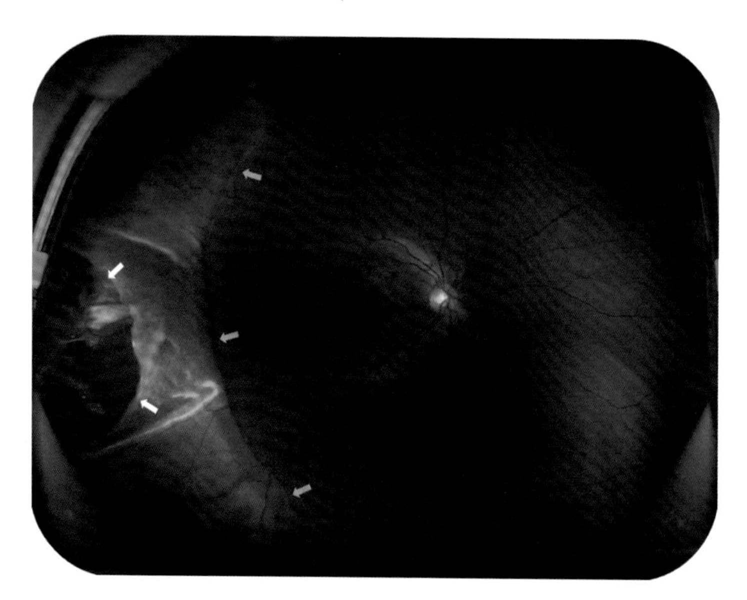

图病例 26-4 Optos 超广角成像彩图（2020-07-03）
右眼底颞侧术嵴隆起（蓝色箭头），截离孔及变性区均位于嵴上（白色箭头）。

（2）2020 年 7 月 10 日右眼视网膜脱离复位术后第 8 天。

视力：OD 0.12 –1.75DS/–1.75DC*70° → 0.15，OS 0.5 –2.00DS → 1.0。眼压：OD 14.9mmHg，

OS 15.6mmHg。双眼前节（–），晶状体透明，右眼玻璃体轻度混浊，可见棕色色素颗粒。右眼底：视网膜平伏，环扎嵴可见，截离孔及变性区小孔均位于外垫压嵴上。门诊处理：给予视网膜裂孔及变性区周边激光包围。

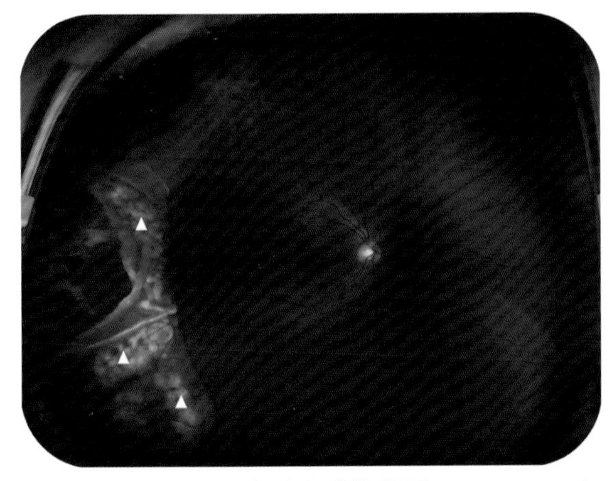

图病例 26-5　Optos 超广角成像彩图（2020-07-10）

右眼底截离孔后缘见光凝斑（白色三角）。

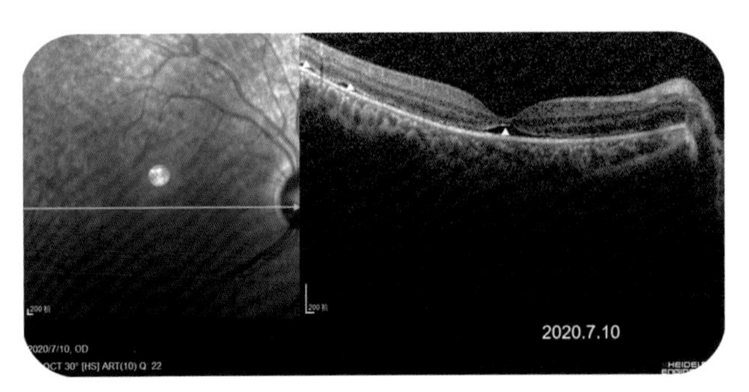

图病例 26-6　右眼黄斑 OCT（2020-07-10）

黄斑中心凹少量视网膜下液（白色三角）。

（3）2020 年 8 月 11 日右眼视网膜脱离复位术后第 6 周。

视力：OD 0.12 → 0.2，OS 0.4 → 1.0。眼压：OD 16.5mmHg，OS 12.8mmHg。双眼前节（–），晶状体透明。右眼底：视网膜平伏，环扎嵴可见，截离孔及变性区小孔均位于外垫压嵴上。

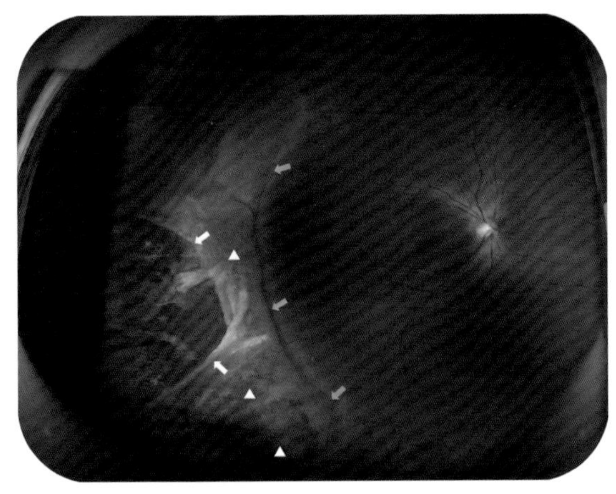

图病例 26-7　Optos 超广角成像彩图（2020-08-11）

右眼底截离孔及颞上颞下变性区内筛样孔均在嵴上（蓝色箭头），被光凝包围（白色三角）。

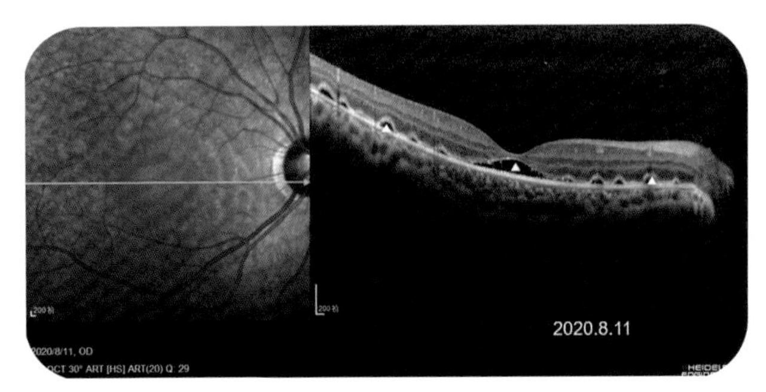

图病例 26-8　右眼黄斑 OCT（2020-08-11）

黄斑区视网膜下可见多个视网膜下液小囊泡（白色三角）。

（4）2021 年 7 月 5 日右眼视网膜脱离复位术后 1 年。

视力：OD 0.1 -3.5DS → 0.25，OS 0.25 -2.5DS → 1.0。眼压：OD 12.8mmHg，OS 15.3mmHg。双眼前节（–），晶状体透明。右眼底：视网膜平伏，环扎嵴可见，截离孔及变性区小孔均位于外垫压嵴上。

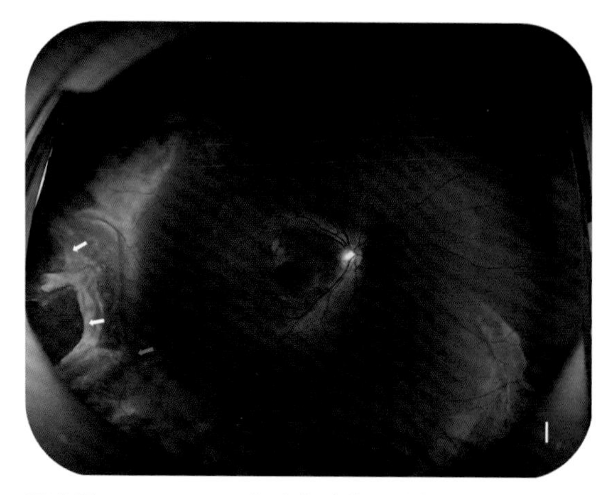

图病例 26-9 Optos 超广角成像彩图（2021-07-05）
右眼底颞下截离孔（白色箭头）及颞上颞下变性区内筛样孔均在术嵴上（蓝色箭头）。

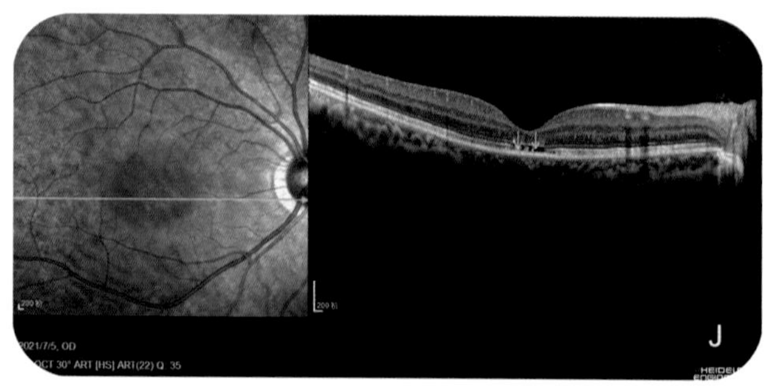

图病例 26-10 右眼黄斑 OCT（2021-07-05）
术后 1 年 OCT 显示黄斑区视网膜下多发小囊泡已基本吸收，但黄斑中心凹下椭圆体带、嵌合体带连续性中断伴局限性缺失（白色箭头）。

解析：

眼外伤是儿童 RD 的主要原因。[40,41]眼球钝挫伤所致的裂孔以锯齿缘多见，锯齿缘离断易发生在直接外伤的对侧，以颞下象限与鼻上象限常见。[42]此病例为 13 岁孔源性视网膜脱离患儿，锯齿缘大裂孔，在其上下均有变性区及变性区内小孔，且有眼外伤史。由于能及时就诊，无明显玻璃体视网膜增殖性病变，该患儿具有外路手术适应证。但裂孔较大，需外垫压范围较广，手术难度增加，术后容易形成鱼嘴样改变导致手术失败。因此在手术设计时，术者就充分考虑到这一点，术中 240# 硅胶带环扎，276# 带轨道硅胶外垫压，范围为 6:30–11:00，在 276# 硅胶带下在 8:00–9:30 位（也就是截离孔处）额外加入一片 507# 硅海绵约 1/2 厚度，该海绵的作用是把截离孔垫实，避免鱼嘴样改变。幸运的是，术后视网膜复位达到了预期效果，避免可能的玻璃体切割手术。同时术中为了避免因冷凝可能引起色素游离及 PVR 的形成，未在术中对裂孔进行冷凝处理，选择术后 1~2 周对裂孔缘及变性区周边视网膜光凝处理。术后 OCT 观察到黄斑区神经上皮层下可见微量积液及多个视网膜下液小囊泡。有文献报道，视网膜脱离复位手术成功后可能出现视网膜下微量积液及视网膜下液小囊泡，尤其在年轻患者中，可能是在视网膜复位过程中，视网膜色素上皮和感光细胞的主动重新附着而导致小囊泡的形成[44]。术后需长期随访观察。该患儿术后随诊 1 年虽然视网膜复位，但矫正视力不理想，黄斑 OCT 显示黄斑中心凹下椭圆体带、嵌合体带连续性中断伴局限性缺失，应该是导致视力不提高的主要原因。

（病例提供医师：雷春灵 王丽萍）

参考文献

[1] Butler TK, Kiel AW, Orr GM. Anatomical and visual outcome of retinal detachment surgery in children [J]. Br J Ophthalmol, 2001, 85 (12):1437–1439.

[2] Wang NK, Tsai CH, Chen YP, et al. Pediatric rhegmatogenous retinal detachment in East Asians [J] . Ophthalmology, 2005, 112 (11): 1890–1895.

[3] Soliman MM, Macky TA. Pediatric rhegmatogenous retinal detachment [J] .,Int Ophthalmol Clin, 2011, 51 (1):147–171.

[4] Smith JM, Ward LT, Townsend JH, et al. Rhegmatogenous Retinal Detachment in Children: Clinical Factors Predictive of Successful Surgical Repair [J] . Ophthalmology, 2019, 126 (9): 1263–1270.

[5] Sindal MD, Gondhale HP, Srivastav K. Clinical profile and outcomes of rhegmatogenous retinal detachment related to trauma in pediatric population [J] . Can J Ophthalmol ,2021, 56 (4):231–236.

[6] El Hamichi S, Acon D, Kon Graversen V, et al. Persistent Retinal Detachment in Retinoblastoma: The Challenges [J] . J Ophthalmol, 2020, 1486757.

[7] Moisseiev J, Vidne O, Treister G. Vitrectomy and silicone oil injection in pediatric patients [J] . Retina,1998, 18 (3): 221–227.

[8] 施殿雄 . 实用眼科诊断 [M] . 上海：上海科学技术出版社 , 2005: 626–640.

[9] 倪绰 , 眼的解剖组织学及其临床应用 [M] . 上海：上海医科大学出版社 ,1993: 186–191.

[10] 李凤鸣，谢立信 , 中华眼科学 [M] . 北京：人民卫生出版社 , 2014: 2370–2371，2425–2427.

[11] Tanaka S, Yokoi T, Katagiri S, et al. Structure of the Retinal Margin and Presumed Mechanism of Retinal Detachment in Choroidal Coloboma [J] . Ophthalmol Retina , 2021, 5 (7): 702–710.

[12] Agarkar S, Gokhale VV, Raman R, et al.Risk Factors, and Outcomes of Retinal Detachment after Pediatric Cataract Surgery [J] . Ophthalmology, 2018, 125 (1):36–42.

[13] Chang PY, Yang CM, Yang CH, et al. Clinical characteristics and surgical outcomes of pediatric rhegmatogenous retinal detachment in Taiwan [J] . Am J Ophthalmol, 2005, 139 (6):1067–1072.

[14] Al–Zaaidi S, Al–Rashaed S, Al–Harthi E, et al. Rhegmatogenous retinal detachment in children 16 years of age or younger [J] . Clin Ophthalmol ,2013(7): 1001–1014.

[15] Chen SN, Jiunn–Feng H, Te–Cheng Y. Pediatric rhegmatogenous retinal detachment in taiwan [J]. Retina, 2006, 26 (4): 410–414.

[16] Winslow RL, Tasman W. Juvenile rhegmatogenous retinal detachment [J] . Ophthalmology ,1978, 85 (6): 607–618.

[17] Weinberg DV, Lyon, AT, Greenwald MJ, et al. Rhegmatogenous retinal detachments in children: risk factors and surgical outcomes [J] . Ophthalmology ,2003, 110 (9):1708–1713.

[18] Adelman RA, Parnes AJ, Michalewska Z, et al. Clinical variables associated with failure of retinal detachment repair: the European vitreo–retinal society retinal detachment study report number 4[J]. Ophthalmology ,2014, 121 (9):1715–1719.

[19] Fivgas GD, Capone A Jr. Pediatric rhegmatogenous retinal detachment [J] . Retina, 2001, 21 (2): 101–106.

[20] Rumelt S, Sarrazin L, Averbukh E, et al. Paediatric vs adult retinal detachment [J] . Eye (Lond), 2007, 21 (12): 1473–1478.

[21] 贾力蕴 , 张永鹏 , 佘海澄，等 . 儿童孔源性视网膜脱离发病特点、病因及手术方式的临床研究 [J] . 中华眼科医学杂志（电子版）,2021, 11 (1):35–40.

[22] 姜燕荣 , 黎晓新 , 殷春悦 . 儿童孔源性视网膜脱离手术治疗特点及疗效分析 [J] . 中华眼科杂志 , 2001, 37 (3):167–170.

[23] 殷春悦 , 黎晓新 , 姜燕荣 . 儿童视网膜脱离发病特点分析 [J] . 眼科研究 , 2000, 18 (6):545–547.

[24] 袁洁 , 林季建 . 儿童视网膜脱离 33 例临床分析 [J] . 临床眼科杂志 ,2002, 10 (2): 163–165.

[25] 邹颖飞 . 儿童孔源性视网膜脱离临床分析 [D] . 长沙：中南大学 ,2009.

[26] Sarrazin L, Averbukh E, Halpert M, et al. Traumatic pediatric retinal detachment: a comparison between open and closed globe injuries [J] . Am J Ophthalmol, 2004, 137 (6): 1042–1049.

[27] Rahimi M, Bagheri M, Nowroozzadeh MH. Characteristics and outcomes of pediatric retinal detachment surgery at a

tertiary referral center [J] . J Ophthalmic Vis Res, 2014, 9 (2):210–214.

[28] Yaşa D, Erdem ZG, ürdem U, et al. Pediatric Traumatic Retinal Detachment: Clinical Features, Prognostic Factors, and Surgical Outcomes [J] . J Ophthalmol ,2018, 9186237.

[29] Van Nouhuys CE. Juvenile retinal detachment as a complication of familial exudative vitreoretinopathy [J] . Fortschr Ophthalmol ,1989, 86 (3):221–223.

[30] Keser V, Khan A, Siddiqui S, et al. The Genetic Causes of Nonsyndromic Congenital Retinal Detachment: A Genetic and Phenotypic Study of Pakistani Families [J] . Invest Ophthalmol Vis Sci ,2017, 58 (2):1028–1036.

[31] Akabane N, Yamamoto S, Tsukahara I, et al. Surgical outcomes in juvenile retinal detachment [J] . Jpn J Ophthalmol ,2001, 45 (4): 409–411.

[32] Yokoyama T, Kato T, Minamoto A, et al. Characteristics and surgical outcomes of paediatric retinal detachment [J] . Eye (Lond) ,2004, 18 (9):889–892.

[33] 李略 , 董方田 , 叶俊杰 . 儿童孔源性视网膜脱离的临床特征和手术疗效分析 [J] . 中华眼科杂志 , 2008, 44 (1): 20–24.

[34] 何广辉 , 陈松 , 王健 , 等 . 巩膜扣带手术和玻璃体切割手术治疗不同分期家族性渗出性玻璃体视网膜病变合并孔源性视网膜脱离的疗效观察 [J] . 中华眼底病杂志 ,2016, 32 (5):510–513.

[35] 王熙娟 , 梁建宏 , 尹虹 , 等 . 巩膜扣带手术和玻璃体切割手术治疗家族性渗出性玻璃体视网膜病变疗效观察 [J]. 中华眼底病杂志 ,2016, 32 (1): 36–39.

[36] Yamane T, Yokoi T, Nakayama Y, et al. Surgical outcomes of progressive tractional retinal detachment associated with familial exudative vitreoretinopathy [J] . Am J Ophthalmol, 2014, 158 (5):1049–1055.

[37] Häring G, Wiechens B. Long-term results after scleral buckling surgery in uncomplicated juvenile retinal detachment without proliferative vitreoretinopathy [J] . Retina, 1998, 18 (6):501–505.

[38] Ramasubramanian A, Shields CL. Bevacizumab for Coats' disease with exudative retinal detachment and risk of vitreoretinal traction [J] . Br J Ophthalmol ,2012, 96 (3):356–359.

[39] Desai SR, Dayem OA, Chakravarti A, et al. Modified transscleral external drainage of subretinal fluid in high bullous exudative retinal detachment due to Coats' disease [J] . Oman J Ophthalmol ,2018, 11 (2):181–183.

[40] Rosner M, Treister G, Belkin M. Epidemiology of retinal detachment in childhood and adolescence [J] . Journal of pediatric ophthalmology and strabismus, 1987, 24 (1):42–44.

[41] Delage S, Bonnet M. Microsurgery of retinal detachment in children [J] . Journal francais d'ophtalmologie, 1993, 16 (5):291–296.

[42] 刘文，张少冲，吕林 . 临床眼底病学 (外科卷) [M] . 北京 : 人民卫生出版社 , 2014:110–234.

[43] Sheard RM, Mireskandari K, Ezra E, et al. Vitreoretinal surgery after childhood ocular trauma [J] . Eye (London, England) ,2007, 21 (6):793–798.

[44] Kim YK, Ahn J, Woo SJ, et al. Multiple subretinal fluid blebs after successful retinal detachment surgery: incidence, risk factors, and presumed pathophysiology [J] . American journal of ophthalmology, 2014, 157 (4):834–841.

第十五章 牵拉性视网膜脱离

牵拉性视网膜脱离（tractional retinal detachment，TRD）常见于糖尿病视网膜病变（DR）、增殖性玻璃体视网膜病变（PVR）、穿通性眼外伤、视网膜静脉阻塞（RVO）和早产儿视网膜病变（ROP）等。[1]牵拉力可发生在玻璃体内部、视网膜表面，甚至视网膜下纤维增殖。在大多数情况下，牵拉力是由与临床症状相关的膜样组织牵拉视网膜形成的，这种膜的细胞成分通常含有成纤维细胞、胶质细胞和RPE细胞等细胞，实验证据已经证明了这些细胞群具有收缩性。[2]与孔源性视网膜脱离相比，孔源性视网膜脱离通常有一个凸起的、甚至是大泡状的表面，典型的牵拉性视网膜脱离有一个更凹的表面，并且可能更局限，通常不延伸到锯齿缘。以下是常见的几种牵拉性视网膜脱离。

第一节 PVR 引起的牵拉性视网膜脱离

增殖性玻璃体视网膜病变（PVR）是一种非血管源性纤维化疾病，由复杂的细胞反应引起，表现为玻璃体视网膜伤口愈合反应，导致典型的临床表现。[3]PVR 可由多种事件引起，包括孔源性视网膜脱离、手术干预或创伤等。PVR 是一个复杂的过程，包括与伤口愈合反应类似的事件，如多种细胞的炎症、迁移和增殖。细胞迁移和增殖可能会导致 PVR 和视网膜下纤维化，也会影响以前没有病变的视网膜区域。[4]这些细胞主要由 RPE 细胞、炎症细胞和巨噬细胞、胶质细胞和成纤维细胞组成。[5,6]它们聚集在玻璃体和视网膜表面，形成视网膜下膜和视网膜前膜，这些膜的收缩会反复导致 TRD，阻止视网膜再附着，并导致不可逆转的视觉损伤。即使在玻璃体切割术和用液体、气体或硅油填充术后，这些增殖反应仍会发生。PVR 的发病机制尚不完全清楚，我们仍然无法阻止这种严重的并发症。[7]一旦视网膜脱离和“细胞因子风暴”的恶性循环开始，视网膜结构改变而导致的永久性功能衰竭就开始了，进一步研究了解不同因素在 PVR 形成和进展中的相对重要性，可能会为 PVR 的治疗提供更有效的治疗方法。在未明确这些因素之前，手术是 PVR 治疗的主要选择，去除活化的细胞和膜，并“完全”去除玻璃体，是通过手术实现的合理治疗目标。[8]然而，关于首选手术策略的共识仍然存在争议。在未来，对临床风险因素和生物标记物的联合分析将提高对 PVR 形成高风险患者的识别，并可能允许有针对性地应用适当的辅助治疗以保护视力，也同时有效地避免因 PVR 引起的 TRD 的发生。[9,10]

孔源性视网膜脱离合并下方裂孔和 PVR 对玻璃体视网膜外科医生来说仍然是一个具有挑战性的问题。为了成功完成视网膜再复位，玻璃体切割硅油填塞是这些病例的标准手术程序，但是硅油对下方视网膜顶压力度不够，临床上可采用玻璃体切割与巩膜扣带术相结合。据文献报道两者联合视网膜复位率可达 90%。[11]

第二节　DR 引起的牵拉性视网膜脱离

25% 的糖尿病相关视力丧失是由糖尿病的并发症引起的增殖性糖尿病视网膜病变 (PDR) 引起的，未经治疗的 PDR，将会有近一半的患者在 5 年内失明。[12] 全视网膜光凝治疗已成为早期 PDR 的首选治疗方法，几十年来和最近的玻璃体内注射药物抑制血管内皮的活动已成为流行。[13,14] 但是，尽管有这些治疗方法，PDR 仍有可能会不受控制地发展到晚期病变阶段，如牵拉性视网膜脱离 (TRD)，或牵拉 / 孔源性视网膜脱离 (TRD/RRDs)，玻璃体积血，虹膜红变，牵拉性黄斑病变产生轻度至严重的视力丧失。[15] 长期以来，TDR 一直是 PDR 相关最常见的玻璃体切割适应证。术前注射抗 -VEGF 药物用于抑制新生血管，同时利于视网膜前纤维增殖膜的外科剥离减少术后出血的发生率，提高了术后恢复的时间和速度。[16] 并且随着外科医生应用 23G、25G 和 27G 玻璃体切割的优势，小切口玻璃体切割术器械的使用已经在世界各地普及，术中光学相干断层扫描术 (OCT) 已被用于进行玻璃体切割术的患眼，使纤维血管膜下的组织平面清晰可辨，有利于残余膜清除，也使得越来越多的患者选择玻璃体切割手术解除 TRD。[17]

第三节　阻塞性疾病引起的牵拉性视网膜脱离

DR 和影响视网膜微循环的血管阻塞性疾病，如视网膜动脉阻塞、静脉阻塞等视网膜病变，它们属于急性和慢性视网膜缺血疾病，可形成视网膜新生血管，导致玻璃体积血，如果不及时治疗，就会发生 TRD。[18] 如果发展并发生 TRD，及时行玻璃体切割术，清除积血，复位视网膜，对视网膜缺血区及时给予视网膜激光光凝是较为有效的治疗选择。

第四节　穿透性眼外伤引起的牵拉性视网膜脱离

眼外伤是在临床上比较常见导致单眼视力丧失的主要原因，文献报道美国每年发生 200 多万眼外伤。[19] 儿童和年轻人尤其容易受到伤害，因此，这些常见眼外伤给社会造成了巨大的社会经济损失和人员损失。[20] 不同类型的眼外伤有不同的病理生理和治疗后果，因此了解黄斑或视神经损伤的初始机制对于确定视力预后至关重要。外伤后的伤口愈合反应导致眼内增殖、牵拉性视网膜脱离（TRD）和增殖性玻璃体视网膜病变 (PVR), 而这些与外伤眼的预后密切相关。[21,22] 伤口闭合通常会使玻璃体嵌顿在伤口的巩膜边缘或角膜边缘，为将来的增殖提供支架。文献证实，玻璃体切割术是有益的，因为它可以去除血液、玻璃体支架和其他 PVR 刺激物。尽管器械和外科技术的进步极大地改善了解剖修复，包括修复裂伤、视网膜复位和开放性眼球损伤后去除眼内异物，但可能会出现各种晚期并发症，包括新的或复发性视网膜脱离和进行性增殖膜，近年来，很多药物已被研究通过抑制 PVR 的发展来改变伤口愈合过程。[23]

第五节 ROP 引起的牵拉性视网膜脱离

ROP 是一种视网膜缺血性和缺氧性疾病，发生于孕 36 周以下，出生体重 <2000g，长时间吸氧的早产儿，可导致 RD 和失明。在国外很多报道中，ROP 是儿童失明的主要原因，每年诊断出 500 多例新病例。[24] 据报道，高达 17% 患有 ROP 的婴儿会发生牵拉性视网膜脱离（TRD），胎龄小于 29.5 周、后极部 I 区病变和激光治疗前视网膜前出血被确定为最重要的危险因素，尽管进行了光凝治疗仍有较大风险出现 TRD。[25] 病理生理学认为是由血管化和无血管化视网膜连接处的内皮细胞增殖和迁移到玻璃体支架上引起的，如果不进行治疗，这些膜的收缩和后玻璃体与视网膜的明显粘附可导致完全的视网膜脱离。而对于 ROP 的治疗，我国在 2022 年的指南上指出，ROP 的治疗体系由激光治疗、抗 VEGF 药物治疗和玻璃体视网膜手术构成，治疗的首要目的是防止早期 ROP（Ⅰ区 ROP、Ⅱ区 ROP、急进型 ROP）视网膜脱离的产生，次要目的是阻止视网膜脱离范围扩大累及黄斑部或使脱离的视网膜尽可能恢复解剖结构。[26]

第六节 其他一些视网膜血管疾病

如 Eales 病和 Coats 病，除了主要导致渗出性视网膜脱离外，偶尔还会导致玻璃体纤维增殖和膜形成，以及继发性牵拉性视网膜脱离。[27,28] 有报道显示，使用玻璃体内注射抗 VEGF 治疗 Coats 病，可诱发玻璃体视网膜纤维化和潜在的牵拉性视网膜脱离，因此对于 Coats 病患者，建议谨慎使用抗 VEGF 药物。[29] 近几年来，随着抗血管内皮生长因子（vascular endothelial growth factor，VEGF）药物用于治疗渗出性和新生血管性视网膜疾病，人们担心抗 VEGF 治疗可能导致纤维血管组织收缩，从而增加牵引力，导致牵拉性视网膜脱离（TRD）的发生[29,30]，对于高危患者应给予密切随访，警惕 TRD 的发生。

Michael J 等有先天性视神经异常伴随周边视网膜无灌注区导致纤维血管增殖，而继发牵拉性视网膜脱离（TRD）的报道，视盘发育异常与周边无灌注是否有相关性还在进一步研究中，对这样的患儿要进行密切随访，预防可能进一步威胁视力的远期并发症。[31]

总之，从以上文献报道及分析可以看出，牵拉性视网膜脱离通过巩膜环扎术的治疗方案极少且成功率低，可作为玻璃体手术的补充手段，在临床实践中也有有关牵拉性视网膜脱离通过巩膜环扎手术成功的病例。对于牵拉性视网膜脱离的治疗方法，建议可以详细检查眼部，综合评估，对于牵拉视网膜脱离范围小、早期增殖、病变位于周边、原发病变稳定，可考虑先行巩膜扣带术；反之，选玻璃体切割术。巩膜环扎术作为一种补充治疗手段，有益于视网膜的成功复位。

（毕春潮　白淑伟）

病例 27

增殖牵拉裂孔性视网膜脱离——巩膜外垫压 + 冷冻术。

基本信息：男性，20 岁。　　就诊日期：2021-11-24

主诉：左眼视物模糊 2 年。

既往史：右眼视物不见 4 年，曾在外院按“葡萄膜炎”药物治疗，具体不详。

眼部检查：

表病例 27-1　眼部检查结果

	右眼	左眼
视力	HM/ 眼前	0.12
矫正视力	不提高	0.2
眼压	19.2mmHg	20.1mmHg
眼前节	角膜清，前房（-），瞳孔圆易散，晶状体混浊	角膜清，前房（-），瞳孔圆易散，晶状体透明
玻璃体	窥不见	少量色素颗粒及灰白色颗粒
眼底	窥不见	颞下视网膜局限性脱离，其周光凝斑包绕，表面增殖牵拉形成放射状皱褶，牵拉边缘见 1/2PD 圆形裂孔，黄斑颞下见 1.5PD 边界清楚脉络膜萎缩灶伴有色素沉着

影像检查：

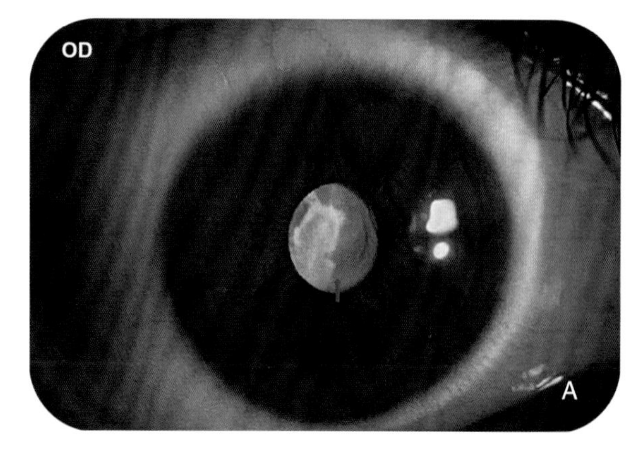

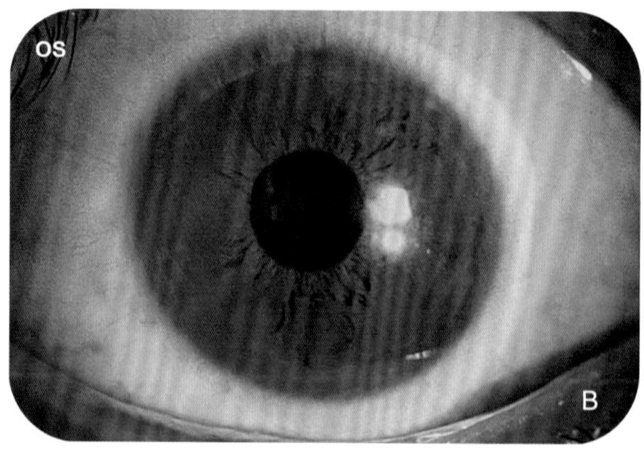

图病例 27-1　双眼前节照相（2021-11-26）

A. 右眼晶状体灰白色混浊；B. 左眼晶状体透明。

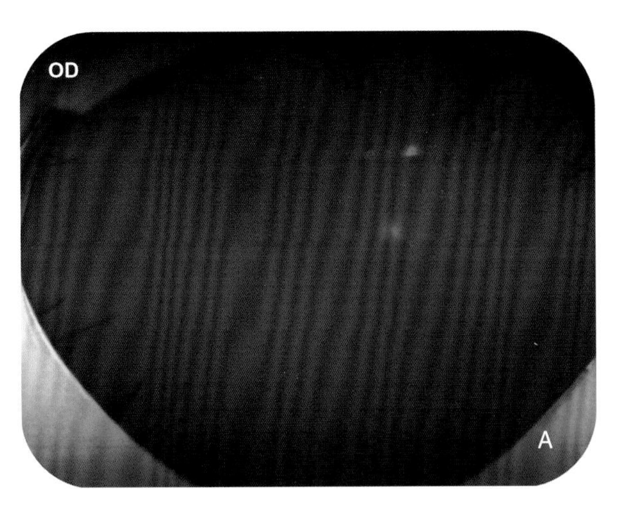

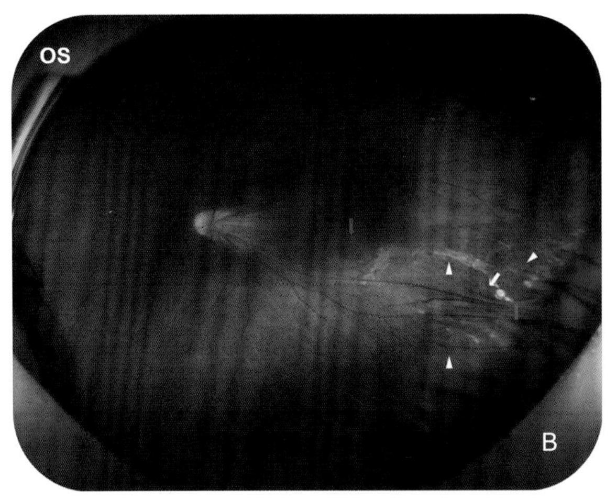

图病例 27-2　双眼 Optos 超广角成像彩图（2021-11-24）

A. 右眼底窥不见；B. 左眼底颞下视网膜局限性脱离，周边见光凝斑包绕（白色三角），表面条形增殖，视网膜僵硬，血管牵拉变直（蓝色箭头），增殖旁见 1 个 1/2PD 圆形裂孔（白色箭头），黄斑颞下 1.5PD 边界清楚脉络膜萎缩（红色箭头）。

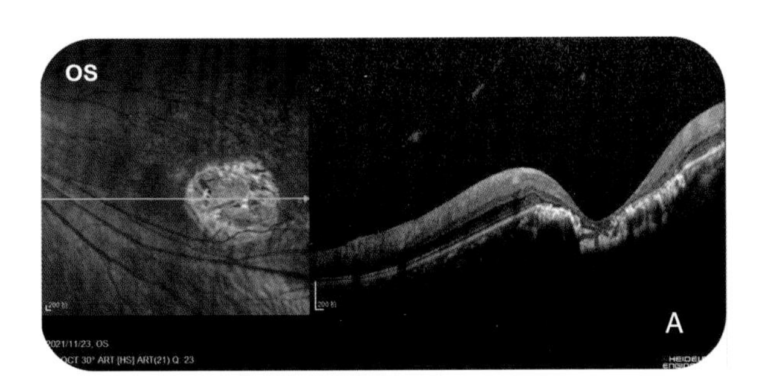

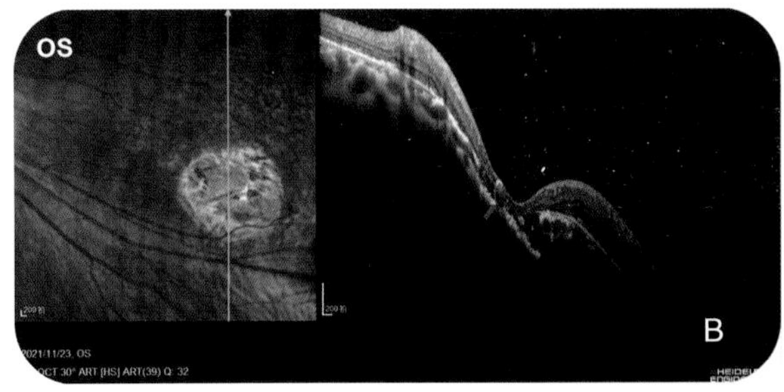

图病例 27-3　左眼黄斑 OCT（2021-11-23）

A. 左眼黄斑颞下萎缩灶水平扫描；B. 右眼黄斑颞下萎缩灶垂直扫描。A、B 均显示黄斑颞侧局限性视网膜变薄及脉络膜缺损（红色箭头）。

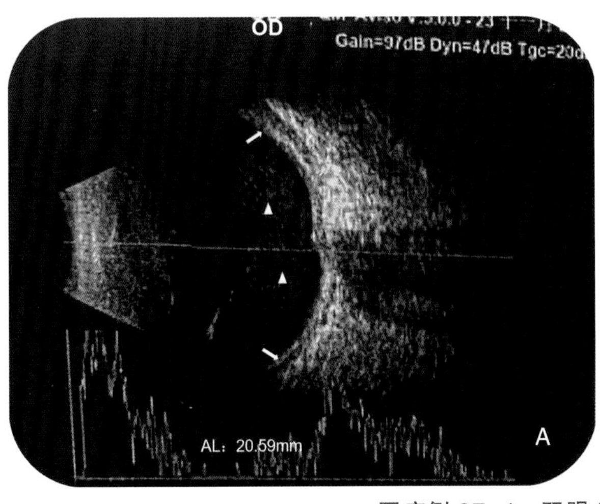

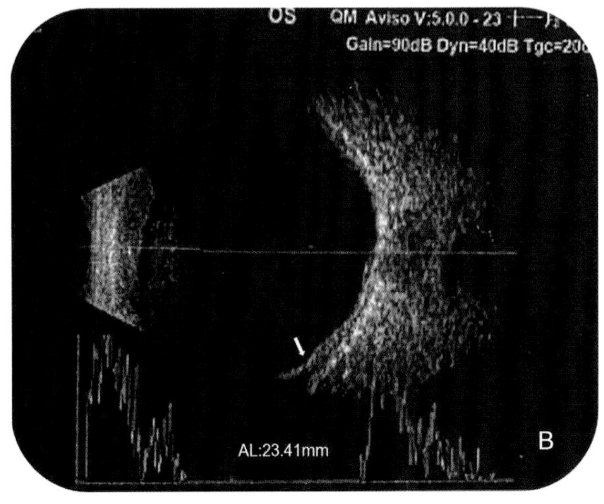

图病例 27-4　双眼 B 超（2021-11-23）

A. 右眼轴 20.59mm，视网膜全脱离光带（白色箭头），玻璃体密集光点（白色三角）；B. 左眼轴 23.41mm，颞下视网膜脱离光带（白色箭头）。

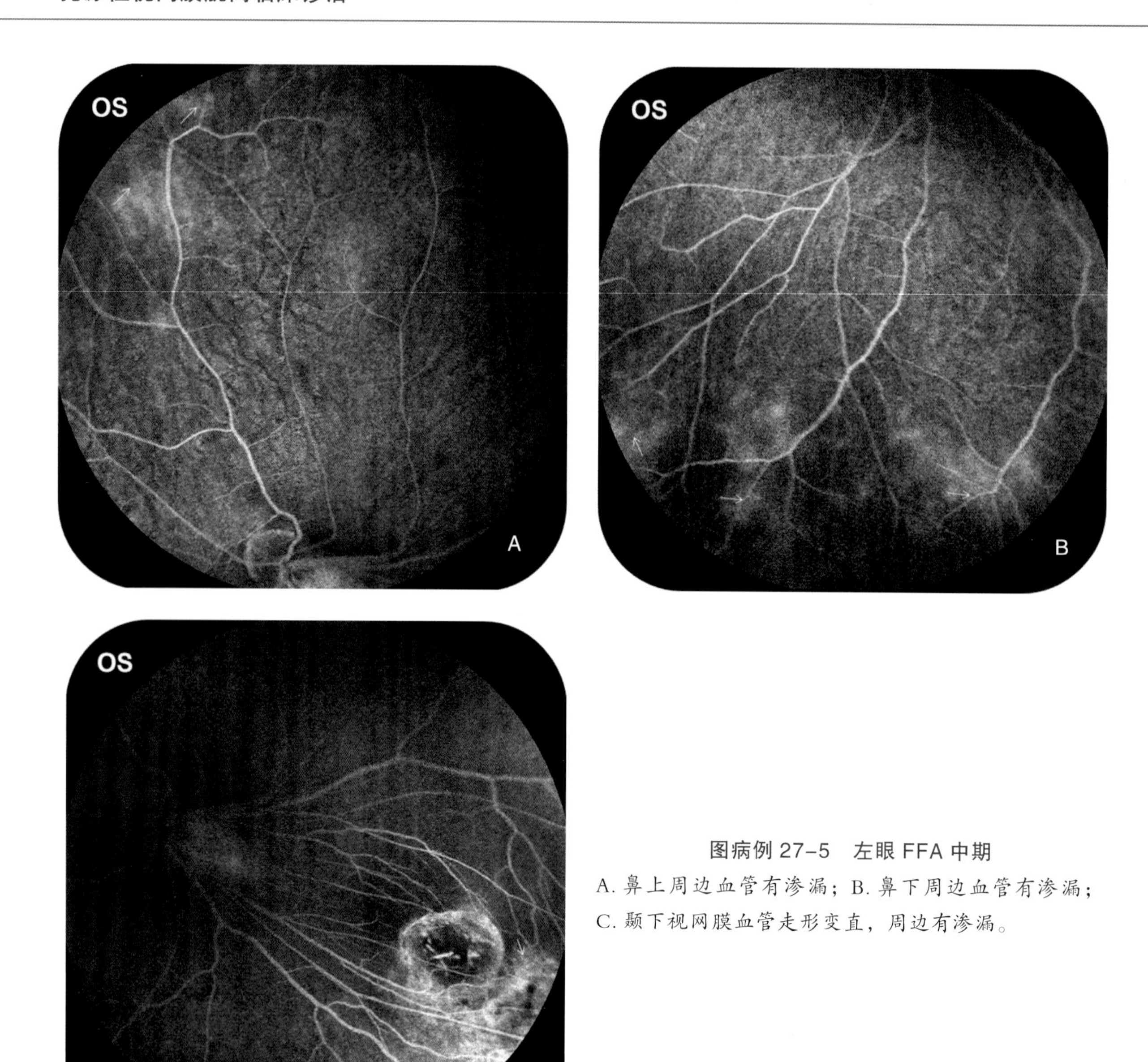

图病例 27-5 左眼 FFA 中期

A. 鼻上周边血管有渗漏；B. 鼻下周边血管有渗漏；C. 颞下视网膜血管走形变直，周边有渗漏。

诊断：①左眼牵拉孔源性视网膜脱离；②右眼陈旧性视网膜脱离；③右眼并发性白内障；④家族性渗出性玻璃体视网膜病变。

治疗：2021 年 11 月 29 日在局部麻醉下左眼巩膜外垫压 + 冷冻术。

术中 3:30 裂孔定位后巩膜外冷冻处理；508# 硅海绵 3:30 角膜缘后 10mm 放射状外垫压，缝线固定。

复诊：

（1）2021 年 11 月 30 日左眼巩膜外垫压术后 1 天。

视力：OS 0.04，眼压：OD 10.6mmHg，OS 36.9mmHg。左眼角膜清，前房（-），晶状体透明，玻璃体轻混，眼底颞下视网膜复位，术嵴明显，裂孔位于术嵴上。给予降眼压药物处理。

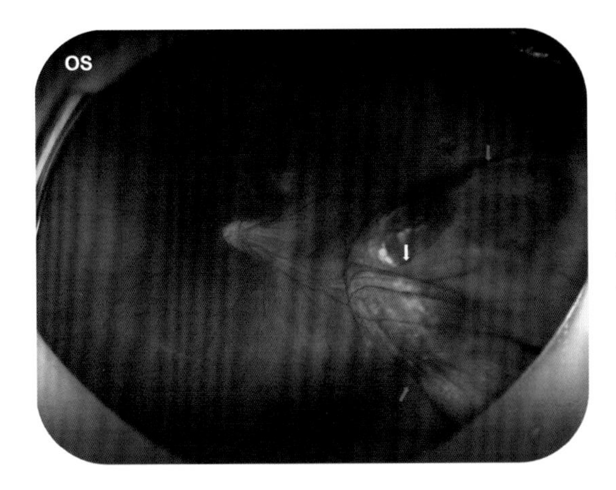

图病例 27-6 左眼 Optos 超广角成像彩图(2021-11-30)
左眼视网膜复位，颞下术嵴明显（蓝色箭头），裂孔位于术嵴上（白色箭头）。

（2）2021 年 12 月 15 日左眼外垫压术后 2 周。

视力：OS 0.1-2.00DS/-1.25DC*35° →0.2，眼压：OD 13.3mmHg，OS 14.6mmHg。

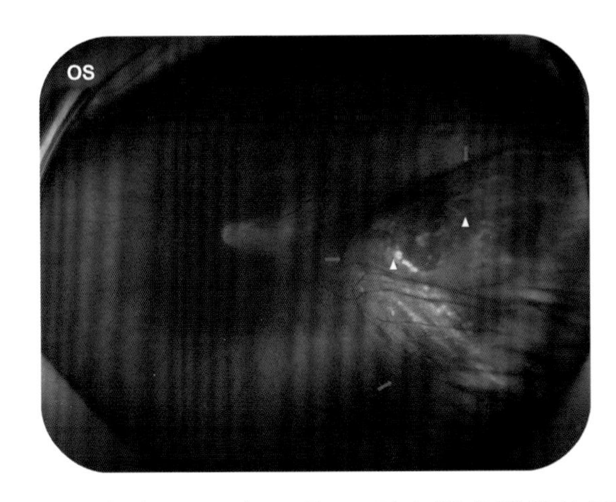

图病例 27-7 Optos 超广角成像彩图（2021-12-15）
左眼视网膜复位，颞下术嵴明显（蓝色箭头），裂孔不清，术嵴见大量色素沉积（白色三角）。

（3）2022 年 8 月 20 日左眼巩膜外垫压术后 9 个月。

视力：OS 0.1-2.50DS/-1.25DC*35° →0.2，眼压：17.6mmHg。左眼前节（-），眼底视网膜平伏，颞下术嵴较术后早期低平，嵴上视网膜裂孔不清，见色素沉着，周边血管走形变直同前。

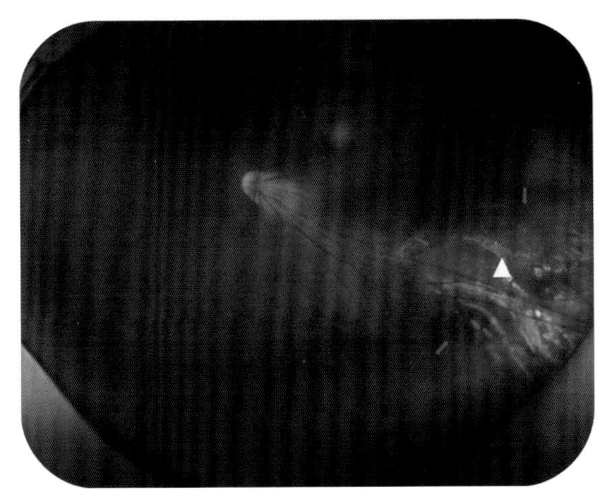

图病例 27-8 Optos 超广角成像彩图(2022-08-20)
左眼底视网膜平伏，颞下术嵴较前低平（蓝色箭头），视网膜裂孔不清，色素沉着（白色箭头）。

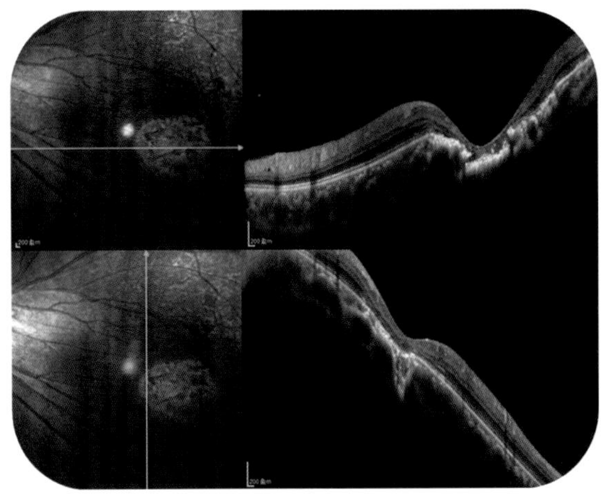

图病例 27-9 左眼黄斑 OCT
黄斑颞侧局限性脉络膜缺损同前。

解析：

该患者右眼已失明 4 年，左眼牵拉裂孔视网膜脱离，术前曾做 FFA 提示左眼周边视网膜血管渗漏，考虑 FEVR？或 Eales？建议行基因检测进一步明确诊断。由于术前检查视网膜脱离局限，裂孔明确，虽有增殖牵拉但也是局限在颞下，故制订外垫压联合冷冻治疗方案。术中为了缓解增殖牵拉，选择了较高的外加压嵴。术前患者视网膜脱离未波及黄斑区，OCT 黄斑区结构大致正常，故术后未做黄斑区 OCT 检查。术后视网膜复位，裂孔封闭，增殖牵拉缓解，因此临床上对于此类患者且为独眼，手术选择需慎重，可以首选外路术。

（病例提供医师：雷春灵　李凤至）

参考文献

[1] Kim LA, Wong LL, Amarnani DS, et al. Characterization of cells from patient-derived fibrovascular membranes in proliferative diabetic retinopathy [J]. Mol Vis, 2015(21): 673-687.

[2] Kaiser PK, Riemann CD, Sears JE, et al. Macular traction detachment and diabetic macular edema associated with posterior hyaloidal traction [J]. Am J Ophthalmol,2001,131(1): 44-49.

[3] Lei H, Velez G, Cui J, et al. N-acetylcysteine suppresses retinal detachment in an experimental model of proliferative vitreoretinopathy [J]. Am J Pathol,2010,177(1):132-140.

[4] Mervin K, Valter K, Maslim J,et al. Limiting photoreceptor death and deconstruction during experimental retinal detachment: the value of oxygen supplementation [J]. Am J Ophthalmol,1999, 128(2): 155-164.

[5] Mandava N, Blackburn P, Paul DB, et al. Ribozyme to proliferating cell nuclear antigen to treat proliferative vitreoretinopathy [J]. Invest Ophthalmol Vis Sci, 2002,43(10): 3338-3348.

[6] Wang X, Miller EB, Goswami M, et al. Rapid monocyte infiltration following retinal detachment is dependent on non-canonical IL6 signaling through gp130 [J]. J Neuroinflammation, 2017,14(1): 121.

[7] Kunikata H. Management of giant retinal tears using microincision vitrectomy surgery [J]. Dev Ophthalmol. 2014. 54: 182-187.

[8] Khan MA, Brady CJ, Kaiser RS. Clinical management of proliferative vitreoretinopathy: an update [J]. Retina,2015, 35(2): 165-175.

[9] Pastor-Idoate S, Rodr í guez-Hern á ndez I, Rojas J, et al. BAX and BCL-2 polymorphisms, as predictors of proliferative vitreoretinopathy development in patients suffering retinal detachment: the Retina 4 project [J]. Acta Ophthalmol,2015,93(7): e541-e549.

[10] Rojas J, Fernandez I, Pastor JC, et al. Predicting proliferative vitreoretinopathy: temporal and external validation of models based on genetic and clinical variables [J]. Br J Ophthalmol,2015,99(1): 41-48.

[11] Abu Eleinen KG, Mohalhal AA, Ghalwash DA, et al. Vitrectomy with scleral buckling versus with inferior retinectomy in treating primary rhegmatogenous retinal detachment with PVR and inferior breaks [J]. Eye (Lond), 2018, 32(12): 1839-1844.

[12] Yau JW, Rogers SL, Kawasaki R, et al. Global prevalence and major risk factors of diabetic retinopathy [J]. Diabetes Care,2012, 35(3): 556-564.

[13] Elman MJ, Aiello LP, Beck RW, et al. Randomized trial evaluating ranibizumab plus prompt or deferred laser or triamcinolone plus prompt laser for diabetic macular edema [J]. Ophthalmology,2010,117(6): 1064-1077.e35.

[14] Hashmonay R, Parikh S. Re: Korobelnik: Intravitreal aflibercept for diabetic macular edema (Ophthalmology

2014;121:2247–54) [J] . Ophthalmology,2015,122(6): e37–e38.

[15] La Heij EC, Tecim S, Kessels AG, et al. Clinical variables and their relation to visual outcome after vitrectomy in eyes with diabetic retinal traction detachment [J] . Graefes Arch Clin Exp Ophthalmol,2004,242(3): 210–217.

[16] Oshima Y, Shima C, Wakabayashi T, et al. Microincision vitrectomy surgery and intravitreal bevacizumab as a surgical adjunct to treat diabetic traction retinal detachment [J] . Ophthalmology, 2009, 116(5): 927–938.

[17] Stewart MW, Browning DJ, Landers MB. Current management of diabetic tractional retinal detachments [J] . Indian J Ophthalmol, 2018,66(12): 1751–1762.

[18] Fleck O, Savin T. A physical approach to model occlusions in the retinal microvasculature [J] . Eye (Lond),2018,32(2): 189–194.

[19] Haring RS, Canner JK, Haider AH. Ocular injury in the United States: Emergency department visits from 2006–2011[J]. Injury, 2016,47(1): 104–108.

[20] Tielsch JM, Parver LM. Determinants of hospital charges and length of stay for ocular trauma [J] . Ophthalmology,1990,97(2): 231–237.

[21] Fuller DG, Hutton WL. Prediction of postoperative vision in eyes with severe trauma [J] . Retina,1990,10(1): S20–S34.

[22] Esmaeli B, Elner SG, Schork MA, et al. Visual outcome and ocular survival after penetrating trauma:A clinicopathologic study [J] . Ophthalmology,1995,102(3): 393–400.

[23] Chiquet C, Gain P, Zech JC, et al. Risk factors for secondary retinal detachment after extraction of intraocular foreign bodies [J] . Can J Ophthalmol, 2002,37(3): 168–176.

[24] Bohnsack BL, Freedman SF. Surgical outcomes in childhood uveitic glaucoma [J] . Am J Ophthalmol,2013,155(1): 134–142.

[25] Wilkinson CP, Ferris FL 3rd, Klein RE, et al. Proposed international clinical diabetic retinopathy and diabetic macular edema disease severity scales [J] . Ophthalmology,2003,110(9): 1677–1682.

[26] 中华医学会儿科学分会眼科学组 . 早产儿视网膜病变治疗规范专家共识 [J] . 中华眼底病杂志 ,2022, 38(1): 10–13.

[27] Patwardhan SD, Azad R, Shah BM, et al. Role of intravitreal bevacizumab in Eales disease with dense vitreous hemorrhage: a prospective randomized control study [J] . Retina,2011,31(5): 866–870.

[28] Shields JA, Shields CL, Honavar SG, et al. Clinical variations and complications of Coats disease in 150 cases: the 2000 Sanford Gifford Memorial Lecture [J] . Am J Ophthalmol, 2001,131(5): 561–571.

[29] Ramasubramanian A, Shields CL. Bevacizumab for Coats' disease with exudative retinal detachment and risk of vitreoretinal traction. Br J Ophthalmol, 2012,96(3): 356–359.

[30] Kumar A, Sehra SV, Thirumalesh MB, et al. Secondary rhegmatogenous retinal detachment following intravitreal bevacizumab in patients with vitreous hemorrhage or tractional retinal detachment secondary to Eales' disease [J] . Graefes Arch Clin Exp Ophthalmol,2012,250(5): 685–690.

[31] Shapiro MJ, Chow CC, Blair MP, et al. Peripheral nonperfusion and tractional retinal detachment associated with congenital optic nerve anomalies. Ophthalmology,2013,120(3): 607–615.

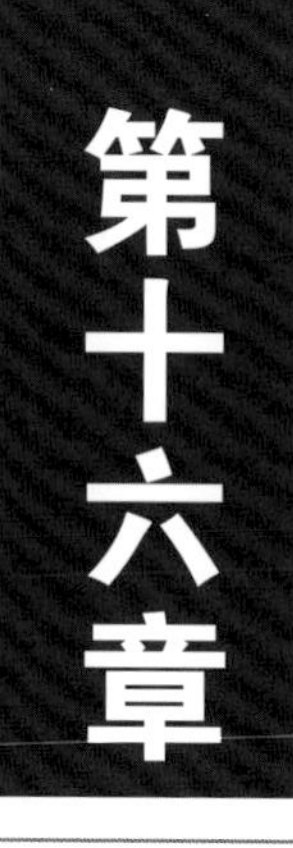

硅油填充术后视网膜脱离

20世纪末21世纪初，随着玻璃体视网膜手术技术日益进步，硅油眼内填充广泛应用，过去许多无法复位的视网膜脱离得到了有效的治疗，很多患者受益于玻璃体手术技术的发展，保留了部分视功能，避免进一步进展为盲目。然而临床上仍能发现，部分患者在玻璃体手术及眼内硅油填充后发生视网膜脱离。硅油填充术后视网膜脱离的发生率为21.4%~77%，原因主要为新发裂孔，视网膜表面增殖膜的形成和收缩。[1,2]该类患者处理较为困难[3]，现有的治疗包括再次玻璃体手术注硅油术，硅油下内路视网膜复位术及巩膜环扎外垫压术。[4-6]

第一节　硅油填充术后视网膜脱离的常见原因

一、玻璃体残留

1. 周边玻璃体残留

硅油填充不足者，残留的周边玻璃体收缩牵拉视网膜造成视网膜局限脱离，常见于下方视网膜脱离。此种情况下可不伴有新发视网膜裂孔，常见于青少年。[7]

2. 玻璃体后皮质残留

残留的玻璃体后皮质至视网膜切线或水平方向牵拉不能完全缓解，原裂孔不能闭合，或发生新裂孔。

二、遗漏裂孔

发生在锯齿缘部的小裂隙、血管旁线状小孔、格子样变性区视网膜小孔容易被遗漏。硅油填充术后可致视网膜局限性浅脱离。

三、膜残留

手术中对视网膜前膜剥离不完全、不彻底或视网膜下膜未进行必要的视网膜切开、断膜或去除，导致手术失败，硅油填充后造成视网膜部分脱离。

四、PVR 进展

硅油填充术后，由于玻璃体手术中冷凝等因素促使 PVR 的进展可形成新的裂孔，特别是术后存在眼内出血者下方视网膜前增殖更为明显，引起视网膜再脱离，常见于眼外伤患者。

五、激光孔

眼底出血性疾患玻璃体手术中、术后激光治疗、能量过强及膜旁的激光可造成激光孔等，如果未能及时发现，硅油填充术后可引起局限性视网膜浅脱离。

六、全氟化碳液体入视网膜下

少量的全氟化碳位于视网膜下不影响复位，视网膜下进入较多全氟化碳液体可形成局限球形视网膜隆起，在重力作用下沉于视网膜下方，随体位移动，影响视网膜复位。术中已行全视网膜光凝者，可形成一个不固定的扁平状视网膜脱离，不易确认。全氟化碳液体所致视网膜脱离往往视网膜裂孔封闭是良好的。

七、硅油填充不足

各种原因造成的硅油填充不足可造成视网膜再脱离，常见于以下情况：

（1）硅油填充不足致视网膜裂孔填压困难，不能闭合，特别是下方视网膜裂孔。

（2）周边残留的玻璃体收缩牵拉，在硅油填充不足时造成下方视网膜脱离。

（3）硅油填充不足者，下方视网膜前增殖而造成新的裂孔及视网膜脱离。[8-12]

第二节　硅油填充术后视网膜脱离的手术适应证

和其他类型的视网膜脱离同样，手术分为 2 个方式：巩膜扣带术和再次的玻璃体手术。[13] 而手术方式如何选择，首先要明确硅油填充术后视网膜脱离的原因。

一、巩膜扣带术

对于下方或较周边的裂孔导致的局限性视网膜脱离，增殖性玻璃体视网膜病变处于 A 级或 B 级，屈光介质不影响眼底检查的病例，可选巩膜扣带术。[14,15]

二、硅油下视网膜复位

对明确的条状玻璃体后皮质残留，机化条索或视网膜前膜牵拉造成的牵拉性局限性视网膜脱离；少量视网膜下全氟化碳液体取出；遗漏的裂孔或者新发的裂孔。

三、硅油置换视网膜复位

适用于硅油填充术后视网膜未复位，存在较多的视网膜前膜，需要剥膜者；存在严重的视网膜下膜或前膜增生需要视网膜切开者；硅油入视网膜下致使视网膜裂孔不能闭合者。

第三节　硅油填充术后视网膜脱离的手术方法

一、巩膜扣带术的手术步骤

1. 麻醉选择

可以选择常规神经阻滞麻醉，也可采用全身麻醉。

2. 结膜切口

根据扣带的范围，选择距角巩膜缘后 1mm，360° 打开球结膜，或象限性切开球结膜，分离暴露巩膜。

3. 裂孔及增殖膜定位

根据术前三面镜检查和术中间接检眼镜检查确定的裂孔位置或引起牵拉的视网膜增殖膜的位置。

4. 扣带选择

建议外垫压的范围涵盖视网膜脱离区，外垫压物选择 276# 硅胶轨道或联合 240# 硅胶环扎带。

5. 缝线固定

预置缝线后，判断硅油填充量不足，同时视网膜下液较多的，仍可按照常规巩膜扣带术行视网膜下液引流；对于非硅油填充量不足的，在角巩膜缘后 3.5mm 巩膜穿刺放出部分硅油至眼压略低于正常。

6. 眼底检查

结扎外垫压物缝线后，观察裂孔与术嵴的关系。裂孔一般位于术嵴上，或者视网膜牵拉被松解后，缝合结膜切口。

二、硅油下视网膜复位手术步骤

（1）仍需建立常规灌注，通常选择标准三通道，在具体的病例中，会根据具体需要手术操作的象限，调整三通道的位置。

（2）常采用以下方法：剥膜，局部视网膜切开，视网膜下全氟化碳液体取出（选择合适的位置电凝造孔，笛形针吸取，激光封闭造孔）。对于遗漏的裂孔或者新发的裂孔，可行内放液后激光封闭裂孔。[16-18]

由于视网膜下液的吸出及术中硅油外漏，术毕应适当补充硅油。但是由于硅油下操作相对复杂，术中硅油的损失需要额外耗费一支硅油，现在较少采用。

三、硅油置换视网膜复位

（1）建立标准三通道取出眼内硅油。

（2）根据引起视网膜脱离的原因剥膜、视网膜切开、重水辅助视网膜复位、对视网膜裂孔及视网膜切开等光凝或冷冻等操作。

（3）再次注入硅油。

总之，如果玻璃体视网膜增殖程度较轻，视网膜前及下无明显增殖形成，视网膜裂孔明确且位于周边，巩膜外垫压所形成的垫压嵴能够很好地支持玻璃体视网膜病变（包括裂孔和增殖膜）的部分，无论术中是否引流视网膜下液，术后视网膜下液均可吸收；而一旦视网膜复位，增殖性玻璃体视网膜病变将停止发生和发展。对于视网膜裂孔的处理可在术中给予巩膜外冷凝或在视网膜复位后，沿垫压嵴和玻璃体视网膜病变部位补充激光光凝，确保硅油取出后视网膜仍然保持良好的复位状态。相对于玻璃体手术，巩膜外垫压术操作简单，避免了器械频繁进入眼内，减少了对眼内组织的刺激和损伤。所以，建议对于硅油眼复发性视网膜脱离的患者，寻找原因，制订方案。对下方或较周边的裂孔导致的局限性视网膜脱离，增殖性玻璃体视网膜病变处于C级以下的，屈光介质不影响眼底检查的病例，可首选巩膜扣带术。

（邵娟）

病例28

硅油填充术后视网膜脱离——巩膜外垫压＋冷冻术。

基本信息：男性，57岁。　　就诊日期：2022-02-22

主诉：右眼视物模糊1年。

既往史：2年前（2020年1月）左眼白内障、视网膜脱离先后行白内障手术、玻璃体切割术、抗青光眼术。1年前（2021年2月）因右眼视网膜脱离，在外院眼科行玻璃体切除＋视网膜复位＋注油术。

眼部检查：

表病例28-1　眼部检查结果

	右眼	左眼
视力	0.5	0.04
矫正视力	不提高	不提高
眼压	17.6mmHg	16.5mmHg
眼前节	角膜清，前房（－）	角膜上皮水肿，前房（－）
晶状体	人工晶状体位正	
玻璃体	硅油填充，轻度乳化	窥不清
眼底	下方视网膜青灰色隆起，6:00见1/2PD圆形裂孔	模糊，窥不清

影像检查：

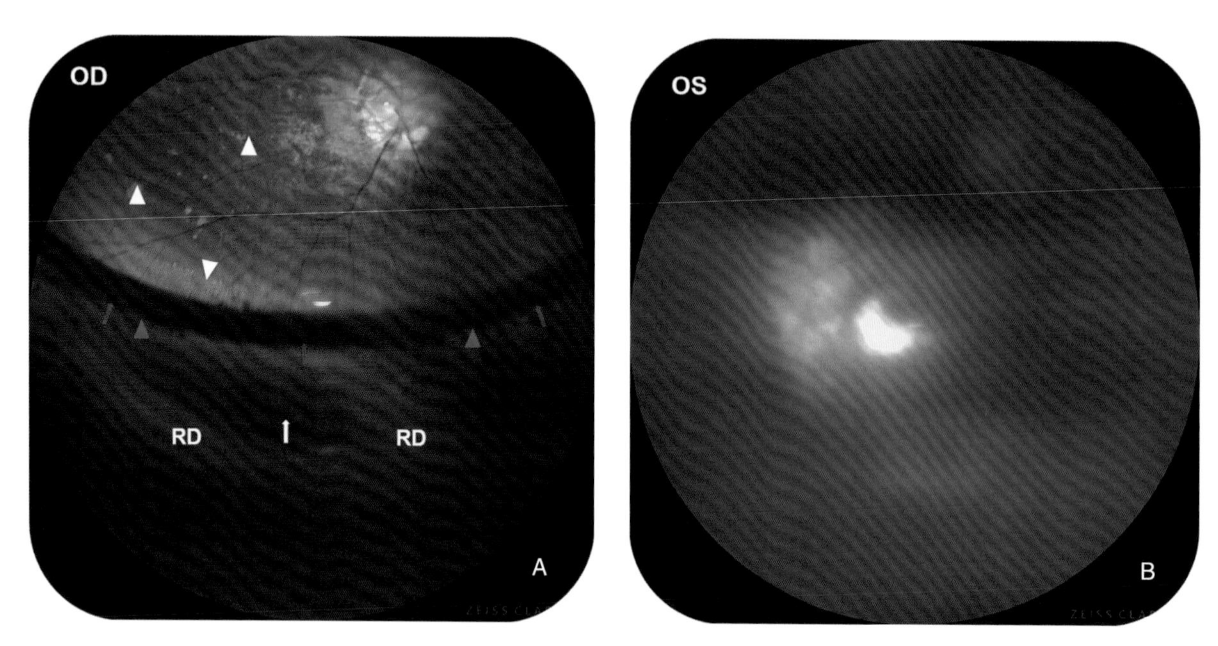

图病例 28-1　双眼底 CLARUS 超广角成像彩图（2022-02-23）

A. 右眼玻璃体腔见硅油界面（红色箭头），下方视网膜青灰色隆起，其边缘见光凝斑（蓝色三角），6:00 赤道部 1/2PD 圆形裂孔（白色箭头），上方视网膜表面乳化硅油（白色三角）；B. 左眼底窥不清。

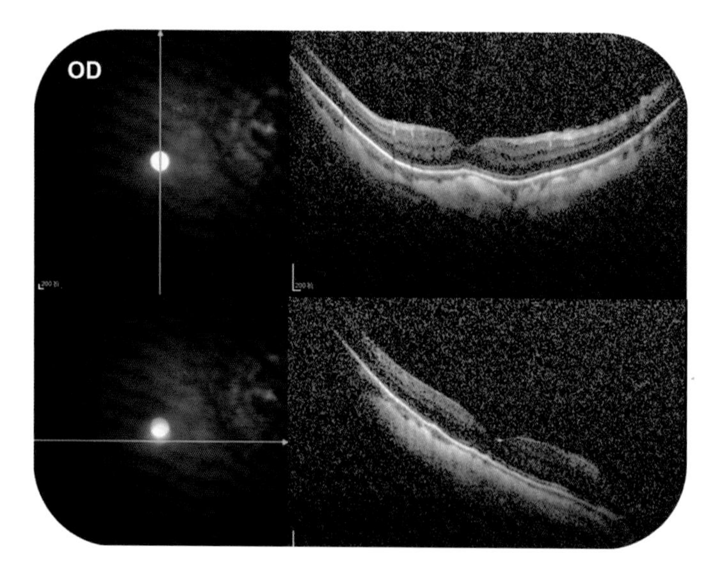

图病例 28-2　右眼黄斑 OCT（2022-02-23）

黄斑区结构无明显异常。

诊断：①右眼孔源性视网膜脱离；②右眼硅油填充眼；③左眼抗青光眼术后；④双眼玻璃体切割术后；⑤双眼人工晶状体眼；⑥双眼高度近视视网膜病变。

治疗：2022 年 2 月 24 日在全身麻醉下行右眼巩膜外垫压＋冷冻术（视频病例 28-1 手术录像）。

术中裂孔定位 6:00 赤道部前；裂孔处巩膜外冷冻处理；276# 硅胶轨道垫压于 4:30-7:30 赤道部偏前缝线固定（图病例 28-3）。

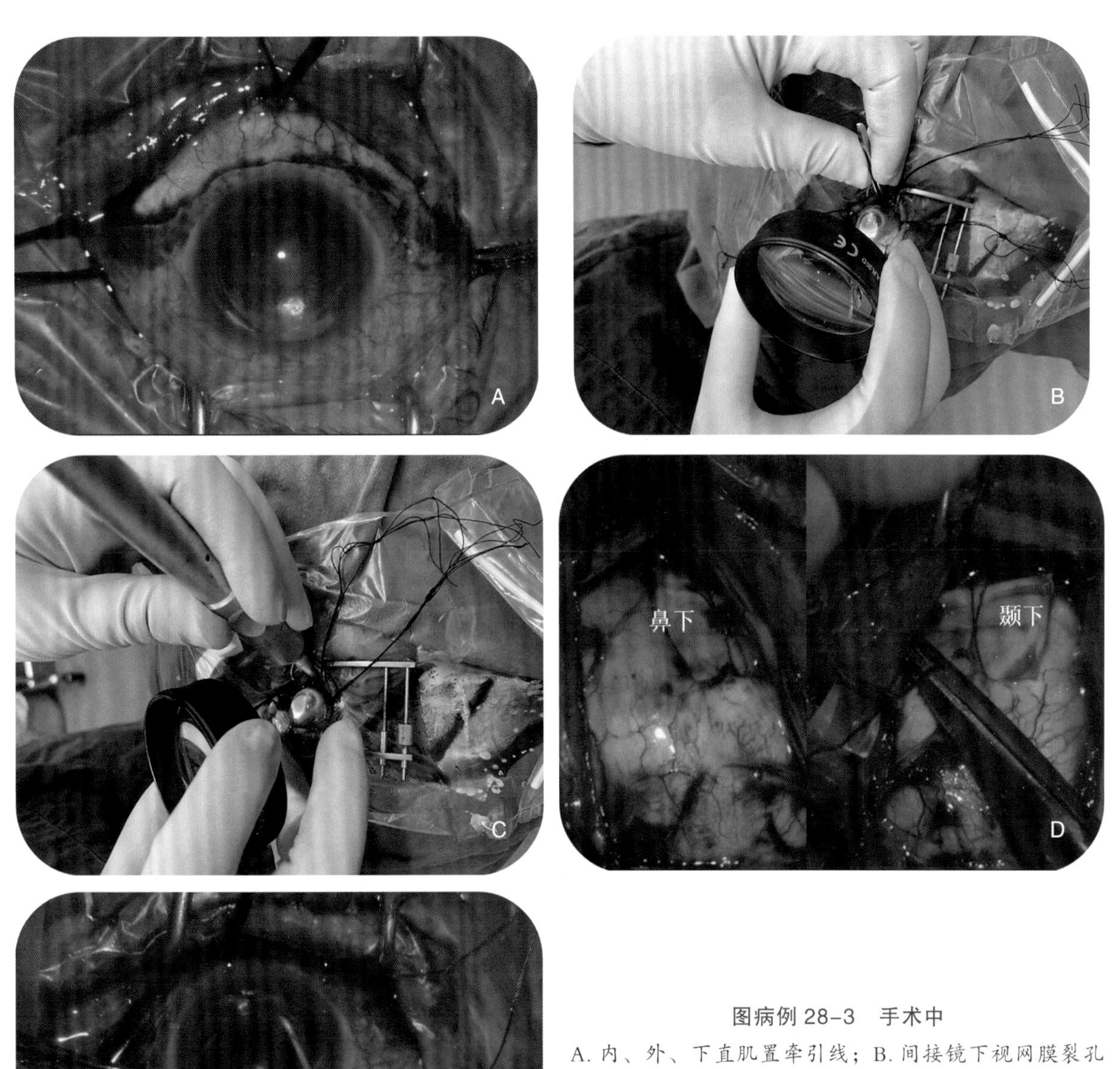

图病例 28-3　手术中

A. 内、外、下直肌置牵引线；B. 间接镜下视网膜裂孔定位；C. 间接镜下视网膜裂孔巩膜外冷冻；D. 276# 硅胶带水平放置 4:30–7:30 视网膜裂孔定位处巩膜外，缝线固定；E. 前房穿刺放房水调整眼压。

视频病例 28-1　手术录像

复诊：

（1）2022 年 2 月 25 日右眼巩膜外垫压 + 冷冻术后 1 天。

视力：OD 0.4，眼压 20.5mmHg。结膜轻充血，前房（-），玻璃体硅油填充伴轻度乳化，眼底下方视网膜复位，术嵴明显，6:00 圆形裂孔位于术嵴上。

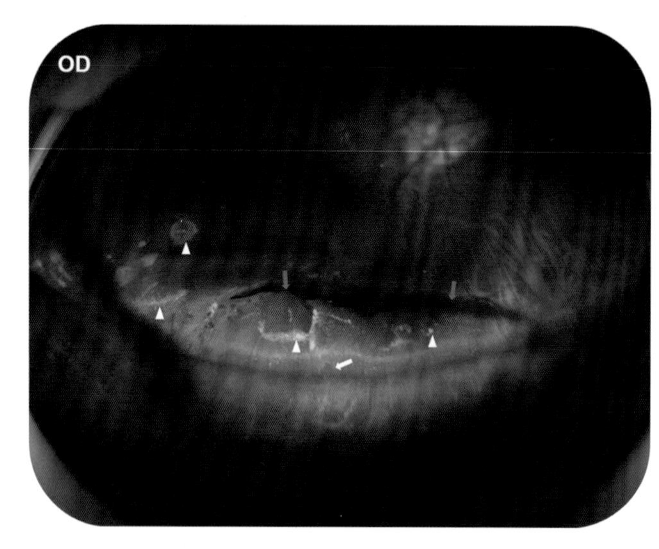

图病例 28-4　Optos 超广角成像彩图(2022-02-25)
右眼底下方视网膜复位，术嵴高起（蓝色箭头），圆形裂孔位于术嵴（白色箭头），视网膜前见乳化硅油（白色三角）。

（2）2022 年 6 月 7 日右眼巩膜外垫压 + 冷冻术后 3.5 个月。

视力：OD 0.3 → 0.4，眼压：16.3mmHg。右眼角膜清，前房上方见乳化硅油，IOL 位正，玻璃体硅油填充，视网膜平伏，表面见较多乳化硅油，下方术嵴较低平，6:00 原裂孔不清，局部较多色素沉着。

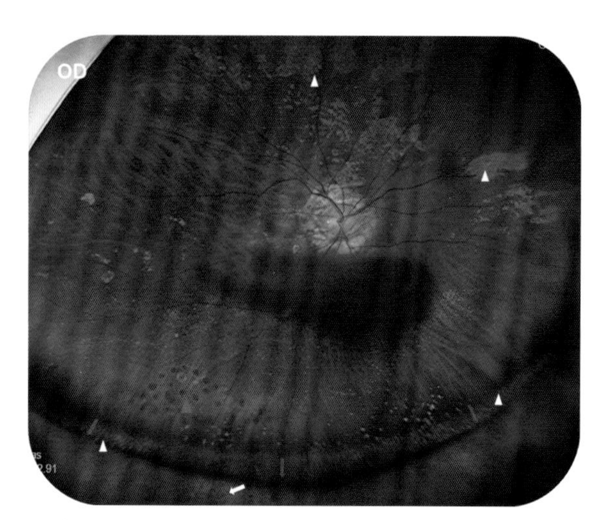

图病例 28-5　Optos 超广角成像彩图(2022-06-07)
右眼底视网膜前乳化硅油较多（白色三角），下方视网膜在位，术嵴较术后第 1 天低平，裂孔不清，局部色素沉着，嵴后见原有光凝斑（蓝色三角）。

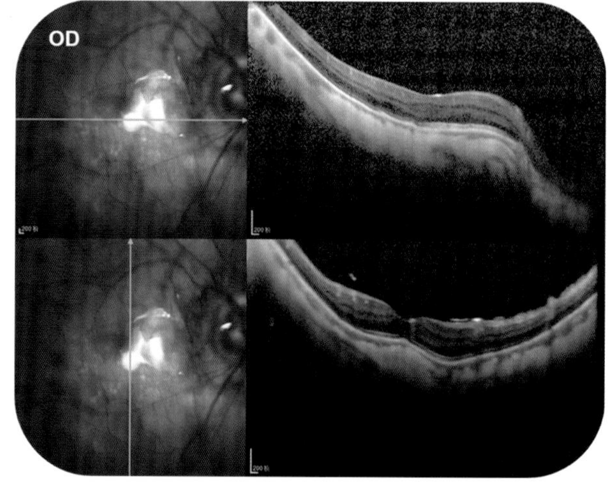

图病例 28-6　右眼黄斑 OCT (2022-06-07)
黄斑区结构与术前相同，无明显异常。

（3）2022 年 6 月 9 日在局部麻醉下行右眼硅油取出术。

（4）2022 年 6 月 10 日右眼硅油取出术后 1 天。

视力：OD 0.4，眼压：15.3mmHg。

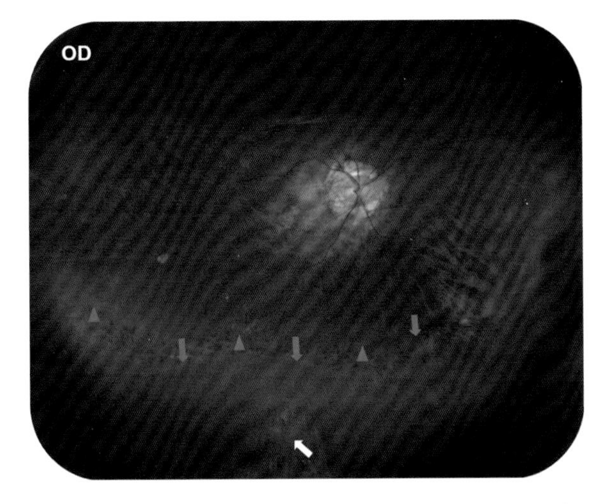

图病例 28-7　Optos 超广角成像彩图（2022-06-10）

右眼底视网膜平伏，术嵴可见（蓝色箭头），下方 6:00 术嵴裂孔不清，见色素沉着（白色箭头），嵴后见原光凝斑（蓝色三角）。

（5）2022 年 8 月 16 日右眼硅油取出术后 2 个月（疫情未来，当地复诊的结果）。

视力：OD 0.4-0.50DS/-1.25DC*170° →0.6，眼压：14mmHg。

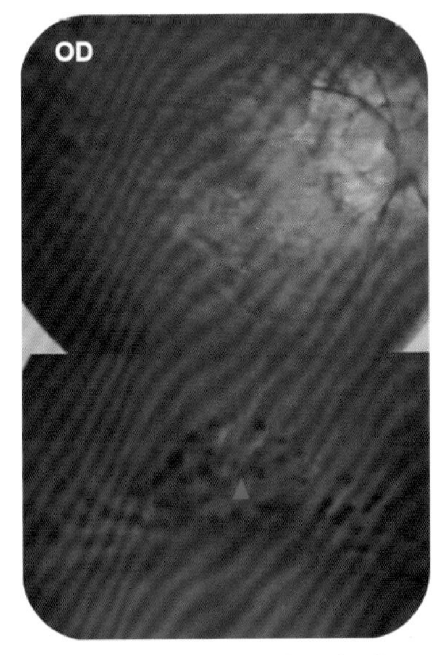

图病例 28-8　普通眼底照相（2022-08-16 患者提供外地医院拼图）

右眼底视网膜平伏，下方见术嵴及光凝斑。

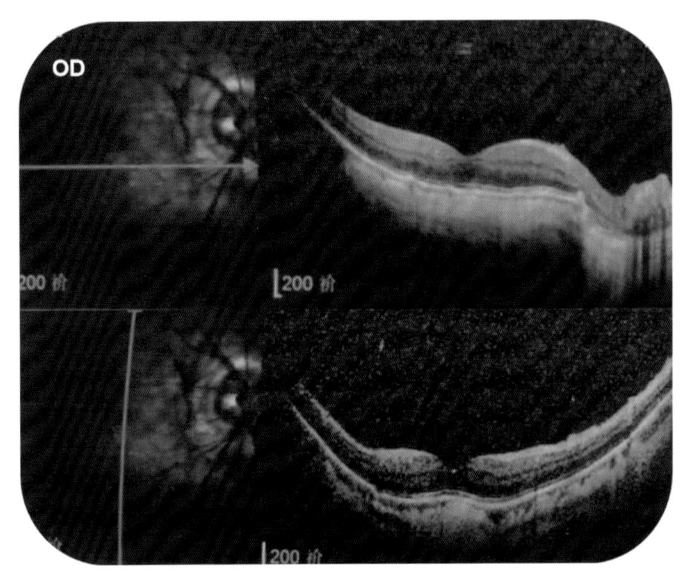

图病例 28-9　右眼黄斑 OCT（2022-08-16 患者提供外地医院 OCT 图）

黄斑结构大致正常。

解析：

患者因右眼视网膜脱离，在当地医院眼科行玻璃体切除联合硅油填充。来院检查右眼硅油乳化 1 级，下方视网膜未复位且见 1 个圆形裂孔，由于黄斑区视网膜复位，视力较好，对侧眼视力仅 0.04。根据检查结果硅油已乳化应该取油。视网膜未复位，取油术后视网膜脱离的范围会逐渐加大，视力丧失，如何处理？方案有 2 种：①内路手术——手术取油 + 视网膜复位 + 裂孔凝固 + 再注油（因下方裂孔、气体填充不易长时间顶压）；②外路手术——巩膜扣带术联合冷冻，但硅油乳化会加重。对于 2 种手术方案，检查评估后考虑：①硅油乳化 1 级，眼压正常可以再等待延缓取油；②下方赤道部视网膜裂孔，巩膜扣带术可以较好顶压封闭裂孔；③对侧眼已失明，手术尽可能选外路方式，减少内眼手术风险，故建议先行巩膜外垫压联合冷冻术。

经与患者充分沟通，患者接受我们的治疗方案。按计划手术后次日即见右眼底下方视网膜复位。在取油术后2个月复查，视网膜仍复位良好，视力保持并改善。因此对此类患者应详细检查评估，制订损伤最小、获益最大的治疗方案，尽可能维持患者的视功能。

（病例提供医师：雷春灵　李凤至）

病例29

硅油填充术后并发孔源性视网膜脱离——巩膜外垫压＋术后视网膜光凝。

基本信息：男性，50岁。　　就诊日期：2021-02-04

主诉：右眼视力突然下降1个月。

既往史：无高血压、糖尿病。

眼部检查：

表病例29-1　眼部检查结果

	右眼	左眼
视力	HM/眼前	1.0
矫正视力	不提高	—
眼压	10.3mmHg	8.7mmHg
眼前节	角膜清，前房（-），双眼晶状体无明显混浊	
玻璃体	血性混浊	透明
眼底	窥不入	视盘界清，色淡红，视网膜平伏，周边未见裂孔及变性区

影像检查：

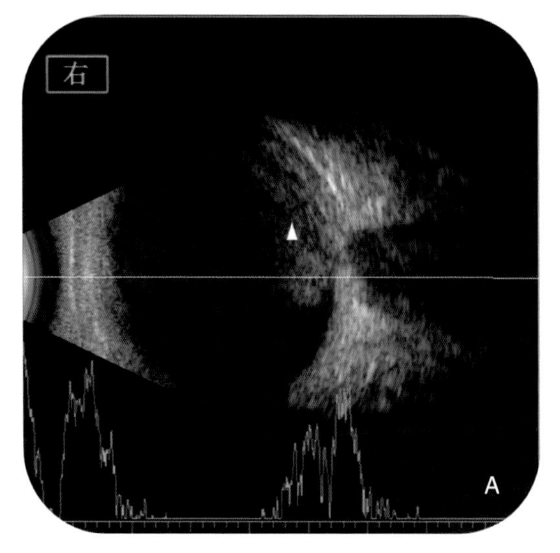

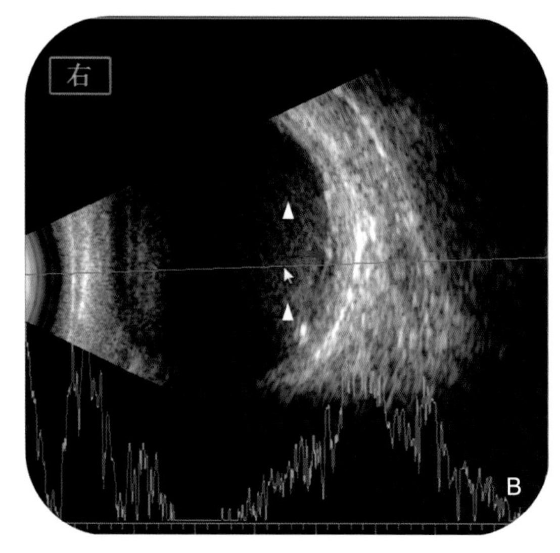

图病例29-1　右眼B超

A.玻璃体密集光点（白色三角）；B.可疑局限视网膜脱离光带（红色箭头）。

诊断：右眼玻璃体积血（原因待诊）。

治疗：2021 年 2 月 5 日在局部麻醉下行右眼玻璃体切除（PPV）+ 硅油注入术。

术中清除玻璃体陈旧血性混浊，玻璃体已后脱离；见后极部约 10PD 范围视网膜呈丘陵状隆起，视网膜下黄白色沉积物及积血并存；由于颞下视网膜隆起，顶压状态下清除基底部玻璃体时形成医源孔，见泥沙样物质（陈旧性积血）从医源孔中不断溢出，遂通过裂孔，尽可能清理视网膜下泥沙样物质，气液交换后，行硅油填充（填充硅油原因：术中医源孔形成）。

术后补充诊断：右眼息肉状脉络膜血管病变（PCV）并发玻璃体积血。

复诊：

（1）2021 年 3 月 4 日右眼 PPV 联合注油术后 1 个月。

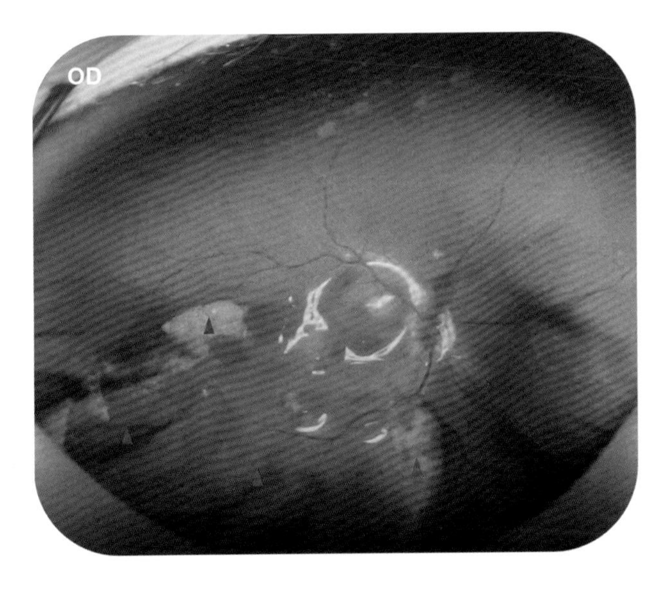

图病例 29-2　Optos 超广角成像彩图

右眼底颞下见大片稍隆起视网膜下黄白色陈旧性及红色出血（红色三角），视网膜在位。

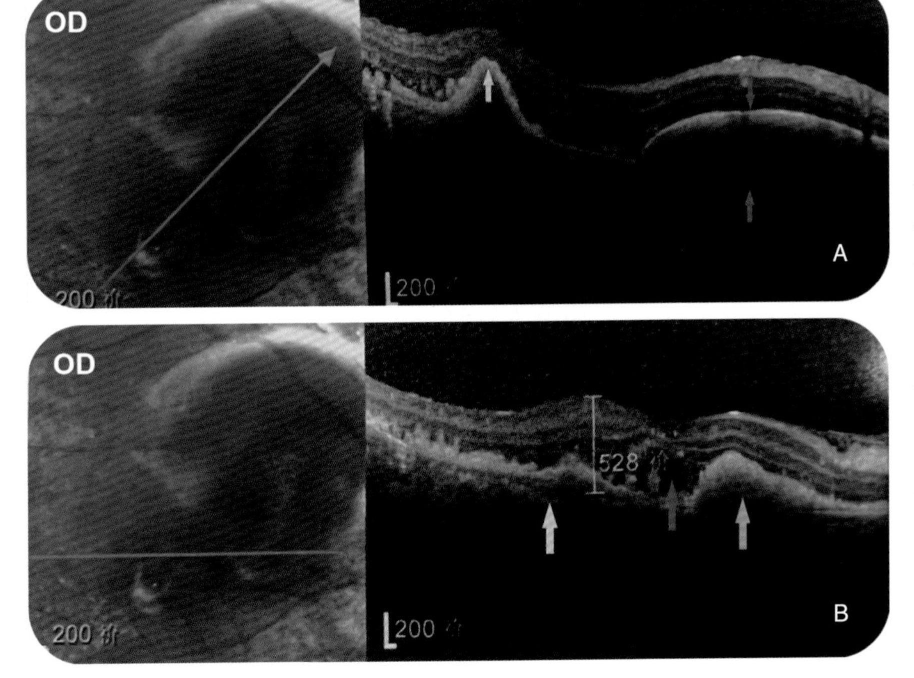

图病例 29-3　右眼 OCT

A. 高尖的视网膜色素上皮脱离（黄色箭头），提示为息肉样病灶，视网膜下出血，出血位于 RPE 下（红色箭头之间）；B. 神经上皮层脱离（红色箭头），色素上皮层出血性脱离（蓝色箭头），双层征（黄色箭头）。

视力：OD CF/ 眼前，眼压：10.3mmHg。右眼前节（-），玻璃体腔硅油填充，眼底颞下视网膜下见大片稍隆起陈旧性积血，颞侧边缘呈红色，病变累及黄斑区。

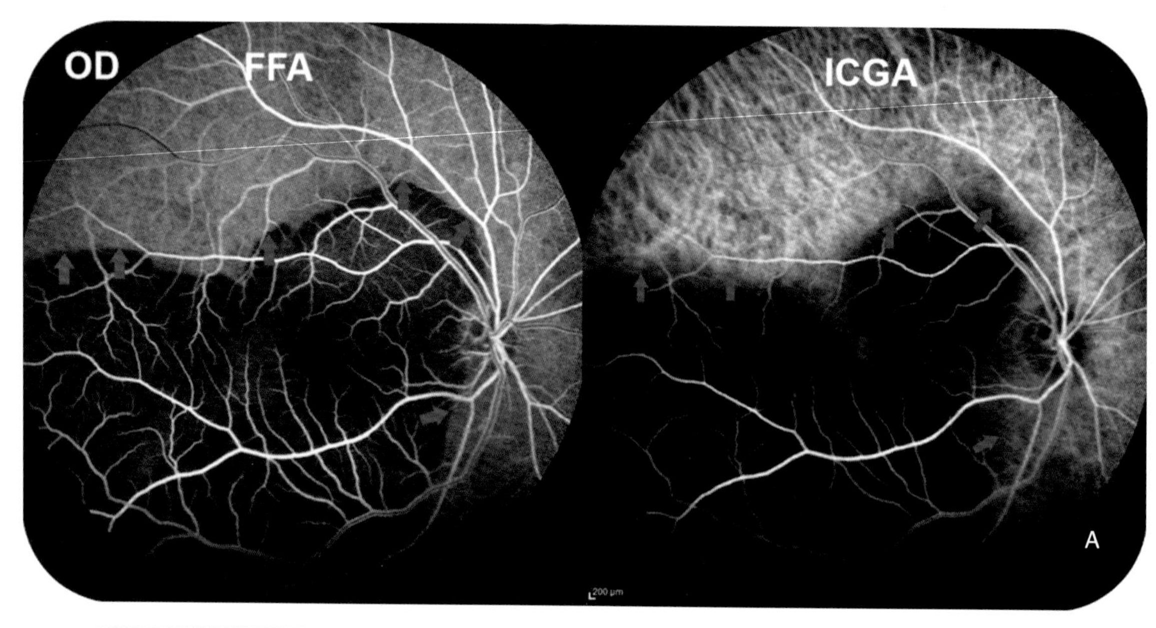

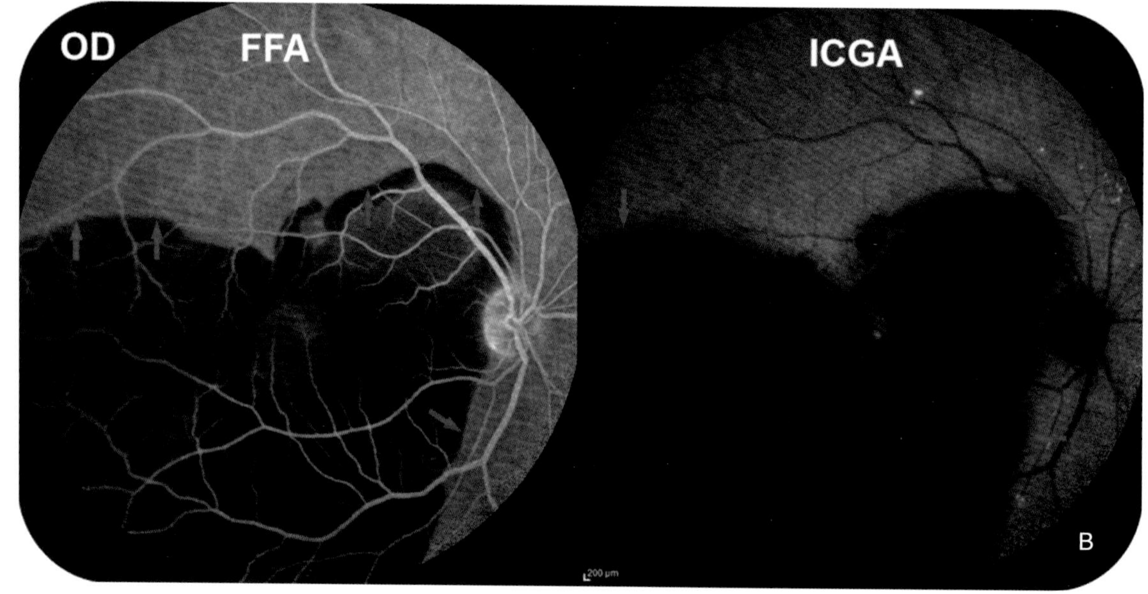

图病例 29-4　右眼 FFA+ICGA

A. FFA 动静脉期可见视网膜静脉层流，视网膜下广泛出血，边界清晰，不遮挡视网膜血管显影，遮挡背景荧光（红色箭头）；ICGA 早期视网膜下出血遮盖脉络膜显影（红色箭头），边界模糊。B. FFA 晚期视网膜下广泛出血，边界清晰，范围无扩大，不遮挡视网膜血管显影，视网膜血管无渗漏（红色箭头）；ICGA 晚期视网膜下出血遮盖脉络膜显影（红色箭头），边界模糊，范围无扩大。

（2）2021 年 6 月 23 日右眼 PPV+ 注油术后 4.5 个月。

视力：OD 0.04，眼压：12.1mmHg。右眼前节（-），玻璃体硅油填充，眼底颞下视网膜下积血大部分吸收。

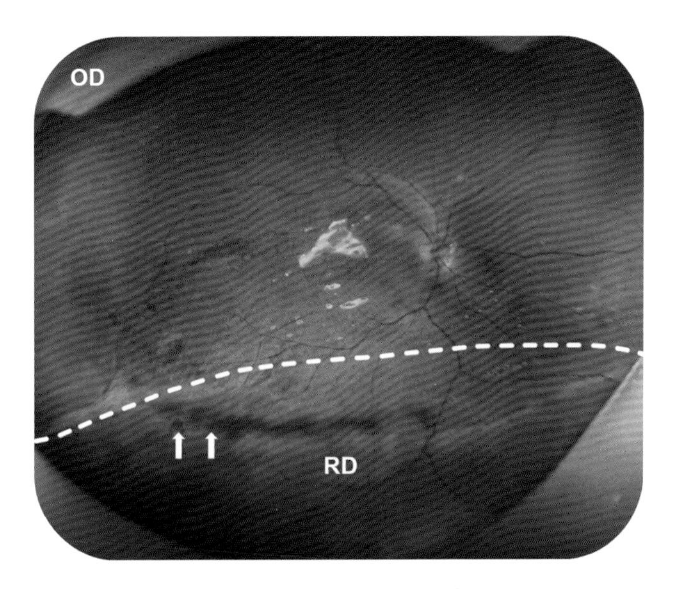

图病例 29-5　Optos 超广角成像彩图

右眼下方周边视网膜脱离，7:30 可见视网膜裂孔 2 个（白色箭头），视网膜下出血已经基本吸收。

诊断：①右眼硅油填充并发孔源性视网膜脱离；②右眼息肉状脉络膜血管病变（PCV）。

治疗：2021 年 6 月 25 日在局部麻醉下行右眼巩膜外垫压术。

术中裂孔定位：7:30 角巩膜缘后 13mm，为相邻 2 个裂孔，1/4~1/3 PD 圆形裂孔；7:00-8:30 用 506# 硅海绵做与角膜缘平行外垫压，预置缝线；8:00 角巩膜缘后 12mm 巩膜穿刺，放出视网膜下液，结扎缝线固定外垫压；术后视网膜复位，术后 1 周视网膜裂孔行激光封闭。

（3）2022 年 2 月 16 日右眼 PPV+ 注油术后 1 年，巩膜外垫压术后 8 个月。

视力：OD 0.04，眼压：14.6mmHg。右眼前节（-），玻璃体硅油填充，眼底视网膜平伏，颞下术嵴可见，视网膜裂孔不清，局部见较多色素沉着，上方视网膜前见乳化硅油。

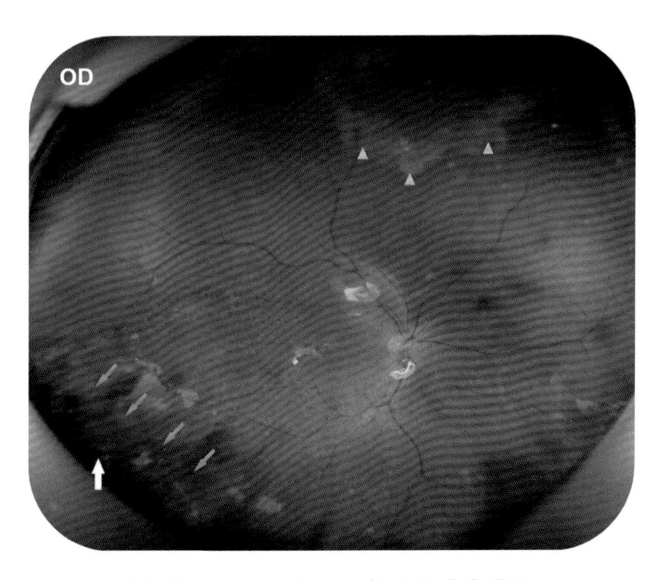

图病例 29-6　Optos 超广角成像彩图

右眼底视网膜复位，颞下方可见手术嵴（蓝色箭头），裂孔已经瘢痕化，孔周可见色素沉着（白色箭头），上方视网膜表面可见硅油乳化颗粒（黄色三角）。

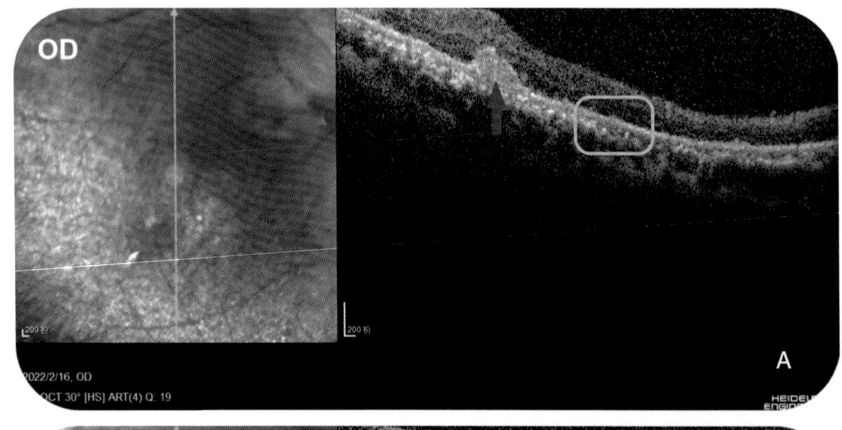

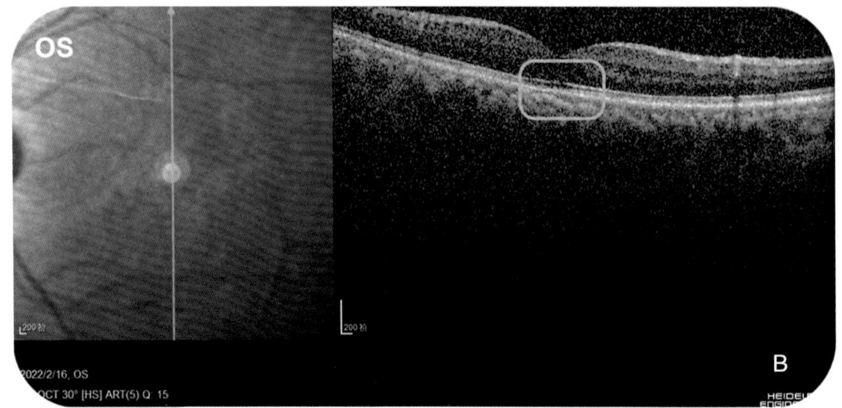

图病例 29-7　双眼黄斑 OCT

A. 右眼较正常的左眼外层视网膜萎缩（黄框），RPE-Brunch 复合体梭形增厚，为纤维血管组织（红色箭头）；B. 左眼外层视网膜结构清晰，从里向外 IS/OS 层、嵌合体带、RPE 复合体带结构完整。

诊断：①右眼硅油填充眼伴乳化；②右眼息肉状脉络膜血管病变；③右眼视网膜脱离复位术后。

治疗：2022 年 2 月 18 日在局部麻醉下行右眼玻璃体腔硅油取出术。

（4）2022 年 3 月 18 日右眼硅油取出术后 1 个月。

视力：OD 0.1，眼压：13.6mmHg。右眼底与取油术前相同。

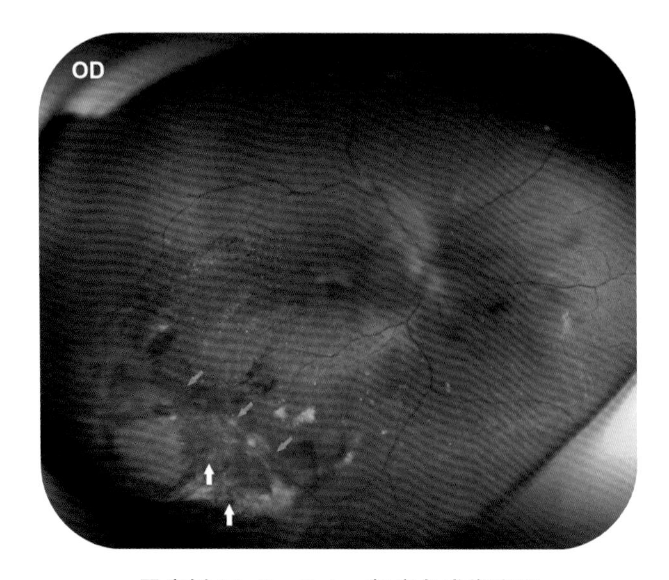

图病例 29-8　Optos 超广角成像彩图

右眼视网膜复位，颞下方可见手术嵴（蓝色箭头），裂孔已经瘢痕化，孔周可见色素沉着（白色箭头）。

解析：

该患者因玻璃体积血就诊，手术中根据眼底，明确玻璃体积血的原因为息肉状脉络膜血管病变。由于医源性裂孔的形成，术中对于视网膜下泥沙样物质（陈旧性积血）进行了清理，但视网膜下泥沙样物质范围较大，为避免严重的损伤，未扩大裂孔进行彻底清理，并在手术结束进行了眼内硅油的填充。术后造影检查，息肉样病灶无活动趋势，故未给予患者后续抗 VEGF 治疗。随着患者视网膜下陈旧积血的吸收，硅油填充相对不足，同时裂孔开放，造成颞下方视网膜脱离。患者的裂孔位于周边，同时为局限性视网膜脱离，增殖性玻璃体视网膜病变处于B级，玻璃体硅油填充，不影响外路手术，故选择巩膜外垫压术。外路术后视网膜复位，沿垫压嵴和玻璃体视网膜病变部位补充激光光凝，最终患者在硅油被取出后视网膜仍然保持良好的复位状态，视力稳定在 0.1。

（邵　娟）

参考文献

[1] Falkner CI, Binder S, Kruger A. Outcome after silicone oil removal [J]. Br J Ophthalmol,2001,85(11): 1324–1327.

[2] Marco Codenotti, Giovanni Fogliato. Influence of intraocular tamponade on unintentional retinal displacement after vitrectomy for rhegmatogenous retinal detachment [J]. Retina, 2013, 33(2):349–355.

[3] Jonas JB, Knorr HL, Rank RM, et al. Retinal redetachment after removal of intraocular silicone oil tamponade [J]. British Journal of Ophthalomology,2001,85(10):1203–1206.

[4] 张少冲，高汝龙，吴启崇．硅油填充术后下半象限复发性视网膜脱离的再手术探讨 [J]．中国实用眼科杂志,1996(14):343–345.

[5] 姜燕荣，黎晓新．硅油下视网膜复位术疗效探讨 [J]．中华眼科杂志,1999,35(6):416–417.

[6] 刘英．硅油填充眼视网膜脱离的手术治疗 [J]．中华眼底病杂志,2001,17(3):416–417.

[7] Mehmet A Acar 1, Nurten ünlü, Conventional surgery for complicated retinal detachment in silicone oil–filled eyes. Eur J Ophthalmol,2011,21(3):290–295.

[8] 韩泉洪，王琳，程伟，等．硅油眼复发性视网膜脱离的巩膜外垫压治疗 [J]．中国实用眼科杂志,2002,20(11):826–827.

[9] 张雨，陈震，邢怡桥．巩膜外加压治疗硅油眼复发性视网膜脱离 [J]. 武汉大学学报(医学版),2018,39(2):305–307.

[10] 高云仙，赵勇，王雁，等 .25G 辅助巩膜外加压术治疗硅油眼视网膜脱离的疗效观察 [J]．国际眼科杂志,2018,18(2):356–359.

[11] 张威，王文战．硅油填充眼发生视网膜脱离的原因及治疗效果 [J]．中华眼外伤职业眼病杂志,2019,41(3):165–168.

[12] 鲍庆，陈佳，邢怡桥，等．硅油眼复发性视网膜脱离的特点及临床处理 [J]．眼科新进展,2017,37(6):576–578.

[13] Kazuaki Kadonosono 1, Hiroshi Kamezawa Bimanual vitreous surgery with slit–beam illumination and a multicoated contact lens.Retina, 2006,26(6):708–709.

[14] Haotian Lin, Shiqi Ling. Preventive scleral buckling and silicone oil tamponade are important for posttraumatic endophthalmitis successfully managed with vitrectomy [J]. Ophthalmologica, 2011,226(4):214–219.

[15] 张凌，陈彬，陈静，等．巩膜外环扎术治疗复发性视网膜脱离的临床观察 [J]. 中医眼耳鼻喉杂志,2019,9(2):73–76.

[16] Yon Wei, Guoji Wu. The outcomes of scleral buckling versus re–vitrectomy for the treatment of recurrent inferior retinal

detachment in silicone oil tamponade eyes [J] . Acta Ophthalmol，2016 ,94(7):e624–e628.

[17] 李涛，罗清礼，吴海英. 人视网膜激光光凝后荧光血管造影和超微结构研究 [J] . 四川大学学报 (医学版),2004,35(2)：234–237.

[18] Roider J，Brinkmann R，Wirbelauer C，et al. Retinal sparing by selective retinal pigment epithelial photocoagulation [J] . Arch Ophthalmol，1999，117(8)：1028–1034.

第十七章 先天发育异常伴视网膜脱离

第一节　家族性渗出性玻璃体视网膜病变

家族性渗出性玻璃体视网膜病变 (familial exudative vitreoretinopathy, FEVR) 由 Criswick 和 Schepens 于 1969 年首次描述[1]，其典型临床特征为周边无血管区及异常血管区，且颞侧周边部可见特征性的 V 字形无血管区。[2] 病变特征类似于早产儿视网膜病变（retinal of prematurity，ROP），但与其不同的是，没有早产史和吸氧史。[3]FEVR 的临床表现、病变过程及其遗传方式呈现多样化。眼底原发表现周边视网膜血管发育异常以及周边视网膜无灌注区，随着病情进展，新生血管形成，纤维组织增生，可引起一系列继发性表现，如视网膜下渗出、视网膜血管牵拉、视盘黄斑移位，放射状视网膜皱褶，可终生存在视网膜血管活动性病变，严重的可导致视网膜脱离。[4,5]

一、FEVR 的临床表现具有多样性

FEVR 的临床表现具有多样性，早期 FEVR 很容易被忽略，其临床表现可以是无症状或者伴发的，或被诊断为非特异性玻璃体视网膜病变。对于轻度 FEVR 患者，周边无血管区可以无任何临床症状或者轻度血管异常；对于中重度病变 FEVR 患者，无血管区与有血管区交界处可观察到视网膜血管异常（包括周边血管分支异常增多、行径异常、动静脉短路、毛细血管扩张和闭塞的血管呈白线状、微血管瘤和新生血管生成，部分可见到不规则的灰白色渗出灶）[6,7]，视网膜前新生血管和纤维膜增殖牵拉黄斑和视网膜血管，造成黄斑异位、视盘移位，病情进展引起视网膜脱离和视网膜皱襞，严重影响视力。视网膜脱离是 FEVR 中最常见的并发症，占 FEVR 患者的 21%~64%[8]，常表现为牵拉性、渗出性视网膜脱离，甚至孔源性视网膜脱离，其中较典型的表现为“镰状视网膜皱襞”，是周边纤维血管组织收缩牵拉视网膜，形成视盘至周边视网膜或晶状体赤道部的视网膜皱褶或脱离。[9] 赵培泉等对 202 例 (404 只眼) 中国地区 FEVR 患者的临床特征进行研究后发现，FEVR 患者中发生视网膜脱离的患者比例达 33.66%，而其中 32.92% 的患眼被误诊为单纯视网膜脱离。[10]Parveen Sen 等对 44 例 FEVR 致 RD 统计

得出，79.5% 为孔源性视网膜脱离，20.5% 为牵拉性视网膜脱离。[11] 丁小燕等对 44 例 FEVR 孔源性视网膜脱离患者进行研究指出，71.1% 为圆形裂孔，22.2% 为马蹄形裂孔，6.7% 为巨大裂孔。[12]Satoshi Katagiri 等对 46 例 FEVR 致孔源性视网膜脱离裂孔特征进行分析得出，24 例为萎缩性裂孔，12 例为撕裂孔，大多数裂孔位于颞侧，撕裂孔多发生在正常视网膜与异常视网膜交界处（85.7%），萎缩孔在无血管区（42.3%）和交界区（53.8%）均可出现。[13]FEVR 的临床表现多样，还表现为可合并或被误诊为多种眼部疾病，如玻璃体积血、黄斑板层裂孔或黄斑裂孔、高度近视、黄斑毛细血管扩张症 1 型（MacTel 1）或 Coats 病、玻璃体黄斑界面疾病、视网膜前膜、永存玻璃体动脉残留 (PFV）。同时也可合并多种全身疾病，如 Digeoge 综合征、Turner's 综合征、骨质疏松症并假神经胶质瘤、合并小头畸形和智力发育迟缓、脊髓性肌肉萎缩症、Criswick-Schepens 综合征及先天性毛细血管扩张性大理石样皮肤等。[14,15]

1976 年，Canny 和 Oliver[16] 首先介绍了荧光素眼底血管造影（FFA）应用于 FEVR 的诊断，目前为止，FFA 被认为是诊断 FEVR 的金标准。近年来，随着基因检测、超广角照相系统的出现及普及、OCT 和 OCTA 的广泛应用，FEVR 的误诊率降低，早期诊断率明显提高。丁小燕等通过 OCT 和 OCTA 的检查，提出了 FEVR 中玻璃体视网膜界膜的异常，还指出 FEVR 患者中黄斑中心凹发育不良、黄斑区深层浅层毛细血管密度下降及黄斑中心无血管区扩大，并进一步通过超广角照相系统提出了一种新的解剖学改变，称为颞侧中周部玻璃体视网膜界膜异常，是对 FEVR 患者的病因、早期诊断和治疗随访有意义的临床指标。[17]

临床上普遍认为 FEVR 是双眼发病，同时也指出疾病的不对称性是 FEVR 的临床发病特点。临床上应注意：①对于青少年患者单眼 RD，仔细检查对侧眼周边视网膜是必要的，警惕 FEVR 的可能性；②对于单眼前房消失的患儿，仔细检查对侧眼周边视网膜血管改变和父母的眼底改变可帮助鉴别患儿是否为 FEVR 或者 PFV；③ PFV 典型表现为条索由视盘发出连至晶状体后，而 FEVR 镰状皱襞通常是向颞侧的镰状视网膜脱离 [18]；④ FEVR 的眼底改变与早产儿视网膜病变 (ROP) 的改变相似，均表现为视网膜血管未发育至锯齿缘，但 FEVR 多发生在足月儿，常伴有家族史，家族成员中眼底周边视网膜有异常血管改变或无灌注区。但是，FEVR 并不是均见于足月儿，有研究发现有 13.61% 低出生体重儿和低孕周的早产儿，最终被诊断为 FEVR，早产儿中也有 FEVR 患者，所以在临床工作中应对 FEVR 和 ROP 进行鉴别诊断。[19]

二、FEVR 的基因突变具有多样性

FEVR 具有遗传异质性，目前公认的有 6 种致病基因被证实与 FEVR 相关 [20]，包括常染色体隐性遗传或散在遗传低密度脂蛋白受体相关蛋白 5 基因（LRP5），常染色体显性或隐性遗传 Frizzled4 基因（FZD4）、四旋蛋白 12（TSPAN12），常染色体显性遗传基因 ZNF408，X 连锁隐性遗传基因 NDP，以及近年来发现的与头小畸形 - 淋巴水肿 - 脉络膜视网膜发育异常 (MLCRD) 相关的基因 KIF11，也存在 2 种或多种基因共同遗传的患者，约 50% 的 FEVR 病例由上述基因突变导致。陈春丽、赵培泉等对 722 例 FEVR 患者进行基因型与临床表型的相

关性分析，得出 NDP 临床表现最严重，对称性最好，且主要是男性发病；TSPAN12 的对称性次之，家族遗传性最好；LRP5 和 ZNF408 表现最轻，LRP 最为常见，ZNF408 病例数太少；KIF11 基本是自发突变占多数，67 例患者中 11.9% 表现为小头和脉络膜萎缩灶；所有基因类型患者 3 岁以内发病占多数，比例为 62.50%~82.05%，并且男性多于女性。[21] 更有研究指出，单侧 FEVR 更多见于 LRP5 基因突变，视网膜异常的不同表型外显率可导致看似单侧疾病。[22] ZNF408 基因变异在 FEVR 所占比例较低，但在斑马鱼 ZNF408 突变的研究中指出，ZNF408 基因对视网膜血管的生长发育发挥了重要作用。[23] 陈崇林等对 54 例 FEVR 致孔源性视网膜脱离患者进行基因分析得出，LRP5 基因突变为 66.7%，其次为 FZD4，并进一步指出，LRP5 引起的周边视网膜渗漏和血管新生较 FZD4 基因突变病变轻。[24] 尽管具有相同的 FEVR 基因突变，重度 FEVR 患者的一级亲属常常表现为轻度或无任何临床症状。[25] 这也就是说，同一个致病基因可引起同一家庭内和同一个体的双眼之间不同程度的疾病严重程度，这可能与表观遗传学有关，提示环境因素也可能影响这些患者的临床表型。大部分双基因或多位点 FEVR 家系均存在子代病例较亲代临床表现更重这一现象，然而对于这一现象尚无确切的理论解释。

三、FEVR 的分期及治疗原则和治疗进展

目前，FEVR 的临床分期标准较多采用 2014 年 [26]Kashani 等提出的新的 FEVR 5 期分期。

表 17-1-1　家族性渗出性玻璃体视网膜病变临床分期

分期	临床表现
1 期	视网膜周边无血管区或视网膜内异常新生血管形成 （1A: 不伴有视网膜渗出；1B: 伴有视网膜渗出）
2 期	视网膜周边无血管区伴视网膜外新生血管形成 （2A: 不伴有视网膜渗出；2B: 伴有视网膜渗出）
3 期	未累及黄斑区的视网膜脱离 （3A: 不伴有视网膜渗出；3B: 伴有视网膜渗出）
4 期	累及黄斑区的视网膜脱离 （4A: 不伴有视网膜渗出；4B: 伴有视网膜渗出）
5 期	全视网膜脱离 （5A: 开放漏斗型；5B: 闭合漏斗型）

治疗进展：≤ 3 岁且≥ 2 期的患儿，不赞成伴有渗出时才治疗，而应尽早采用激光光凝；>3 岁且≤ 2A 期的病变，需要密切随访观察。2B 期伴有渗出或伴发新生血管时，采用激光光凝治疗，以稳定纤维血管组织，控制病情进展，但是激光治疗并不能完全阻止纤维组织增生和继之发生的视网膜脱离，同时行激光治疗时应注意远离纤维增殖的区域以避免刺激导致牵拉加重或形成视网膜裂孔。3~5 期的患者由于发生了视网膜脱离等常需要手术治疗，手术治疗方式包括巩膜扣带术、玻璃体切割术，必要时需联合两种术式，部分患者甚至需晶体切除联合玻璃体切割术。在 FEVR 合并孔源性视网膜脱离的研究中，何广辉 [27] 等报道，4A 期以下的 FEVR 合

并 C3 级以下增殖性玻璃体视网膜病变时，巩膜扣带术复位率高，手术次数少，术后视力恢复较好。4B 期及以上的 FEVR，伴 C3 级及以上的增殖性玻璃体视网膜病变时，玻璃体切割手术能使视网膜更好复位，但需手术次数也可能增加，且视力预后较差。王熙娟[28] 和 Yamane[29] 等研究中均指出，根据 FEVR 分期、增生膜严重程度、累及范围及形态，有针对性地选择巩膜扣带手术或玻璃体切割手术治疗。玻璃体切割术对于增殖活跃的患者来说可以有效解除后极部的玻璃体牵拉，而巩膜扣带术可以缓解周边视网膜的玻璃体牵拉，FEVR 当增生膜仅累及 <2 个象限的视网膜极周边部时，可行巩膜扣带术；若增生膜累及视网膜后极部或≥ 2 个象限时，巩膜环扎不能有效缓解这种广泛的牵拉，则要考虑玻璃体切割术。

近年来，抗 VEGF 应用于治疗 2 期及以上 FEVR 患者的研究指出，初步的抗 VEGF 治疗有助于减少视网膜出血和渗出，大大促进了光凝作用，对于需要行手术治疗的 FEVR 患者，术前抗 VEGF 能有效退化视网膜新生血管，减少手术并发症，如出血和视网膜裂孔。[30]Jiao Lyu 等对 28 例 3~5 期 FEVR 患者的研究中得出，玻璃体内注射雷珠单抗联合或者不联合其他治疗可有效逆转纤维血管增殖活跃的晚期 FEVR 病变，并指出不同的治疗结果可能与 FEVR 的临床表现和遗传异质性有关。[31] 抗 VEGF 可能是 FEVR 治疗的一种有效方式，无论是作为主要的还是传统治疗的辅助手段，其远期疗效和安全性有待进一步研究。

总之，FEVR 具有临床表现异质性和遗传异质性，其病情是否进展终身不可预知。结合眼部表现及眼底血管造影检查对患者做好疾病的早期诊断，对病情进行准确的临床分期，给予及时有效的治疗方案，定期密切随访监控病情进展及必要的遗传咨询。只有对 FEVR 患者制定科学合理的临床管理策略，才能控制疾病进展，最大限度地保存视功能，改善患者生存质量。

（毕春潮　白淑玮）

病例 30

家族性渗出性玻璃体视网膜病变（FEVR）。

基本信息：女性，8 岁。　　就诊日期：2021-07-16

主诉：左眼视力下降 2 周。

现病史：2021 年 7 月 20 日双眼 FFA 联合左眼视网膜光凝，2021 年 7 月 26 日右眼视网膜光凝。

既往史：足月顺产。双眼自幼视力差。

眼部检查：2021 年 8 月 11 日。

表病例 30-1　眼部检查结果

	右眼	左眼
视力	0.25	0.02
矫正视力	0.5	不提高
眼压	8.5mmHg	10.5mmHg
眼前节	角膜清，前房（-），晶状体透明	
玻璃体	无明显混浊	轻度混浊
眼底	颞侧周边视网膜呈灰白色无血管，边缘见光凝斑，鼻侧周边视网膜非压迫白	视网膜 1:00-10:30 呈青灰色隆起累及黄斑区，鼻侧视网膜脱离未波及后极部光凝斑包绕，颞侧周边见灰白色无血管区，周边血管走形直，部分呈毛刷状，伴少量出血，未见视网膜裂孔

影像检查：

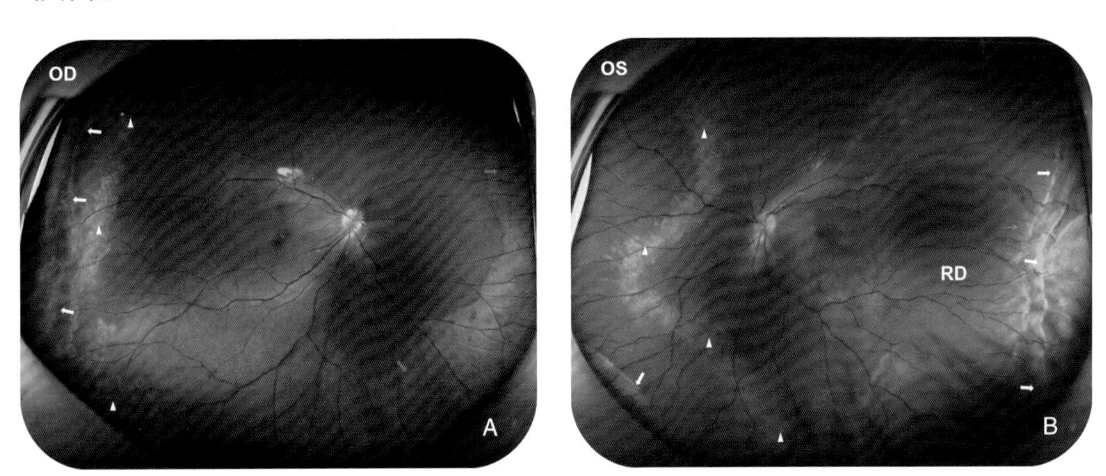

图病例 30-1　Optos 超广角成像彩图（2021-08-02）

A. 右眼底颞侧周边视网膜无血管区（白色箭头），后界视网膜见光凝斑（白色三角），鼻侧周边视网膜非压迫白（蓝色箭头）；B. 左眼底周边 1:00-10:30 视网膜青灰色隆起累及黄斑区，鼻侧视网膜脱离未波及后极部光凝斑包绕（白色三角），颞侧周边灰白色无血管区（白色箭头），周边血管走形直，部分呈毛刷状（蓝色箭头），伴少量出血。

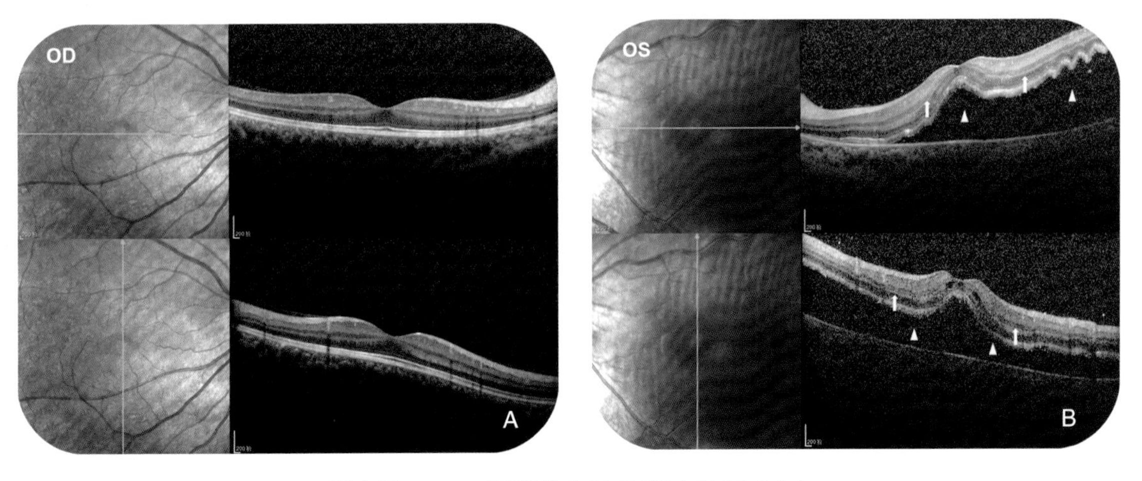

图病例 30-2　双眼黄斑区 OCT（2021.8.2）

A. 右眼黄斑区结构清晰，无明显异常；B. 左眼黄斑区神经上皮水肿有细小囊泡（白色箭头）、脱离（白色三角）。

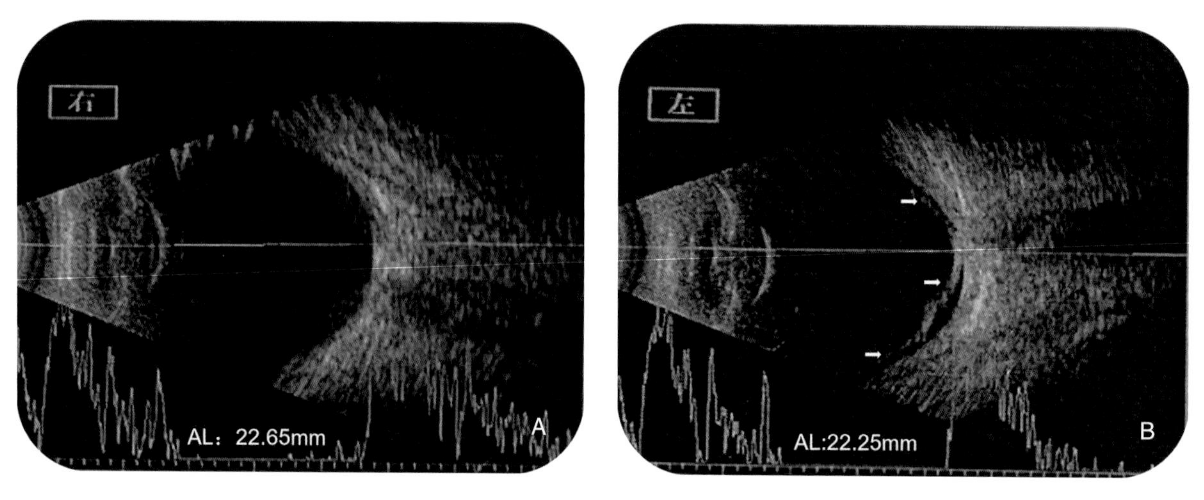

图病例 30-3　双眼 B 超（2021-08-11）

A. 右眼未见异常；B. 左眼视网膜脱离光带（白色三角）。

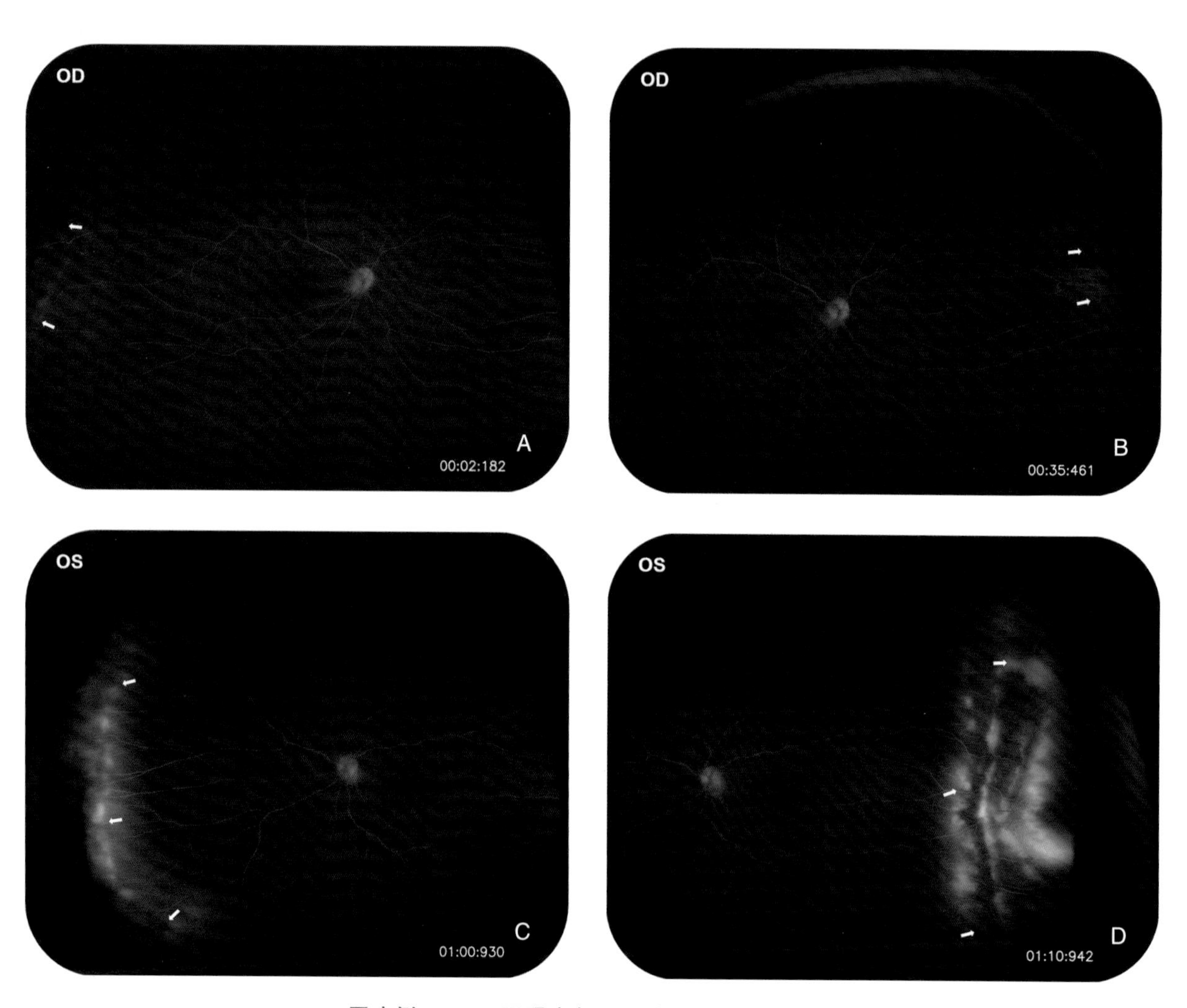

图病例 30-4　双眼广角 FFA（2021-07-20）

A. 右眼颞侧周边血管渗漏（白色箭头）；B. 右眼鼻侧周边血管渗漏（白色箭头）；C. 左眼鼻侧周边血管渗漏，走形直（白色箭头）；D. 左眼颞侧周边血管渗漏，走形直，呈网状（红色箭头）。

诊断：①双眼家族性渗出性玻璃体视网膜病变，右眼 2A 期，左眼 4A 期；②双眼屈光不正。

治疗：2021 年 8 月 12 日在全身麻醉下行左眼巩膜环扎 + 外垫压术。

术中 240# 环扎带赤道部环扎，接头位于鼻上；5:00 赤道部切开巩膜放液；276# 硅胶轨道 1:00–8:00 放置在环扎带下，4 个象限缝合固定。

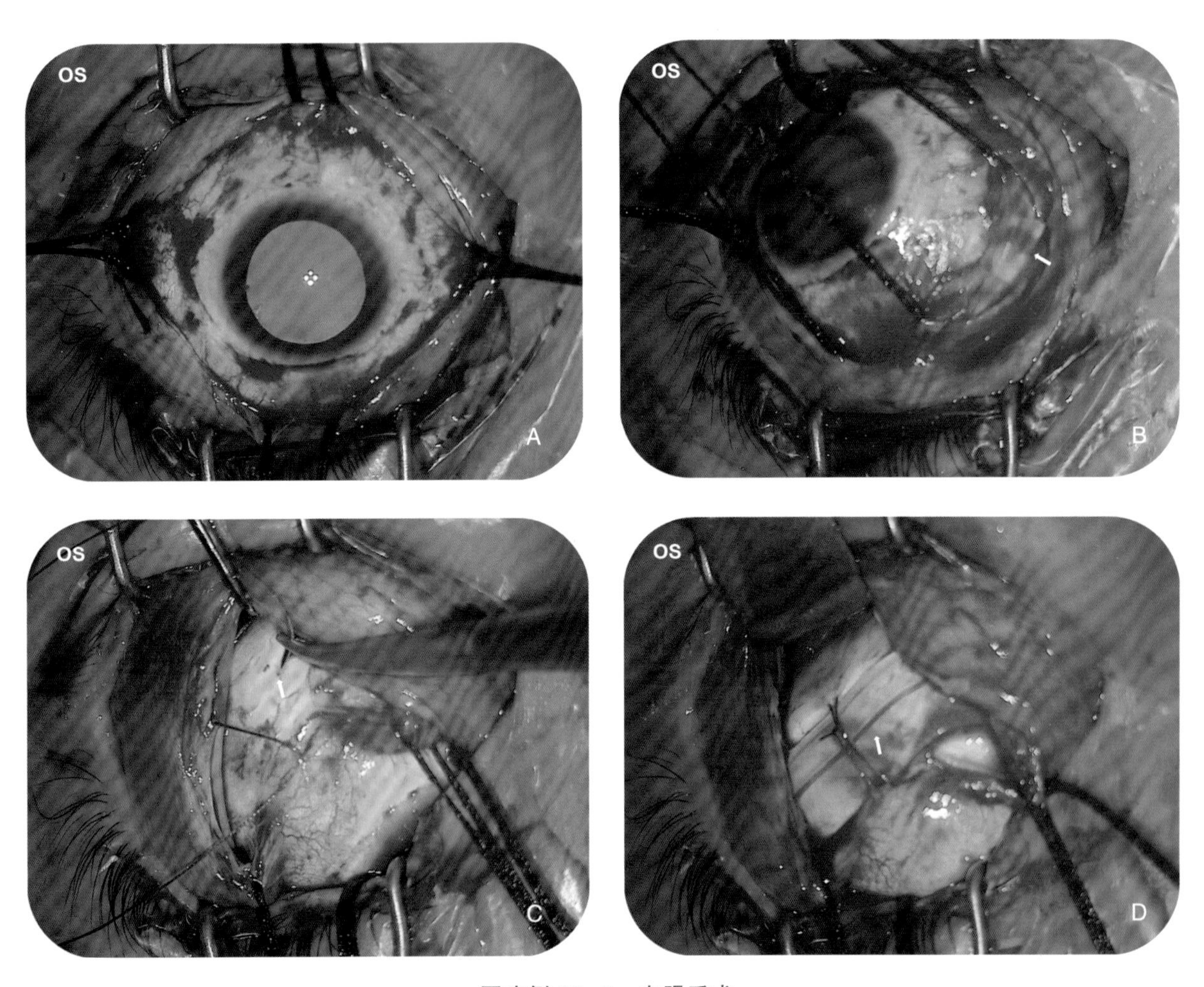

图病例 30–5　左眼手术

A. 放置 4 条肌肉牵引线；B. 240# 环扎带接头放置于鼻上；C. 5:00 巩膜切开放出视网膜下液；D. 276# 硅胶轨道置于环扎带下缝合固定。

复诊：

（1）2021 年 8 月 13 日 /24 日左眼巩膜环扎 + 外垫压术后 1 天 /12 天。

视力：OD 0.2–4.50DS/–2.00*165° →0.6，OS 0.2 4.25DS/–1.25*20° →0.5。眼压：OD 12.0mmHg，OS 12.8mmHg。左眼底视网膜复位，周边术嵴可见。

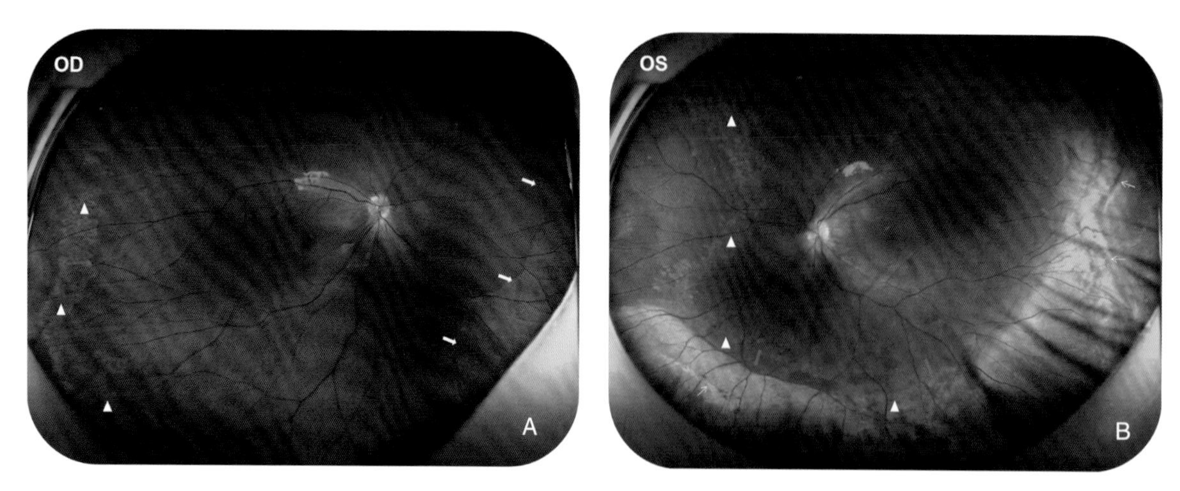

图病例 30-6 Optos 超广角成像彩图（2021-08-24）

A. 右眼底颞侧周边见光凝斑（白色三角），鼻侧周边非压迫白（白色箭头）；B. 左眼底视网膜复位，术嵴可见（蓝色箭头），鼻侧及下方周边见光凝斑（白色三角）。

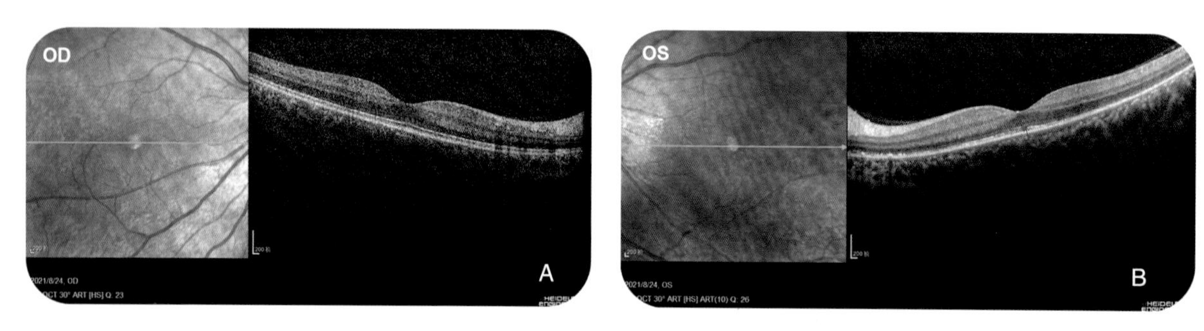

图病例 30-7 双眼黄斑区 OCT（2021-08-24）

A. 右眼黄斑区结构正常；B. 左眼黄斑区神经上皮复位，中心 IS/OS 缺失（红色箭头）。

（2）2021 年 10 月 12 日左眼巩膜环扎 + 外垫压术后 2 个月。

视力：OD 0.2 → 0.6，OS 0.2 → 0.5。眼压：OD 13.4mmHg，OS 15.2mmHg。眼部检查同前。

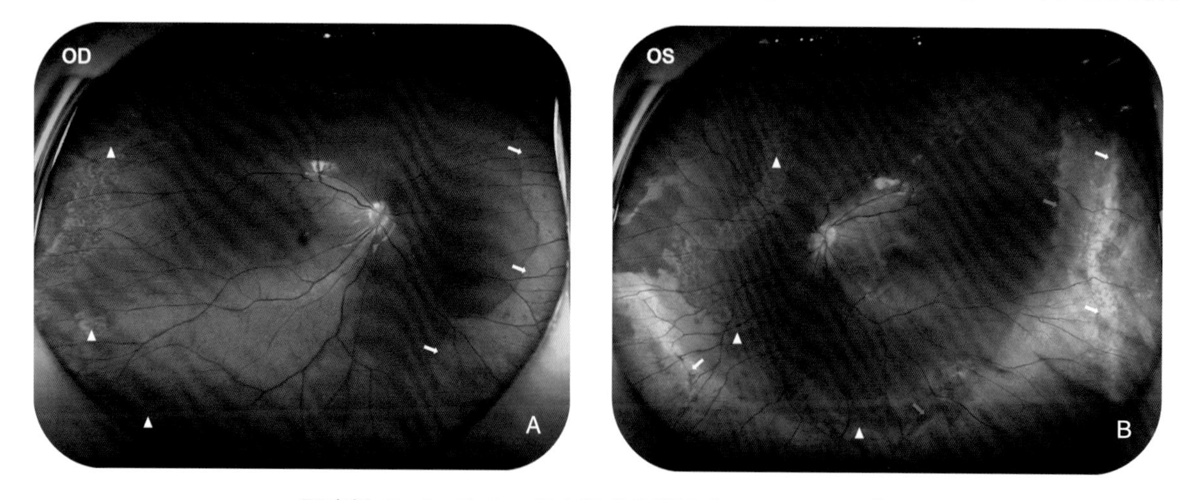

图病例 30-8 Optos 超广角成像彩图（2021-10-12）

A. 右眼底光凝斑及非压迫白同前，无变化；B. 左眼底视网膜平伏，1:00-8:00 周边术嵴可见（蓝色箭头），余同前。

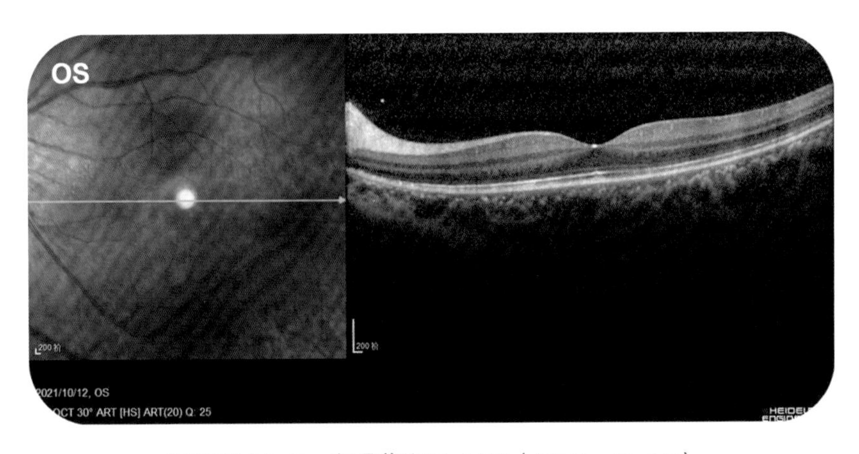

图病例 30-9 左眼黄斑区 OCT（2021-10-12）
结构清晰，恢复正常。

（3）2022 年 3 月 8 日左眼巩膜环扎 + 外垫压术后 7 个月。

视力：OD 0.2 → 0.6，OS 0.2 → 0.6。眼压：OD 14.5mmHg，OS 13.2mmHg。

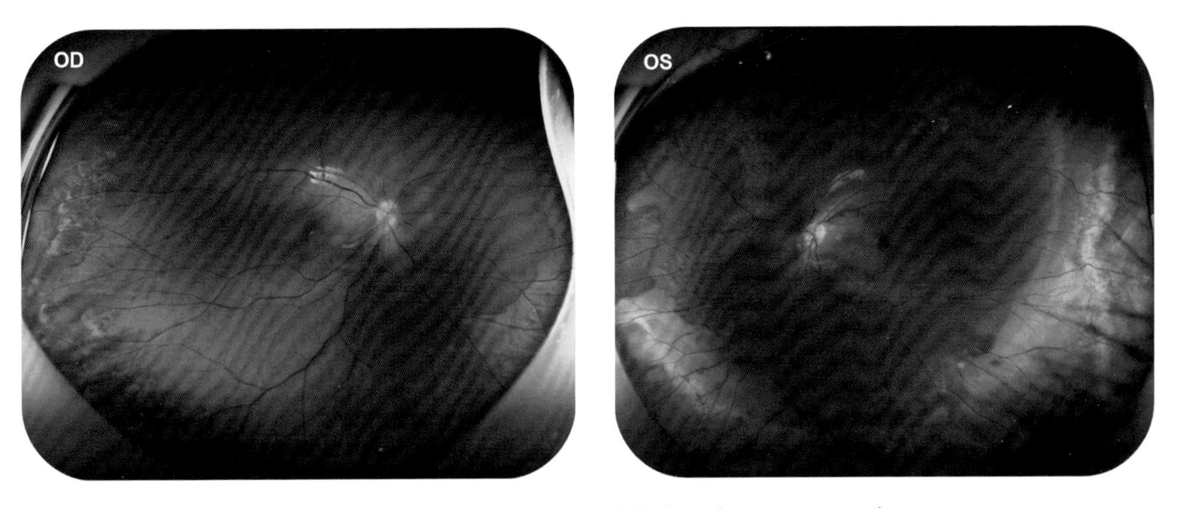

图病例 30-10 Optos 超广角成像彩图（2022-03-08）
双眼底检查同前。

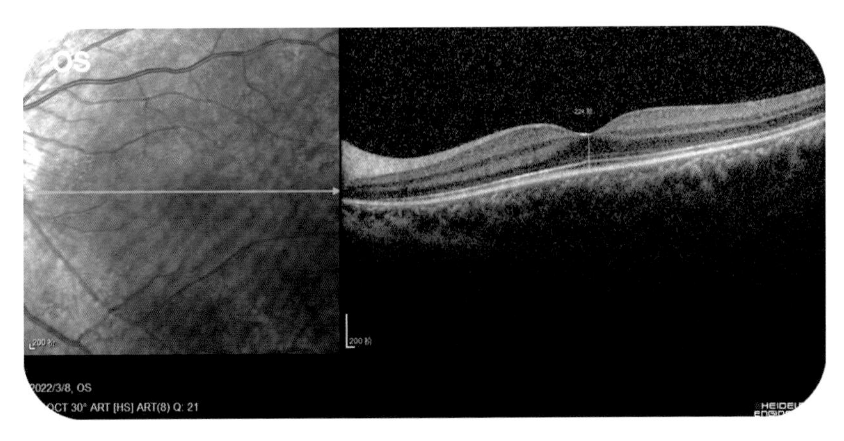

图病例 30-11 左眼黄斑区 OCT（2022-03-08）
各层结构清晰，未见异常。

解析：

家族性渗出性玻璃体视网膜病变（FEVR）是一种好发于婴幼儿的遗传性视网膜血管发育异常引起的玻璃体视网膜疾病，常表现为双眼发病，不对称，儿童以非孔源性视网膜脱离为主。

该例患儿来诊后怀疑 FEVR，行 FFA 检查具有典型的双眼周边视网膜无灌注，视网膜周边血管渗漏，走形直，左眼颞侧呈网状，诊为双眼 FEVR，右眼 2A，左眼 4A。经反复眼底检查，左眼底视网膜脱离未见明显裂孔，给予环扎及外垫压术，垫压部分主要是颞侧及鼻下周边增殖区。术后复查半年以上，视网膜复位，眼底病变稳定。但由于是遗传性疾病，已告知患儿家长需长期随访及进行基因检测。

（病例提供医师：雷春灵　李凤至）

病例 31

家族性渗出性玻璃体视网膜病变（FEVR）。

基本情况：男性，13 岁。　　就诊时间：2021-12-08

主诉：发现左眼视力下降 1 周。

既往史：双眼屈光不正病史。

家族史：家族成员身体健康。

眼部检查：

表病例 31-1　眼部检查结果

	右眼	左眼
视力	0.3	0.15
矫正视力	1.0	0.3
眼压	15.2mmHg	15.6mmHg
眼前节	未见异常	未见异常
玻璃体	轻度混浊	轻度混浊，少许色素颗粒
眼底	周边血管呈毛刷样改变	1:00-7:00 视网膜青灰色隆起累及黄斑区，视网膜下可见大量增殖条索；周边血管呈毛刷样改变，周边无血管区内可见变性区似有筛孔

影像检查：

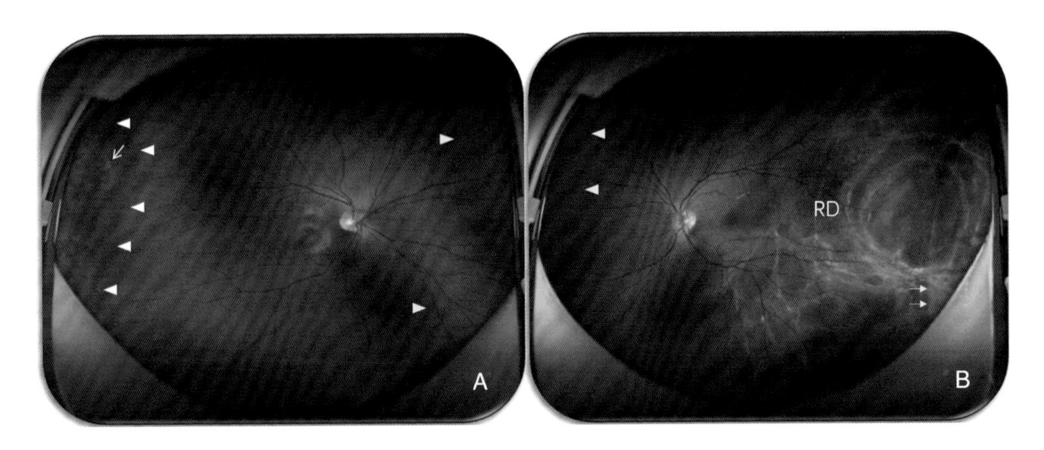

图病例 31-1　Optos 超广角成像彩图（2021-12-08）

A. 右眼底颞侧周边 V 形视网膜无血管区（白色三角），黄白色渗出（白色箭头），鼻侧周边及颞侧周边视网膜血管走形平直、分叉增多，部分呈毛刷状（黄色三角）；B. 左眼底 1:00–7:00 视网膜青灰色隆起累及黄斑区，视网膜下见大量增殖条形成；颞侧周边灰白色变性区（黄色箭头），周边血管走形直，部分呈毛刷状（黄色三角）。

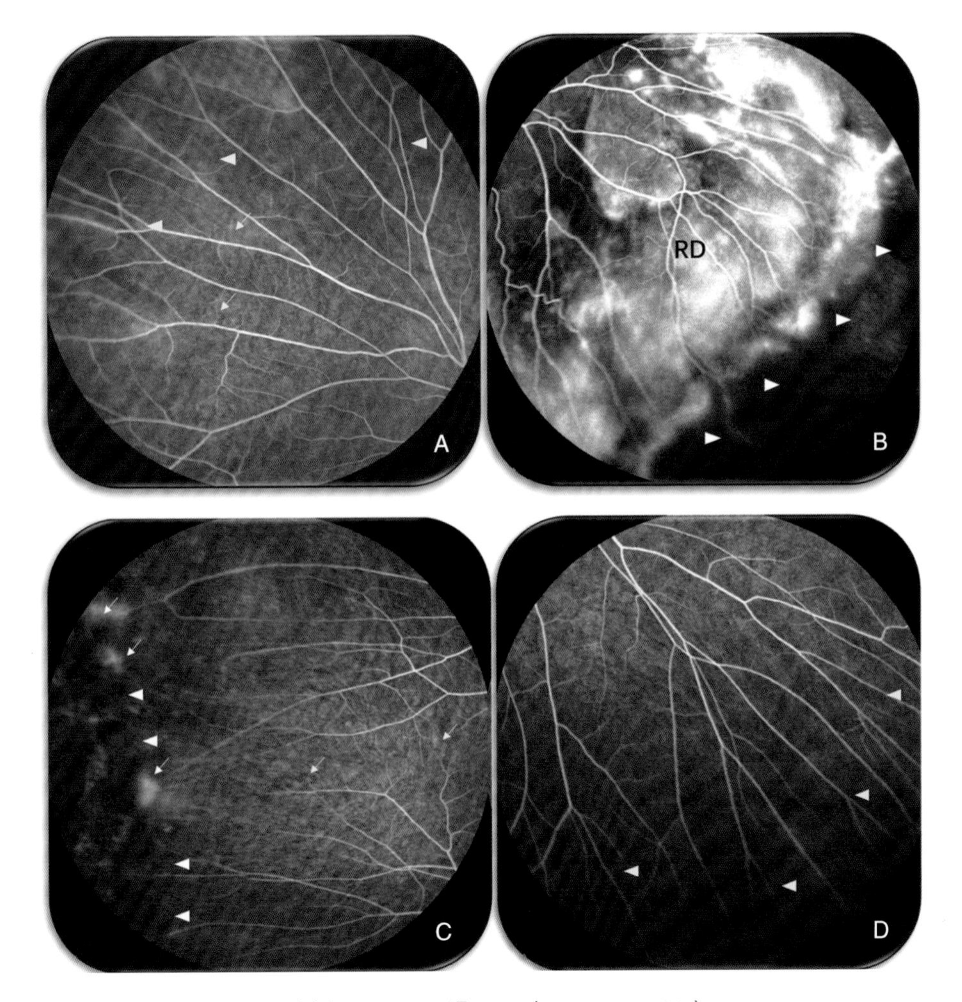

图病例 31-2　双眼 FFA（2021-12-08）

A. 左眼鼻侧血管走形平直，呈现毛刷状（黄色三角），毛细血管扩张（黄色箭头）；B. 左眼视网膜脱离，周边血管渗漏和无灌注区（白色三角）；C. 右眼颞侧周边血管渗漏（白色箭头），周边无灌注区（白色三角）和毛细血管扩张（黄色箭头）；D. 右眼鼻下方周边血管走形平直，呈毛刷状（黄色三角）。

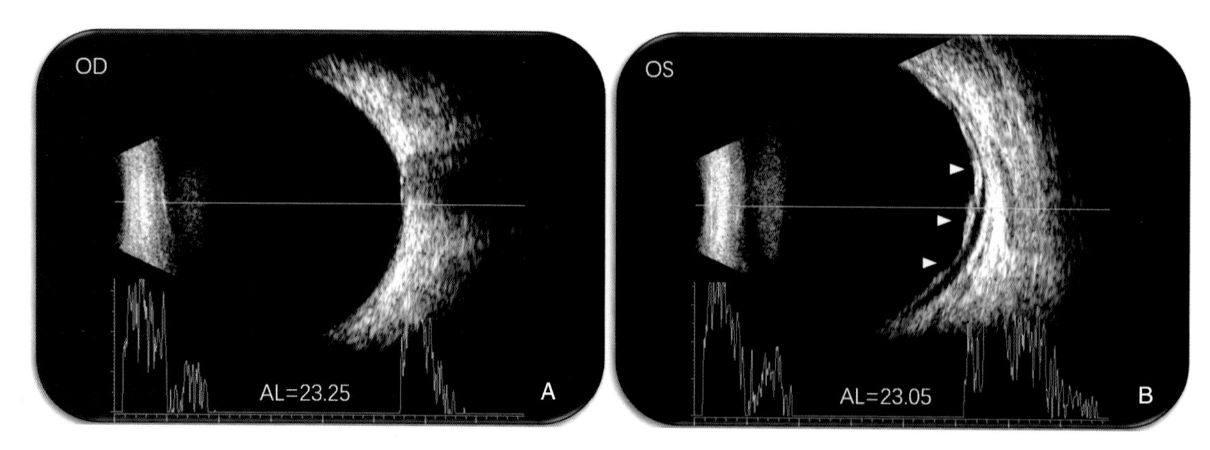

图病例 31-3　双眼 B 超（2021-12-08）

A. 右眼未见异常；B. 左眼视网膜脱离光带（白色三角）。

诊断：①双眼家族性渗出性玻璃体视网膜病变（右眼 1A 期，左眼 4A 期）；②双眼屈光不正。

治疗：2021 年 12 月 10 日在全身麻醉下行左眼巩膜环扎 + 外垫压 + 放液术。

术中 240# 硅胶带 360° 赤道部巩膜外环扎，接头位于鼻上；276# 硅胶轨道置于 240# 硅胶带下 1:00–7:00 缝线固定；5:00 赤道部巩膜切开放出视网膜下液。

复诊：

（1）2021 年 12 月 20 日左眼巩膜环扎 + 外垫压术后 10d。

视力：OD 0.3–2.50DS/–1.00*75° → 1.0，OS 0.2 2.25DS/–1.00*20° → 0.4。眼压：OD 16.5mmHg，OS 17.5mmHg。眼底：左眼视网膜复位，周边术嵴明显可见。给予右眼颞侧周边视网膜光凝处理。

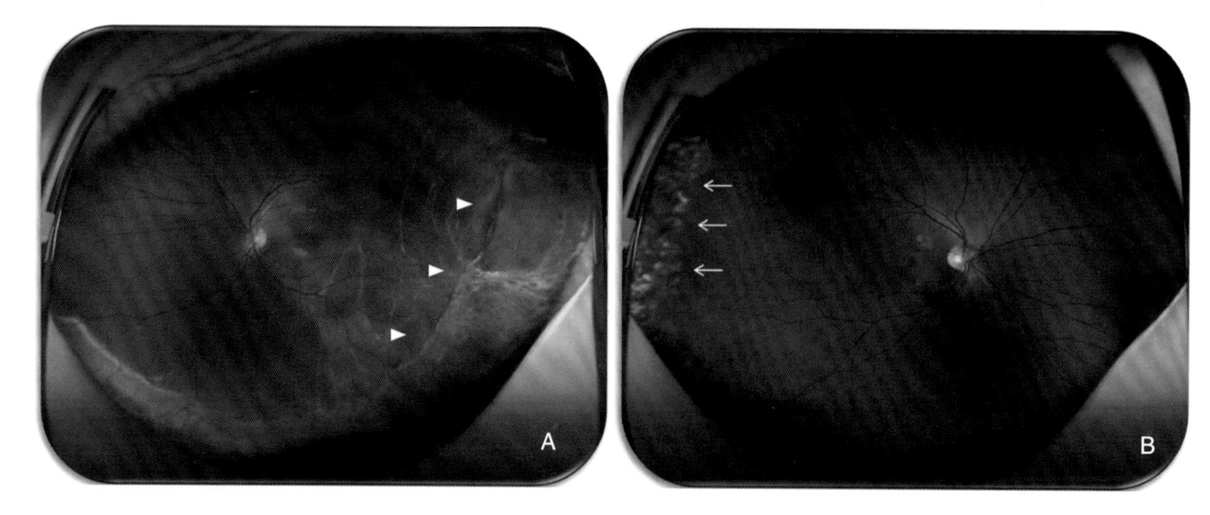

图病例 31-4　Optos 超广角成像彩图（2021-12-20）

A. 左眼底视网膜复位，周边术嵴可见（白色三角）；B. 右眼底颞侧周边无血管区可见光凝斑（白色箭头）。

（2）2022 年 1 月 20 日左眼巩膜环扎 + 外垫压术后 40 天。

视力：OD 0.3–2.50DS/–1.00*75° → 1.0，OS 0.3 2.25DS/–1.00*20° → 0.5。眼压：OD

16.7mmHg，OS 15.5mmHg。眼底检查见超广角照相。给予左眼颞侧周边视网膜光凝处理。

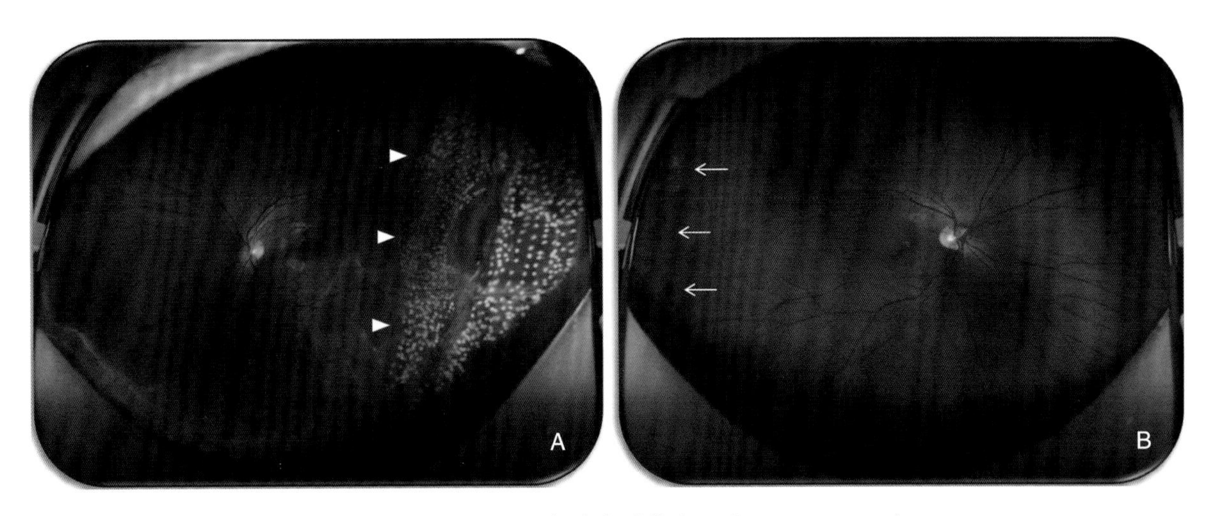

图病例 31-5　Optos 超广角成像彩图（2022-01-20）

A. 左眼底视网膜复位，颞侧周边视网膜术嵴周围可见光凝斑（白色三角），避开增殖条索；B. 右眼底颞侧周边无血管区可见光凝斑（白色箭头）。

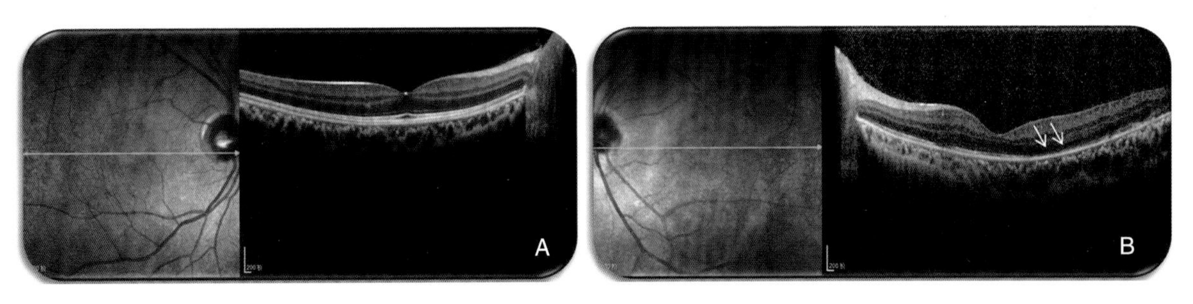

图病例 31-6　双眼黄斑区 OCT（2022-01-20）

A. 右眼黄斑区结构正常；B. 左眼黄斑区中心凹下外层视网膜结构恢复良好，中心凹偏颞侧 IZ 带、EZ 带破坏，外界膜显示不清（白色箭头所示）。

解析：

家族性渗出性玻璃体视网膜病变（familial exudative vitreoretinopathy，FEVR）是一种以周边视网膜血管先天性发育异常为特点的遗传性疾病，是儿童和青少年视网膜脱离的主要原因之一。FEVR 患者通常为双眼受累，双眼表现可以高度不对称，一侧眼表现为严重的视网膜皱褶或视网膜脱离，而对侧眼仅仅表现为周边视网膜无血管。该例患者来诊后怀疑 FEVR，行 FFA 检查具有典型的双眼周边视网膜无灌注，视网膜周边血管渗漏，走形直，左眼视网膜脱离，诊为双眼 FEVR（右眼 1A 期，左眼 4A 期）。右眼给予颞侧无血管区激光光凝，左眼给予巩膜环扎联合外垫压术，垫压部分主要是颞侧变性区裂孔处及下方周边增殖区。术后复查视网膜复位良好，目前眼底病变稳定。但由于 FEVR 病发生发展特点，已告知患者及家长需长期随访。

（病例提供医师：毕春潮　白淑玮）

第二节 先天性视网膜劈裂伴视网膜脱离

先天性视网膜劈裂又称 X 连锁遗传性视网膜劈裂症（X-linked retinoschisis，XLRS），是一种玻璃体视网膜营养不良症，主要临床特点为黄斑部的神经纤维层的劈裂，部分患者伴周边部视网膜劈裂。[32,33] 当出现视网膜脱离或反复发生的玻璃体积血时，需手术干预治疗。该病有 10%~20% 的患者可能会进展为视网膜脱离。[34] 过去常因视力低下被误诊为弱视而耽误治疗，随着眼底检查的普及及深入，国内外对此病的深入研究，此病逐渐被大家了解和熟悉。我们将从以下几方面阐述先天性视网膜劈裂的临床特点，探讨先天性视网膜劈裂伴视网膜脱离手术方式的选择及预后。

一、先天性视网膜劈裂的发病机制

XLRS 主要为 X 连锁隐性遗传，极少部分病例为常染色体隐性遗传。XLRS 的发病基因 XLRS1 第一次由 Sauer 等于 1997 年提出，并采用克隆法证实该基因位于 X 染色体上。[35] Winco 等发现光感受器细胞及 RS1 蛋白与双极细胞层钠泵的功能及负性调节膜蛋白 SARM1 有着密切关系。[36] 有研究发现，中国早发性 XLRS 均存在染色体 Xp22 的 RS1 基因突变。[37] XLRS1 基因一旦突变，导致分泌障碍和黏附功能丧失，细胞间信息传递障碍和视网膜层间黏附作用减弱，从而内层视网膜形成劈裂腔，同时病理性玻璃体可能对内层视网膜产生不正常的牵拉促进了劈裂腔的形成。[38]

二、先天性视网膜劈裂的临床特征

XLRS 为先天性遗传病，发病率低，为 0.04‰ ~0.2‰[34]，临床较少见，一般发展缓慢，后期常因并发玻璃体积血、视网膜脱离等而导致视力下降。

（一）视力

常表现为中心视力差，多数患者从儿童时起便视力差，但常在入学后学习困难才被发现，男性发病率显著高于女性，且双眼同时发病多见，单眼视力低下可伴有失用性外斜，双眼视力低下者则容易出现眼球震颤。也有病程进展非常缓慢者，青少年期视力在正常范围内，有的甚至可以将较好的视力保持至 50~60 岁。[39]

（二）眼底

1.XLRS 的特征性眼底改变

黄斑劈裂，表现为黄斑中央凹处轮辐状劈裂或黄斑区囊样改变。在各报道中，XRLS 患者出现黄斑劈裂的概率不同，Kellner 等报道典型的中央凹劈裂仅出现在约 70% 的患者中[40]，Deutman 等报道为 98%~100%[41]，许菲[42] 等发现 XLRS 所有患者眼底及 OCT 检测均提示有视网膜黄斑区囊样劈裂，年龄较小的患者黄斑区可以观察到明显的劈裂囊腔，而年长患者更多表现为眼底萎缩性改变。

2. 周边部视网膜劈裂

XLRS 患者多有周边部视网膜劈裂，Deutman 等报道 XLRS 大约 50% 发生周边部视网膜劈裂[41]，George 等报道为 70%。[43]劈裂多位于颞下象限[32]，呈薄纱样隆起，随着 OCT 技术的发展，扫描周边视网膜劈裂区可见视网膜神经上皮层层间的分离，而非神经上皮层全层脱离，可与视网膜脱离相鉴别。有时在劈裂腔的内层或外层上可见到裂孔。可伴有血管旁白鞘、树枝状改变、微血管病变等周边部血管改变，甚至出现新生血管。[39]发生在周边部的视网膜劈裂对视力影响较小，一般不主张手术治疗，如病变进展，可在周边劈裂处与正常视网膜交界处行堤坝式激光光凝，阻止病变扩展。[44]

3. 视网膜脱离 / 玻璃体积血

严重病例会出现视网膜脱离或反复的玻璃体积血，需进一步手术治疗。

（三）XLRS 的影像学表现

1. 光学相干断层扫描（OCT）

特别是频域 OCT（SD-OCT）已成为该病诊断的主要工具。OCT 可以观察到病变位于视网膜神经纤维层之间，能显示黄斑区囊样改变，伴垂直或斜形的桥状组织相连；后极部视网膜神经上皮层层间的分离，有桥状组织相连；广角 OCT 配合患者眼位还能扫描周边劈裂的视网膜形态。研究发现，黄斑中心凹劈裂的囊腔最常见于内核层。[45-47]

2. ERG

ERG 对于诊断 XLRS 具有重要意义，是病变早期最具特征性的改变。b 波振幅下降或消失，a 波则基本正常或轻度降低，b/a 变小，其值与病变严重程度呈正相关。在疾病早期由于病变的 Muller 细胞引起去极化电流传导异常，导致 b 波振幅下降，本病晚期 a、b 波均出现重度异常。[48,49]

3. 视野

本病常有相对性中心暗点。

4. FFA

对本病诊断有一定帮助，可见黄斑中心凹有扩张的毛细血管和透见荧光，说明此处色素上皮有萎缩，但无典型渗漏，无染料渗漏至这些囊样区，显然不同于其他黄斑囊样水肿。在周边视网膜劈裂与正常视网膜交界处可见显著毛细血管扩张、末梢血管卷曲和异常的血管交通。这些扩张的和异常的血管有明显的荧光渗漏，局部强荧光，说明此处血管渗透性增强。

三、先天性视网膜劈裂的诊断及鉴别诊断

结合幼年时出现视力减退的病史、眼底改变、OCT 特征性改变、ERG 特点、FFA 以及 RS1 基因检测等不难做出 XLRS 诊断，但需与黄斑区存在囊样水肿的疾病以及周边视网膜类似劈裂改变的疾病相鉴别。

（一）黄斑区囊样水肿的视网膜病

1. Goldmann-Favre 综合征

为累及玻璃体、视网膜色素上皮与视网膜的变性性疾病，眼底改变为黄斑中心凹劈裂，视网膜脉络膜退行性变，并以夜盲为主要表现的常染色体隐性遗传病，其劈裂范围不如 XLRS 广泛，常为对称性及相对局限的下方周边部视网膜劈裂。ERG 中 a 波和 b 波均降低有助于与 XLRS 鉴别。

2. 视网膜血管阻塞性疾病及糖尿病性视网膜病变

视网膜血管阻塞性疾病及糖尿病性视网膜病变继发的黄斑囊样水肿，OCT 表现为黄斑区由大小不一，不规则的圆形或椭圆形小囊腔形成，囊腔内为低反射，与劈裂形态可区分。患者往往有原发眼底疾病改变，黄斑囊样水肿为继发改变，不难鉴别。

3. 早产儿视网膜病变（ROP）

患者有早产、低体重、吸氧等病史，主要病理特点为视网膜血管异常增生，眼底少数可见黄斑囊样水肿，局限性血管膜或局部牵拉性视网膜脱离。

4.Turner 综合征

Turner 综合征可出现黄斑部劈裂，它除了全身异常体征外，眼部往往合并有视锥细胞和视杆细胞营养不良。

（二）周边视网膜类似劈裂改变的视网膜病

1. 家族性渗出性玻璃体视网膜疾病（FEVR）

先天性视网膜血管发育异常，周边部毛细血管呈毛刷样改变，无血管区与血管化的视网膜交界处有新生血管生长，形成继发的视网膜前新生血管膜形成，导致黄斑异位，出现牵拉性、渗出性甚至孔源性视网膜脱离，偶可见继发性视网膜劈裂。

2. 早产儿视网膜病变（ROP）

由于周边视网膜血管化不完善，刺激周边视网膜新生血管化和纤维血管增生，纤维血管组织收缩导致视网膜劈裂甚至脱离，早产、低体重、吸氧史等有助于诊断与鉴别。

四、先天性视网膜劈裂的并发症及治疗

先天性视网膜劈裂一般进展缓慢，但有两大严重并发症：视网膜脱离和玻璃体积血，常因这两大并发症导致视力急剧下降甚至致盲。[32] 手术治疗也常针对这两大并发症进行。

（一）玻璃体积血

XLRS 的患者中有 4%~25% 会发生玻璃体积血[40,50,51]，大多数是因为视网膜神经纤维层劈裂后，位于其中的视网膜血管失去周围组织的支撑作用，在玻璃体牵引下发生破裂所致，极少数是由于新生血管破裂所致。[50] 有研究者认为少量的玻璃体积血可观察，如自行吸收可避免手术。也有研究者认为，出现玻璃体积血应尽快行玻璃体切割术，以避免延误治疗导致弱视、失用性斜视等不可逆的后果。[38,52] 玻璃体切割术不仅能有效清除积血，解除玻璃体牵引，同

时可使视网膜劈裂复位或阻止劈裂腔持续扩大，一定程度上恢复视网膜解剖结构和改善视功能。[53]有报道在玻璃体切割术中发现周边部劈裂视网膜小血管漂浮于玻璃体腔中，可将其电凝后一并切除，防止其再出血[52]。术中在劈裂视网膜菲薄的内层做人工PVD难度非常大，有报道为彻底清除玻璃体后皮质，对于视网膜的劈裂内层可与玻璃体后皮质一并切除，认为这样可解除玻璃体牵引和阻止PVR的形成[54]，但这一观点有待商榷。随着玻璃体切割设备的发展，术中应既做到完全的人工PVD，又尽量保留劈裂的视网膜内层组织以保留更多的视功能。

（二）视网膜脱离

XLRS的患者中有11%~20%会发生视网膜脱离[40,48,50,51]，可能有以下原因：①劈裂的全层裂孔所致；②劈裂区以外的全层裂孔所致；③牵拉性视网膜脱离。孔源性视网膜脱离的裂孔可以出现在劈裂外层、劈裂腔周围或为玻璃体牵引性裂孔，液体可通过外层裂孔或通过玻璃体脱离导致全层视网膜撕裂而进入视网膜下。[48]

发生视网膜脱离的患者需尽快手术治疗，手术目的是封闭外层以及任何全层视网膜裂孔，手术方式有巩膜扣带术和玻璃体切割术。对于无明显PVR的孔源性视网膜脱离病例，如果视网膜外层孔位于周边或赤道前且玻璃体状态尚可，黄斑区视网膜劈裂长期稳定，可考虑实施巩膜扣带术，并可取得不错的效果[52,55]，本文中后附的病例也是巩膜扣带术成功的典型病例。既往报道巩膜扣带术再次手术率偏高，可能与病例的选择有关[39]，需严格掌握手术适应证。巩膜扣带术中可联合视网膜下液的外引流、术中冷冻或术后激光封闭裂孔。巩膜扣带术不仅创伤小，对眼内干扰小，较玻璃体切割术简单易操作，而且避免了很多玻璃体切割术中的难点，比如视网膜劈裂的内层与玻璃体后皮质界限不清、难以分离等。但如果视网膜外层孔位于赤道后或有较严重的PVR，或是牵拉性视网膜脱离，应选择玻璃体切割手术。玻璃体切割术能有效解除玻璃体牵拉，直接剥除增殖膜，减小劈裂囊腔的扩大，减轻劈裂程度等，术中联合内界膜撕除、视网膜激光光凝、玻璃体腔内注入惰性气体或硅油填充等方法均有利于视网膜脱离复位。

（三）关于XLRS的其他治疗方法

其一是药物治疗。有报道2%的多佐胺（dorzolamide）能降低后极部视网膜劈裂的发生率，约一半以上患者视力有提高。[56-58]然而也有研究发现，多佐胺治疗可能对减少XLRS患者的中央黄斑厚度有一定作用，但这并不一定与视力的改善相关[59]，故该药物在治疗XLRS中的效果有待进一步研究。其二是基因治疗。基因治疗是将正常基因植入到那些含有基因缺陷的细胞中，并使该蛋白恢复功能。在XLRS小鼠模型中的临床前基因治疗研究发现，病毒介导的RS1基因置换后视网膜结构和功能都有显著改善。[60]2015年开始，美国已经启动了2项人体XLRS基因治疗临床试验（Clinical Trials. gov: NCT02317887，NCT02416622），通过玻璃体内递送途径，迄今为止显示了以潜在有效剂量水平提供的AAV载体的可行性和总体安全性。[60]相信随着XLRS基因治疗研究的不断深入，基因治疗XLRS必将成为现实。

（王丽萍）

病例 32

双眼先天性视网膜劈裂伴右眼孔源性视网膜脱离——巩膜外垫压术。

基本信息：男性，27 岁。　　就诊时间：2019-12-27

主诉：体检时发现右眼视网膜脱离 1 个月。

既往史：3 个多月前检查双眼三面镜发现右眼颞上视网膜劈裂及裂孔，左眼颞上视网膜劈裂，双眼分别行视网膜激光治疗。1 个月前右眼颞上视网膜裂孔孔周视网膜局限性浅脱离，再次行视网膜激光治疗。

眼部检查：

表病例 32-1　眼部检查结果

	右眼	左眼
视力	0.15	0.25
矫正视力	0.8	0.8
眼压	11.5mmHg	17mmHg
前节	角膜清，前房（–），晶状体透明	
玻璃体	无明显混浊	
眼底	视盘边清色可，颞上视网膜局限性隆起，伴视网膜下条形增殖，10:00 位可见 1/3PD 圆形裂孔，视网膜脱离周围可见激光斑	视盘界清色可，视网膜平伏，颞上视网膜可见薄纱样改变

影像检查：

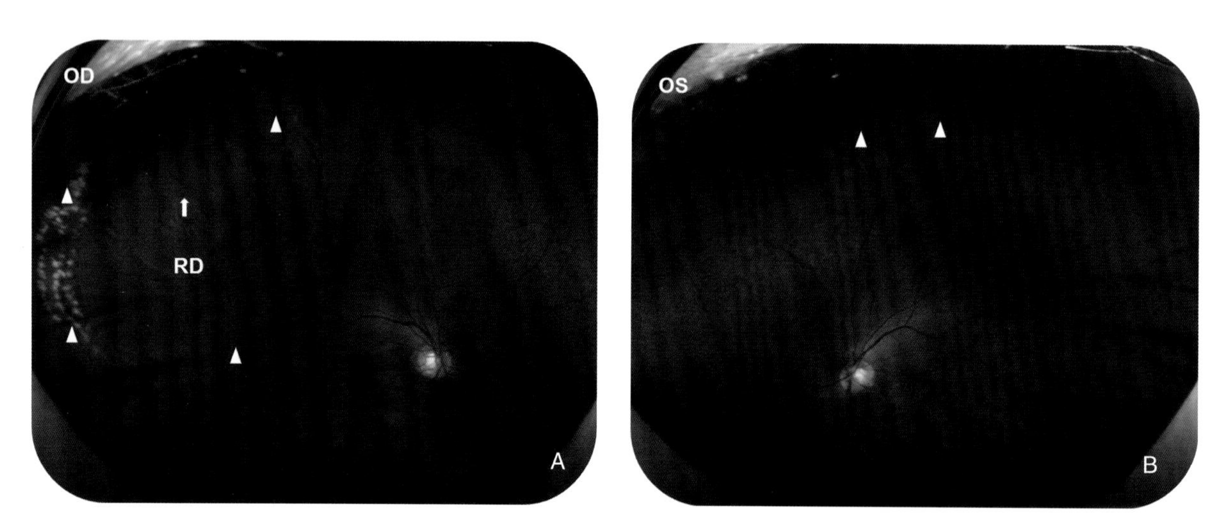

图病例 32-1　Optos 超广角成像彩图（2019-12-16）

A. 右眼底颞上局限性视网膜脱离，周围光凝斑包绕（白色三角），10:00 见 1/3PD 圆形裂孔（白色箭头）；B. 左眼底上方局限性视网膜劈裂光凝斑包绕（白色三角）。

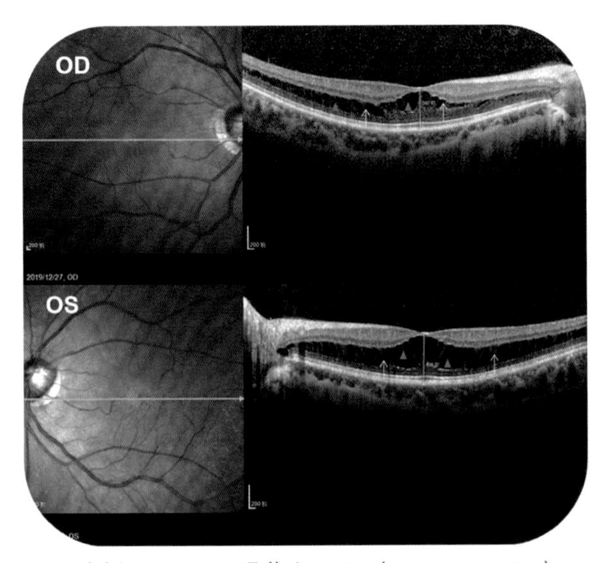

图病例 32-2　双眼黄斑 OCT（2019-12-27）
黄斑区神经上皮层囊样改变（蓝色三角），伴垂直或斜形的桥状组织相连（白色箭头）。

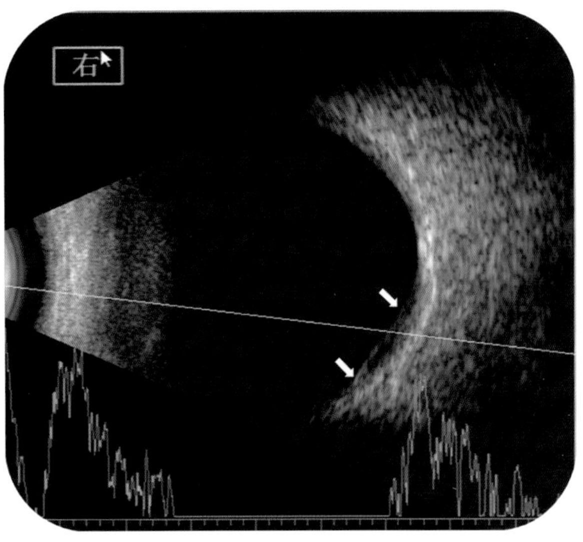

图病例 32-3　右眼 B 超（2019-12-27）
显示视网膜脱离光带（白色箭头）。

诊断：①右眼孔源性视网膜脱离；②双眼先天性视网膜劈裂；③双眼屈光不正。

治疗：2019 年 12 月 30 日在局部麻醉下行右眼巩膜外垫压术。

术中距角巩缘 1mm 剪开颞上球结膜，分离暴露，放置外直肌、上直肌牵引线，507# 硅海绵水平置于 9:30~11:30 位，缝线固定于浅层巩膜。

术后复查：

（1）2020 年 1 月 6 日右眼巩膜外垫压术后 1 周。

视力：OD 0.15 → 0.8，OS 0.2 → 0.8。眼压：OD 18.2mmHg，OS 16.5mmHg。双眼前节（–），晶状体透明，右眼玻璃体轻度混浊。右眼底：视网膜平伏，颞上外垫压术嵴隆起，裂孔位于外垫压嵴上。

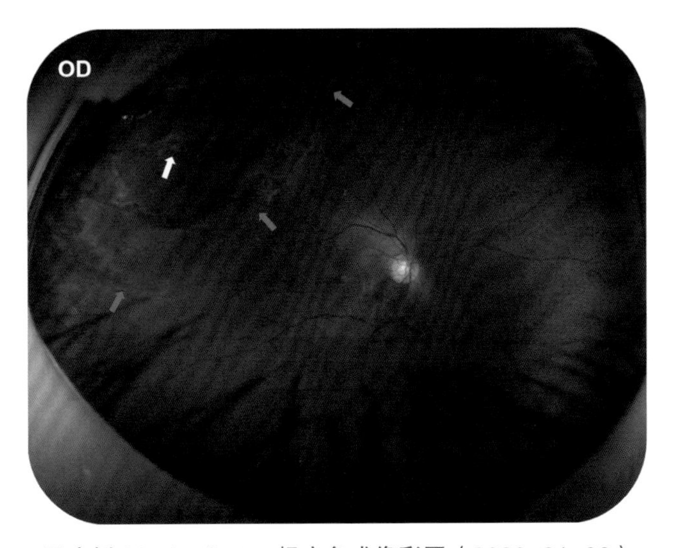

图病例 32-4　Optos 超广角成像彩图（2020-01-06）
右眼底颞上人工嵴隆起（蓝色箭头），裂孔位于外垫压嵴上（白色箭头），周边原激光斑可见。

（2）2020 年 3 月 24 日右眼巩膜外垫压术后 4 个月。

矫正视力 OD 0.8，OS 0.8。眼压：OD 15.6mmHg，OS 17.1mmHg。右眼底检查同前。

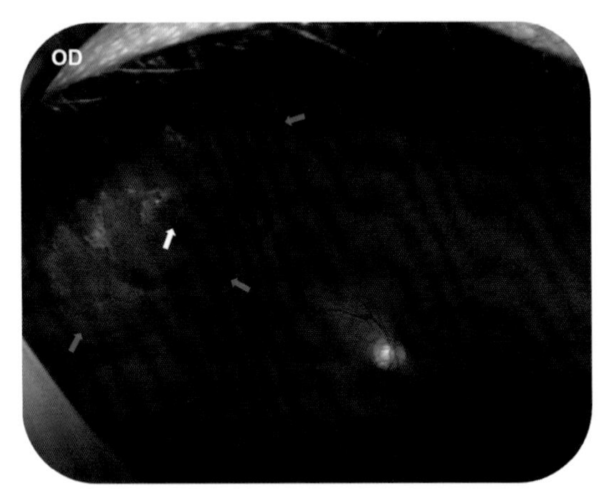

图病例 32-5　Optos 超广角成像彩图（2020-03-24）

右眼底检查同前。

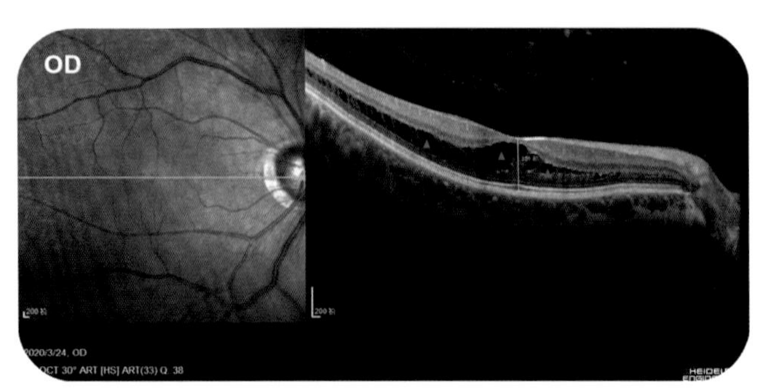

图病例 32-6　右眼黄斑 OCT（2020-03-24）

显示黄斑区视网膜劈裂同术前。

（3）2020 年 7 月 25 日右眼巩膜外垫压术后 8 个月。

矫正视力：OD 0.8，OS 0.8。眼压：OD 16.2mmHg，OS 15.9mmHg。右眼底检查同前。

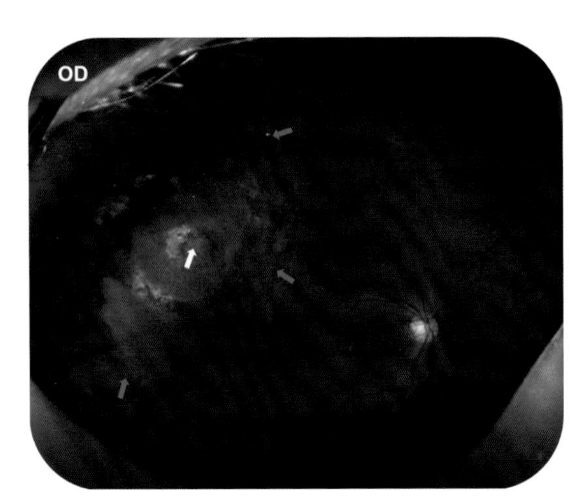

图病例 32-7　Optos 超广角成像彩图（2020-07-25）

右眼底检查同前。

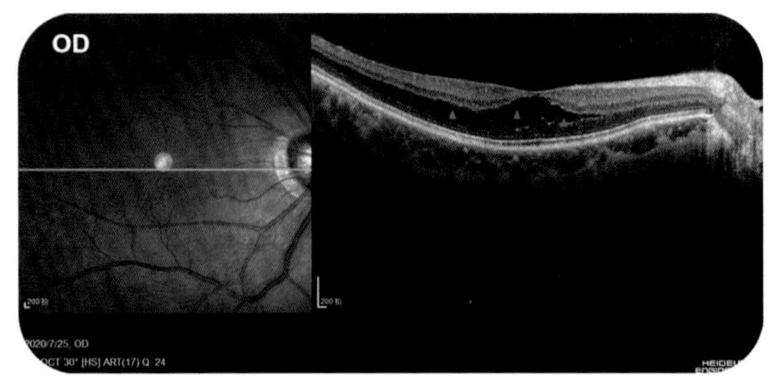

图病例 32-8　右眼黄斑 OCT（2020-07-25）

右眼黄斑区视网膜劈裂同前，无显著改变。

（4）2021 年 1 月 12 日右眼巩膜外垫压术后 13 个月。

矫正视力 OD 0.8，OS 0.8。眼压：OD 14.2mmHg，OS 16.1mmHg。右眼底检查同前。

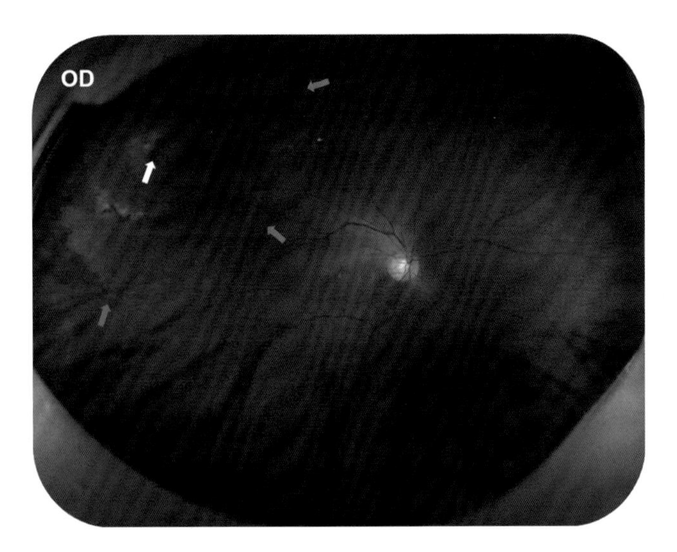

图病例 32-9　Optos 超广角成像彩图（2021-01-12）

右眼底检查同前。

解析：

该患者为双眼先天性视网膜劈裂伴右眼孔源性视网膜脱离，曾行视网膜光凝治疗，但是仍然发生视网膜脱离。经术前检查，玻璃体无明显混浊及牵拉，裂孔位于视网膜颞上周边，视网膜脱离范围较局限，且黄斑区视网膜劈裂曾定期复查无加重趋势，故选择对患者有益的最小化手术方案：巩膜外垫压术。术后多次复查，随访至今已 1 年余，观察眼底视网膜平伏，颞上人工嵴可见，裂孔位于嵴上。OCT 也提示目前黄斑区视网膜劈裂稳定，无加重趋势。因此对 XLRS 患者并发孔源性视网膜脱离时，如果裂孔位于周边或赤道前，且玻璃体状态可，黄斑区视网膜劈裂长期稳定，巩膜扣带术不失为一种有效的治疗方法。其不仅创伤小，对眼内干扰小，而且可以避免年轻患者玻璃体切割术的很多严重并发症，比如 PVR 的发生和视网膜脱离复发等。但是对患者仍需长期随访，观察周边视网膜是否有劈裂及进展或新的裂孔形成，观察黄斑区劈裂是否进展，以便及时治疗，最大限度挽救患者视力。

（病例提供医师：雷春灵　王丽萍）

第三节　Marfan 综合征

Marfan 综合征 (Marfan syndrome，MFS) 是一种常染色体显性遗传性结缔组织疾病，目前的研究认为大约 90% 的 MFS 是由原纤蛋白 1（FBN1）基因突变引起的[70,71]，临床表现多种多样，主要累及心血管、骨骼、眼、肺、皮肤、硬脑脊膜等。高达 54% 的 MFS 患者眼部受累，其临床表现包括晶状体异位、屈光不正、视网膜脱离、青光眼、斜视以及弱视等，其中晶状体异位最常见。[72]

一、发病机制

MFS 为常染色体显性遗传性疾病，一般认为致病基因为 FBN1 基因，该基因位于 15 号染色体长臂 21 上。FBN1 是主动脉弹性纤维和非弹性组织（如眼睛的悬韧带）中广泛表达的蛋白。基因突变产生的异常 FBN1 通过对正常 FBN1 产生显性负效应或本身对蛋白水解酶敏感性的改变等机制导致全身结缔组织的改变，但由于基因突变数量的巨大和临床表现的广泛变异，很难建立起一个确切的基因 - 表型关联。最近研究者们又在一部分未携带 FBN1 突变的 MFS2 患者中检测到了位于 3 号染色体的 TGFBR2 基因的突变，使 MFS 发病机制的研究取得了新的突破，为更好地了解 MFS 的发生、预防和治疗提供了理论依据。[73,74]

二、临床表现

MFS 发病率为（1~3）/10000，并在世界各地分布均匀，主要受累器官是心脏、眼睛及骨骼系统。[75] 在眼部的主要表现为晶状体异位（ectopia lentis EL）。MFS 的诊断标准最新更新于 2010 年（GHent2 标准）。在这些标准中，晶体异位是主要的诊断特征。[76] 其他眼部表现包括眼球内陷、斜视和近视（ > 3D）、眼轴增加（AL>23.5mm）、角膜平坦（平均角膜曲率 <41.5）、虹膜震颤 (ITD) 和视网膜脱离（RD）。[77]

1. 视力

导致 MFS 患者视力下降的因素包括晶状体异位、近视、无晶状体眼和视网膜并发症[78]，很多研究都得出 MFS 眼一般会有 20/40（0.3 logMAR）或更好的视力。[84,85]EL 与 MFS 眼的视力下降有关，EL 患眼人工晶体植入后 MFS 眼视力优于无晶状体 MFS 眼，除了无晶状体眼本身，弱视和更严重的眼部其他并发症可能是视力差的原因。

2. 眼轴

早期很多研究指出 MFS 眼伴有 AL 增长，并且发生晶体异位（ectopia lentis，EL）的 MFS 眼比没有 EL 的 MFS 眼轴长，这说明 EL 患眼受的 MFS 影响更严重，也因此 EL 患眼发生虹膜震颤和 RD 在 EL 更常见。[78]Konradsen 等研究进一步 EL 患眼 AL 增长的同时伴有前房深度下降，但是晶状体的厚度较正常眼并没有明显差异。[79]TiinaR 和 PetraGehle 等对 MFS 患者的统计得出，MFS 眼一般会伴有 >3D 近视，但一般不伴有高度近视，当然这也与种族差异有关。[80] 当 MFS 患者伴有高度近视时，常伴有晶状体异位，增长的 AL 也是视网膜脱离的一个危险因素。

3. 角膜

因为角膜平坦和角膜散光增加与 EL 的发生有关，所有 MFS 患者都应进行角膜三维成像分析。如果 MFS 患者存在角膜参数异常，那么也同时提示晶状体异位发生的风险增加。[78,81] 很多研究还进一步指出，MFS 患者的中央角膜变薄本身虽不具有病理意义，但是与开角型青光眼的发生有一定关系[82]，但是却很少发生圆锥角膜。[83]

4. 晶状体

EL 是 MFS 的主要诊断标准。然而，它不是 MFS 的特征性体征，可能与其他疾病包括眼外伤、感染、炎症和肿瘤有关。同型半胱氨酸尿、显性家族性晶状体异位等遗传性疾病也可引起 EL。在 MFS 中，EL 的发生率为 45%~87%，脱位常发生在上方，尤其是颞上方。[78,86]MFS 患者的白内障往往更年轻，MFS 和早期白内障之间是否有关联还有待观察。在大多数情况下，EL 是晶状体手术的原因。[87]

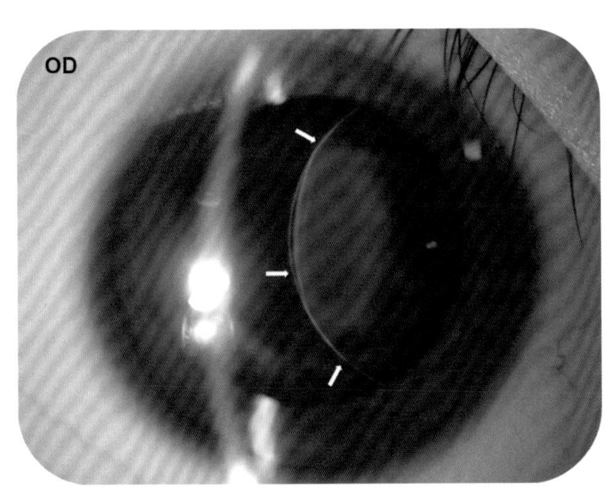

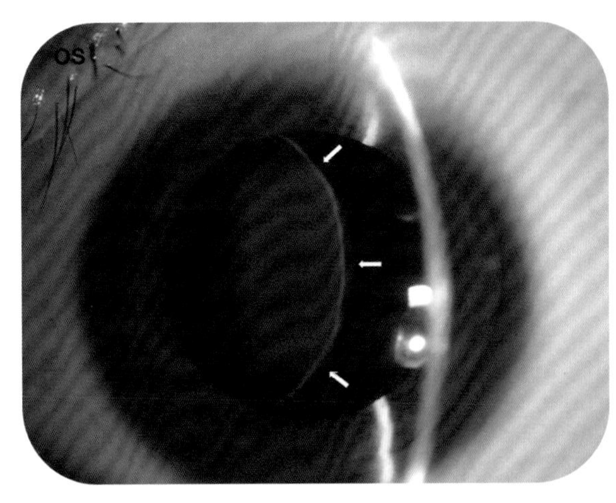

图 17-3-1　双眼晶状体异位（白色箭头）
（病例信息：患者男性，11 岁，Marfan 综合征眼部表现，双眼晶状体异位、双眼高度近视。）

5. 视网膜

MFS 组视网膜微血管密度下降，与最佳矫正视力及心功能相关。光学相干断层血管成像有助于描述 MFS 潜在的病理生理特征，并能够早期发现和预防 MFS 的血管变化。周边视网膜的改变包括高度近视改变、格子样变性、萎缩圆孔、脉络膜视网膜色素紊乱、周边玻璃体牵引综合征等。[88] 黄斑变性也可能是 MFS 眼继发于高度近视的结果。在 MFS 中，玻璃体液化明显，以及周边玻璃体对视网膜的异常粘连，导致 RD 的风险增加，在 MFS 患者中发生 RD 的概率为 8%~19%。[89] 很多研究也指出，发生 MFS 的 RD 患者大多有 EL，晶状体半脱位引起玻璃体基底部牵拉周边视网膜出现视网膜裂孔，TARUNSHARMA 等对 53 例 MFS 患者 RD 进行统计发现，超过一半的患眼 (56%) 视网膜裂孔出现在颞侧视网膜，并且其中可有多个视网膜裂孔及巨大视网膜裂孔可能。[90,91] 晶状体手术史也是 MFS 患者发生 RD 的风险之一，近年来随着人工晶状体手术技术的革新，发生 RD 的风险在持续下降。

三、治疗

由于存在视网膜脱离的风险，尤其是那些有 EL、晶状体手术病史或 AL 增高病史的患者，每年应定期进行一次全面的眼科检查。年龄较小或者瞳孔小的情况下，眼科医生可以使用广角视网膜成像来完成视网膜检查，一旦发生视网膜脱离，可早期得到及时有效治疗。[92]

视网膜脱离复位的两种手术方法是巩膜扣带术和玻璃体切除手术。[90,93] 手术的选择取决于晶状体的状态和位置，眼底可见度和视网膜裂孔的性质。

1. 巩膜扣带术

晶状体正常或半脱位，眼底清晰可见，视网膜裂孔位于赤道或赤道前，应行巩膜扣带术。

2. 玻璃体切除手术

对于有巩膜扣带失败、晶状体全脱位、半脱位或晶状体混浊干扰眼底观察和巨大视网膜裂孔的患者，行玻璃体视网膜手术。

四、预后

预后取决于视网膜裂孔的性质、脱离的位置和范围、PVR(增殖性玻璃体视网膜病变)的存在、症状出现到手术的时间间隔以及有晶状体或无晶状体的情况。目前视网膜成功复位率为86%~100%[94]，当伴有晶状体脱位或有眼内手术史时，视力可能较差。[77,90]Marfan 综合征患者的视网膜脱离倾向于双侧发生(30%~42%)，仔细检查对侧眼是很重要的，必要时做预防性的激光屏障治疗。[95]

五、研究进展

随着光学相干层析成像血管成像（OCTA）应用于临床[96,97]，有研究指出，MFS 患者的黄斑区血管密度和中央凹无血管区圆度指数显著降低，且与最佳矫正视力呈负相关，并进一步指出中心凹无血管区面积与主动脉直径相关，黄斑颞侧灌注密度与射血分数相关。此外，黄斑颞侧和中央凹无血管区循环指数与主动脉评分相关。OCTA 有助于描述 MFS 潜在的病理生理特征，并能够早期发现和预防 MFS 的血管变化。

总之，眼科医生在 Marfan 综合征的诊断中起着重要的作用，诊断和管理的相关眼病是具有挑战性的，眼科医生应评估患者的角膜、屈光、眼压、晶状体状态、视网膜状态和视神经的变化，了解 MFS 的全身及眼部表现对于早期发现和避免可能导致永久性视力下降等并发症，以及有可能发生全身病变的危险因素把控至关重要。

（毕春潮　白淑玮）

病例 33

Marfan 综合征并发孔源性视网膜脱离——巩膜环扎 + 外垫压 + 冷冻术。

基本信息：女性，33 岁。　　就诊日期：2020-04-13

主诉：右眼视物模糊 3 个月。

既往史：10 年前因“双眼晶状体半脱位”行晶状体摘除术（当地医院眼科）。否认其他全身疾病。

全身检查：四肢及指趾细长。胸部 CT：心脏及大血管影未见明显异常。

眼部检查：

表病例 33-1　眼部检查结果

	右眼	左眼
视力	0.08	0.25
矫正视力	0.15	0.8
眼压	12.6mmHg	14.3mmHg
眼前节	角膜清，前房（-），瞳孔圆，药物不易散大，晶状体缺如	
玻璃体	少量色素颗粒	无明显混浊
眼底	3:00-12:00 视网膜青灰色隆起，累及黄斑区，颞上10:00 见 1.5PD 马蹄形裂孔，下方赤道部视网膜见格子样变性（三面镜检查）	视网膜呈豹纹状

影像检查：

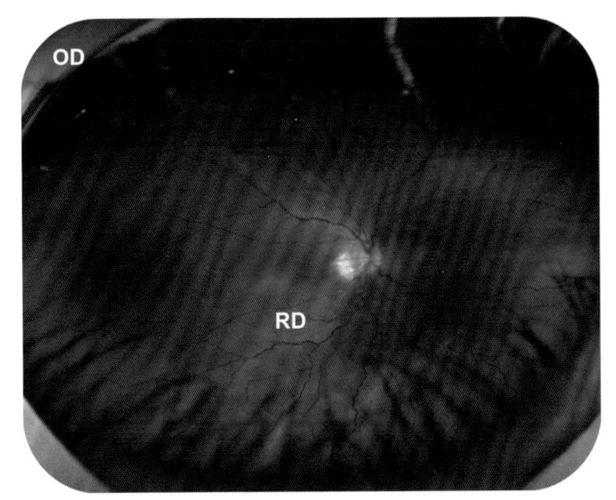

图病例 33-1　Optos 超广角成像彩图（2020-04-15）
右眼底 3:00-12:00 视网膜青灰色隆起，累及黄斑区，颞上 10:00 见 1.5PD 马蹄形裂孔，下方赤道部视网膜见格子样变性（右眼瞳孔不易散大，裂孔为照入）。

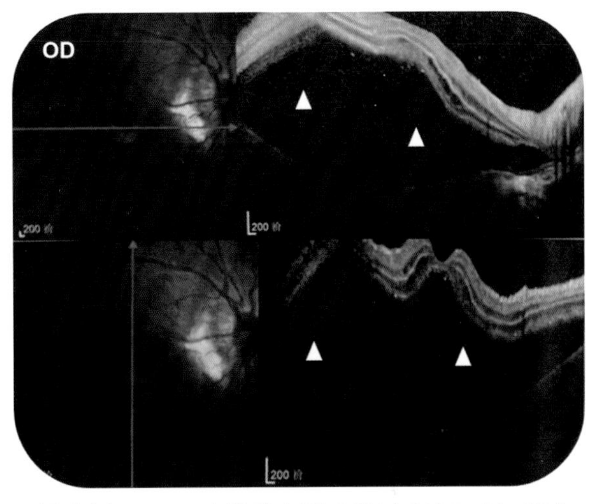

图病例 33-2　右眼黄斑区 OCT（2020-04-15）
黄斑区视网膜神经上皮脱离（白色三角）。

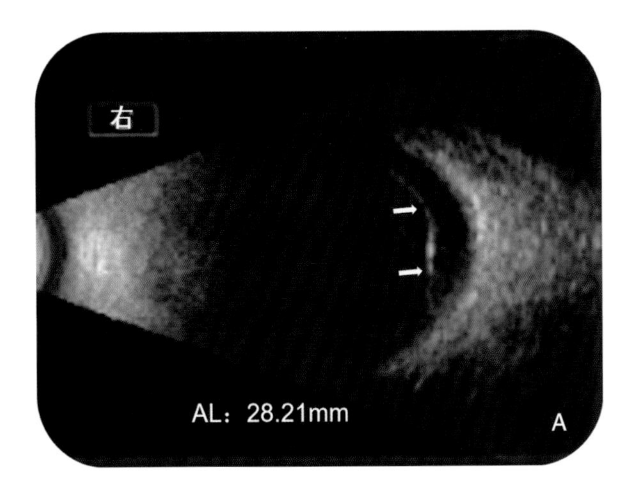

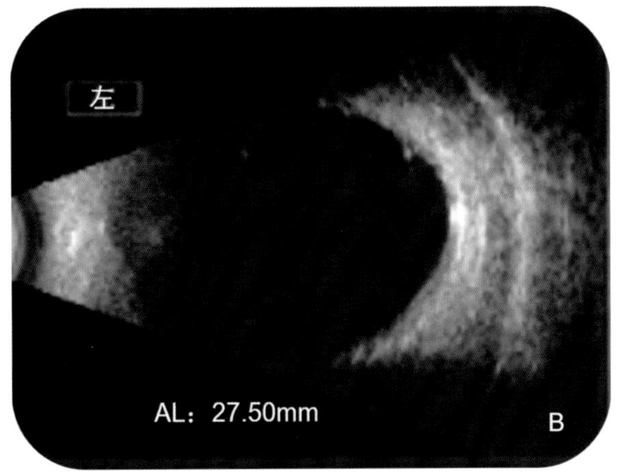

图病例 33-3　双眼 B 超（2020-04-13）
A. 右眼轴 28.21mm，见视网膜脱离光带（白色箭头）；B. 左眼轴 27.50mm。

诊断：Marfan 综合征并发右眼孔源性视网膜脱离，双眼无晶状体眼，双眼高度近视视网膜病变。

治疗：2020 年 4 月 17 日在局部麻醉下行右眼巩膜环扎 + 外垫压 + 冷冻术。

术中 240# 硅胶带赤道部巩膜外环扎，276# 硅胶轨道 3:00–12:00 环扎带下外垫，507# 硅海绵 10:00 放射状垫压，颞下巩膜切开放液。

复诊：

（1）2020 年 4 月 18 日右眼巩膜环扎 + 外垫压术后 1 天。

视力：OD 0.1，眼压：18.5mmHg。右眼结膜轻度出血水肿，角膜清，前房（–），晶状体缺如，眼底视网膜复位，环形术嵴可见，颞上裂孔位于术嵴。

（2）2020 年 4 月 25 日右眼巩膜环扎 + 外垫压术后 1 周。

视力：OD 0.1 → 0.4，眼压：14.5mmHg。眼底见下图。

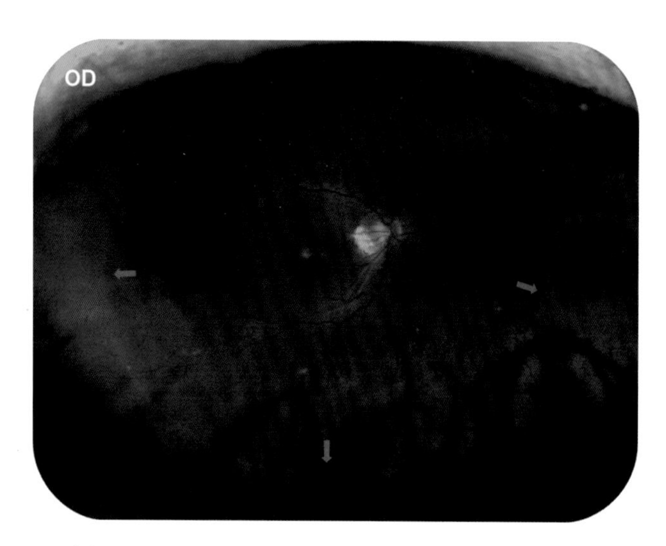

图病例 33-4　Optos 超广角成像彩图（2020-04-25）
右眼底视网膜平伏，术嵴可见（蓝色箭头）。

解析：

Marfan 综合征是一种常染色体显性遗传性疾病，可累及心血管系统、肌肉骨骼系统及眼部等，眼部主要为晶状体异位、高度近视、视网膜脱离等，视网膜脱离的发生率为 5%~11%。心血管系统疾病如主动脉扩张、动脉瘤、主动脉瓣关闭不全、二尖瓣脱垂及关闭不全等，严重者有猝死的风险，故在术前应做详细的心脏检查，评估心脏的状态，避免意外发生。该患者心脏检查无明显受累，肌肉骨骼为 Marfan 综合征的表现，双眼曾因晶状体半脱位行手术治疗，右眼孔源性视网膜脱离及视网膜变性，符合 Marfan 综合征并发视网膜脱离的诊断。经术前检查及评估，裂孔明确，视网膜脱离但无明显增殖病变，心脏无明显疾病，手术风险较低。选择巩膜外环扎外垫压及冷冻手术，术后视网膜复位，视力改善。由于疫情及外地患者不易复诊，电话随访自述右眼视力好。

（病例提供医师：王建洲　李凤至）

参考文献

[1] Criswick VG, C.L. Schepens, Familial exudative vitreoretinopathy [J]. Am J Ophthalmol, 1969,68(4): 578–594.

[2] Ranchod TM, LY Ho, K.A. Drenser, et al.Clinical presentation of familial exudative vitreoretinopathy [J]. Ophthalmology, 2011,118(10): 2070–2075.

[3] Gupta MP, Y Yonekawa, JP Campbell, et al. Early Diagnosis and Management of Aggressive Posterior Vitreoretinopathy Presenting in Premature Neonates [J]. Ophthalmic Surg Lasers Imaging Retina,2019,50(4):201–207.

[4] Van Nouhuys CE. Signs, complications, and platelet aggregation in familial exudative vitreoretinopathy [J]. Am J Ophthalmol, 1991,111(1): 34–41.

[5] Liche F, AB. Majji.Familial exudative vitreoretinopathy [J]. Ophthalmology, 2012, 119(5): p. 1093.

[6] Pendergast SD, MT Trese. Familial exudative vitreoretinopathy,Results of surgical management [J]. Ophthalmology, 1998,105(6):1015–1023.

[7] Kashani AH, D Learned, E Nudleman, et al. High prevalence of peripheral retinal vascular anomalies in family members of patients with familial exudative vitreoretinopathy [J]. Ophthalmology, 2014, 121(1): 262–268.

[8] Shukla D, J Singh, G Sudheer, et al, Familial exudative vitreoretinopathy (FEVR). Clinical profile and management [J]. Indian J Ophthalmol, 2003,51(4): 323–328.

[9] Gandhi JK, TT Tollefson, DG Telander. Falciform macular folds and chromosome 22q11.2: evidence in support of a locus for familial exudative vitreoretinopathy (FEVR) [J]. Ophthalmic Genet, 2014,35(2): 112–116.

[10] 张琦，赵培泉，蔡璇，等. 家族性渗出性玻璃体视网膜病变的临床特征[J]. 中华眼底病杂志，2014,30(4):374–377.

[11] Sen P, N Singh, E Rishi, et al. Outcomes of surgery in eyes with familial exudative vitreoretinopathy associated retinal detachment [J]. Can J Ophthalmol,2020,55(3): 253–262.

[12] Yuan M, X Ding, Y Yang, et al.Clinical Features of Affected and Undetached Fellow Eyes in Patients with Fevr–Associated Rhegmatogenous Retinal Detachment [J]. Retina, 2017,37(3): 585–591.

[13] Katagiri S, T Yokoi, T Yoshida–Uemura, et al.Characteristics of Retinal Breaks and Surgical Outcomes in Rhegmatogenous Retinal Detachment in Familial Exudative Vitreoretinopathy [J]. Ophthalmol Retina, 2018,2(7): 720–725.

[14] Javellana JA, JH Drouilhet, GT Kokame, et al., Retinal capillary angioma in familial exudative vitreoretinopathy treated with photodynamic therapy [J]. Am J Ophthalmol, 2004,137(4): 780–782.

[15] Gilmour DF, LM Downey, E Sheridan, et al.Familial exudative vitreoretinopathy and DiGeorge syndrome: a new locus for familial exudative vitreoretinopathy on chromosome [J]. Ophthalmology, 2009,116(8): 1522–1524.

[16] Canny CL, GL Oliver. Fluorescein angiographic findings in familial exudative vitreoretinopathy [J]. Arch Ophthalmol, 1976,94(7): 1114–1120.

[17] Chen C, C Liu, Z Wang, et al.Optical Coherence Tomography Angiography in Familial Exudative Vitreoretinopathy: Clinical Features and Phenotype–Genotype Correlation [J]. Invest Ophthalmol Vis Sci, 2018,59(15):5726–5734.

[18] Chang–Godinich A, EA Paysse, DK Coats, et al., Familial exudative vitreoretinopathy mimicking persistent hyperplastic primary vitreous [J]. Am J Ophthalmol, 1999,127(4):469–471.

[19] Shastry BS. Genetic susceptibility to advanced retinopathy of prematurity (ROP) [J]. J Biomed Sci, 2010,17: 69.

[20] Li JK, Y Li, X Zhang, et al, Spectrum of Variants in 389 Chinese Probands With Familial Exudative Vitreoretinopathy[J]. Invest Ophthalmol Vis Sci, 2018,59(13): 5368–5381.

[21] 陈春丽，赵培泉，李筱荣. 家族性渗出性玻璃体视网膜病变 34 个家系的基因型与临床表型队列研究 [J]. 中华眼底病杂志，2020,36(3):184–191.

[23] Karjosukarso DW, Z Ali, TA Peters, et al.Modeling ZNF408–Associated FEVR in Zebrafish Results in Abnormal Retinal

Vasculature［J］. Invest Ophthalmol Vis Sci, 2020,61(2): 39.

［24］Chen C, L Sun, S Li, et al. The spectrum of genetic mutations in patients with asymptomatic mild familial exudative vitreoretinopathy［J］. Exp Eye Res, 2020,192:107941.

［25］Toomes C, HM Bottomley, S Scott,et al. Spectrum and frequency of FZD4 mutations in familial exudative vitreoretinopathy［J］. Invest Ophthalmol Vis Sci, 2004,45(7):2083–2090.

［26］Kashani AH, KT Brown, E Chang, et al. Diversity of retinal vascular anomalies in patients with familial exudative vitreoretinopathy［J］. Ophthalmology, 2014,121(11):2220–2227.

［27］何广辉，陈松，王健，等. 巩膜扣带手术和玻璃体切割手术治疗不同分期家族性渗出性玻璃体视网膜病变合并孔源性视网膜脱离的疗效观察［J］. 中华眼底病杂志 ,2016,32(5):510–513.

［28］王熙娟，梁建宏，尹虹，等. 巩膜扣带手术和玻璃体切割手术治疗家族性渗出性玻璃体视网膜病变疗效观察［J］. 中华眼底病杂志 ,2016,32(1):36–39.

［29］Yamane TT, Yokoi Y. Nakayama, et al.Surgical outcomes of progressive tractional retinal detachment associated with familial exudative vitreoretinopathy［J］. Am J Ophthalmol, 2014,158(5):1049–1055.

［30］Lu YZ, GD Deng, JH Liu, et al.The role of intravitreal ranubizumab in the treatment of familial exudative vitreoretinopathy of stage 2 or greater［J］. Int J Ophthalmol, 2018,11(6):976–980.

［31］Lyu J, Q Zhang, Y Xu, et al.Intravitreal Ranibizumab Treatment for Advanced Familial Exudative Vitreoretinopathy with High Vascular Activity［J］. Retina, 2021,41(9): 1976–1985.

［32］Sikkink SK, Biswas S, Parry NR, et al. X–linked retinoschisis: an update［J］. J Med Genet, 2007, 44 (4):225–232.

［33］Kjellström S, Vijayasarathy C, Ponjavic V, et al. Long–term 12 year follow–up of X–linked congenital retinoschisis［J］. Ophthalmic Genet ,2010, 31 (3):114–125.

［34］Tantri A, Vrabec TR, Cu–Unjieng A, et al. X–linked retinoschisis: a clinical and molecular genetic review［J］. Survey of ophthalmology ,2004, 49 (2): 214–230.

［35］Sauer CG, Gehrig A, Warneke–Wittstock R, et al. Positional cloning of the gene associated with X–linked juvenile retinoschisis［J］. Nat Genet, 1997, 17 (2):164–170.

［36］Wu WW, Molday RS. Defective discoidin domain structure, subunit assembly, and endoplasmic reticulum processing of retinoschisin are primary mechanisms responsible for X–linked retinoschisis［J］. J Biol Chem ,2003, 278 (30):28139–28146.

［37］Huang L, Sun L, Wang Z, et al. Clinical manifestation and genetic analysis in Chinese early onset X–linked retinoschisis［J］. Mol Genet Genomic Med, 2020, 8 (10):e1421.

［38］毛子清，游志鹏. 先天性视网膜劈裂的研究进展［J］. 中国实用眼科杂志，2016, 34 (6): 526–530.

［39］费萍，赵培泉，王文吉. 先天性视网膜劈裂研究［J］. 中国斜视与小儿眼科杂志，2004, 12 (2): 94–96.

［40］Kellner U, Brümmer S, Foerster MH, et al. X–linked congenital retinoschisis［J］. Graefes Arch Clin Exp Ophthalmol,1990, 228 (5): 432–437.

［41］AF D. The hereditary dystrophies of the posterior pole of the eye［J］. Assen: Van Gorcum ,1971.

［42］许菲，睢瑞芳，李蕙. 中国遗传性视网膜劈裂症患者临床特征及 RS1 基因突变筛查［J］. 协和医学杂志 ,2013, 4 (2):98–103.

［43］George ND, Yates JR, Moore AT. X linked retinoschisis［J］. Br J Ophthalmol ,1995, 79 (7):697–702.

［44］施香荷，王康孙，魏月华，等. 氩激光治疗视网膜劈裂症［J］. 中华眼科杂志 ,1983, 19 (4):211–213.

［45］Keane PA, Bhatti RA, Brubaker JW, et al. Comparison of clinically relevant findings from high–speed fourier–domain and conventional time–domain optical coherence tomography［J］. Am J Ophthalmol ,2009, 148 (2):242–248.

［46］Gregori NZ, Berrocal AM, Gregori G, et al. Macular spectral–domain optical coherence tomography in patients with X linked retinoschisis［J］. Br J Ophthalmol ,2009, 93 (3):373–378.

［47］Urrets-Zavalía JA, Venturino JP, Mercado J. Macular and extramacular optical coherence tomography findings in X-linked retinoschisis［J］. Ophthalmic Surg Lasers Imaging ,2007, 38 (5):417-422.

［48］李凤鸣，谢立信 . 中华眼科学［M］. 北京：人民卫生出版社 , 2014:2302-2309.

［49］黄时洲，吴德正，江福钿，等 . 遗传性视网膜劈裂症的多焦视网膜电图改变［J］. 中华眼底病杂志，2001, 17 (4): 268-270.

［50］George ND, Yates JR, Moore AT. Clinical features in affected males with X-linked retinoschisis［J］. Arch Ophthalmol ,1996, 114 (3): 274-280.

［51］曹玉丽 , 黄丽娜 , 成洪波 , 等 . 先天性视网膜劈裂的临床观察［J］. 中国实用眼科杂志 , 2005, 23 (6): 593-594.

［52］贾志旸 , 赵培泉 . 手术治疗先天性视网膜劈裂症眼后段并发症［J］. 眼外伤职业眼病杂志 , 2006, 28 (1): 19-21.

［53］李涛 , 余洪华 , 李士清 , 等 . 玻璃体视网膜手术治疗先天性视网膜劈裂及其并发症的疗效观察［J］. 中华眼底病杂志 ,2012, 28 (2):113-116.

［54］Ferrone PJ, Trese MT, Lewis H. Vitreoretinal surgery for complications of congenital retinoschisis［J］. Am J Ophthalmol, 1997, 123 (6): 742-747.

［55］Rosenfeld PJ, Flynn HW Jr, McDonald H R, et al. Outcomes of vitreoretinal surgery in patients with X-linked retinoschisis［J］. Ophthalmic Surg Lasers , 1998, 29 (3):190-197.

［56］Molday RS, Kellner U, Weber BH. X-linked juvenile retinoschisis: clinical diagnosis, genetic analysis, and molecular mechanisms［J］. Prog Retin Eye Res, 2012, 31 (3):195-212.

［57］Apushkin MA, Fishman GA. Use of dorzolamide for patients with X-linked retinoschisis［J］. Retina, 2006, 26 (7): 741-745.

［58］Thangavel R，Surve A，Azad S，et al. Dramatic response to topical dorzolamide in X-linked retinoschisis［J］. Indian J Ophthalmol，2020, 68 (7)：1466-1467.

［59］Khandhadia S，Trump D, Menon G, et al. X-linked retinoschisis maculopathy treated with topical dorzolamide, and relationship to genotype［J］. Eye (Lond) ,2011, 25 (7):922-928.

［60］Mishra A, Sieving PA. X-linked Retinoschisis and Gene Therapy［J］. Int Ophthalmol Clin, 2021, 61 (4):173-184.

［61］Lee JJ, Kim JH, Kim SY, et al. Infantile vitreous hemorrhage as the initial presentation of X-linked juvenile retinoschisis［J］. Korean journal of ophthalmology : KJO , 2009, 23 (2):118-120.

［62］García-Arumí J，Corcóstegui IA, Navarro R, et al. Vitreoretinal surgery without schisis cavity excision for the management of juvenile X linked retinoschisis［J］. The British journal of ophthalmology, 2008, 92 (11):1558-1560.

［63］Ikeda F, Iida T, Kishi S. Resolution of retinoschisis after vitreous surgery in X-linked retinoschisis［J］. Ophthalmology, 2008, 115 (4):718-722.

［64］李涛 , 余洪华 , 李士清，等 . 玻璃体视网膜手术治疗先天性视网膜劈裂及其并发症的疗效观察［J］. 中华眼底病杂志 , 2012, (02): 113-116.

［65］赵晨 , 张琦 , 赵培泉 . 先天性视网膜劈裂发生严重并发症的手术疗效观察［J］. 国际眼科杂志 , 2013, 13 (10): 2054-2056.

［66］Yu H, Li T, Luo Y, et al. Long-term outcomes of vitrectomy for progressive X-linked retinoschisis［J］. American journal of ophthalmology ,2012, 154 (2): 394-402.

［67］Goel N, Ghosh B.Temporary resolution of foveal schisis following vitrectomy with silicon oil tamponade in X-linked retinoschisis with retinal detachment［J］. Indian journal of ophthalmology, 2015, 63 (11): 867-868.

［68］贾志旸 , 赵培泉 , 李青 . 手术治疗先天性视网膜劈裂症眼后段并发症［J］. 眼外伤职业眼病杂志 . 附眼科手术［J］. 2006, (01):19-21.

［69］李青 , 罗小静 . 双眼先天性视网膜劈裂症合并视网膜脱离 1 例［J］. 同济大学学报 (医学版) , 2002(05):453-454.

[70] Dietz HC, GR Cutting, RE Pyeritz, et al. Marfan syndrome caused by a recurrent de novo missense mutation in the fibrillin gene [J]. Nature, 1991,352(6333):337-339.

[71] Dietz HC, RE Pyeritz, BD Hall, et al.The Marfan syndrome locus: confirmation of assignment to chromosome 15 and identification of tightly linked markers at 15q15-q21.3 [J]. Genomics, 1991,9(2): 355-361.

[72] Faivre L, G Collod-Beroud, BL Loeys, et al.Effect of mutation type and location on clinical outcome in 1,013 probands with Marfan syndrome or related phenotypes and FBN1 mutations: an international study [J]. Am J Hum Genet, 2007,81(3): 454-466.

[73] Du Q, D Zhang, Y Zhuang, et al. The Molecular Genetics of Marfan Syndrome [J]. Int J Med Sci, 2021,18(13): 2752-2766.

[74] Latasiewicz M, C Fontecilla, E Milla, et al. Marfan syndrome: ocular findings and novel mutations-in pursuit of genotype-phenotype associations [J]. Can J Ophthalmol, 2016,51(2): 113-118.

[75] Salchow DJ, P Gehle. Ocular manifestations of Marfan syndrome in children and adolescents [J]. Eur J Ophthalmol, 2019,29(1): 38-43.

[76] Loeys BL, HC Dietz, AC Braverman, et al. The revised Ghent nosology for the Marfan syndrome [J]. J Med Genet, 2010,47(7):476-485.

[77] Esfandiari H, S Ansari, H Mohammad-Rabei, et al.Management Strategies of Ocular Abnormalities in Patients with Marfan Syndrome: Current Perspective [J]. J Ophthalmic Vis Res,2019,14(1): 71-77.

[78] Konradsen TR, C Zetterstrom. A descriptive study of ocular characteristics in Marfan syndrome [J]. Acta Ophthalmol, 2013,91(8): 751-755.

[79] Konradsen TR, A Koivula, M Kugelberg, et al. Accommodation measured with optical coherence tomography in patients with Marfan's syndrome [J]. Ophthalmology, 2009,116(7):1343-1348.

[80] Pyeritz RE. Marfan syndrome: improved clinical history results in expanded natural history [J]. Genet Med, 2019, 21(8): 1683-1690.

[81] Konradsen TR, A Koivula, M Kugelberg, et al. Corneal curvature, pachymetry, and endothelial cell density in Marfan syndrome [J]. Acta Ophthalmol, 2012,90(4): 375-379.

[82] Izquierdo NJ, EI Traboulsi, C Enger, et al. Glaucoma in the Marfan syndrome [J]. Trans Am Ophthalmol Soc, 1992(90):111-117; discussion 118-122.

[83] Gordon MO, JA Beiser, JD Brandt, et al. The Ocular Hypertension Treatment Study: baseline factors that predict the onset of primary open-angle glaucoma [J]. Arch Ophthalmol, 2002,120(6): 714-720; discussion 829-830.

[84] Drolsum L, S Rand-Hendriksen, B Paus, et al. Ocular findings in 87 adults with Ghent-1 verified Marfan syndrome [J]. Acta Ophthalmol, 2015,93(1): 46-53.

[85] Kara N, E Bozkurt, O Baz, et al.Corneal biomechanical properties and intraocular pressure measurement in Marfan patients [J]. J Cataract Refract Surg, 2012,38(2): 309-314.

[86] Rezar-Dreindl S, E Stifter, T Neumayer, et al. Visual outcome and surgical results in children with Marfan syndrome[J]. Clin Exp Ophthalmol, 2019,47(9):1138-1145.

[87] Traboulsi EI, JA Whittum-Hudson, SH Mir, et al.Microfibril abnormalities of the lens capsule in patients with Marfan syndrome and ectopia lentis [J]. Ophthalmic Genet,2000,21(1): 9-15.

[88] Remulla JF, FI Tolentino. Retinal detachment in Marfan's syndrome [J]. Int Ophthalmol Clin, 2001,41(4): 235-240.

[89] Dotrelova D, I Karel, E Clupkova. Retinal detachment in Marfan's syndrome [J]. Characteristics and surgical results. Retina,1997,17(5):390-396.

[90] Lee SY, CL Ang. Results of retinal detachment surgery in Marfan syndrome in asians [J]. Retina, 2003,23(1):24-29.

[91] Loewenstein A, IS Barequet, E De Juan Jr, et al. Retinal detachment in Marfan syndrome [J]. Retina, 2000,20(4): 358-

363.
[92] Sharma T, L Gopal, MP Shanmugam, et al.Retinal detachment in Marfan syndrome: clinical characteristics and surgical outcome [J] . Retina, 2002,22(4): 423–428.
[93] Tham CC, WM Chan, CK Chan, et al.Results of retinal detachment surgery in Marfan syndrome in Asians [J] . Retina, 2003,23(6): 889–890.
[94] Miraldi Utz V, RG Coussa, EI Traboulsi. Surgical management of lens subluxation in Marfan syndrome [J] . J AAPOS, 2014,18(2):140–146.
[95] Dotrelova D. Bilateral retinal detachment in Marfan's syndrome [J] . Eur J Ophthalmol, 1998,8(2):102–105.
[96] Chen H, KY Ng, S Li, et al. CHARACTERISTICS OF THE FOVEAL MICROVASCULATURE IN CHILDREN WITH MARFAN SYNDROME: An Optical Coherence Tomography Angiography Study [J] . Retina, 2022,42(1): 138–151.
[97] 李凤鸣，谢立信 . 中华眼科学 [M] . 第 3 版 . 北京：人民卫生出版社 ,2371–2372.

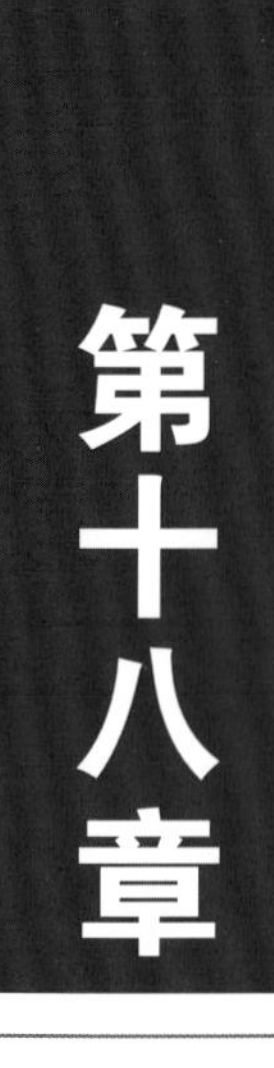

第十八章 其他类型临床病例

病例 34

急性玻璃体后脱离致视网膜裂孔——视网膜裂孔光凝术。

基本信息：男性，65 岁。　　就诊时间：2022-06-21

主诉：右眼前黑影飘动 4 天。

既往史：否认外伤史。

眼部检查：

表病例 34-1　眼部检查结果

	右眼	左眼
视力	1.0	0.8
眼压	12.4mmHg	14.6mmHg
眼前节	角膜清，前房（-），晶状体轻混浊	
玻璃体	视盘前可见 Weiss 环	无明显混浊
眼底	颞上见 1PD 马蹄形裂孔，视网膜未见脱离	未见明显异常

影像检查：

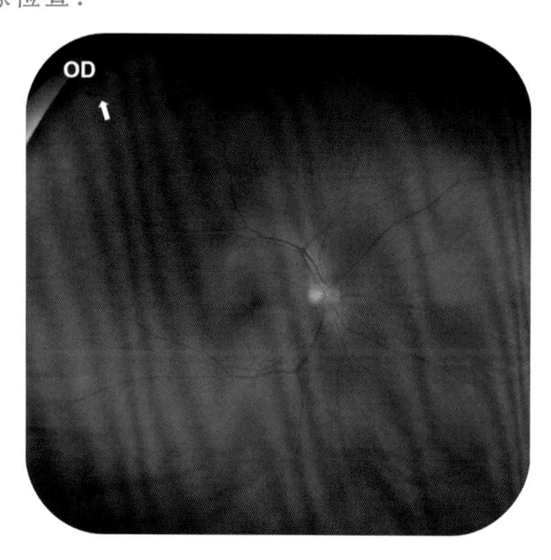

图病例 34-1　Optos 超广角成像彩图（2022-06-21）

右眼底周边 10:30 见 1PD 马蹄形裂孔，视网膜在位。

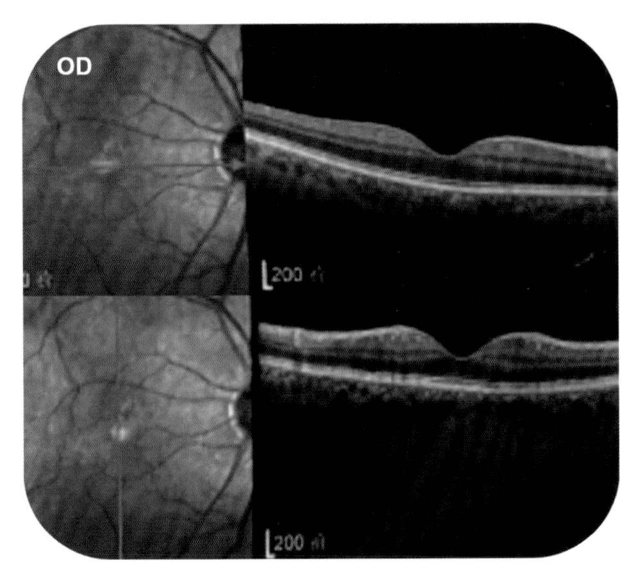

图病例 34-2　右眼黄斑区 OCT（2022-06-21）

右眼黄斑结构清晰无异常。

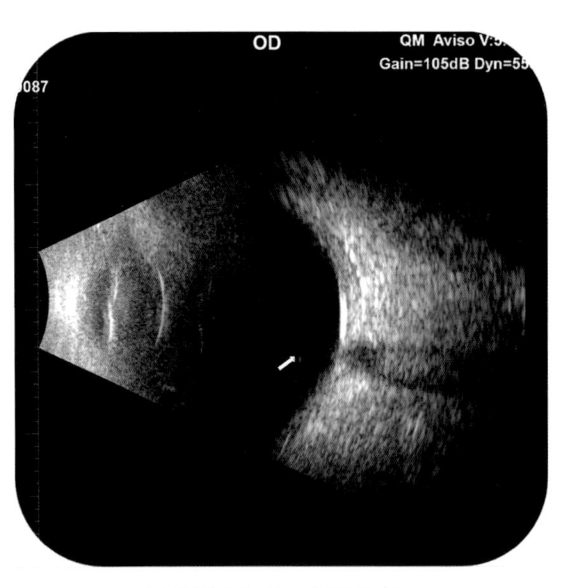

图病例 34-3　右眼 B 超

玻璃体腔后部见细光带，提示玻璃体后脱离（白色箭头）。

诊断：①右眼视网膜裂孔；②右眼玻璃体后脱离；③双眼年龄相关性白内障。

治疗：2022 年 6 月 21 日右眼视网膜裂孔光凝术。

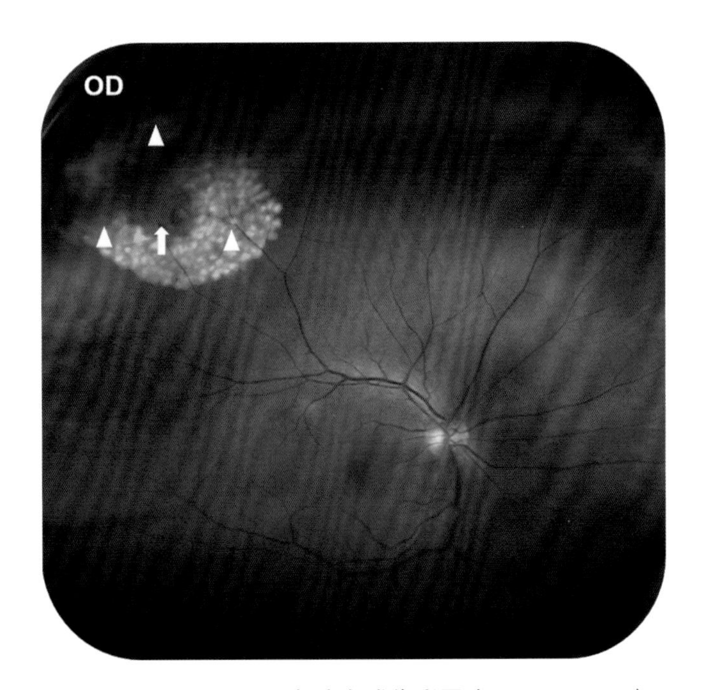

图病例 34-4　Optos 超广角成像彩图（2022-06-21）

右眼底颞上马蹄形裂孔（白色箭头），光凝后（白色三角）。

复诊：

2022 年 7 月 5 日右眼视网膜裂孔光凝后 2 周。

视力：OD 0.8，OS 0.8，眼压正常。右眼前节（-），玻璃体见 Weiss 环，眼底颞上视网膜裂孔周围见光凝后色素沉着，黄斑中心光反射存在。

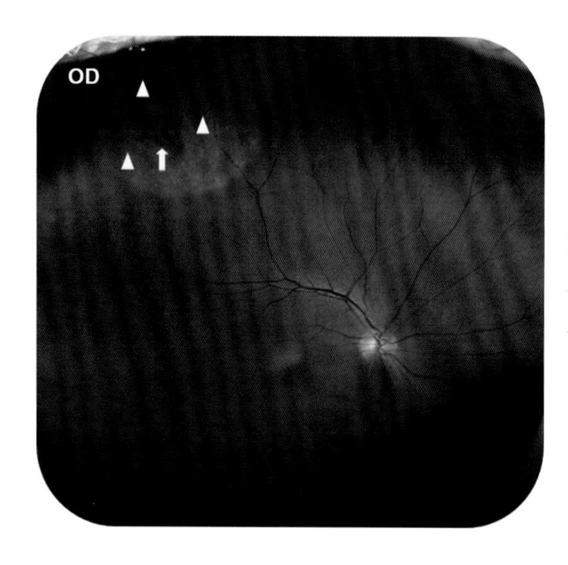

图病例 34-5 Optos 超广角成像彩图（2022-07-05）
右眼底颞上见马蹄形视网膜裂孔（白色箭头），周围光凝后色素沉着（白色三角）。

解析：

玻璃体后脱离（posterior vitreous detachment，PVD）定义为玻璃体后皮质与视网膜内界膜分离。生理性 PVD 与年龄密切相关，由玻璃体凝胶液化与玻璃体视网膜粘连减弱同时发生引起。[1]通过 OCT 和超声检查观察到 70~75 岁人群的 PVD 发生率显著增加，男女发病率相似。[2]也有研究在 10~20 岁人群中就观察到 PVD，常起始于中周玻璃体，最常见于颞上象限、[3]近视度数越高、眼轴越长，PVD 发病年龄越早。[4]妇女、更年期、白内障超声乳化术后、白内障术中后囊膜破裂、术后 Nd：YAG 激光后囊膜切开是 PVD 发生发展的危险因素。[5, 6]在糖尿病视网膜病变的患者中观察到 PRP 治疗可促进完全性 PVD 的发生，说明视网膜激光治疗在某些情况下可诱发 PVD。[7]

如果玻璃体液化程度超过玻璃体视网膜粘连削弱程度，玻璃体后皮质没有完全从视网膜分离，可导致异常 PVD[8]，对视网膜造成牵拉，引起视网膜裂孔、孔源性或牵拉性视网膜脱离、玻璃体黄斑牵拉、黄斑水肿、黄斑裂孔、牵拉血管导致出血等并发症。[9]PVD 也会引起玻璃体内氧分压升高，可能导致白内障和青光眼的发生。[1]PVD 所致的视网膜裂孔常呈马蹄形，发生在玻璃体视网膜粘连紧密的区域，如玻璃体基底部后缘、赤道部血管周围、玻璃体视网膜变性区周围。[10]据报道，急性 PVD 患者视网膜裂孔发生率为 8%~46%。[11]视网膜裂孔形成后，如果持续玻璃体视网膜牵拉，加上玻璃体内的液体进入裂孔下就会形成更严重的并发症：孔源性视网膜脱离。因此 PVD 患者发现视网膜裂孔后，应尽快进行视网膜激光治疗。目前多数文献建议在孔缘及孔周做至少 2~3 排激光，有的方法是同一排的 2 个光斑之间间隔半个光斑，前后排之间的光凝斑互相错开，有的方法是同一排的 2 个光斑紧邻，不间隔光斑，目的都是为了封闭裂孔以阻止其进展为孔源性视网膜脱离。[12,13]激光治疗后患者需要定期复查。如果急性 PVD 引起更严重的并发症，如视网膜脱离、黄斑裂孔、观察后无法缓解的玻璃体黄斑牵拉、长期不吸收的玻璃体积血等，需要进一步手术治疗。

玻璃体后脱离临床表现为眼前黑影飘动、飞蚊症、闪光感部分患者可详述眼前圆形或不规则环状混浊，大部分患者仅有此症状，眼部检查见玻璃体 Weiss 环飘动；但少部分患者会因为玻璃体后脱离，导致视网膜裂孔引起视网膜脱离形成眼前固定及逐渐扩大的黑影、视网膜血管撕裂引起玻璃体积血使患者视力下降。本例患者即为急性玻璃体后脱离致视网膜裂孔，及时就诊，及时给予视网膜裂孔光凝处理，避免了可能导致的因视网膜裂孔而引起的视网膜脱离。临床上遇玻璃体后脱离几天至几周的患者，应给予详细的眼底检查，避免遗漏眼底的异常。

（病例提供医师：雷春灵　王丽萍）

病例 35

孔源性视网膜脱离激光术后视网膜脱离未复位——巩膜外垫压 + 冷冻术。

基本信息：女性，57 岁。　　就诊时间：2021-05-17

主诉：右眼前闪光感 20 天。

既往史：否认外伤史。

眼部检查：

表病例 35-1　眼部检查结果

	右眼	左眼
视力	0.8	1.0
眼压	13.2mmHg	15.6mmHg
眼前节	角膜清，前房（-），双眼晶状体周边轻混	
玻璃体	无明显混浊	
眼底	右眼底 1:00-3:00 周边视网膜青灰色隆起，脱离边缘见光凝斑包绕；2:00 见 2/3PD 马蹄形裂孔	未见明显异常

影像检查：

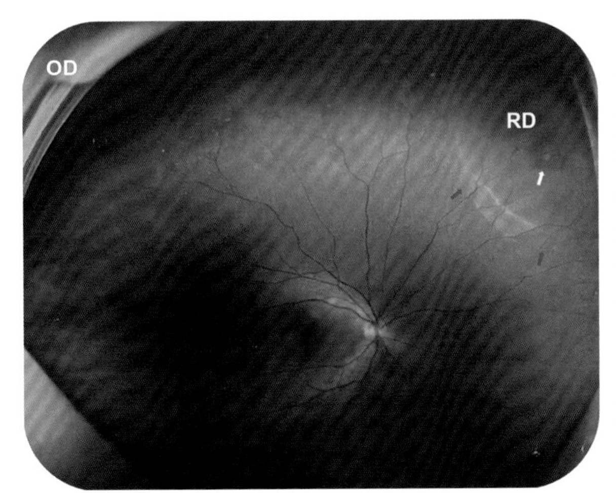

图病例 35-1　Optos 超广角成像彩图（2021-04-03）
右眼底 1:00-3:00 周边视网膜青灰色隆起（蓝色箭头显示视网膜脱离边界），2:00 见 2/3PD 马蹄形裂孔（白色箭头）。

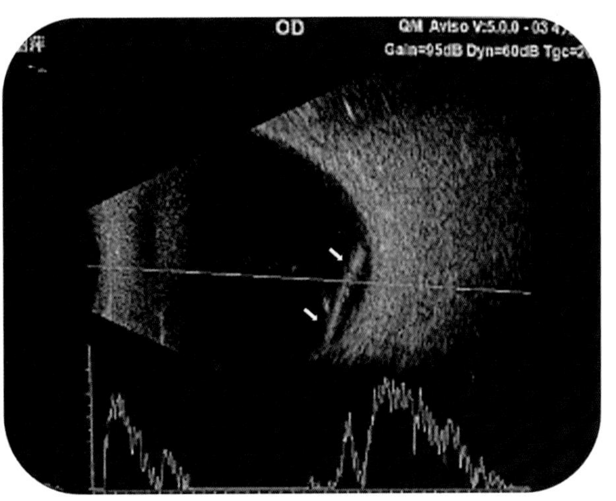

图病例 35-2　右眼 B 超（2021-04-03）
鼻上见视网膜脱离光带（白色箭头）。

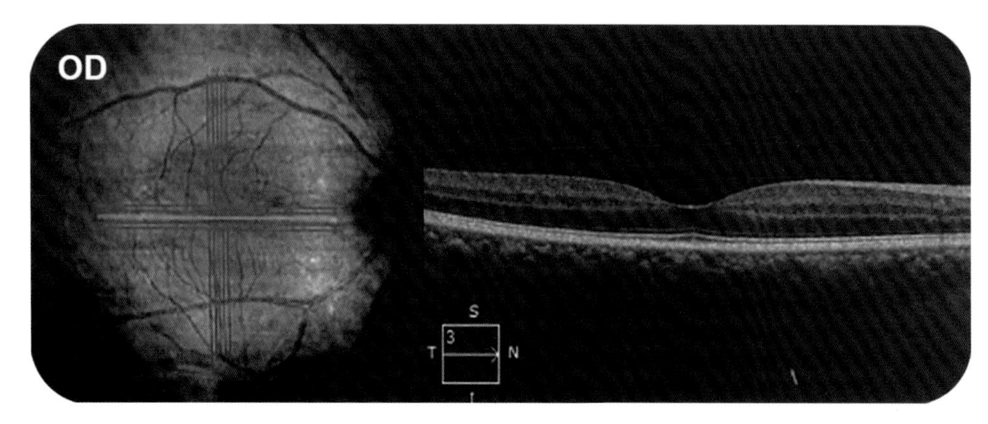

图病例 35-3　右眼黄斑 OCT（2021-04-03）
黄斑结构清晰，无异常。

（1）2021 年 4 月 4 日右眼视网膜脱离边缘光凝包绕（外院眼科治疗）。

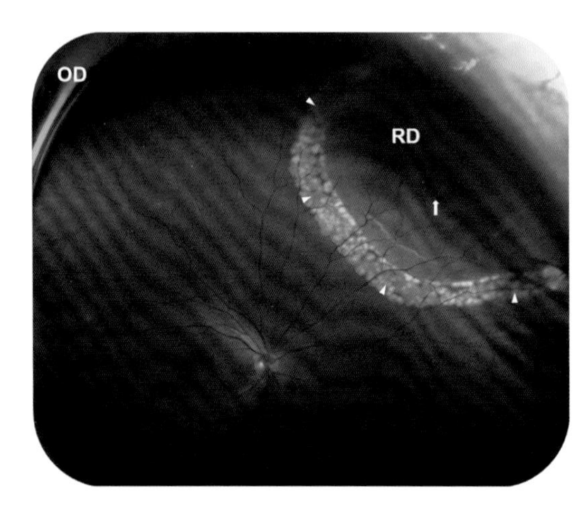

图病例 35-4　Optos 超广角成像彩图（2021-04-04）
右眼鼻上视网膜脱离边缘见 3 排黄白色光凝斑包绕（白色三角），马蹄形裂孔（白色箭头）。

（2）2021 年 5 月 17 日右眼视网膜脱离光凝后 6 周，来本院眼科门诊就诊。右眼视力 0.8，右眼底见超广角眼底照相。

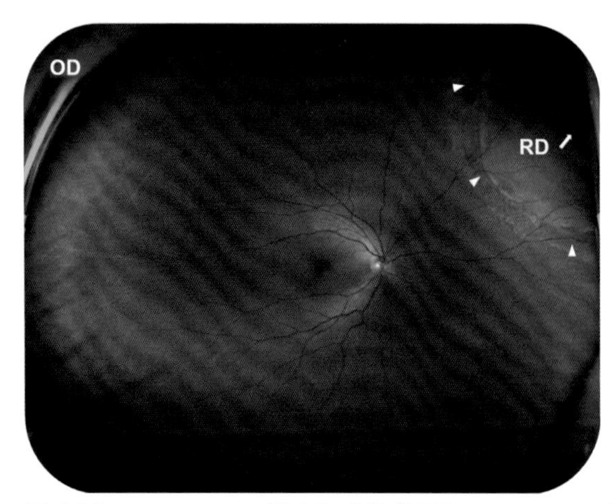

图病例 35-5　Optos 超广角成像彩图（2021-05-17）
右眼底鼻上仍见青灰色隆起（局限性视网膜脱离），裂孔可见（白色箭头），视网膜脱离边缘色素沉着（光凝后，白色三角）。

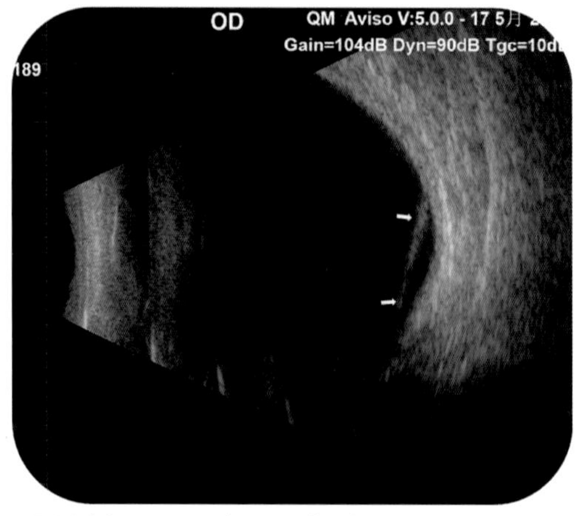

图病例 35-6　右眼 B 超（2021-05-17）
见视网膜脱离光带（白色箭头），与 2021 年 4 月 3 日视网膜光凝前 B 超对比，视网膜脱离光带相同。

诊断：右眼孔源性视网膜脱离（光凝后）。

治疗：2021 年 5 月 19 日在局部麻醉下行右眼巩膜外垫压 + 视网膜裂孔冷冻术。

术中用 506 硅海绵 2:00 放射状外垫压，裂孔冷冻处理。

复诊：

（3）2021 年 5 月 25 日右眼巩膜外垫压 + 视网膜裂孔冷冻术后 6 天。视力：OD 0.6。眼压：16.5mmHg。右眼底鼻上视网膜复位，术嵴隆起，裂孔位于术嵴。

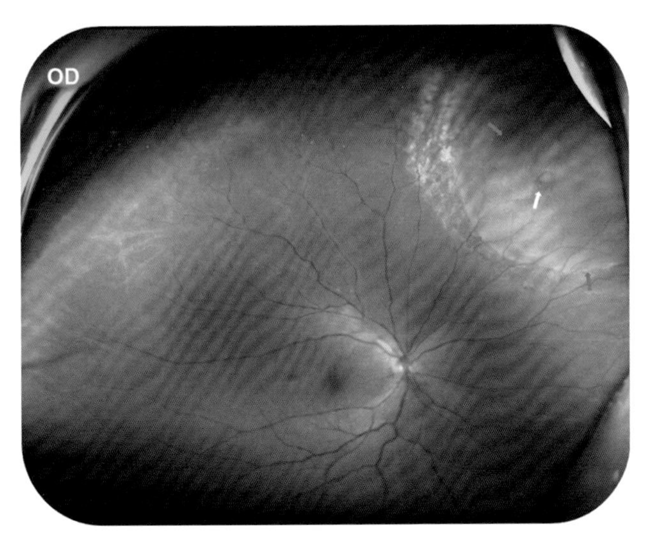

图病例 35-7　Optos 超广角成像彩图（2021-05-25）

右眼底鼻上视网膜复位，术嵴高起（蓝色箭头），裂孔位于术嵴（白色箭头）。

（4）2021 年 8 月 22 日右眼巩膜外垫压 + 视网膜裂孔冷冻术后 3 个月。

视力：OD 0.8，眼底检查同前。

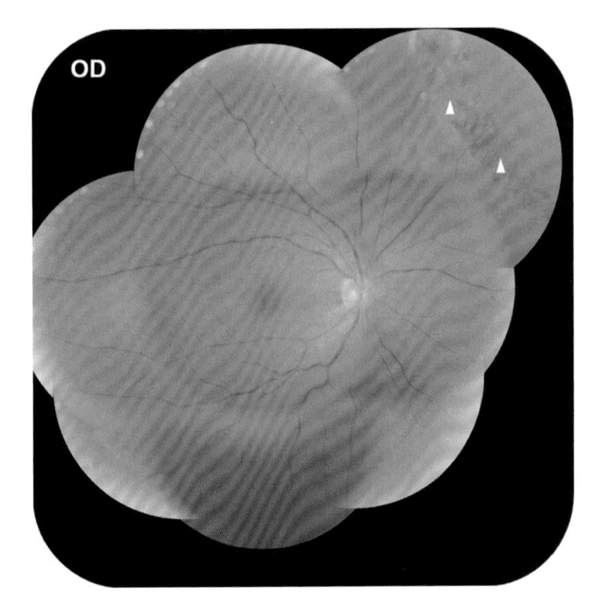

图病例 35-8　普通眼底照相拼图（患者提供外院检查眼底图）

右眼底视网膜平伏，鼻上术嵴及光凝斑可见（白色三角）。

（5）2022 年 8 月 30 日右眼巩膜外垫压 + 视网膜裂孔冷冻术后 15 个月。

视力：OD 0.8，OS 1.0。双眼前节（-），双眼晶状体周边轻混，玻璃体见 Weiss 环，右眼底视网膜平伏，鼻上术嵴低平，裂孔不清，局部脉络膜萎缩及色素沉着，陈旧性光凝斑；左眼底颞上见 2 个圆形视网膜裂孔，1/3~1/2 PD，视网膜未见脱离。

处理：左眼视网膜裂孔光凝，双眼欧堡照相（见下图），双眼黄斑区 OCT（未见异常）。

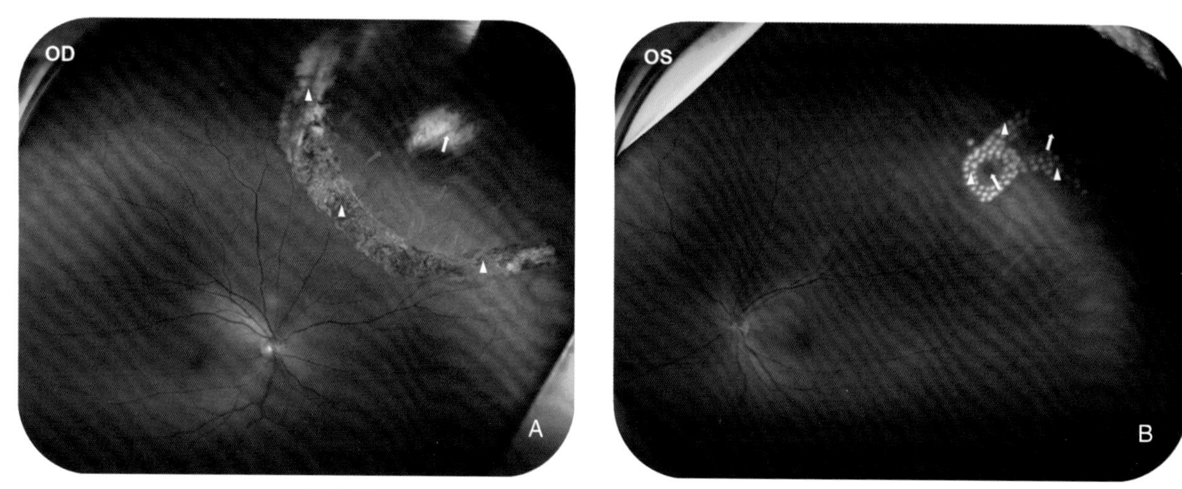

图病例 35-9　Optos 超广角成像彩图（2022-08-30）

A. 右眼底鼻上术嵴低平（蓝色箭头），视网膜裂孔不清（白色箭头），陈旧性光凝斑（白色三角）；B. 左眼底颞上见 2 个圆形裂孔（白色箭头），周围光凝斑包绕（白色三角）。

解析：

孔源性视网膜脱离是液化玻璃体通过视网膜裂孔进入视网膜下形成的[14]，故早期及时发现并封闭视网膜裂孔是防止视网膜脱离发生与发展的关键。L'esperance 等首先将氩激光用于视网膜裂孔的治疗。数十年来，氩激光光凝封闭裂孔方法的有效性、安全性、可重复性受到人们的普遍认可，对干性视网膜裂孔（即不伴有视网膜脱离）和视网膜裂孔合并孔周极小范围视网膜浅脱离者有确切可靠的疗效。其治疗机制是特定波长的激光被视网膜色素上皮吸收后，局部产生热效应，使视网膜色素上皮与神经上皮，色素上皮与脉络膜产生粘连，与此同时光凝区色素上皮屏障也暂时破坏，视网膜下液被动运动加速，非蛋白性网膜下液吸收加快，视网膜附着力增加，最终使裂孔封闭。[15]

1968 年，Okun 和 Cibis[16] 建议采用激光治疗“局限性”视网膜脱离，并定义“局限性”视网膜脱离的宽度是最大裂孔直径的 2 倍，但不超过 5 倍，其脱离的面积 < 2 个钟点位，向后脱离不超过赤道部。Schepens[17] 将“亚临床”视网膜脱离定义为没有中心视力或视野丢失，且用通常的检查方法不能发现的视网膜脱离。Davis[18] 把“局限性”视网膜浅脱离或“亚临床”视网膜脱离定义为视网膜裂孔周围 1~2PD 范围之内的视网膜浅脱离。Okun 和 Cibis[16] 用激光光凝治疗局限性视网膜脱离 48 只眼，经 6 个月至 6 年的随诊观察，42 只眼（88%）疗效稳定。Vrabec[19] 等采用激光光凝治疗未累及黄斑的视网膜脱离 (MSRRDs)34 只眼，认为激光光凝治疗 MSRRDs 是有效的。戴友林等认为[15] 不同年龄视网膜脱离患者的氩激光疗效差异明显，随着

年龄增大疗效明显下降，这可能是老年人存在玻璃体液化和不同程度色素上皮萎缩，易使视网膜脱离形成和发生。另外，视网膜脱离所在的位置和大小与氩激光疗效的关系显著：以鼻下方治愈率最高，颞上象限最低；马蹄孔的疗效要低于圆孔；裂孔越小疗效越明显，随着裂孔增大疗效呈下降趋势。马蹄孔者中多有玻璃体液化，玻璃体盖甚至牵拉膜可以使裂孔变大，并使液体进入视网膜下而发生或加重视网膜脱离。激光治疗视网膜脱离的治愈率受裂孔大小影响很大，大于2PD的视网膜裂孔者治愈率极低，这与裂孔越大视网膜下易积液，难以发生光凝反应，局部粘连不易产生，仅靠光凝斑难以使视网膜脱离复位有很大关系，所以大于2PD的视网膜裂孔试用激光疗效欠佳后，应立即改行手术治疗，以免刺激玻璃体。在孔源性局限性视网膜脱离的病例中，当近视眼屈光度大于 -10.00D，且玻璃体液化或浓缩较明显者，氩激光疗效较差，高屈光度易发生玻璃体浓缩，加重了玻璃体对视网膜的牵拉，裂孔难以封闭，对这些患者宜改用手术治疗。

对伴有局限性视网膜浅脱离的视网膜裂孔的氩激光视网膜脱离预防性治疗，文献报告可获得 69.9%~94.5% 有效率。[20,21] 因此，激光治疗视网膜干性裂孔疗效显著，对局限性视网膜脱离伴裂孔的疗效取决于视网膜脱离的范围、程度以及裂孔的部位大小形状及近视屈光度。其成功率和稳定性取决于合适病例的选择以及合理的激光治疗。所选择的病例建议：①视网膜脱离范围小于 2 个钟点位，且为扁平脱离；视网膜表面光滑，不僵硬，没有明显的玻璃体牵引；②对于马蹄形裂孔，玻璃体对视网膜有明显牵引者不宜行激光光凝治疗；③对于位于上方的马蹄形裂孔，如果视网膜有明显的玻璃体牵引，即使是视网膜浅脱离，也主张首选局部外加压手术。激光治疗时，首先光凝周围的正常视网膜，完全包绕脱离的视网膜或延伸到锯齿缘，激光作用于视网膜产生的局部非特异性炎症反应致使视网膜外层及脉络膜间的瘢痕粘连，从而限制视网膜脱离范围的扩大。此外，可以在孔源性视网膜浅脱离区内做密集的播散光凝，刺激视网膜色素上皮的“泵”功能，促进视网膜下液的吸收。视网膜下液吸收后，对脱离的复位区内补充播散光凝，并对裂孔周围补充光凝，使视网膜裂孔完全封闭。激光光凝 2 周后复诊，如视网膜脱离区扩大则需要手术治疗。

总之，激光治疗孔源性视网膜脱离是一种简单、方便、痛苦极小的方法，对那些精神紧张不愿手术和体质极差不能耐受手术者，可考虑试行激光治疗，但适应证的掌握很重要。本例患者为右眼周边局限性孔源性视网膜脱离，给予激光包绕视网膜脱离区，观察 6 周后视网膜仍未复位来我院就诊。经检查视网膜脱离范围无明显扩大，但也无好转，患者精神高度紧张、失眠、焦虑，不敢活动，唯恐随时发生视网膜脱离加重，给精神及生活带来很大的影响。根据眼部检查的结果，考虑视网膜脱离仍然存在，无明显好转的趋势及患者精神状态，建议给予巩膜外垫压联合冷冻术。术后视网膜复位，视网膜裂孔闭合，患者的精神状态得到极大的改善。该病例给予的启示是，临床上遇远离黄斑局限性孔源性视网膜脱离，应综合考虑年龄、屈光状态、玻璃体液化情况、裂孔性质及大小以及患者依从性等因素，综合考虑选择治疗方法。封闭裂孔是治疗的关键，如选择激光治疗，观察 2 周后视网膜脱离范围无缩小，视网膜裂孔无封闭时建议尽早手术，避免色素播散以及玻璃体视网膜增殖。

（病例提供医师：雷春灵　李凤至）

病例 36

牵拉裂孔视网膜脱离伴视网膜新生血管——巩膜外垫压 + 眼内抗 VEGF+ 术后视网膜裂孔及无灌注视网膜光凝。

基本信息：女性，27 岁。　　就诊日期：2022-04-05

主诉：左眼视物变形 4 个月。

既往史：屈光不正 10 年，框架眼镜矫正。

眼部检查：

表病例 36-1　眼部检查结果

	右眼	左眼
视力	0.04	0.04
矫正视力	0.6	0.3
眼压	13.8mmHg	10.3mmHg
眼前节	角膜清，前房（-），晶状体透明	
玻璃体	无明显混浊	无明显混浊
眼底	散瞳后周边视网膜未见裂孔及变性区	视网膜 3:00-6:30 青灰色隆起，黄斑下方可见视网膜下增殖条索，4:30 赤道部视网膜可见扇形视网膜新生血管，新生血管边缘可见约 1/3 圆孔及带蒂孔盖

影像检查：

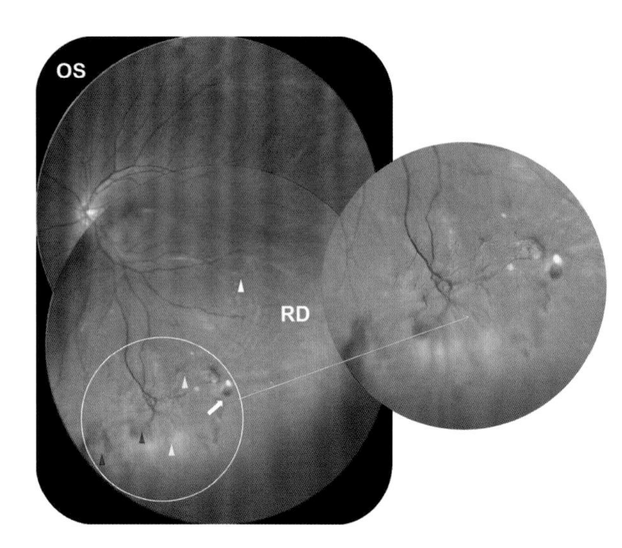

图病例 36-1　CLARUS 超广角成像彩图

左眼底颞下视网膜脱离及视网膜裂孔（白色箭头：孔及带蒂孔盖），黄斑下方视网膜下增生条索（白色三角），颞下方赤道部见扇形视网膜新生血管（黄色三角），斑片状出血（红色三角）。

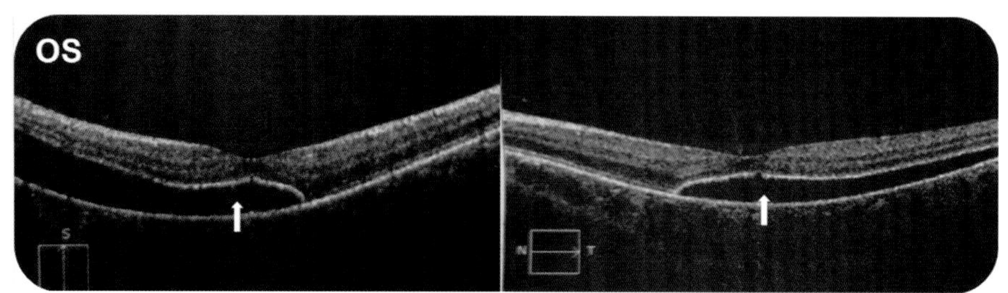

图病例 36-2　左眼黄斑 OCT（外院检查结果）

左眼黄斑区神经上皮层脱离（白色箭头）。

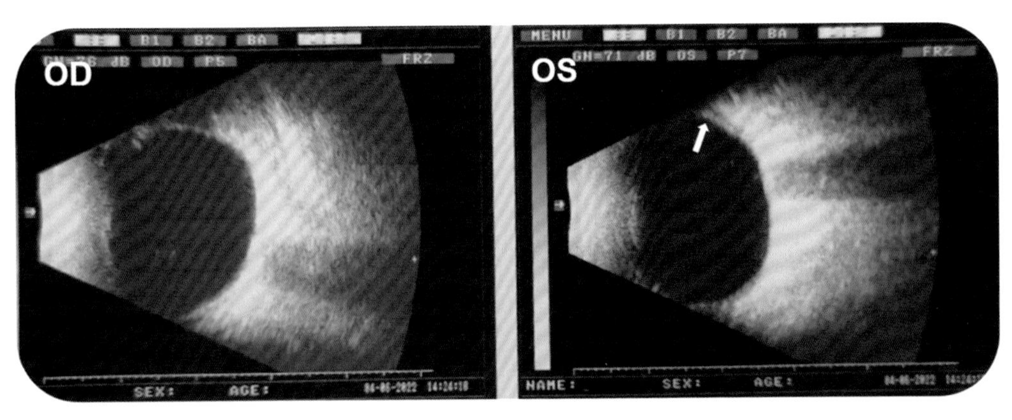

图病例 36-3　双眼 B 超（外院检查结果）

右眼未见明显异常，左眼视网膜脱离光带（白色箭头）。

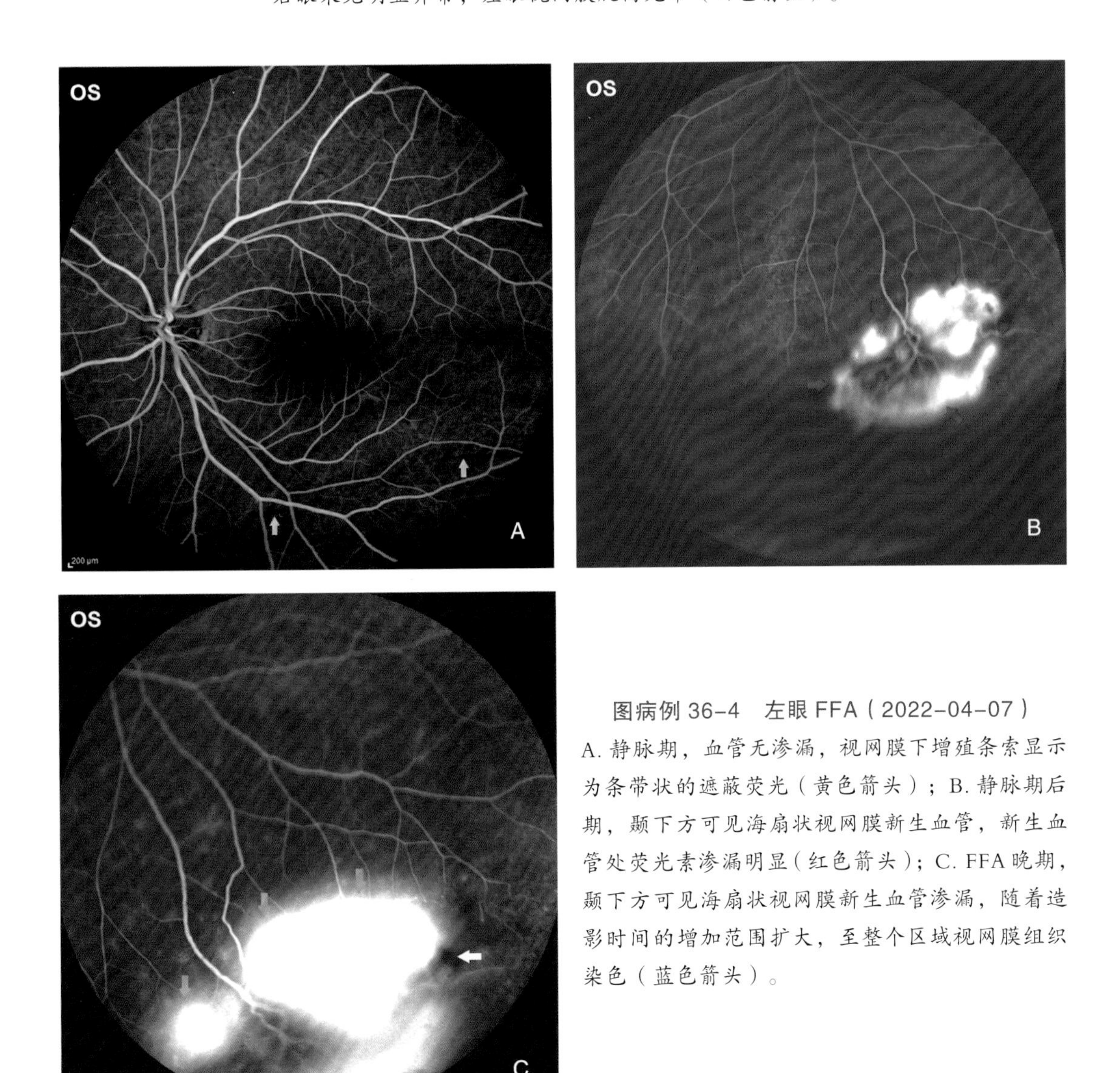

图病例 36-4　左眼 FFA（2022-04-07）

A. 静脉期，血管无渗漏，视网膜下增殖条索显示为条带状的遮蔽荧光（黄色箭头）；B. 静脉期后期，颞下方可见海扇状视网膜新生血管，新生血管处荧光素渗漏明显（红色箭头）；C. FFA 晚期，颞下方可见海扇状视网膜新生血管渗漏，随着造影时间的增加范围扩大，至整个区域视网膜组织染色（蓝色箭头）。

诊断：①左眼陈旧性视网膜脱离；②左眼视网膜新生血管（原因待诊）；③双眼屈光不正。

治疗：2022 年 4 月 8 日在局部麻醉下行左眼巩膜外垫压术 + 眼内注药术（抗 VEGF）。术中裂孔定位于 4:30 角巩膜缘后 16mm，506# 硅海绵，平行于角巩膜缘置于裂孔相应位置，因视网膜脱离较浅，术中未行巩膜穿刺引流视网膜下液；玻璃体注射阿柏西普 2mg（0.05mL）。

复诊：

（1）2022 年 4 月 9 日左眼巩膜外垫压 + 眼内抗 VEGF 术后第 1 天。

视力：OS 0.04 → 0.4，眼压：11.6mmHg。左眼结膜轻充血，角膜清，前房（-），晶状体及玻璃体无明显混浊，眼底视网膜复位，颞下术嵴明显高起，视网膜裂孔位于术嵴，视网膜新生血管仍可见。

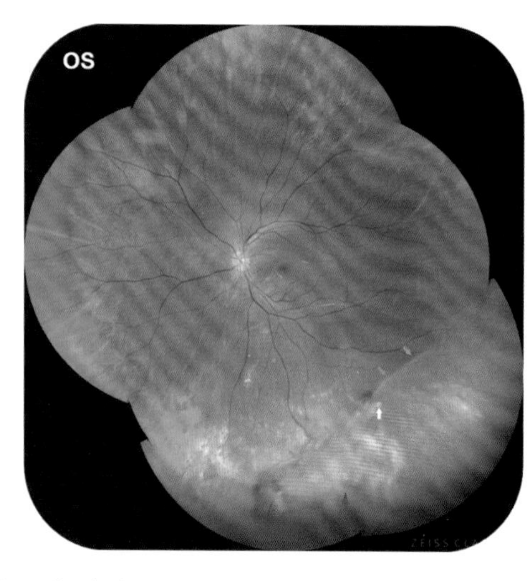

图病例 36-5　CLARUS 超广角成像彩图

左眼底颞下视网膜复位，术嵴明显（蓝色箭头），视网膜裂孔位于术嵴（白色箭头），斑片状出血（红色三角）。

进一步治疗：2022 年 4 月 9 日左眼视网膜激光封闭裂孔。

（2）2022 年 5 月 9 日左眼巩膜外垫压 + 眼内抗 VEGF 术后 1 个月。

视力：OS 0.04 → 0.4，眼压：12.6mmHg。左眼底检查同前。

处理：FFA。

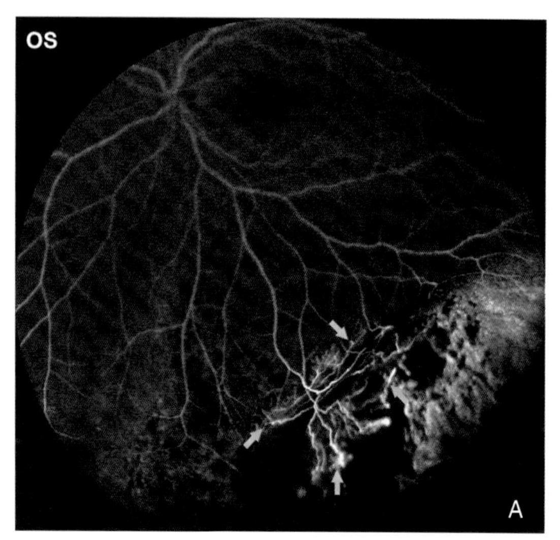

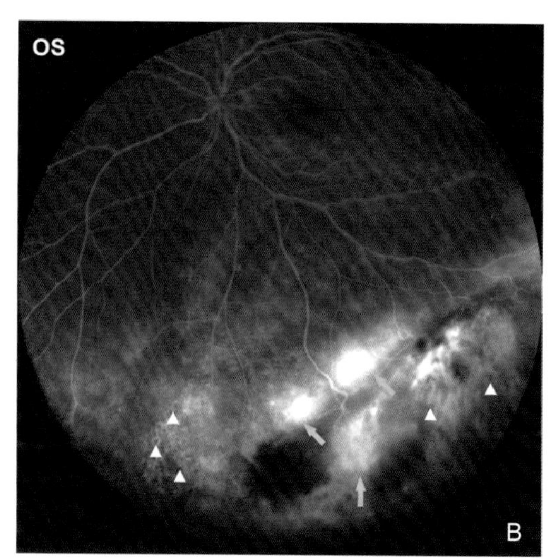

图病例 36-6　左眼 FFA（2022-05-12）

A. 静脉期，提示视网膜新生血管渗漏减轻（黄色箭头）；B. FFA 晚期，提示视网膜新生血管渗漏逐渐加重至视网膜组织染色（黄色箭头），病灶区域激光斑可见（白色三角）。

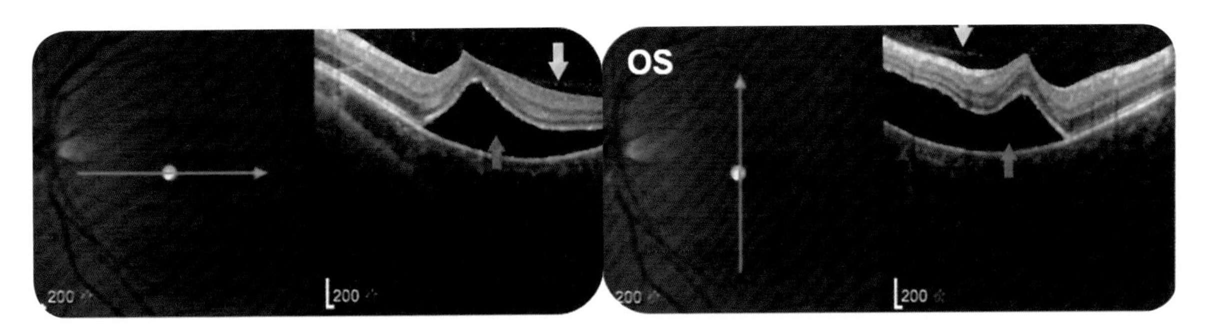

图病例 36-7　左眼 OCT（水平 + 垂直扫描）

黄斑区视网膜神经上皮层脱离（红色箭头），可见玻璃体后皮质牵拉黄斑区视网膜（黄色箭头），与术前对比无变化。

补充治疗：2022 年 5 月 18 日左眼玻璃体腔注药术（第 2 次阿柏西普 2mg）。

（3）2022 年 6 月 15 日左眼巩膜外垫压术 + 第 1 次眼内抗 VEGF 术后 2 个月，第 2 次眼内抗 VEGF 术后 1 个月。

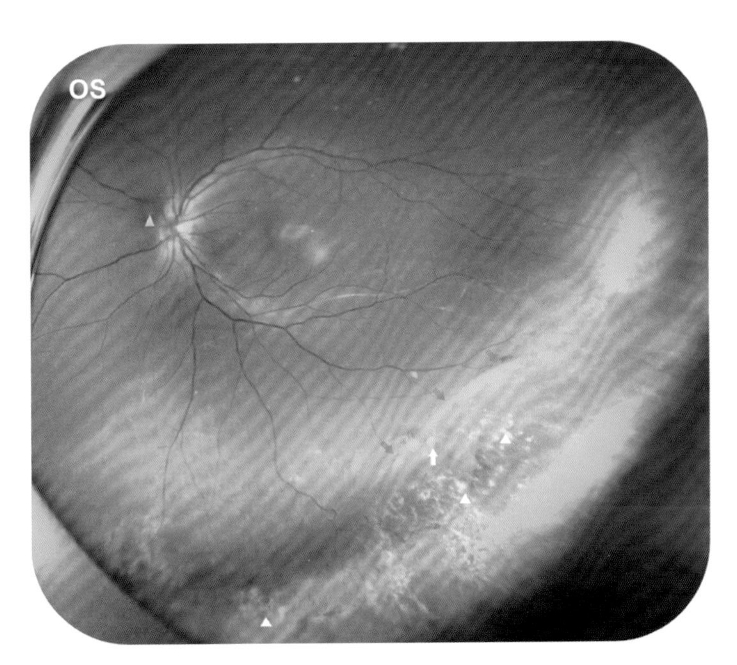

图病例 36-8　Optos 超广角成像彩图

左眼底手术嵴清晰可见（蓝色箭头），裂孔位于嵴上（白色箭头），裂孔孔周和病变区域视网膜可见陈旧光凝斑（白色三角），玻璃体可见 Weiss 环（黄色三角），提示已发生玻璃体后脱离。

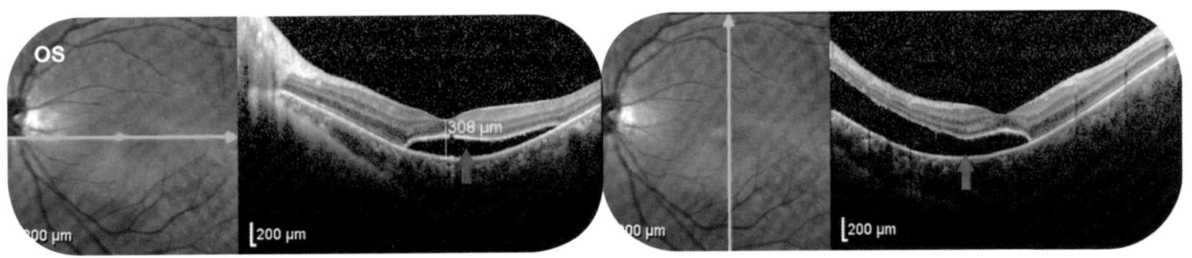

图病例 36-9　左眼黄斑 OCT（水平 + 垂直扫描）

视网膜神经上皮层脱离（红色箭头），可见玻璃体后皮质牵拉已松解，神经上皮层脱离的范围较前缩小。

视力：OS 0.04→0.6，眼压：14.7mmHg。左眼前节（-），眼底视网膜复位，颞下术嵴明显，视网膜裂孔不清，可见光凝斑。

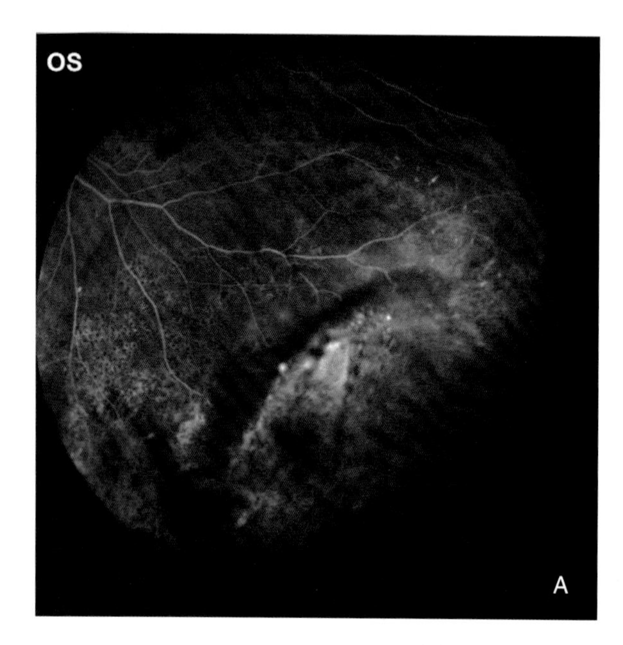

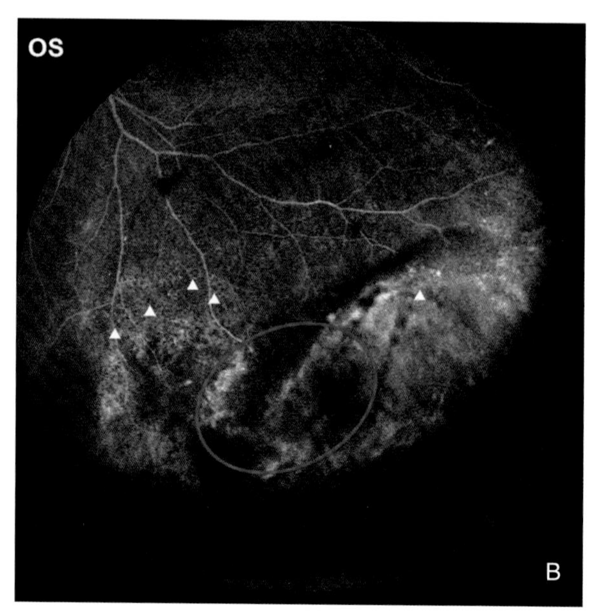

图病例 36-10　左眼 FFA（2022-06-16）

A. 中期；B. 晚期，原扇形新生血管已经萎缩，无荧光渗漏（红圈），可见陈旧光凝斑（白色三角）。

解析：

该患者左眼牵拉裂孔视网膜脱离，视网膜下增殖形成，虽然累及黄斑，但视网膜下液较少，视力一直未有明显下降，故病史时间未知。就诊后经三面镜检查发现左眼视网膜裂孔位于 4:30 赤道部，为牵拉裂孔，约 1/3PD，局部见扇形视网膜新生血管形成；眼底荧光血管造影（FFA）提示视网膜新生血管形成渗漏明显，余象限的视网膜血管均未见明显异常。扇形视网膜新生血管结合年龄考虑，可能的疾病为：ROP、FEVR、Eales 病、视网膜劈裂、镰状细胞贫血、血小板增多症等[22]；但患者全身血液检查不支持镰状细胞贫血、血小板增多症的诊断；OCT 及 FFA 的检查，也未找到 ROP、FEVR、Eales 病、视网膜劈裂的证据；新生血管局限在颞下象限，且除新生血管区域外视网膜血管均未见明显异常。考虑可能的发病机制，病程较长且局限的视网膜脱离，造成了局部视网膜组织的缺血缺氧，进一步导致局部视网膜血管无灌注，形成了我们最终看到的扇形视网膜新生血管。[23,24]由于患者视网膜脱离和视网膜新生血管同时并存，治疗必须兼顾两者。根据患者视网膜脱离时间较长，虽然 PVR 分期属于 C 级，但玻璃体无增殖，视网膜下条索局限，考虑为视网膜牵拉裂孔性的视网膜脱离。综合评估制订患者的手术方案为：左眼巩膜外垫压术联合玻璃体腔抗 VEGF 治疗。术后视网膜复位，视网膜裂孔封闭，给予视网膜裂孔及局部视网膜光凝治疗，并根据术后 FFA 再次给予抗 VEGF 治疗；第 3 次 FFA 在中期及晚期未见荧光渗漏，视网膜新生血管萎缩退化，但视网膜下液延迟吸收，可能与病程较长、视网膜色素上皮泵功能受损有关，告知患者定期复查，借助 OCT 检查观察黄斑区神经上皮恢复的状态。

（病例提供医师：邵娟）

病例 37

Schwartz 综合征——巩膜外垫压术 + 术后前房水送检。

基本信息：男性，39 岁。　　就诊时间：2021-12-10

主诉：右眼视力下降 10 天。

既往史：半年前外院诊断“右眼开角型青光眼”，右眼最高眼压 50mmHg，给予溴莫尼定滴眼液、布林佐胺滴眼液、曲伏前列素滴眼液点眼控制眼压。屈光不正病史。

眼部检查：

表病例 37-1　眼部检查结果

	右眼	左眼
视力	0.04	0.6
矫正视力	0.3	1.0
眼压	18.2mmHg（降眼压药物）	13.9mmHg
眼前节	角膜清，前房深，房闪（+），浮游体（+），呈白色小颗粒状，晶状体后见大量灰白色斑点状沉着	角膜清，前房深，晶状体透明
玻璃体	前部玻璃体见灰白色小颗粒状混浊	未见明显混浊
眼底	视盘色淡，C/D 约 0.6；12:30-3:00 视网膜青灰色隆起；2:00 周边视网膜见 2PD 视网膜囊肿，囊肿边缘见 1/3PD 马蹄形裂孔	未见明显异常

影像检查：

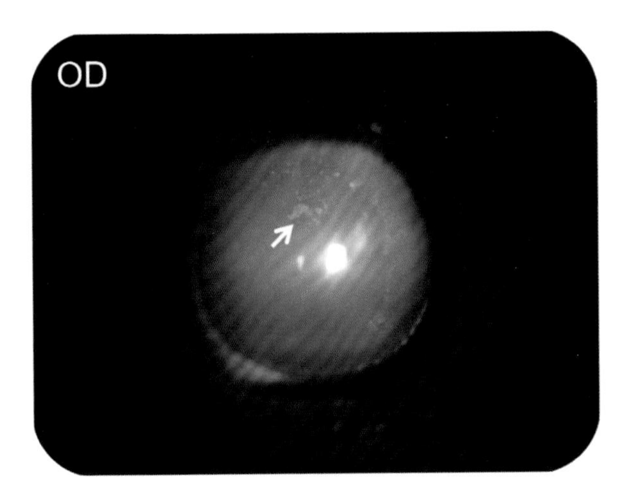

图病例 37-1　眼前节照相（2021-12-10）
右眼晶状体后见大量灰白色斑点状沉着（白色箭头）。

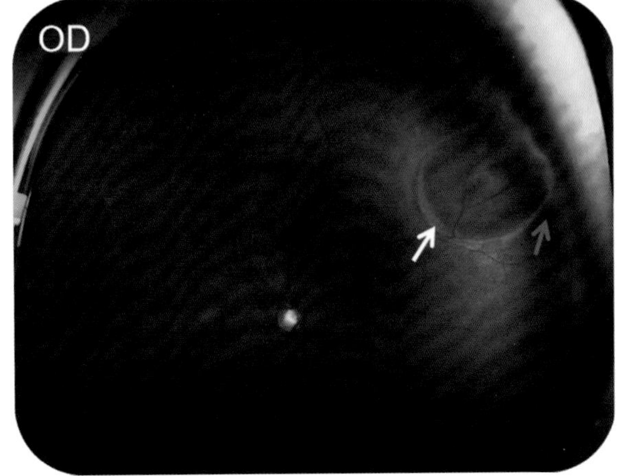

图病例 37-2　Optos 超广角成像彩图（2021-12-10）
右眼底视盘色淡，C/D 约 0.6；12:30-3:00 视网膜青灰色隆起；2:00 周边视网膜见 2PD 视网膜囊肿（白色箭头），囊肿下缘见囊肿边缘 1/3PD 马蹄形裂孔（蓝色箭头）。

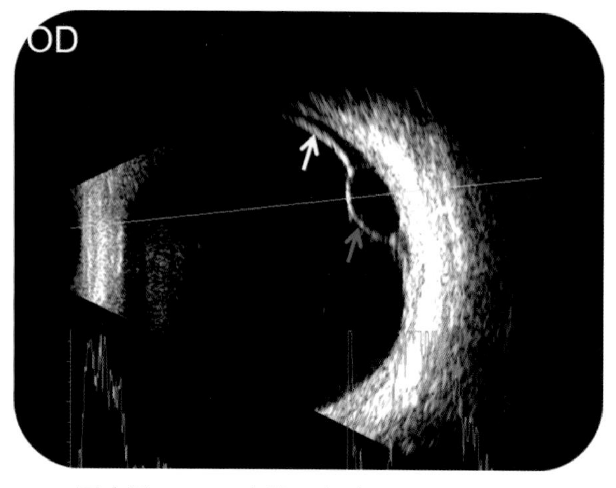

图病例 37-3　右眼 B 超（2021-12-10）

鼻上见视网膜脱离光带（白色箭头）及囊肿（蓝色箭头）。

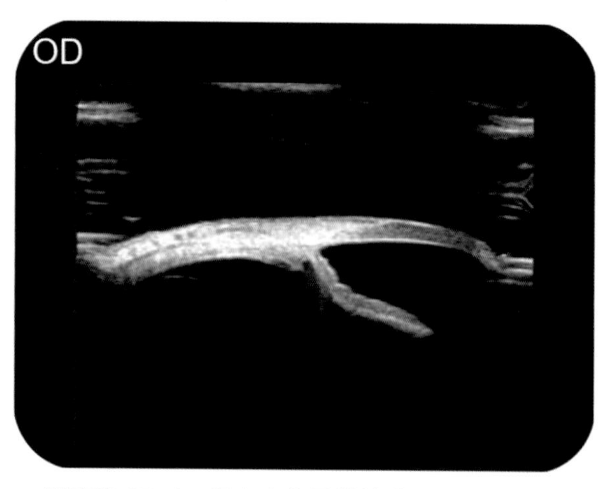

图病例 37-4　超声生物显微镜（2021-12-10）

右眼各房角开放。

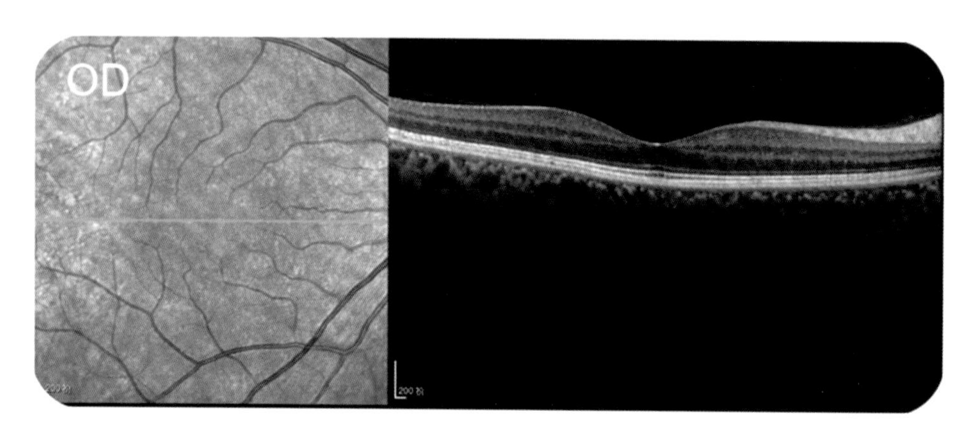

图病例 37-5　右眼黄斑 OCT（2021-12-10）

黄斑结构清晰无异常。

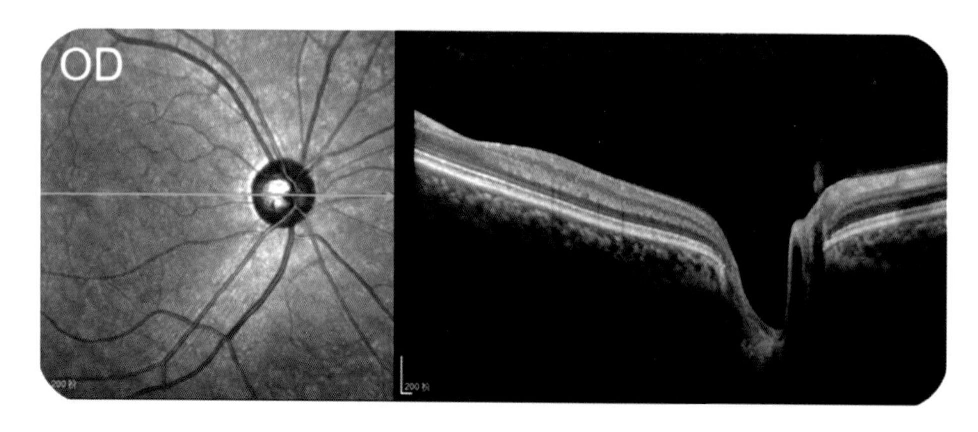

图病例 37-6　右眼视盘 OCT（2021-12-10）

视杯凹陷深。

诊断：①右眼 Schwartz 综合征；②屈光不正。

治疗：2021 年 12 月 20 日在全麻下行右眼巩膜外垫压 + 前房穿刺放液（送检）术。术中定位视网膜裂孔，见 2:00 角膜缘后 9mm 囊肿边缘 1/3PD 马蹄孔；用 276# 硅胶带平行角膜缘置于 1:00-4:00，最前端距角膜缘约 7mm，缝线跨度 9mm；前房穿刺取房水检测并调节眼压。

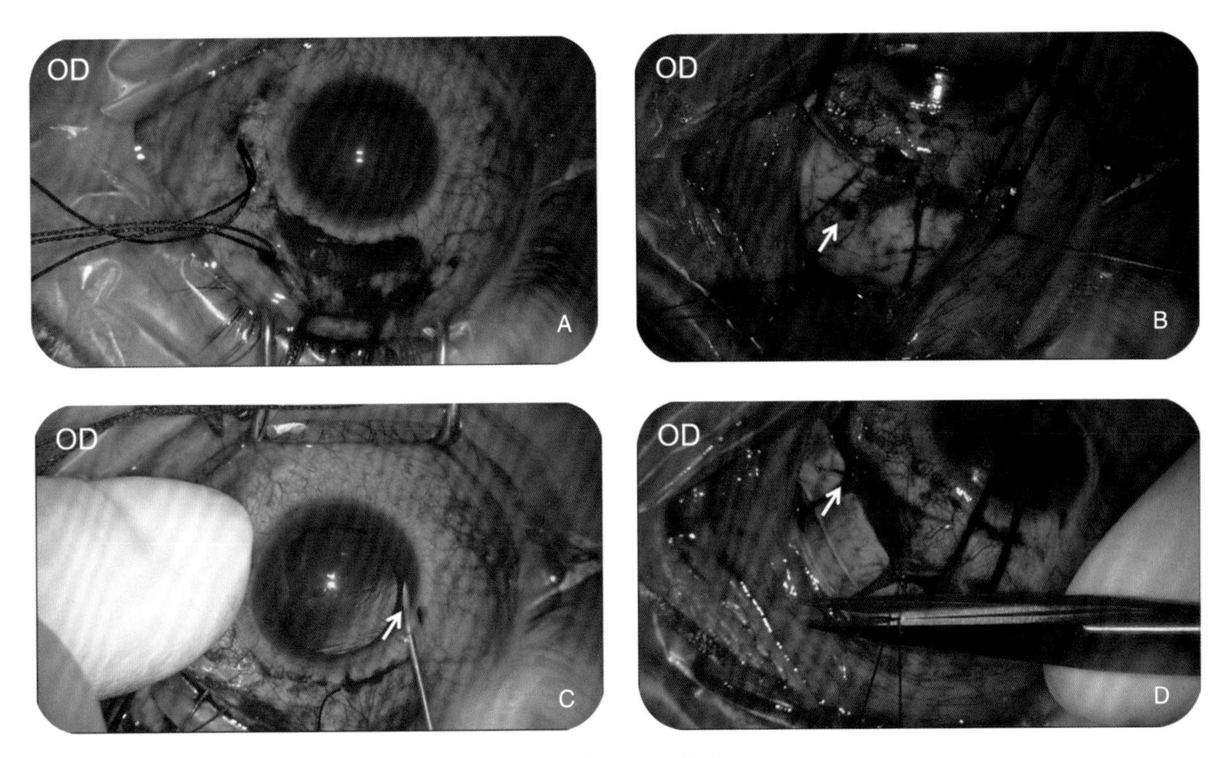

图病例 37-7　术后

A. 做 11:30-3:30 结膜瓣，分离暴露，置上直肌、内直肌牵引线；B. 间接镜下裂孔定位于 2:00 角膜缘后 9mm，1/3PD 马蹄孔，并缝线定位（白色箭头），预置巩膜缝线；C. 276# 硅胶带平行角膜缘放置于预置缝线下，并行前房穿刺（白色箭头），取房水送检；D. 结扎预置巩膜缝线，形成外垫压嵴（白色箭头），缝合结膜瓣。

复诊：

（1）2021 年 12 月 21 日右眼外垫压术后 1 天。

视力：OD 0.04 → 0.3。眼压：OD 21mmHg，OS 15.1mmHg。右眼底鼻上视网膜复位，术嵴隆起，裂孔位于术嵴。

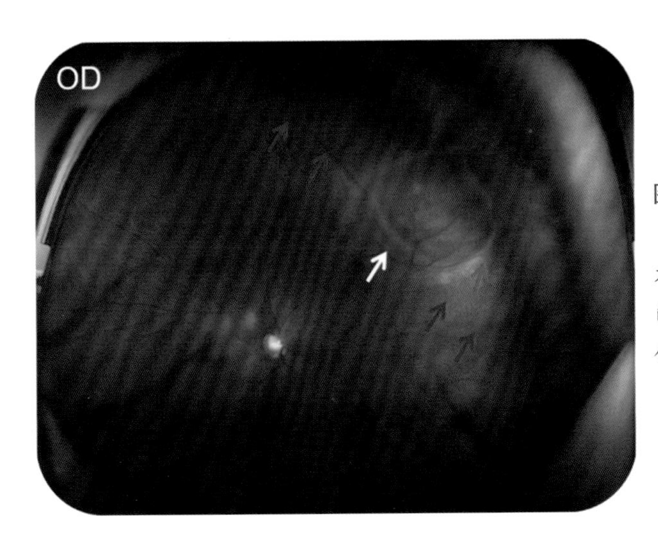

图病例 37-8　Optos 超广角成像彩图（2021-12-21）

右眼底鼻上视网膜复位，术嵴高起（红色箭头），囊肿（白色箭头）及裂孔位于术嵴（蓝色箭头）。

（2）2022 年 2 月 24 日右眼巩膜外垫压术后 2 个月。

视力：OD 0.04 → 0.3。眼压 :OD 14.5mmHg，OS 13.6mmHg。右眼底鼻上视网膜复位，术嵴隆起，裂孔位于术嵴。

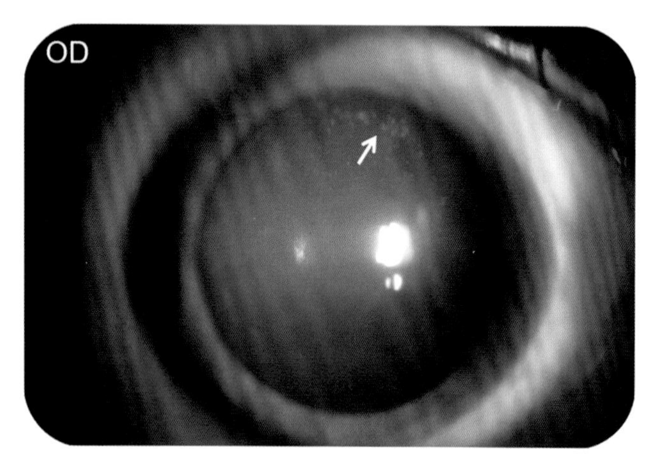

图病例 37-9　眼前节照相（2022-02-24）

右眼晶体后见灰白色颗粒沉着（白箭）较术前明显减少。

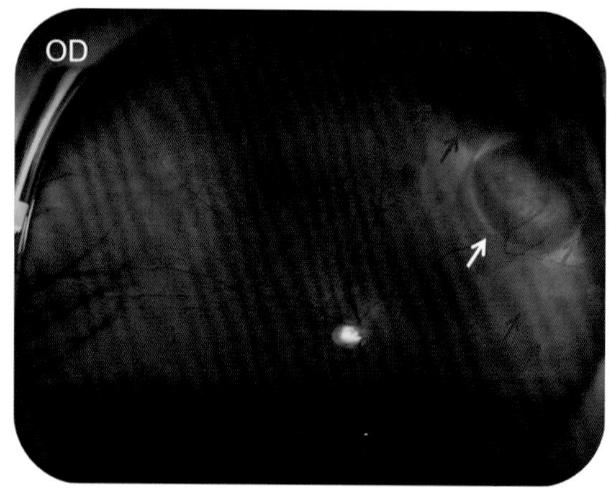

图病例 37-10　Optos 超广角成像彩图（2022-02-24）

右眼底鼻上视网膜复位，术嵴较术后第 1 天降低（红色箭头），囊肿（白色箭头）及裂孔位于术嵴（蓝色箭头）。

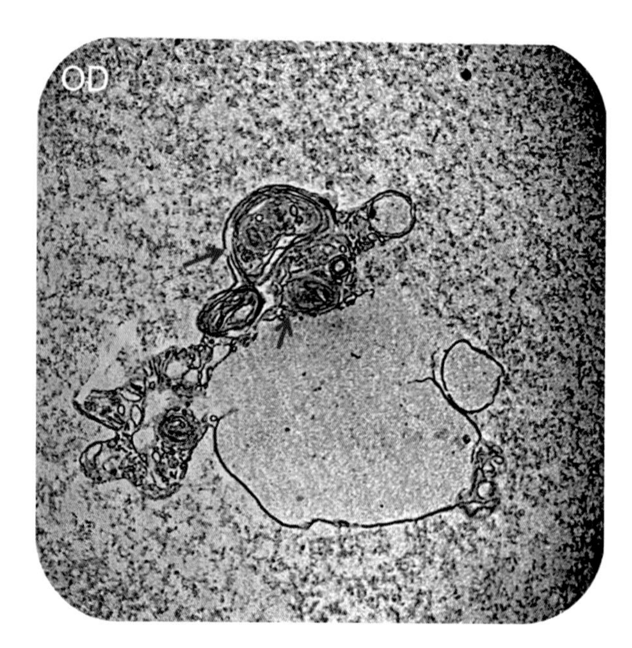

图病例 37-11　电镜检查

电镜 ×20000 下见一聚集的视细胞外节膜盘样结构（红色箭头）。（2022 年 2 月 22 日西安交通大学医学部电镜室报告）

解析：

1973 年 Schwartz[25] 首次报道了 11 例具有特殊表现的孔源性视网膜脱离类型，伴高眼压及葡萄膜炎，随着视网膜脱离手术复位和视网膜裂孔闭合，青光眼及葡萄膜炎也随之消失，故命名为 Schwartz 综合征。该病好发于青年，多为单眼，常有外伤史。其发病机制是当周边视网膜出现裂孔伴玻璃体前界膜破裂时，视网膜下间隙与前房之间液体自由交通，视网膜光感受器的外节盘膜进入前房并堵塞小梁网，引起眼压升高。[26] 当存在睫状上皮裂孔时，视网膜下液可以不经过玻璃体腔直接到达前房，更容易发生 Schwartz 综合征。[27]Schwartz 综合征的特点是所有患者房水闪光和浮游体(+)，眼压增高且有波动性，视网膜脱离一般隆起程度不高，多为浅脱离，视网膜裂孔位于极周边视网膜或为锯齿缘离断或为睫状体上皮的裂孔，经手术封闭视网膜裂孔视网膜复位后，眼压可迅速恢复正常，葡萄膜炎反应消退。在房水标本中找到视细胞外节盘膜是诊断该病的确切依据[28]，但临床上常因房水标本做电镜检查困难，因此目前大部分病例的诊断仍是根据其典型临床表现。

该病在临床比较少见，且因周边裂孔难以发现，早期容易误诊。①当患者以高眼压首诊时容易误诊为开角性青光眼或色素性青光眼，后者前房内虽可见漂浮色素颗粒，但裂隙灯下可见中周部虹膜透照缺损，角膜下色素沉着，小梁网上明显色素沉着，用抗青光眼药物及激光治疗有效；②因常伴有类似葡萄膜炎的改变，易被误诊为葡萄膜炎继发青光眼，后者常有畏光、疼痛、睫状充血，角膜有灰白色或羊脂状 KP，前房内浮游物以灰白色炎性细胞成分居多而非颗粒状或小碎片状，还有房闪阳性及虹膜后粘连等症状，且经激素及抗青光眼药物治疗有效；③因裂孔多位于周边部且视网膜脱离发展较慢，也有被诊断为渗出性视网膜脱离的可能。

本病视网膜脱离与高眼压、葡萄膜炎关系密不可分，单纯的抗炎降眼压治疗并不能解决问题，治疗的关键在于封闭周边视网膜裂孔及睫状上皮裂孔。本例患者首诊诊断为开角性青光眼，接受降眼压治疗半年余，确诊时 C/D 已达 0.6，造成了不可逆的青光眼性视神经损害。经巩膜外垫压术后裂孔封闭，视网膜复位，眼压降至正常，葡萄膜炎反应消失，并且经电镜检查在房水中检测到视细胞外节盘膜，至此明确诊断为 Schwartz 综合征。提醒我们当视网膜脱离、眼压升高及葡萄膜炎性反应三者同时存在时，应详细认真地询问病史，仔细鉴别 Kp 和浮游体性质及形态，以及是否存在虹膜、瞳孔的改变，更重要的是需散瞳后详细检查眼底，避免漏掉体征，误诊延治。[29]

（病例提供医师：李凤至）

参考文献

[1] Sebag, J, Posterior Vitreous Detachment [J]. Ophthalmology, 2018, 125 (9): 1384–1385.

[2] Schwab C, Ivastinovic D, Borkenstein, et al. Prevalence of early and late stages of physiologic PVD in emmetropic elderly population [J]. Acta Ophthalmol, 2012, 90 (3):e179–e184.

[3] Hayashi A, Ito Y, Takatsudo Y, et al. Posterior Vitreous Detachment in Normal Healthy Subjects Younger Than Age Twenty [J]. Invest Ophthalmol Vis Sci, 2021, 62 (13):19.

[4] Hayreh SS, Jonas JB. Posterior vitreous detachment: clinical correlations [J]. Ophthalmologica, 2004, 218 (5):333–343.

[5] Chuo JY, Lee TY, Hollands H, et al. Risk factors for posterior vitreous detachment: a case–control study [J]. Am J Ophthalmol, 2006, 142 (6): 931–937.

[6] Hilford D, Hilford M, Mathew A. Posterior vitreous detachment following cataract surgery [J] . Eye (Lond) ,2009, 23 (6):1388-1392.

[7] 李晓蒙，周恩亮，顾永昊，等，2 型糖尿病视网膜病变激光光凝术后玻璃体后脱离变化的观察[J]. 实用防盲技术，2016, 11 (1): 7-9,12.

[8] Sebag J. Anomalous posterior vitreous detachment: a unifying concept in vitreo-retinal disease [J] . Graefes Arch Clin Exp Ophthalmol, 2004, 242 (8):690-698.

[9] Carrero JL. Incomplete posterior vitreous detachment: prevalence and clinical relevance [J] . Am J Ophthalmol ,2012, 153 (3):497-503.

[10] 王婷婷，王喻，赵少贞 . 玻璃体后脱离及其并发症的发病机制 [J] . 国际眼科纵览 ,2012, 36 (6):392-396.

[11] Byer NE. Natural history of posterior vitreous detachment with early management as the premier line of defense against retinal detachment [J] . Ophthalmology,1994, 101 (9):1503-1513.

[12] 孟薇，贾红艳，孙競 . 氪激光治疗视网膜裂孔预防视网膜脱离的临床观察[J]. 临床眼科杂志，2012, 20 (1):39-40.

[13] 高小伟，管怀进，徐建云 . 有裂孔的视网膜变性的临床特征和氩激光治疗 [J] . 中华眼底病杂志，2006, 22 (1): 39-41.

[14] American Academy of Ophthalmology. The repair of rhegmatogenous retinal detachments [J] . Ophthamology, 1990(97)：1562—1572.

[15] 戴友林，陈颖，丁慰祖，等 . 氩激光治疗视网膜裂孔的疗效分析 [J] . 眼科新进展 ,2001,21(2):123-124.

[16] Okun E,Cibis PA. Photocoagulation in " limited" retinal detachment and breaks without detachment.In:New and Controversial Aspects of Retinal Detachment [M] .New York:Harper and Row,1968:164-172.

[17] Schepens CL.Subclinical retinal detachments [J] .Arch Ophthalmol，1952(47):593-606.

[18] Ung T，Comer MB，Ang AJ. Clinical features and surgical management of retinal detachement secondary to round retinal holes [J] . Eye, 2005,19(6):665-669.

[19] Vrabec TR, Baumal CR. Demarcation laser photocoagulation of selected macula-aparing rhegmatogenous retina detachments [J] . Ophthalmology,2000(107):1063-1067.

[20] 余梓逵，何乃珍 . 选择性激光治疗周边视网膜裂孔 [J] . 应用激光 ,2002(22)：356-358.

[21] 刘晓玲，林冰 . 高度近视周边视网膜变性的预防性激光治疗 [J] . 中华眼底病杂志，1999(15)：135-136.

[22] Campochiaro PA. Retinal and choroidal neovascularization [J] . J Cell Physiol, 2000,184(3):301-310.

[23] Kadayifçilar S, Eldem B, Kiratli H. Retinitis pigmentosa associated with peripheral sea fan neovascularization [J] . Acta Ophthalmol Scand, 2000,78(5):593-595.

[24] Tatsumi T, Baba T, Yokouchi H, et al. Nonperfused Peripheral Retinal Area in Eyes with Chronic Rhegmatogenous Retinal Detachment [J] . Case Rep Ophthalmol, 2020,11(2):385-390.

[25] Schwartz A. Chronic open-angle glaucoma secondary to rhegmatogenous retinal detachment [J] . Trans Am Ophthalmol Soc,1972(70):178-89. PMID: 4677021; PMCID: PMC1310449.

[26] Matsuo N, Takabatake M, Ueno H, et al. Photoreceptor outer segments in the aqueous humor in rhegmatogenous retinal detachment [J] . Am J Ophthalmol,1986,101(6):673-679. doi: 10.1016/0002-9394(86)90767-1. PMID: 3717250.

[27] 赵芳，魏文斌 .Schwartz 综合征临床分析 [J] . 中国眼耳鼻喉科杂志 ,2005,5(4):249.DOI:10.3969/j.issn. 1671-2420.2005.04.022.

[28] Netland PA, Mukai S, Covington HI. Elevated intraocular pressure secondary to rhegmatogenous retinal detachment [J]. Surv Ophthalmol,1994,39(3):234-240. doi: 10.1016/0039-6257(94)90196-1. PMID: 7878522.

[29] 薛黎萍，肖丽波，胡敏，等 . Schwartz 综合征早期临床特点、漏误诊原因及治疗 [J] . 中华眼外伤职业眼病杂志 ,2011,33(3):163-165.DOI:10.3760/cma.j.issn.2095-1477.2011.03.002.

后 记

我1997年7月参加陕西省援苏丹医疗队眼科工作2年后继续回眼科工作，并在眼科老前辈朱赛林主任带教下进入玻璃体视网膜专业学习工作，2000年在北京同仁医院眼科魏文斌教授指导下进一步学习提高。在眼科临床工作近40年，干玻璃体视网膜这个专业25年，经历了初涉玻璃体视网膜专业学习的艰难，有对治疗无效病例的难过和困惑，有对治疗效果好的病例的欣喜和其给予的鼓励，有对术中突发状态的惊吓无措及日渐炼成的镇定自如，游刃有余。这20多年，救治了上万名眼底疾病患者，得到了社会及患者的认可；也培养了数名致力于玻璃体视网膜专业的眼科年轻医师，目前他们在临床上已能独当一面，胜任日常临床工作，为无数患者带来光明和希望。

2年前，我和年轻的团队医生一起编写了有关玻璃体视网膜手术的图谱并出版，获得了初学玻璃体视网膜手术医生的认可，随后继续加油编写了本书，仍以图片、录像剪辑、典型病例为主，力求将孔源性视网膜脱离的基本手术方法——巩膜扣带术，以简单明了、便于学习的方式写出来，期待出版后得到同道们的批评指正。

感谢：

• 一起参与编写的毕春潮、孙文涛、龚珂、李凤至、王丽萍、邵娟、邓瑾、白淑玮、卢毅娜、李娟等。

• 眼底病造影室及功能检查室的王海燕、艾华、薛晓辉、崔阳阳、李沛、雷彤、温轩、李娟、张倩倩等帮助拷贝大量眼底造影、图片、OCT、B超等。

• 医院B超科李令民主任、蒋婉婷医生提供部分眼超声图片。

• 由眼科手术二部曾璐护士长带领的护理团队在手术中给予配合。

• 李凤至医生最后对文稿及图片进行校对编排。

• 龚珂医生最后对手术录像进行编辑整理。

·延安大学医学院附属医院眼科王理论主任在当地为手术患者术后复查做了大量的工作。

·本院眼外伤中心王建洲主任提供的Marfan综合征并发视网膜脱离外路手术的病例。

对于众多同事及朋友的无私帮助和支持，在此致以衷心的感谢！

雷春灵

2022年8月于西安